MANUAL DE
MEDICINA BASEADA EM EVIDÊNCIAS

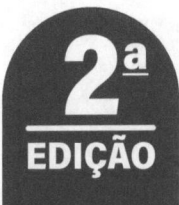

2ª
EDIÇÃO

JOSÉ N. DE ALENCAR

MANUAL DE
MEDICINA
BASEADA EM
EVIDÊNCIAS

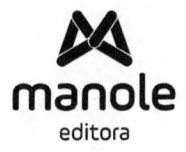

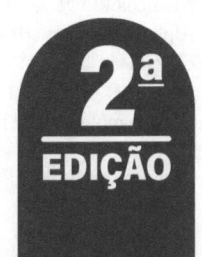

2ª EDIÇÃO

Editora: Patrícia Alves Santana
Projeto gráfico: Departamento Editorial da Editora Manole
Editoração eletrônica: Formato Estúdio
Capa: Ricardo Yoshiaki Nitta Rodrigues
Imagem da capa: freepik.com

CIP-BRASIL. CATALOGAÇÃO NA PUBLICAÇÃO
SINDICATO NACIONAL DOS EDITORES DE LIVROS, RJ

M251
2. ed.

Manual de medicina baseada em evidências / editor José Nunes de Alencar. - 2. ed. -
Barueri [SP] : Manole, 2025.

Inclui bibliografia e índice
ISBN 9788520466759

1. Medicina baseada em evidências. 2. Medicina - Prática. 3. Pacientes -
Avaliação. I. Alencar, José Nunes de.

25-98499.0	CDD: 616
	CDU: 616

Carla Rosa Martins Gonçalves - Bibliotecária - CRB-7/4782

Editora Manole Ltda.
Alameda Rio Negro, 967 – cj 717
Alphaville – Barueri/SP
CEP 06454-000
Fone: (11) 4196-6000
www.manole.com.br | https://atendimento.manole.com.br/

Impresso no Brasil | *Printed in Brazil*

Autor

José N. de Alencar
Médico Pesquisador do Instituto Dante Pazzanese de Cardiologia (IDPC). Residência em Cardiologia pelo IDPC. Título de Especialista em Cardiologia pela Sociedade Brasileira de Cardiologia (SBC). Residência em Eletrofisiologia Intervencionista pela Universidade Federal de São Paulo (Unifesp) e pelo Hospital de Santa Cruz (Lisboa, Portugal). Título de Eletrofisiologia pela Sociedade Brasileira de Arritmias Cardíacas (SOBRAC). Editor associado do *Journal of Electrocardiology*.

Colaboradores

Alexandre Wilton Bissoli Júnior
Médico pela Universidade Estadual de Londrina.

Ana Camila de Castro Gandolfi
Médica e Neurocirurgiã pela Escola Paulista de Medicina (EPM-Unifesp). Doutorado em Saúde Baseada em Evidências pela EPM-Unifesp. Coordenadora do Setor de Neuroemergências e Distúrbios da Circulação Liquórica da Disciplina de Neurocirurgia da EPM-Unifesp. Preceptora da Residência Médica em Neurocirurgia da EPM-Unifesp. Coordenadora do setor de Neurointensivismo da Sociedade Brasileira de Neurocirurgia (SBN) gestão 2025/2026.

Ana Coradazzi
Médica Oncologista Clínica na Faculdade de Medicina de Botucatu – Unesp. PhD em Fisiopatologia em Clínica Médica pela Unesp. Pós-graduação em Cuidados Paliativos pelo Instituto Pallium – Buenos Aires. Colaboradora ativa do Movimento *Slow Medicine* Brasil.

André Demambre Bacchi
Doutor e Mestre em Ciências Fisiológicas, com ênfase em Farmacologia, pela Universidade Estadual de Londrina. Professor universitário nas áreas de Farmacologia e Toxicologia e de Pensamento Científico e Epidemiologia Clínica. Professor Adjunto da Universidade Federal de Rondonópolis, nos cursos de graduação de Medicina e Psicologia, além das residências em saúde e do Mestrado Profissional em Saúde da Família.

Anna Keila Hecke Polak

Psicóloga, Especialista em Terapia Cognitivo-Comportamental, Neuropsicologia e Psicologia Clínica, atua como psicóloga clínica, professora e supervisora clínica.

Arn Migowski

Graduação em Medicina (UERJ). Especialização em Saúde Coletiva (UFRJ). Mestrado e Doutorado em Saúde Coletiva (IMS-UERJ). Formação em Prática Clínica Baseada em Evidências pela McMaster University/Pró-cardíaco e em Epidemiologia e Bioestatística na Johns Hopkins University. Médico Epidemiologista das coordenações de pesquisa do Instituto Nacional de Câncer (INCA) e do Instituto Nacional de Cardiologia (INC).

Bruno Robalinho C. Barbosa

Cardiologista Clínico pela Sociedade Brasileira de Cardiologia. Cardiologista intervencionista pela Escola Paulista de Medicina da Universidade Federal de São Paulo. Cardiologista Intervencionista do Hospital Universitário Alcides Carneiro da Universidade Federal de Campina Grande, do Hospital de Emergências e Trauma de Campina Grande e do Hospital HELP da UniFacisa.

Cristina van Blarcum de Graaff Mello

Dermatologista pela Faculdade de Medicina do ABC.

David de Andrade Nunes

Cardiologista Intervencionista diarista e plantonista da Unidade de Pós-operatório do Instituto Dante Pazzanese de Cardiologia (IDPC).

Diandro Marinho Mota

Médico Cardiologista e Ecocardiografista pelo Instituto Dante Pazzanese de Cardiologia (IDPC). Título de Especialista em Cardiologia pela Sociedade Brasileira de Cardiologia (SBC). Doutor em Medicina/Tecnologia e Intervenção em Cardiologia pela Universidade de São Paulo (USP/IDPC). Formação Complementar em Pesquisa Clínica pela *Harvard T.H. Chan School of Public Health*. Diretor Médico da Neomed Healthtech. Cardiologista Assistente do IDPC. Professor da Faculdade de Medicina da Unisa/São Paulo. Preceptor da Residência Médica de Cardiologia do IDPC.

Felipe Nogueira Barbara

Doutor em Ciências Médicas pela Universidade do Estado do Rio de Janeiro, Mestre e Bacharel em informática pela PUC-Rio. Escritor de ciência e ceticismo com contribuições nas revistas *Skeptical Inquirer*, *Skeptic* e *Questão de Ciência*.

Guilherme Augusto Teodoro Athayde

Doutor em Cardiologia pelo Instituto do Coração do Hospital das Clínicas da FMUSP (InCor-HCFMUSP). Especialista em Arritmias Cardíacas pelo InCor-HCFMUSP, com proficiência pela Sociedade Brasileira de Arritmias Cardíacas. Cardiologista pelo Instituto Dante Pazzanese de Cardiologia, com título de especialista pela Sociedade Brasileira de Cardiologia. Preceptor da Residência de Cardiologia da FAMENE. Coordenador do fellowship em Arritmologia Clínica da Rede D'Or/ Hospital Nossa Senhora das Neves.

Igor Eckert

Bacharel em Nutrição pela UFCSPA. Analista de Pesquisa Clínica e *medical writer*. Especialista em revisão sistemática, metanálise e avaliação de tecnologias em saúde (ATS).

Jan Leonardi

Psicólogo pela PUC-SP, com especialização em Terapia Comportamental pelo Paradigma. Formação em Terapia Comportamental Dialética pelo Behavioral Tech. Mestrado em Psicologia Experimental pela PUC-SP. Doutorado em Psicologia Clínica pela USP. Diretor acadêmico e científico do InPBE (Instituto de Psicologia Baseada em Evidências). Colunista da Revista do Instituto Questão de Ciência (IQC). Terapeuta, supervisor e mentor de psicólogos.

José Carlos Stumpf Souto

Médico, RQE em Cirurgia Geral e Urologia. Mestre em Patologia pela Universidade Federal de Ciências da Saúde de Porto Alegre. *Fellow* em Patologia Experimental pela Universidade do Alabama, em Birmingham, Estados Unidos.

Josikwylkson Costa Brito

Médico-residente do terceiro ano de Ginecologia e Obstetrícia da Faculdade de Medicina do ABC (FMABC).

Leonardo Costa

Fisioterapeuta com Doutorado em Epidemiologia pela Universidade de Sydney (Austrália). Professor Titular do Programa de Mestrado e Doutorado em Fisioterapia da Universidade Cidade de São Paulo. Fundador do Instituto de Prática Baseada em Evidências.

Lucíola da Cunha Menezes Costa

Fisioterapeuta. Doutora em Epidemiologia pela Universidade de Sydney. Professora e Coordenadora acadêmica do Instituto de Prática Baseada em Evidências.

Mariana Laranjo Gonçalves

Médica Generalista pela UFRGS. MBA em Gestão na Saúde pela Faculdade Moinhos de Vento. Aceita para o mestrado em Saúde Pública da Johns Hopkins University. Membro das iniciativas Choosing Wisely Brasil e *Graduate Women International*.

Otavio Clark

Médico, Oncologista Clínico, Doutor em Medicina pela Unicamp. Pesquisador na área de Epidemiologia Clínica e autor de mais de 200 publicações em revistas indexadas. Pesquisador na área de Dados de Mundo Real e Inteligência Artificial na Oracle, em Nova Iorque.

Pedro Nascimento Martins

Médico pela Universidade Federal de Juiz de Fora, Juiz de Fora, Minas Gerais. *Vascular Neurology Research Fellow* pela Emory University, Atlanta, Geórgia, Estados Unidos da América.

Renato Gorga Bandeira de Mello

Médico Geriatra. Mestre em Saúde Pública com concentração em Epidemiologia e Bioestatística pela Johns Hopkins University. Doutor em Cardiologia e Ciências Cardiovasculares pela Universidade Federal do Rio Grande do Sul (UFRGS). Professor do Departamento de Medicina Interna da UFRGS. Cocoordenador da Choosing Wisely Brasil.

Vitor Augusto Queiroz Mauad

Professor Colaborador da Disciplina de Hematologia da Faculdade de Medicina do ABC. *Alumni Principles and Pratice of Clinical Research* da Universidade de Harvard. Alumni do programa Master's Program in Clinical Researsh, da Universidade de Dresden, Alemanha. Pesquisador vinculado Praxis Pesquisa Médica, Instituto D'Or de Pesquisa e Ensino e Centro de Estudos e Pesquisa em Hematologia e Oncologia da Faculdade de Medicina do ABC.

Vitor Borin P. de Souza

Médico Especialista em Medicina Interna pelo Programa de Residência Médica do Hospital das Clínicas da Faculdade de Medicina de Botucatu (FMB) da Universidade Estadual Paulista (Unesp). Subespecializando em Medicina Interna (ano adicional de Residência Médica) pelo Programa de Residência Médica do Hospital das Clínicas da Faculdade de Medicina da Universidade São Paulo (FMUSP).

Yung Bruno de Mello Gonzaga

Médico Hematologista do Instituto Nacional de Câncer e Grupo Oncoclínicas (Rio de Janeiro). Professor convidado de Bioestatística do Instituto de Psiquiatria da UFRJ.

Sumário

Prefácio

Escrever a primeira edição do *Manual de MBE* foi, confesso, relativamente fácil. Vivíamos uma pandemia de escala global e, ao mesmo tempo, uma verdadeira infodemia. O livro nasceu como uma espécie de boia salva-vidas para aqueles que se sentiam à deriva, cercados por desinformação e dúvidas.

Funcionou bem: tornou-se *best-seller*, o livro mais vendido no país sobre o tema. Foi lido por milhares de estudantes de medicina, médicos, profissionais de saúde de outras áreas e, surpreendentemente, até por pessoas fora do campo da saúde. Os *feedbacks* que recebi foram não apenas numerosos, mas profundamente gratificantes.

Agora, com a pandemia em nosso retrovisor (mas a infodemia ainda à espreita), sinto que os os profissionais de saúde precisam de algo mais robusto, mais sólido. Algo que ofereça a segurança necessária para que possam seguir em frente, interpretando corretamente os dados em saúde que norteiam diagnósticos e tratamentos.

Medicina baseada em evidências (MBE) pode, em princípio, resumir-se a: "ofereça o mais provável diagnóstico e, seguindo os mesmos preceitos, ofereça o melhor tratamento, sendo justo e respeitando a autonomia do paciente". MBE é o ponto em que a melhor evidência disponível encontra a vontade singular de cada paciente. A partir daí, nasce o cuidado que vale a pena ser oferecido.

MBE não é mero curso de bioestatística, nem tratado de epidemiologia. De fato, você encontrará aqui curvas ROC, intervalos de confiança, *p-values*, modelos de regressão e os desenhos de estudo que moldam a pesquisa clínica – cada conceito destrinchado com a profundidade necessária. Tudo isso, porém, são capítulos de uma narrativa maior. O cerne da MBE é a arte de raciocinar com maturidade numa profissão fundada em incertezas e probabilidades. Essa ciência nos ensina a formular perguntas que importam, identificar vieses, pesar riscos e benefícios à luz dos valores do paciente e tomar decisões racionais. Num ensino médico cada vez mais embalado em *checklists* e algoritmos, esse raciocínio crítico costuma ser relegado a um canto da sala; por isso, muitos colegas atravessam a universidade sem saber mais de ciência do que sabiam no ensino médio. Este livro foi escrito para preencher essa lacuna e tornar possível praticar uma medicina precisa, ética e humana.

Todo profissional de saúde, portanto, é — ou deveria ser — um cientista. Não falo apenas do pesquisador que publica artigos, mas daquele que interpreta ciência todos os dias, no consultório ou na enfermaria. Vestir o jaleco é assumir um pacto explícito com a dúvida metódica: observar, questionar, pesar probabilidades e só então decidir. Negar esse pacto é abdicar da própria essência da Medicina. Entre todas as disciplinas da formação médica, MBE é aquela que se destina a garantir, de forma sistemática, o cumprimento da promessa feita ao paciente: entregar o melhor diagnóstico possível e oferecer a melhor terapia disponível.

O problema é que todos pensam que praticam uma medicina precisa, ética e humana. Todos que vestem um jaleco acordam querendo acertar, inclusive aquele colega que você jura ser cínico. O mal, quase sempre, brota de engano – muitas vezes de autoengano. Pense num indivíduo que você considera genuinamente mau: é mais plausível que aja por um ideal deturpado do que pelo prazer abstrato de causar prejuízo e dor. O mesmo vale para o médico que vive divulgando ilusões; no fundo, ele deseja o bem, mas erra ao apostar em atalhos e modismos.

Apresentei, no parágrafo anterior, dois personagens frequentes das minhas aulas. De um lado, está o médico picareta: ele domina os jargões da estatística, conhece desenhos de estudos, sabe citar ensaios randomizados de memória – e emprega todo esse arsenal para dobrar gráficos, inflar riscos relativos, plantar espantalhos metodológicos. Sua erudição serve a um único fim: seduzir o público e desviar recursos para terapias que lhe convêm. De outro, está o médico leigo: honesto, mas mal treinado; saiu da faculdade com o mesmo vocabulário científico que trazia do ensino médio, por isso não enxerga as sutilezas nas quais a evidência é distorcida. Ele se torna presa fácil do picareta, replicando inovações vazias ou modismos reembalados como descobertas épicas.

Este manual é, também, um antídoto para ambos os personagens. Ao percorrer as próximas páginas, você aprenderá não só a decifrar estatísticas, gráficos e correlações suspeitas, mas a fazê-lo sobre premissas éticas inegociáveis. Para o profissional experiente, o *Manual de MBE* fortalece as premissas morais contra a tentação dos caminhos fáceis da medicina enganosa; para quem ainda busca firmeza conceitual, o livro oferecerá as chaves que faltaram na formação universitária. Em comum, todos encontrarão aqui o solo fértil no qual rigor científico e responsabilidade clínica se entrelaçam.

A tarefa desta segunda edição foi distinta. Não bastava depurar o material original; era preciso ampliá-lo para abarcar tudo o que a MBE realmente envolve — muito além da leitura crítica de artigos. Se a primeira edição já "abriu os olhos" de milhares de leitores, esta convida também a erguer a cabeça e enxergar mais longe: incorpora métodos para lidar com incerteza diagnóstica, discute a arte de formular hipóteses à beira-leito e explora estratégias para traduzir probabilidade em decisão clínica concreta.

Outra novidade: você encontrará capítulos dedicados a produzir ciência, não apenas a interpretá-la. Acredito — e repito sempre — que o melhor produtor de vinhos é aquele que, antes de tudo, aprendeu a apreciar bons vinhos; do mesmo modo, o pesquisador de excelência nasce do profissional que primeiro desenvolveu paladar para boa ciência. Acredito que esse livro é, agora, o material definitivo para as duas habilidades: interpretar e, caso seja do desejo do leitor, também produzir ciência.

Algo que não mudou nesta segunda edição é o propósito do livro Manual de MBE: ensinar a compreender a medicina como ela é – uma ciência probabilística. Ao dar esse passo, você estará mais próximo de oferecer diagnósticos precisos e tratamentos adequados. E é exatamente isso que seus pacientes esperam de você.

Vamos mudar a forma como se pensa e como se faz medicina?

O dragão no celeiro

José Nunes de Alencar

COM ESTE CAPÍTULO VOCÊ VAI...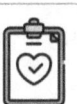

- Compreender como a medicina baseada em evidências (MBE) transcende as práticas tradicionais, oferecendo um modelo que une ciência e arte no cuidado ao paciente.
- Refletir sobre os desafios impostos pelo excesso de evidências e pela dificuldade de separar o sinal do ruído em meio a tantas publicações científicas.
- Entender o que um gênio maligno e um suposto dragão dentro de um celeiro nos explicam sobre o nosso entendimento de medicina.

INTRODUÇÃO

Praticar MBE se confunde com simplesmente praticar medicina. Desde a nossa graduação, somos ensinados a dar diagnósticos e entregar aos pacientes a melhor terapia disponível – quer dizer, essa premissa que é da MBE não parece *exclusiva* da MBE. O que é exclusivo da MBE é que só esse paradigma é capaz de mostrar qual o diagnóstico mais provável e qual terapia se mostrou eficaz para aquele caso.

Na graduação, por falta de tempo hábil para aprofundar em tudo o que a medicina tem a ensinar, somos ensinados a pensar de maneira **mecanicista**: "se um fármaco bloqueia a molécula que causava câncer, então o indivíduo não terá mais câncer". Marque essa alternativa na prova e receba os louros. Discuta com esse fato e sofra consequências graves (Figura 1). É, de certa forma, chocante o momento em que um médico aprende que não é bem assim que funciona: "Há muito mais entre as moléculas e as sensações do paciente do que pode imaginar nossa vã medicina". Eu costumo dizer que quando alguém finalmente se depara com essa realidade é o momento em que a ficha cai.

Dunning e Kruger descreveram, em 1999, um viés cognitivo que levou seus nomes e que explica exatamente este *"game changer"*. Trazendo para o nosso caso, eu diria que Dunning e Kruger explicaram em palavras o momento em

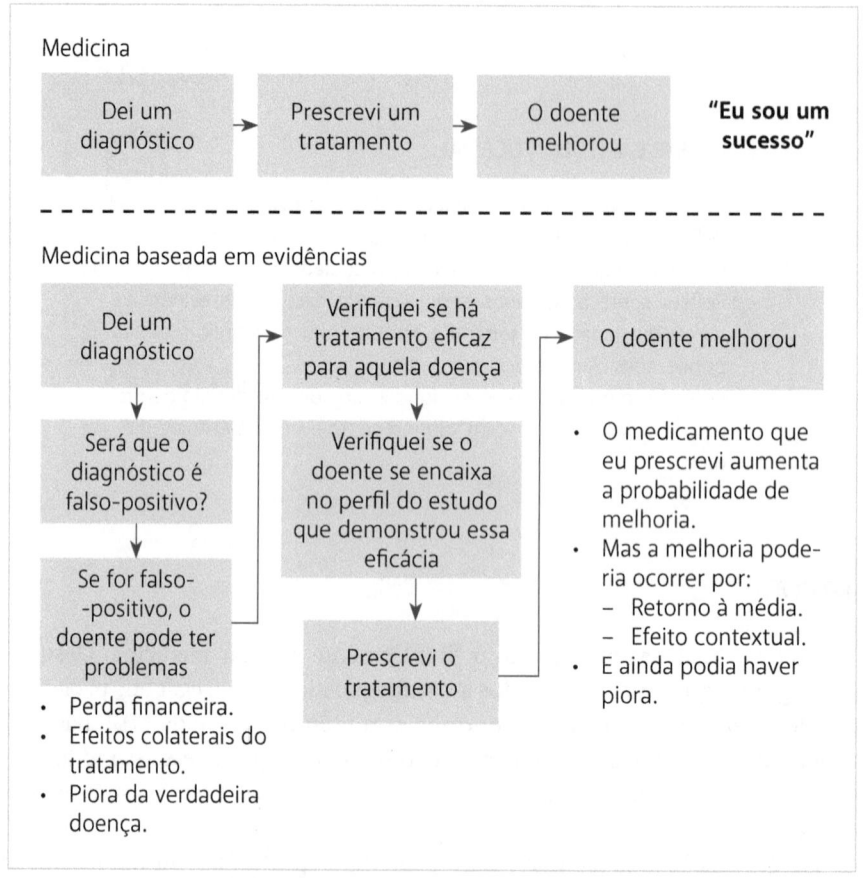

FIGURA 1   Pensamento simplista ensinado na graduação de medicina. Pelas aulas de farmacologia, fisiopatologia e anatomia, somos ensinados a pensar desta maneira: se as coisas fazem sentido, devem funcionar.

que o médico percebe que precisava aprender diferente e que é danoso ensinar e praticar medicina de maneira tão superficial.[1] Com esse conhecimento superficial, um bom aluno de medicina, daqueles que são aprovados em provas de residência médica mais difíceis, está superconfiante em suas condutas e acredita fortemente que a medicina é composta de regras: "a dissociação AV é patognomônica para taquicardia ventricular" (então vou marcar letra D), "o S1Q3T3 é o exame mais específico para TEP" (letra A). Esse aluno, quando médico imprimirá essas crenças em seus plantões, em pessoas reais. Não ironicamente, nenhuma dessas crenças é verdadeira.

Essa superconfiança ignorante foi definida por Dunning-Kruger como o "pico da ignorância". Nesse lugar, não se sabe que se precisa saber mais. Pois o "saber mais" não lhe foi apresentado.

Um dia, por qualquer razão, talvez esse médico seja apresentado aos conceitos da MBE. Ele provavelmente perceberá que aquilo que aprendeu na graduação está errado ou insuficiente. Provavelmente ele perceberá que está dando diagnósticos errados ou superestimando efeitos de terapias. Ao conhecer a MBE, o médico passa por algumas fases: a primeira é a de negação. Essa fase eu conheço de perto. Por ser professor desse assunto, eu consigo perceber perfeitamente que, quando desafiado a dar uma palestra curta intitulada qualquer coisa como "a importância da MBE", muitas vezes o que eu recebo em troca são caras fechadas, poucas risadas e uns obrigados formais ao final. No X, já fui chamado pejorativamente de "doutor evidências". É uma espécie de barreira inicial à saída da inércia cognitiva em que está, sem saber, aquele indivíduo.

Quando dou o módulo de Medicina Baseada em Evidências no doutorado da Universidade de São Paulo (USP) em parceria com o Instituto Dante Pazzanese de Cardiologia, hospital em que eu trabalho, a história é muito diferente. O módulo é composto por 6 aulas de 2 ou 3 horas de duração. Tempo suficiente para que eu demonstre que não sou o senhor da razão e nem me proponho a ser, e que trarei muitas ideias para uma prática racional da medicina.

Quando sai da inércia, finalmente esse médico tem sua confiança quebrada, sendo jogado no "vale da desesperança". Partindo desse poço, o momento mais baixo da curva de confiança, é que ele renovará suas condutas, agora sim verdadeiramente baseado em evidências científicas (Figura 2). É isso que este livro intenta fazer com os seus leitores: desçamos juntos ao vale do desespero, que é onde eu estou agora e não pretendo sair.

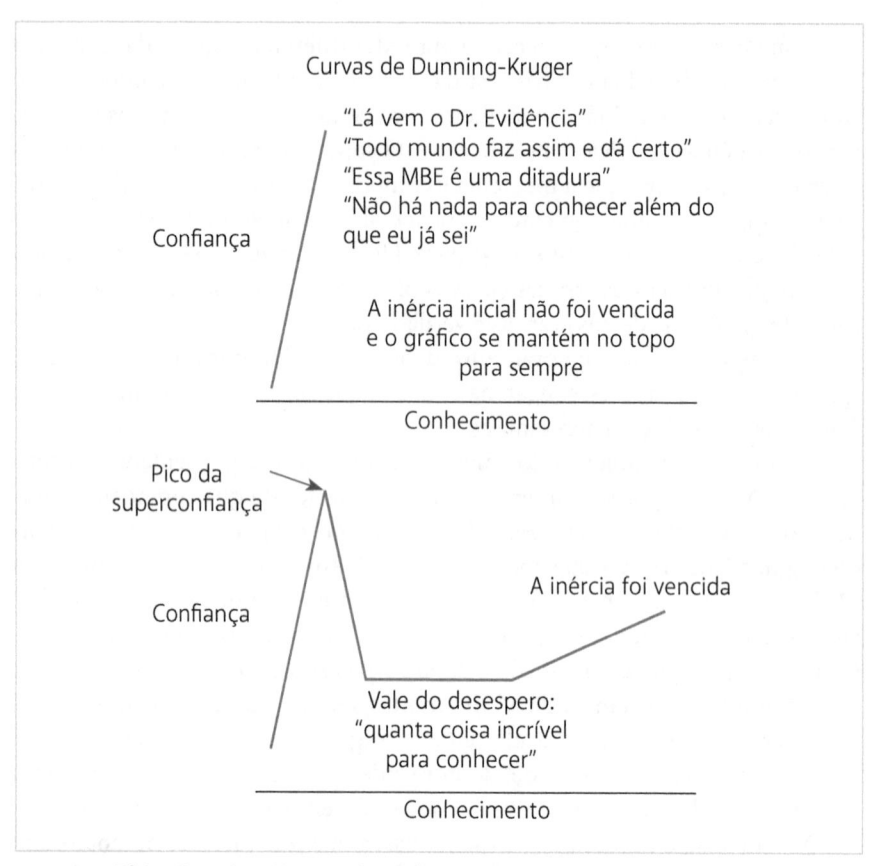

FIGURA 2 Efeito Dunning-Kruger. O médico mais inexperiente tende a ser superconfiante. Quando ele se depara com a medicina baseada em evidências, a confiança
tende a cair para o "vale do desespero". É nesse momento que ele se motiva a estudar
para adquirir cada vez mais competência.

O GÊNIO MALIGNO E O VIÉS PRIMORDIAL

Imagine, caro leitor, que há uma entidade invisível ao seu lado, sussurrando
ideias ao pé do seu ouvido a cada decisão que você precisa tomar. Esse ser é
ardiloso, persuasivo, e sua missão é convencê-lo de que tudo o que você vê e
experimenta tem uma relação direta e causal. Ele adora confundir correlação
com causalidade. Ele é o **Gênio Maligno**.

O Gênio Maligno é sagaz. Ele o convence de que, se algo aconteceu depois
de outra coisa, então foi essa "outra coisa" que causou o ocorrido. Você admi-

nistra um tratamento e o paciente melhora? "Foi o remédio", cochicha ele. "É evidente, não é? Você viu com seus próprios olhos." Ele faz isso não por maldade explícita, mas por um propósito mais sofisticado: o Gênio Maligno quer aprisioná-lo no que chamaremos neste livro de "**viés primordial**":
"Post hoc, ergo propter hoc" (depois disso, portanto por causa disso).
Essa tendência à busca de causalidade imediata tem raízes profundas. O ser humano tem uma aversão ao caos e à aleatoriedade, pois a ausência de controle está diretamente ligada à sensação de vulnerabilidade e perigo. A percepção de ordem oferece uma ilusão de controle sobre o ambiente, que reduz a ansiedade e gera conforto psicológico. O cérebro evoluiu para interpretar o mundo em padrões e relações simples de causa e efeito, uma adaptação evolucionária essencial à sobrevivência em ambientes hostis e imprevisíveis.

Essa necessidade biológica de ordem tem explicações que remontam à pré-história. Nossos ancestrais lidavam com um mundo de incertezas: predadores, escassez de alimentos, fenômenos naturais sem explicação. A mente humana desenvolveu-se para reconhecer padrões e formar conexões causais, mesmo quando não havia relação real entre os eventos. Isso era uma vantagem evolutiva – melhor um falso-positivo, identificando uma ameaça inexistente, do que ignorar um perigo real.

A detecção de padrões permitiu a antecipação de eventos, mas trouxe consigo o risco do excesso de associações errôneas. Um indivíduo que percebe uma associação entre o surgimento de nuvens escuras e a chuva pode se preparar melhor para intempéries. No entanto, essa mesma habilidade faz com que associações irreais, como acreditar que dançar em torno da fogueira provoca chuva, pareçam plausíveis.

O conceito de **Gênio Maligno**, apresentado por René Descartes em sua obra *Meditações metafísicas* (1641), é uma proposta de reflexão filosófica que busca questionar a confiabilidade de tudo o que acreditamos ser verdadeiro. Descartes sugere imaginar a existência de um ser onipotente e enganador, cujo propósito seria nos iludir sistematicamente, fazendo com que aceitemos como verdadeiras ideias que, na realidade, poderiam ser falsas. A ideia do Gênio Maligno é, na essência, um exercício radical de ceticismo, destinado a levar o pensador a duvidar de todas as crenças baseadas na experiência sensorial e no raciocínio, até que encontre algo absolutamente indubitável – o famoso *Cogito, ergo sum (Penso, logo existo)*.[2]

Eu acredito que o Gênio Maligno não é uma entidade externa, mas sim **nossa própria mente**. Ele não surge com o objetivo de nos enganar deliberadamente, mas como uma consequência de **como nosso cérebro funciona para lidar com a complexidade do mundo ao nosso redor**. Daniel Kahneman, em sua obra *Rápido e devagar: duas formas de pensar* (2011),[3] descreve esse fenômeno em termos de dois sistemas de pensamento:

- **Sistema 1 (pensamento rápido):** é automático, intuitivo e eficiente. Ele opera rapidamente, encontrando padrões e tomando decisões com base em associações simples e experiências passadas. É aqui que o Gênio Maligno prospera, induzindo-nos a aceitar explicações rápidas, mesmo que erradas, para poupar esforço cognitivo.
- **Sistema 2 (pensamento devagar):** é mais analítico e deliberativo. Ele exige maior esforço e atenção, sendo ativado para questionar e revisar as conclusões automáticas do Sistema 1.

O Gênio Maligno se manifesta como o **Sistema 1** em ação, tentando constantemente economizar energia cognitiva ao buscar padrões causais simples e desocupando espaço mental para outras tarefas. Isso não é necessariamente algo ruim; afinal, sem o Sistema 1 seríamos incapazes de tomar decisões rápidas e corriqueiras. No entanto, esse pensamento induz a erros, especialmente no contexto médico, no qual é essencial questionar as suposições iniciais e adotar um raciocínio probabilístico.

Há também o fenômeno da ilusão de controle, estudado por Ellen Langer, no qual tendemos a superestimar nossa capacidade de influenciar eventos aleatórios.[4] É o caso clássico de quem sopra os dados antes de jogá-los ou acredita que tomar um chá pode ter curado uma gripe – o alívio dos sintomas se confunde com a causalidade, mesmo que o chá não tenha efeito real.

Esses erros não se restringem à vida cotidiana. Na prática médica, o viés primordial é evidente. Imagine um paciente com pneumonia que recebe um antibiótico e melhora em 2 dias. O Gênio Maligno sussurra: "Foi o remédio". Mas a realidade é mais complexa: e se a cura fosse espontânea? E se repouso e hidratação tivessem sido suficientes? A necessidade de ordem e a busca por explicações simples podem nos levar a conclusões precipitadas, reforçadas pelo desejo humano de controle sobre a incerteza. A Figura 3 demonstra exemplo clássico do viés primordial.

Praticar MBE é exatamente isso: **lutar contra essa inclinação natural, questionando nossas percepções e buscando validar ou refutar as hipóteses diagnósticas e terapêuticas.** A MBE interrompe o pensamento automático e ensina a aplicar o Sistema 2 para que possamos avaliar criticamente os dados, compreender os vieses ali presentes e integrar as evidências às necessidades dos pacientes.

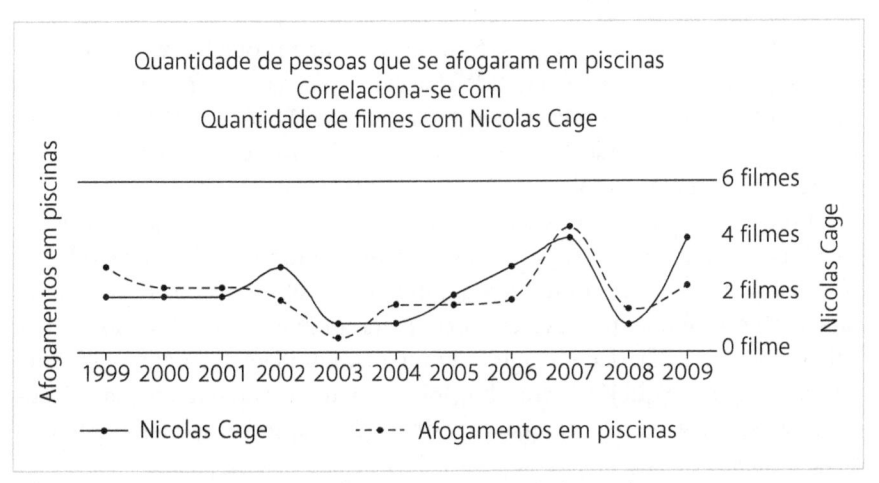

FIGURA 3   A leitura pouco racional desse gráfico pode fazer alguns pensarem que os filmes lançados por Nicolas Cage estão relacionados com o aumento dos casos de afogamentos em piscinas. Mas isso não é plausível, é?

David Sackett definiu a MBE de forma magistral: "o uso consciente, explícito e judicioso das melhores evidências atuais na tomada de decisões sobre o cuidado de pacientes individuais".[5]

O DRAGÃO NO CELEIRO

Você há de concordar comigo que a prática médica se sustenta em dois pilares fundamentais: o diagnóstico e o tratamento. Essas etapas são indispensáveis para garantir o cuidado de qualidade que todos os pacientes esperam de nós, médicos. Como a MBE pode, na prática, ajudar a sustentar esses pilares em nossa atuação? Vou começar falando do pilar diagnóstico com uma parábola.[6]

Imagine, caro leitor, uma pequena aldeia escondida entre montanhas imponentes, isolada do resto do mundo. A vida ali seguia seu curso em harmonia, até o dia em que um estranho chegou, trazendo consigo uma história perturbadora. Ele alegava que, dentro de um velho celeiro nos limites da aldeia, vivia um dragão terrível. Invisível, silencioso, porém mortal. Suas chamas, dizia ele, não queimavam paredes, não deixavam fuligem, mas eram perigosas o suficiente para causar doenças e tragédias.

Os aldeões, assustados, reuniram-se em volta do celeiro, tentando compreender a ameaça. Mas não havia sinais do dragão. Nenhum rugido, nenhuma marca, nenhuma prova. Ainda assim, o forasteiro insistia: "Ele está aqui. É astuto. Se nada aconteceu até agora, é porque eu tenho protegido vocês. Minhas poções e amuletos o mantêm contido". Ele começou a vender frascos com ervas raras e a realizar rituais misteriosos todas as manhãs ao amanhecer. "Se não acreditam, olhem ao redor! Alguém foi queimado? Alguém adoeceu? Minhas poções estão funcionando!"

O medo se espalhou. E, assim, o curandeiro prosperou. Pessoas pagavam quantias absurdas por suas proteções invisíveis contra o perigo invisível. Um fazendeiro, no entanto, começou a questionar. Ele observava os rituais, notava a ausência de qualquer evidência concreta. Reunia-se próximo ao celeiro, refletindo. Certo dia, decidiu agir. Reuniu a comunidade e fez uma pergunta simples: "Alguém aqui já viu esse dragão? Sentiu o calor de suas chamas? Alguma casa ardeu? Algum sinal, qualquer sinal, que não sejam apenas as palavras desse homem?".

O curandeiro, é claro, tinha uma resposta pronta: "Você não vê as chamas porque elas são de um fogo especial, de outra natureza. Você não ouve o rugido porque ele grita em uma frequência que seus ouvidos não podem captar. E, se não houve tragédias, é graças às minhas proteções. Duvida disso? Você quer arriscar a segurança de toda a aldeia por sua descrença?".

O fazendeiro, teimoso, propôs um teste: entrar no celeiro e, sem poções ou amuletos, verificar o tal dragão. Mas o curandeiro interrompeu: "Entrar? Isso quebraria o selo místico! O dragão pode escapar! Seria o fim de todos nós!". O medo tomou conta da multidão. A ideia de questionar o curandeiro parecia perigosa demais. E, de repente, o cético passou a ser visto como o vilão. "Ele quer nos expor ao dragão!", gritavam. Pedras foram atiradas, insultos proferidos. E o aldeão, frustrado e machucado, voltou silencioso para sua casa, convencido de que a razão havia sido derrotada pelo medo.

Essa parábola, caro leitor, ilustra um fenômeno comum na prática médica: a crença em diagnósticos que não existem, baseados em ameaças invisíveis, desfechos improváveis e explicações que não resistem a questionamentos. Quando um diagnóstico é inventado ou baseado em uma teoria frágil e não há um processo patológico real acontecendo no corpo do paciente, há dois desfechos possíveis – e a chance não é de 50% para cada lado, mas varia conforme a situação clínica.

O primeiro desfecho, favorável ao curandeiro, ocorre quando há uma cura espontânea ou o paciente não estava realmente doente. Nesse caso, qualquer intervenção inócua – o amuleto, o chá de ervas, o antibiótico desnecessário, a homeopatia, as suplementações para uma vida mais saudável, o *checkup* anual em clínica chique – acaba levando o crédito pelo desfecho positivo. O dragão invisível foi "contido", mesmo que nunca estivesse lá.

O segundo desfecho, no entanto, é mais trágico: o paciente piora, seja pelo curso natural da doença real que foi ignorada, seja pelo próprio tratamento inadequado, se ele tiver potencial de causar danos diretos. Nesse cenário, o curandeiro ainda escapa impune, pois pode alegar que "ao menos tentou algo". Esse fenômeno psicológico é o que chamamos de viés de ação – a ilusão de que agir, mesmo sem base, é melhor do que não agir.

Isso não ocorre apenas em aldeias fictícias. Na prática médica real, o viés de ação é um dos mais poderosos influenciadores de conduta. Um médico que prescreve múltiplas intervenções, ainda que desnecessárias, é muitas vezes visto como mais competente e proativo, enquanto o médico que defende uma conduta expectante, baseada em evidências, é visto como omisso. E há um custo real nisso: médicos que prescrevem mais e adotam intervenções agressivas tendem a ser menos processados,[7] mesmo quando as evidências apontam que sua abordagem é desnecessária ou até prejudicial.[8] Estudos mostram que obstetras, por exemplo, tendem a indicar cesarianas mais frequentemente, não porque são mais seguras, mas por medo de processos legais.[9] Você também sofre esse viés, admita. Você odiaria ver o seu goleiro permanecer parado no centro do gol ao tentar defender um pênalti. Ele sabe disso e, movido pelo viés de ação, salta para um dos lados, mesmo havendo estudos demonstrando que a maior chance de defesa está em ficar no meio do gol.[10]

A MBE existe para lutar contra esse dragão invisível. Ela nos ensina que o verdadeiro cuidado ao paciente não está em simplesmente "fazer algo", mas em fazer o que é correto, o que é validado, o que realmente se mostrou eficaz e seguro. Questionar a narrativa, pedir evidências, desafiar a lógica simplista do "se melhorou, foi o tratamento" é a base do pensamento crítico em medicina. Assim como o aldeão que ousou perguntar, o médico baseado em evidências muitas vezes enfrentará resistência.

A ILUSÃO DO CONTROLE QUANDO ESTOU DE JALECO

Por muito tempo, a prática médica foi uma arte conduzida por boas intenções e raciocínio intuitivo, mas pobremente fundamentada em evidências concretas. Sem estudos clínicos robustos, os médicos confiavam no que pareciam ser verdades autoevidentes: se um sintoma desaparecia após um tratamento, certamente o tratamento funcionava. A experiência pessoal, quase sempre enviesada, e o que se aprendia na universidade, sem o crivo do questionamento, tornavam-se as bússolas de decisões que, muitas vezes, apenas *pareciam* corretas. Essa confiança cega na lógica mecanicista foi a base de tragédias médicas históricas. Permita-me contar uma dessas histórias.

Durante as décadas de 1970 e 1980, pacientes que haviam sobrevivido a infartos agudos do miocárdio frequentemente apresentavam arritmias ventriculares complexas, um marcador identificado como preditor de mortalidade em diversos estudos observacionais. Diante disso, parecia lógico prescrever antiarrítmicos potentes, como a flecainida, para suprimir essas arritmias, sob a premissa de que, "se o Holter mostra menos arritmias, o paciente terá menor risco de morte súbita".

Essa lógica, contudo, revelou-se fatalmente equivocada. Pesquisadores se motivaram a estudar o tema pela ótica da MBE. Basicamente, eles elaboraram uma hipótese nula e uma hipótese alternativa e começaram os testes. A hipótese nula é a de que a flecainida não causa o bem (assim como a maioria dos remédios não causa o bem para alguma doença e sim para doenças específicas), e a hipótese alternativa é a de que flecainida causa o bem nesse cenário. Hipótese nula é o *status quo*, é o padrão, é o "é como é".

Meu filho Lucas é claramente contrário às hipóteses nulas. Se ele vê uma chave, por exemplo, cuja hipótese nula é a de que sirva apenas para abrir portas, ele rapidamente nos prova que estávamos errados quando coloca a chave na boca, demonstrando a hipótese alternativa.

O *Cardiac Arrhythmia Suppression Trial* (*CAST*), cujos resultados preliminares foram publicados em 1989 e os definitivos em 1991, demonstrou que pacientes tratados com flecainida apresentaram um aumento significativo no risco de morte súbita, apesar da supressão eficaz das arritmias no Holter.[11] A hipótese alternativa não apenas foi refutada como foi demonstrado dano. Essa reversão científica, conhecida como *medical reversal*, é um marco histórico da medicina mundial que expôs os perigos de confiar em desfechos substitutos, como a normalização de exames (nesse caso, o Holter), sem avaliar o impacto em desfechos clínicos realmente relevantes, como sobreviver ou morrer. Estima-se que 250 mil pessoas tenham morrido apenas nos Estados Unidos até que essa prática fosse questionada por estudos rigorosos. Esse é considerado um dos maiores desastres farmacológicos da história.[12]

O caso da flecainida não é isolado. A história da medicina está repleta de intervenções que inicialmente pareciam promissoras, baseadas em raciocínios mecanicistas ou dados observacionais, mas que, ao serem avaliadas por ensaios clínicos randomizados, demonstraram ineficácia (permanecendo com a hipótese nula) ou até mesmo danos aos pacientes (Quadro 1). Exemplos incluem a terapia de reposição hormonal em mulheres na pós-menopausa, outrora considerada protetora contra doenças cardiovasculares, mas posteriormente associada a um aumento no risco de eventos cardíacos e câncer;[13] e o uso de betabloqueadores como o atenolol para hipertensão, que se mostrou inferior a alternativas mais modernas.[14]

QUADRO 1   Exemplos de medicamentos/terapias que tiveram sua prática restrita com o advento de melhores evidências científicas

Tempo aproximado em que se começou a usar	Prática que era realizada	Quando foi demonstrado que a prática causava dano	Impacto na prática clínica
500 anos antes de Cristo	Sangria	1820	Interrupção do seu uso
1957	Talidomida para enjoo em gestantes, que levou ao nascimento de mais de 8 mil bebês malformados	1960	Interrupção de seu uso para esse nicho de pacientes. Uso restrito na atualidade
Desde os anos 1980	Flecainida para arritmias ventriculares complexas em pacientes pós--infarto. O *CAST* mostrou que havia aumento de mortalidade entre os usuários dessa classe de drogas	1989	Interrupção de seu uso para esse fim
Fim dos anos 1990	Inibidores da Cox-2 introduzidos para o tratamento de artrite. Depois foram associados a maior risco de infarto e acidente vascular cerebral	2004	Inibidores da Cox-2 tiveram sua prescrição restrita

CAST: Cardiac Arrhythmia Suppression Trial; Cox-2: ciclo-oxigenase 2.

O problema, porém, não está apenas no erro individual. É estrutural. Fomos treinados desde a graduação a confiar na fisiologia e na farmacologia de maneira isolada, a acreditar que compreender o mecanismo de uma doença é o suficiente para saber como tratá-la. Não fomos ensinados a perguntar: *Isso realmente funciona no mundo real? Ou só faz sentido na teoria?* E, assim, um ciclo de erros se perpetua, reforçado por um sistema educacional que privilegia o "parecer certo" em vez do "estar certo". Na graduação, que seria o momento de debatermos esses problemas, não o fazemos. Esse descompasso pedagógico perpetua crenças arraigadas mesmo em graduados e dificulta a aceitação de novas evidências,[15] aumentando a rejeição ao novo.

A confiança cega no conhecimento mecanicista sem validação experimental não é apenas um erro teórico. Ela pode matar. A história da flecainida é uma de muitas. Eu poderia citar o uso indiscriminado de reposição hormonal para prevenir eventos cardiovasculares em mulheres na pós-menopausa, prática amplamente adotada até ser associada a um aumento no risco de infarto e câncer de mama em ensaios clínicos controlados. Ou o atenolol, prescrito como tratamento de primeira linha para hipertensão, mesmo quando se mostrou inferior a outras classes de anti-hipertensivos.

Por isso, meu caro colega, este capítulo é um convite a navegar neste vasto oceano que é a MBE. Este livro é um guia que busca equipá-lo com as ferramentas necessárias para questionar a prática clínica habitual e abraçar a incerteza com um espírito científico. Afinal, na medicina, nem tudo é o que parece ser à primeira vista.

A CRISE DA EVIDÊNCIA EM EXCESSO

Em uma rápida pesquisa que acabo de realizar no PubMed, constatei que, apenas no ano de 2023, 5 mil artigos científicos foram indexados ao banco de dados **por dia**. Isso mesmo: 5 mil por dia, totalizando a impressionante soma de **1,6 milhão de artigos** ao longo do ano, incluindo 84 ensaios clínicos randomizados e 143 revisões sistemáticas e metanálises por dia. Essa avalanche de publicações reflete, em grande parte, um aumento no número de pesquisadores e não necessariamente uma melhora na produtividade científica.[16]

Esse excesso de evidência cria um problema inevitável: **como o médico pode se manter atualizado diante de tamanha enxurrada de informações?** A dificuldade em acompanhar a literatura pode ter um impacto direto no cuidado ao paciente.[17] Não bastasse o volume, muitos artigos publicados têm qualidade científica questionável e passam despercebidos, sem nunca serem citados.

Para lidar com essa sobrecarga, especialistas sugerem priorizar revistas de alta qualidade, revisadas por pares, e usar recursos digitais que filtram as informações mais relevantes. Entretanto, soluções mais estruturais – como consolidar periódicos e revisar políticas de *"publish or perish"*, ou "publicar ou perecer" – exigiriam mudanças significativas nas práticas editoriais e no próprio sistema acadêmico.

Aqui no Brasil, esse problema tem **contornos ainda mais específicos e preocupantes**. Um dos mais graves é a comercialização de participação em artigos científicos. Funciona assim: estudantes de medicina, ansiosos por melhorar seus currículos para as futuras provas de residência, recebem em grupos de Telegram ou WhatsApp propostas tentadoras. Por **300 reais**, podem ter seus nomes incluídos como coautores de artigos que já foram escritos, aceitos para publicação e revisados por pares (embora muitas vezes sejam revisões "chapa-branca"). O estudante, que muitas vezes nem entende o tema do artigo, "compra" sua presença nele. Caso deseje ser o primeiro autor – um requisito em certos concursos –, o preço sobe.

Nos Estados Unidos, a situação é igualmente preocupante, com relatos de estudantes de medicina que se formam tendo supostamente escrito 80 publicações científicas durante a graduação. Essa quantidade absurda dificilmente reflete contribuições reais, mas sim um sistema que privilegia números em vez de qualidade.

Outro problema crescente é a produção massiva e desnecessária de revisões sistemáticas e metanálises. Em vez de promover a MBE, essas ferramentas têm sido frequentemente usadas como produtos facilmente publicáveis ou como instrumentos de *marketing*. Revisões sistemáticas e metanálises de qualidade inferior podem ser particularmente danosas, dada a importância e o prestígio que esses estudos adquiriram.[18]

Esse cenário resulta em uma ciência cada vez mais contaminada por estudos enviesados:

- Estudos sem poder confirmatório.
- Estudos manipulados.
- Estudos com desfechos irrelevantes.

E esses estudos são inflados por:

- Conflitos de interesses de grandes empresas médicas.
- Conflitos de interesses de médicos.
- Mídia despreparada para interpretar os ruídos da ciência.

- Pequenos incentivos, como brindes e canetas de representantes farmacêuticos.

Se parece que estou sendo irônico, asseguro que não é o caso. O **ruído** está em todo lugar, contaminando não só a ciência médica, mas **todas as áreas do conhecimento humano**. Basta assistir a um noticiário para sermos inundados por informações distorcidas e marcadas por interesses conflitantes.

O desafio, meu caro leitor, é aprender a separar o sinal do ruído. A MBE é a melhor ferramenta que temos para navegar nesse mar turbulento, protegendo-nos da desinformação e garantindo que nossos pacientes recebam o cuidado que merecem.

COMO ESTE LIVRO AJUDARÁ VOCÊ

Ao longo dos próximos capítulos, você embarcará em uma jornada que transformará a maneira como você compreende e pratica a medicina. Este livro foi pensado para guiar médicos, estudantes e demais profissionais da saúde na arte de integrar ciência, raciocínio crítico e prática clínica, utilizando a MBE como o alicerce principal.

Aqui, você aprenderá que a MBE não é um conjunto de regras rígidas ou apenas uma metodologia estatística – é um convite para raciocinar de forma mais profunda, questionar dogmas e, acima de tudo, tomar decisões mais informadas e humanas. A seguir, veja como cada parte deste livro poderá contribuir diretamente para o seu crescimento como profissional:

- Capítulos sobre os fundamentos da MBE (Capítulos 1 a 6): você será apresentado aos fundamentos filosóficos e históricos da MBE, entendendo de onde ela veio e por que ela é tão necessária em tempos de infodemia e excesso de evidências. Discutiremos como a MBE complementa a experiência clínica e por que raciocínios mecanicistas, embora úteis, podem levar a armadilhas diagnósticas e terapêuticas. Exploraremos o fato de que as hipóteses precisam ser constantemente testadas antes de se tornarem verdades consolidadas.
- Iniciativas de divulgação e promoção de cuidados racionais (Capítulos 7 e 8): você conhecerá estratégias interessantes para lidar com os dilemas éticos e cognitivos que todo médico enfrenta e saberá como priorizar condutas com base em evidências, sem perder o lado humano.
- Nos Capítulos 9 a 15, você encontrará ferramentas para avaliação crítica de evidências de vários tipos: aprenderá a interpretar dados estatísticos

mesmo que a matemática não seja seu ponto forte e até a realizar análises avançadas, como a abordagem bayesiana de testes diagnósticos e estudos científicos.

- Como avaliar e produzir evidências científicas (Capítulos 16 a 23): esse conteúdo será seu guia para interpretar artigos com segurança e para produzir seus próprios estudos científicos, seja um relato de caso, um estudo observacional ou até mesmo uma revisão sistemática com metanálise.
- Evidências em diferentes especialidades médicas (Capítulos 24 a 32): você verá como a MBE pode ser aplicada em diversas áreas, desde a oncologia até a nutrição, passando pela dermatologia, cardiologia e psicologia clínica. Com isso, poderá oferecer cuidados mais personalizados e eficazes aos seus pacientes.
- O futuro da MBE e as novas tecnologias (Capítulo 33): encerramos discutindo como ferramentas digitais e inteligência artificial estão remodelando a prática médica e o impacto que isso terá no futuro da MBE.

Este livro irá ajudá-lo a **separar o sinal do ruído**, ensinando-o a questionar evidências, reconhecer vieses e usar as melhores informações disponíveis para tomar decisões que verdadeiramente beneficiem seus pacientes.

Ao final desta leitura, meu caro colega, você estará mais preparado para lidar com a incerteza, mais capacitado para avaliar e produzir conhecimento científico e, sobretudo, mais confiante em entregar um cuidado que equilibre ciência, experiência e valores individuais. Porque, no fundo, é isso que todos os pacientes esperam de você.

REFERÊNCIAS

1. Kruger J, Dunning D. Unskilled and unaware of it: how difficulties in recognizing one's own incompetence lead to inflated self-assessments. J Pers Soc Psychol. 1999;77(6): 1121-34.
2. Descartes R. Meditações metafísicas. São Paulo: Martins Fontes; 2000.
3. Kahneman D. Thinking, fast and slow. New York: Farrar, Straus and Giroux; 2013.
4. Langer EJ. The illusion of control. J Pers Soc Psychol. 1975;32(2):311-28.
5. Sackett DL, Rosenberg WM, Gray JA, Haynes RB, Richardson WS. Evidence based medicine: what it is and what it isn't. BMJ. 1996;312(7023):71-2.
6. de Alencar JN. A dragon in a barn. Journal of Electrocardiology. 2025;153904.
7. Berlin L. Medical errors, malpractice, and defensive medicine: an ill-fated triad. Diagnosis. 2017;4.
8. Song F, Shou Y, Olney J, Yeung FSH. Moral judgments under uncertainty: risk, ambiguity and commission bias. Curr Psychol. 2024;43(11):9793-804.

9. Elaraby S, Altieri E, Downe S, Erdman J, Mannava S, Moncrieff G, et al. Behavioural factors associated with fear of litigation as a driver for the increased use of caesarean sections: a scoping review. BMJ Open. 2023;13(4):e070454.

10. Bar-Eli M, Azar OH, Ritov I, Keidar-Levin Y, Schein G. Action bias among elite soccer goalkeepers: the case of penalty kicks. Journal of Economic Psychology. 2007;28(5): 606-21.

11. Echt DS, Liebson PR, Mitchell LB, Peters RW, Obias-Manno D, Barker AH, et al. Mortality and morbidity in patients receiving encainide, flecainide, or placebo: The Cardiac arrhythmia suppression trial. N Engl J Med. 1991;324(12):781-8.

12. Moore TJ. Deadly medicine: why tens of thousands of heart patients died in America's worst drug disaster. Simon & Schuster; 1995.

13. Rossouw JE, Anderson GL, Prentice RL, LaCroix AZ, Kooperberg C, Stefanick ML, et al. Risks and benefits of estrogen plus progestin in healthy postmenopausal women: principal results from the Women's Health Initiative randomized controlled trial. JAMA. 2002;288(3):321-33.

14. Carlberg B, Samuelsson O, Lindholm LH. Atenolol in hypertension: is it a wise choice? Lancet. 2004;364(9446):1684-9.

15. Prasad V. Perspective: beyond storytelling in medicine: an encounter-based curriculum. Acad Med. 2010;85(5):794-8.

16. Arndt KA. Information excess in medicine: overview, relevance to dermatology, and strategies for coping. Arch Dermatol. 1992;128(9):1249.

17. Ebell M. AFP's series on finding evidence and putting it into practice. American Family Physician. 2009 [citado 23 de dezembro de 2024]; Disponível em: https://www.semanticscholar.org/paper/AFP's-series-on-finding-evidence-and-putting-it-Ebell/661f473388c7c100f3d68539253c4aba9fd058b3. Acesso em: 13 maio 2025.

18. Ioannidis J. The mass production of redundant, misleading, and conflicted systematic reviews and meta-analyses. Milbank Quarterly. 2016 Sept 1. Disponível em: https://www.semanticscholar.org/paper/The-Mass-Production-of-Redundant%2C-Misleading%2C-and-Ioannidis/1ed61ebb55384250ec69b4058999c31c9794fc50?utm_source=consensus. Acesso em: 13 maio 2025.

Introdução à epistemologia e à origem da medicina baseada em evidências

André Demambre Bacchi

José Nunes de Alencar

COM ESTE CAPÍTULO VOCÊ VAI...

- Entender os fundamentos epistemológicos que sustentam a medicina baseada em evidências (MBE), explorando desde a lógica aristotélica até as críticas contemporâneas ao positivismo.
- Compreender como conceitos como ceticismo organizado e pensamento bayesiano moldaram a prática clínica moderna.
- Identificar as principais críticas ao positivismo e distinguir entre relativismo epistemológico superficial e pluralidade metodológica legítima.

INTRODUÇÃO

A prática médica contemporânea, incluindo sua vertente informada por evidências, não pode ser compreendida de forma adequada se não considerarmos os bastidores filosóficos e epistemológicos que a sustentam. embora a medicina baseada em evidências (MBE), à primeira vista, pareça um conjunto de procedimentos essencialmente técnicos – ancorados em dados, protocolos e ensaios clínicos –, suas raízes são nutridas por reflexões mais profundas sobre o que é conhecimento, de onde ele vem e como podemos validá-lo no contexto do cuidado em saúde.[1]

Este capítulo propõe uma jornada por esse percurso filosófico, revisitando tradições e debates que, mesmo indiretamente, moldaram a MBE como a conhecemos e praticamos hoje.[2] Atravessaremos a lógica dedutiva de Aristóteles, o empirismo de Bacon, o desafio da indução de Hume, as respostas probabilísticas da estatística e da epidemiologia, bem como as contribuições pós-positivistas de Popper, entre outros pontos relevantes de reflexão. Dessa forma, buscaremos compreender as raízes epistemológicas que sustentam a MBE e, ao mesmo tempo, refletir sobre como esses fundamentos filosóficos se entrelaçam com o raciocínio clínico aplicado.

Ao longo dessa discussão, examinaremos como as metodologias científicas "geram" evidências e, sobretudo, como a aplicação dessas evidências no contexto clínico pode de certa forma inverter a lógica original do método científico. O objetivo deste capítulo é apresentar a MBE como uma estrutura conceitual capaz de orientar nossa percepção acerca da natureza dos conhecimentos em saúde. A pergunta que guia essa reflexão é: seria possível a MBE se descolar de um nível puramente procedimental e ser entendida como uma espécie de "epistemologia do cuidado", uma lente capaz de ampliar e aprofundar nossa compreensão sobre o próprio ato de conhecer em saúde?

O QUE É EPISTEMOLOGIA?

Como mencionado, para compreendermos de modo menos reducionista a MBE e seu papel na prática clínica, precisamos situá-la em um contexto epistemológico mais amplo. As reflexões filosóficas que sustentam a MBE não são exercícios abstratos desnecessários e prolixos como pode parecer caso você entre sem querer em uma aula sobre o tema no curso de Filosofia. Essas reflexões são importantes porque orientam a maneira como interpretamos, validamos e integramos as evidências no cuidado à saúde.

De modo geral, podemos entender epistemologia como o campo da filosofia que estuda a natureza, as origens, a validade e os limites do conhecimento. Embora a filosofia da ciência se concentre no conhecimento científico em um sentido mais estrito, a epistemologia abrange um horizonte mais amplo, formulando questões fundamentais como: "De que forma sabemos o que sabemos?", "Em que condições nossas crenças são justificadas?" ou "O que diferencia o conhecimento bem fundamentado da mera opinião?".[3]

No domínio científico, a epistemologia oferece uma base conceitual para entendermos a construção de teorias, o delineamento de hipóteses, o teste de modelos e a interpretação de dados. É ela que confere profundidade ao método científico, aos critérios de evidência e aos princípios que norteiam as nossas inferências causais, prevenindo que a ciência – e, consequentemente, a MBE

– se reduza a um conjunto de procedimentos e conhecimentos desprovidos de reflexão crítica. Mais especificamente, a epistemologia lida com questões como:[4]

- **Origem do conhecimento:** de onde vem o que sabemos? É fruto de nossa experiência sensorial ou da razão pura? Até que ponto inferências futuras podem se apoiar em observações passadas?
- **Justificação e evidência:** como podemos afirmar que algo é verdadeiro? Quais critérios de validade e confiabilidade empregamos ao analisar uma hipótese científica?
- **Certeza *vs.* probabilidade:** a epistemologia reconhece que a certeza é rara ou inexistente. Na ciência, trabalhamos com intervalos de confiança, probabilidades e testes de hipóteses, reconhecendo graus de incerteza inerentes ao conhecimento.
- **Causalidade e explicação:** o que significa dizer que X causa Y? Como distinguir causa de correlação? O que configura uma explicação científica robusta?
- **Contexto e valores:** em que medida o conhecimento científico reflete contextos históricos, sociais, culturais e éticos? Como nossos valores influenciam a escolha de temas de pesquisa, a interpretação dos resultados e as aplicações terapêuticas?

Essas reflexões são fundamentais também para a MBE, uma vez que a medicina atual depende da produção, análise e implementação de conhecimento científico sólido. Compreender a natureza do conhecimento que utilizamos nas decisões clínicas é um passo essencial para promover um cuidado à saúde mais racional, transparente e humano.

Assim, a epistemologia nos fornece o pano de fundo teórico para entender o que é o conhecimento, como ele é construído e por que certos métodos e evidências são mais confiáveis do que outros. Ao trazê-la para o centro do debate, deixamos de enxergar a MBE como um simples conjunto de protocolos ou ferramentas técnicas, reconhecendo nela um empreendimento epistemologicamente fundamentado, capaz de refletir sobre si mesmo, aprimorar suas próprias abordagens e reconhecer suas limitações.[5]

MEDICINA BASEADA EM EVIDÊNCIAS: O RESULTADO DE UMA JORNADA EPISTEMOLÓGICA

Para compreender as raízes epistemológicas da MBE, precisamos voltar a seus antecessores intelectuais. Pensadores que, muito antes de falarmos em "hierarquia de evidência" e "leitura crítica de artigos científicos", já se preocupavam com o que é o conhecimento e como podemos construí-lo de modo confiável.[6]

Aristóteles (384-322 AEC [antes da Era Comum]) foi um dos primeiros a sistematizar uma lógica formal, mostrando que o raciocínio dedutivo poderia, em tese, conduzir a conclusões verdadeiras a partir de premissas verdadeiras. Embora suas ideias não fossem empíricas no sentido moderno, o impacto de sua lógica sobre a prática médica ocorreu de forma indireta, ao estabelecer a importância da racionalidade sistematizada na formulação de hipóteses. Ao trabalhar com silogismos (um tipo de raciocínio dedutivo em que, a partir de duas premissas, chega-se necessariamente a uma conclusão), Aristóteles forneceu a base para uma cultura intelectual que valorizava a coerência interna do raciocínio.[7]

Séculos depois, o movimento empirista – do qual Francis Bacon (1561-1626) é um expoente central – questionou a ênfase quase exclusiva na dedução, trazendo a experimentação e a observação rigorosa da natureza como a forma mais adequada de chegar a conclusões. Bacon acusou o silogismo aristotélico de ser uma espécie de "antecipação da mente", desviando-nos da experiência concreta. Seu método indutivo, ao contrário, valorizava a coleta sistemática de dados empíricos como forma de subir "degrau por degrau" rumo a generalizações mais amplas. Essa abordagem abriu caminho para a ideia de que a ciência avança pela acumulação e análise cuidadosa de evidências, não simplesmente pela dedução baseada em premissas arbitrárias.[8]

Em paralelo, René Descartes (1596-1650) trouxe novamente à tona (e popularizou) uma ideia relativamente antiga: o solipsismo, doutrina segundo a qual só existem efetivamente o "eu" e suas sensações. No caso de Descartes, isso se manifestou em seu ceticismo metodológico, uma postura de dúvida rigorosa sobre a veracidade de qualquer ideia.[9,10] Embora tal premissa de certa forma já colocasse um "freio" na indução, foi David Hume (1711-1776) quem de fato abalou seus alicerces com um problema inquietante: por mais vezes que algo tenha ocorrido no passado, isso não garante que se repetirá no futuro.[11] Para nós, isso significaria que, se a medicina desejava apoiar-se em dados empíricos sobre a eficácia de tratamentos e intervenções, precisaria lidar com o dilema de Hume: o fato de um fármaco ter "funcionado" diversas vezes não assegura logicamente que funcionará sempre ou em qualquer paciente futuro. Este é um dos pontos mais relevantes na gênese filosófica da MBE: a necessidade de lidar com a incerteza. E se o futuro for diferente? Bertrand Russell comparou o argumento de Hume à tentativa de uma galinha de inferir as leis da vida em uma fazenda. Suponha que a galinha é alimentada às 9 horas da manhã todos os dias. Ela poderia inferir, com base em suas observações, que continuará sendo alimentada no dia seguinte, às 9 horas. Mas, um belo dia, o fazendeiro corta sua cabeça.[12] A lição é clara: a mera repetição do passado não garante uma previsão exata do futuro. É por isso que precisamos de uma visão mais elaborada sobre a "uniformidade da natureza".

Diante desse problema, em vez de reivindicar certezas, passamos a recorrer à estatística e ao raciocínio probabilístico. Essa é a semente da epidemiologia moderna: não garantimos certezas pontuais, mas, como verá nos próximos capítulos do livro, intervalos de confiança – medidas quantitativas da incerteza a partir das quais fazemos inferências. Assim, para responder ao problema de Hume, a ciência médica adotou uma resposta mais pragmática: a estatística como instrumento epistemológico. O teste de hipótese frequentista, por exemplo, parte de uma hipótese nula (H0) e verifica a probabilidade de se observarem dados tão extremos quanto os obtidos caso essa hipótese fosse verdadeira. Ao rejeitar H0, não "provamos" um efeito; apenas inferimos que seria pouco provável observar tais resultados se o efeito não existisse.[13] É importante refletirmos sobre isso, para evitarmos posturas dogmáticas na medicina.

Nessa perspectiva, podemos dizer que a MBE é uma espécie de "filha do pragmatismo epistemológico pós-humeano". Esse raciocínio reflete o caráter falível do conhecimento científico e dialoga com a crítica epistemológica de que nada é conclusivo. Em outras palavras, não buscamos verdades infalíveis, mas evidências robustas que orientem a conduta clínica em cenários de incerteza.

Vale destacar ainda, nesse trajeto filosófico, o papel do sociólogo Robert K. Merton (1910-2003), que, em meados do século XX, desenvolveu o conceito de *ethos* científico. Merton descreveu normas institucionais compartilhadas pela comunidade científica, a saber: universalismo (avaliação do conhecimento independentemente da origem do pesquisador), comunitarismo (compartilhamento livre dos resultados entre os pares), desinteresse (pesquisadores devem buscar o conhecimento em si, e não ganhos pessoais) e ceticismo organizado (escrutínio constante e rigoroso de qualquer afirmação científica) – que funcionam como ideais a guiar a prática científica.[14] Essas normas reforçam a importância de padrões éticos e sociais na produção do conhecimento, ajudando a manter a integridade e a confiabilidade da prática científica, inclusive da MBE. O ceticismo organizado, por exemplo, manifesta-se no rigor da revisão por pares, na análise crítica de estudos originais, no uso de ferramentas lógicas e estatísticas para detecção de vieses e na preferência por evidências derivadas de estudos bem delineados e replicáveis.

No início do século XX, desenvolveu-se o "positivismo lógico", nomeadamente pelo Círculo de Viena, um grupo que incluía filósofos como Moritz Schlick, Rudolf Carnap e Otto Neurath.[15] Eles introduziram a ideia de que proposições só teriam significado se fossem empiricamente verificáveis, descartando como "não científicas" muitas das afirmações metafísicas, teológicas e até mesmo éticas.[16] O positivismo lógico influenciou profundamente a filosofia analítica anglo-americana e continua a moldar, de modo indireto, os padrões científicos e metodológicos modernos. Mesmo hoje, a medicina e outras ciências aplicadas carregam traços desse legado, como se vê em sua busca por precisão metodológica e no rigor empírico que define as melhores práticas clínicas.

O positivismo lógico, contudo, enfrentou críticas substanciais. Embora fosse eficiente para delimitar o que poderia ser considerado "ciência", sua ênfase na verificabilidade como critério de significado acabou por limitar a abrangência do pensamento científico. Foi nesse ponto que figuras como Karl Popper (1902-1994) entraram em cena. Popper, um pós-positivista, contribuiu significativamente para esse debate ao introduzir o critério da falseabilidade: uma teoria só seria verdadeiramente científica se pudesse ser testada e potencialmente refutada por evidências empíricas. Por considerar o método puramente indutivo problemático, Popper deu destaque à corroboração provisória de hipóteses a partir de tentativas de refutação.[17]

A MBE, embora não seja popperiana no sentido estrito – pois frequentemente se apoia em inferências probabilísticas em vez de buscar apenas a refutação direta –, herdou algo desse "espírito popperiano": a ideia de que as hipóteses médicas devem estar sujeitas a escrutínio crítico constante. Ensaios clínicos bem desenhados, revisões sistemáticas e metanálises funcionam, de certa forma, como potenciais testes de falseabilidade de hipóteses terapêuticas. Além disso, Popper aqueceu o debate sobre critérios de demarcação sobre o que poderia ser considerado científico ou pseudocientífico.

Thomas Kuhn (1922-1996), por sua vez, contribuiu com a noção de "paradigmas" e "revoluções científicas": a ciência avança não apenas por acumulação de fatos, mas também por mudanças de visão de mundo.[18] Embora a medicina não passe necessariamente por revoluções tão drásticas quanto as descritas por Kuhn, há mudanças paradigmáticas nesse campo: diretrizes são revistas, tratamentos antes padrão são abandonados em favor de novas abordagens baseadas em evidências mais atuais. Esse dinamismo impede a cristalização da MBE em um dogma, lembrando-nos de que evidências são retratos temporários do conhecimento, não "verdades imutáveis".

Se Popper apontou rumos fundamentais sobre a demarcação do território daquilo que é científico, outros pensadores continuaram a explorar e a refinar os critérios que separam a ciência da pseudociência. Na esteira dessas discussões, Sven Ove Hansson, filósofo da ciência contemporâneo, ofereceu uma abordagem mais pluralista e contextual, reconhecendo que os critérios de demarcação podem variar conforme o campo de investigação e o tipo de hipótese envolvida. Para Hansson, características como testabilidade, coerência empírica, controle de vieses e abertura ao escrutínio público são essenciais para identificar práticas verdadeiramente científicas.[19] Ao lado da herança popperiana, essas ideias reforçam a importância do controle metodológico e da transparência na MBE, servindo como antídoto contra derivações pseudocientíficas, conforme veremos mais adiante neste capítulo.

O FANTASMA DO POSITIVISMO

Neste ponto, surge a questão polêmica: e o positivismo? Muitos dos que "torcem o nariz" para a MBE acusam-na de ser "positivista" ou "neopositivista" de forma pejorativa.

Isso porque muitos consideram o positivismo uma ideia reducionista. Seus detratores afirmam que ele limita a ciência ao que pode ser medido ou verificado empiricamente, ignorando questões fundamentais sobre ética, valores e subjetividade humana.[20] Essa visão foi exacerbada pelo legado do positivismo lógico, que rejeitava amplamente áreas do conhecimento que não pudessem ser verificadas empiricamente, rotulando-as como "não científicas" ou "não significativas". Isso gerou ressentimento em disciplinas como a filosofia, as humanidades e até mesmo partes da psicologia, que frequentemente lidam com fenômenos que julgam difíceis de quantificar.[21]

Há também um aspecto político nas críticas ao positivismo, sobretudo vindo de correntes ideológicas como o marxismo. Filósofos marxistas tendem a rejeitar o positivismo por considerá-lo uma ferramenta do *status quo*, uma filosofia que ignora ou minimiza as desigualdades estruturais e as relações de poder subjacentes ao progresso científico.[22] De fato, autores como Theodor Adorno e Max Horkheimer, da Escola de Frankfurt, consideravam o positivismo um reflexo da lógica capitalista: uma metodologia que transforma tudo em objeto de controle técnico, alienando o indivíduo de sua própria experiência e reduzindo a ciência a uma busca mecanicista por eficiência,[23] e esse seria um dos fatores que levaram ao fascismo e ao totalitarismo, e não à revolução social que Marx predizia.

Por conta disso, é inegável que o positivismo tem sido frequentemente ensinado de maneira degradante na academia contemporânea. Em muitos cursos de Filosofia da Ciência, ou disciplinas de epistemologia, o positivismo é reduzido a uma caricatura da ciência rígida e dogmática, o que não é completamente justo. Isso abre espaço para um relativismo epistemológico que será abordado adiante.

Essa crítica, essa sim reducionista, ensinada em nossas academias e amplificadas em teses e releituras, ignora as contribuições significativas do positivismo para a sistematização do método científico e sua influência na padronização de práticas que ainda hoje sustentam disciplinas como a MBE.

O positivismo, sobretudo em sua formulação clássica (como no Círculo de Viena), propunha a exclusão de toda e qualquer discussão metafísica do âmbito científico.[24] No positivismo estrito, questões sobre "o que é ciência?", "o que é evidência?" ou dilemas éticos simplesmente não têm lugar, sendo consideradas sem significado. No entanto, a MBE não apenas admite como convida a esse tipo de reflexão. Ela se engaja na análise crítica de seus próprios fundamentos, questiona a natureza do conhecimento, discute valores, finalidades e implicações éticas de intervenções médicas. Todas essas questões são, em última instância, de natureza metafísica, ou seja, vão além da simples coleta de dados ou da aplicação mecânica de métodos.

Na verdade, a base epistemológica que norteia a MBE se desenvolveu justamente quando o positivismo lógico ruiu, reconhecendo a falibilidade do conhecimento científico, mas sem perder de vista a ideia de que métodos rigorosos, a crítica intersubjetiva e o uso de estatística podem conduzir a resultados progressivamente mais confiáveis. A MBE, nesse sentido, reflete uma postura pós-positivista: não busca verdades absolutas, e sim melhores evidências, mais robustas, mais transparentes, obtidas por metodologia rigorosa e avaliadas de maneira cética e ética.

A filosofia da ciência nos oferece, portanto, a base conceitual para entendermos por que o ceticismo é essencial. Sem ele, cairíamos na credulidade, aceitaríamos hipóteses sem testar sua robustez ou procurar refutações potenciais. Esse ceticismo é a antítese do dogmatismo. Em medicina, por exemplo, é o que impede que se adote amplamente uma terapia apenas porque "sempre foi feito assim" ou porque uma figura de autoridade a recomenda. Nesse sentido, a epistemologia fornece as ferramentas para entendermos que as "provas" da ciência médica não são absolutas, mas progressivamente mais confiáveis à medida que passam pelo crivo do ceticismo crítico e metodológico.

APLICAÇÃO DA EVIDÊNCIA: A "INVERSÃO EPISTÊMICA" DA MBE

A MBE surgiu em um contexto no qual a prática médica, há muito tempo dominada pelo paternalismo, pela autoridade inquestionável de figuras proeminentes e pelo prestígio histórico de certas escolas, necessitava de um ajuste de rumos. A dissociação entre conhecimento clínico e métodos de verificação empírica impunha severos limites à qualidade da assistência. Antes da ascensão da MBE, a medicina frequentemente se baseava em relatos de casos, sabedoria transmitida por gerações, experiências pessoais idiossincráticas e/ou no prestígio social e acadêmico de certos "gurus". Embora essa abordagem tenha sua relevância histórica, ela não garantia a reprodutibilidade nem a possibilidade de testar hipóteses terapêuticas de modo sistemático e, frequentemente, nos conduziu a catástrofes iatrogênicas.

Essa realidade começou a se modificar de modo mais contundente na segunda metade do século XX. Foi nesse período que a epidemiologia (uma disciplina voltada para o estudo da distribuição e dos determinantes da saúde, doença e fatores associados em populações humanas) atingiu o ápice de sua consolidação e avançou também para o contexto clínico. A partir dessa mudança de paradigma, surgiram estudos epidemiológicos mais rigorosos, ensaios clínicos randomizados (ECR) se popularizaram etc.[25] Essas ferramentas aproximaram a prática médica do pensamento científico. Em vez de confiar apenas na tradição ou na opinião de especialistas, passamos a procurar evidências em estudos controlados, estatisticamente robustos e metodologicamente transparentes.

A abordagem populacional da epidemiologia se tornou relevante porque permitiu identificar padrões, relações probabilísticas entre fatores de risco e desfechos, impactos de intervenções preventivas ou terapêuticas em grupos amplos, e, sobretudo, foi capaz de fornecer estimativas quantitativas que auxiliam na tomada de decisão em saúde. Um dos maiores méritos da epidemiologia foi o desenvolvimento de um arsenal metodológico para lidar com vieses, confusões, heterogeneidades e demais desafios inerentes à pesquisa em saúde.[26] Conceitos como randomização, grupos controle, cegamento, cálculo adequado de tamanho amostral e ajustes para fatores de confusão tornaram-se meios para minimizar o risco de conclusões inadequadas oriundas da pura observação clínica individual enviesada.[27]

Essas estratégias respondem, em grande medida, ao dilema de Hume sobre o qual comentamos anteriormente: não podemos "provar" que um tratamento que funcionou várias vezes no passado (ou em uma amostra) continuará a funcionar no futuro (ou em uma população). No entanto, podemos reduzir a probabilidade de erro ao adotar critérios de inferência. Entretanto, todo esse arcabouço metodológico, isoladamente, não resolveu o principal problema da prática clínica para o profissional que está na atuando "na ponta": como lidar com as condições clínicas e as questões de pacientes individuais?

Esse é o que estamos chamando aqui de problema central da "inversão epistêmica da MBE": ao gerar evidências, o pesquisador/epidemiologista parte de observações sistemáticas para construir inferências generalizáveis sobre populações e intervenções. Observa-se um número finito de casos, controla-se uma série de variáveis e chega a conclusões de âmbito mais geral. Por exemplo, um ensaio clínico randomizado bem conduzido pode mostrar que um novo medicamento reduz a mortalidade por insuficiência cardíaca em 20% na amostra estudada, quando comparado ao placebo. Esse dado estatístico, obtido de um conjunto controlado de indivíduos, é interpretado como uma evidência geral: "O medicamento X reduz a mortalidade em pacientes com insuficiência cardíaca".

Contudo, a aplicação dessa evidência no consultório médico exige o caminho inverso: partimos de um conhecimento generalizado e o trazemos de volta ao nível individual. Ou seja, se com a epidemiologia chegamos a "probabilidades universais" (o fármaco X reduz a mortalidade em aproximadamente 20% na população Y), com a MBE precisamos nos perguntar: o que essa informação significa para o paciente individual que está diante de mim, com suas especificidades genéticas, comorbidades, preferências pessoais, condições sociais, culturais e psicológicas? A resposta não é imediata nem trivial. E nem poderia ser. A MBE assume justamente o desafio de integrar a evidência científica a todos esses elementos.[28]

A epidemiologia reconhece essa complexidade por meio de métricas como risco relativo, razão de chances, risco absoluto, número necessário para tratar (NNT), número necessário para causar dano (NNH) etc.[29] Essas medidas de certa forma já situam o conhecimento epidemiológico em um campo probabilístico. No entanto, ao interpretar tais números, o profissional de saúde precisa ir além ao considerar que seu paciente na maior parte das vezes difere de alguma maneira do perfil médio do estudo original no qual as medidas foram geradas. A presença de comorbidades, o uso de outros fármacos, valores pessoais, além do contexto socioeconômico, demandam a adequada individualização das evidências. É nesse ponto que a experiência clínica – julgamento baseado em anos de prática, conhecimento teórico e sensibilidade humana – assume seu protagonismo. Nesse cenário, o profissional de saúde funciona como um "intérprete" da evidência, ajustando as evidências científicas gerais à situação específica do paciente.

Nesse ponto, fica ainda mais claro por que a MBE recusa uma visão simplesmente positivista da ciência médica ao transcender a ingenuidade de um empirismo simplista. A verdadeira prática baseada em evidências pressupõe necessariamente o reconhecimento de que cada indivíduo não é uma média, nem um ponto estatístico isolado, mas um complexo conjunto de variáveis únicas. A MBE, portanto, constrói-se sobre teorias epistemológicas que sustentam o reconhecimento simultâneo da universalidade e da particularidade. A universalidade aparente da evidência científica é confrontada com a particularidade do paciente real. Essa tensão não é um defeito, mas sim uma virtude dessa abordagem.

PENSAMENTO BAYESIANO: UM NOVO OLHAR EPISTEMOLÓGICO PARA A INDIVIDUALIZAÇÃO

Até aqui, pudemos perceber que a MBE foi historicamente ancorada em um paradigma estatístico predominantemente frequentista, cuja lógica se fundamenta na ideia de testar hipóteses nulas, calcular "valores de p" e produzir intervalos de confiança. Embora esse ferramental tenha cumprido – e ainda cumpra – um importante papel na construção de evidências científicas, ele não esgota as possibilidades de inferência, interpretação e aplicação do conhecimento científico ao paciente individual.[30]

A estatística frequentista, ao tratar o conhecimento como algo externo ao observador e ao contexto, e ao focar hipóteses fixas testadas contra a variação aleatória dos dados, muitas vezes dificulta a incorporação explícita da subjetividade, dos valores e das particularidades do paciente sobre os quais já comentamos. Em contraste, o pensamento bayesiano se apresenta como paradigma estatístico-epistemológico mais flexível e orgânico, cujos fundamentos permitem um diálogo mais íntimo entre o geral e o particular.

Thomas Bayes foi um matemático e clérigo inglês do século XVIII que provavelmente não imaginou o tamanho da repercussão de suas ideias na medicina. Ele viveu em uma época em que o estudo da probabilidade estava em estágios iniciais, e suas contribuições tinham maior valor filosófico do que aplicações concretas. Depois de sua morte, Richard Price descobriu o manuscrito inacabado de Bayes sobre probabilidade, revisou-o e apresentou o trabalho à Royal Society em 1763.[31] Em seguida, Pierre-Simon Laplace reestruturou o teorema de Bayes, utilizando uma notação matemática mais sofisticada e mostrando como aplicá-lo a uma variedade de questões científicas, tornando-se, assim, a grande figura por trás da forma como conhecemos o teorema hoje.[32]

Na prática, o teorema de Bayes nos permite reavaliar a probabilidade de uma hipótese ser verdadeira conforme surgem novas evidências. O legado de Bayes, porém, ultrapassa em muito a equação que costuma intimidar os menos familiarizados.[33] A epistemologia bayesiana vê o conhecimento como um conjunto dinâmico de crenças graduais que são atualizadas à luz de novas evidências. Assim, não se trata apenas de aceitar ou rejeitar hipóteses, mas de atribuir probabilidades a diferentes afirmações e, com base em dados adicionais, recalibrar essas probabilidades. Esse processo de atualização contínua do grau de crença, tecnicamente chamado de inferência bayesiana, fornece um modelo mental de raciocínio mais próximo da atividade cognitiva que caracteriza a prática clínica diária.[34]

No contexto da MBE, o bayesianismo pode ser visto como um aliado para enfrentar outra crítica recorrente: a acusação de que a MBE desconsidera a subjetividade e a individualidade do paciente. Essa crítica decorre, em grande medida, de uma concepção reducionista na qual se confunde a MBE com a "leitura de artigos" frequentistas. Nesse sentido, críticos da MBE acreditam que seus praticantes enxergam qualquer paciente como um ponto estatístico dentro de uma distribuição "universal", focando a média populacional e o nível de significância definido *a priori*. Esse é, na verdade, um espantalho criado para conferir a falsa impressão de que a MBE não dá importância às nuances individuais e subjetivas – impressão esta reforçada quando se observa que muitos profissionais malformados tomam decisões clínicas baseadas em parâmetros padronizados e protocolos uniformes, de maneira acrítica.

A abordagem bayesiana, entretanto, subverte essa crítica ao incorporar naturalmente o contexto individual do paciente. A lógica bayesiana parte da ideia de crenças prévias que representam o conhecimento preexistente antes da coleta de dados adicionais. Em medicina, esse conhecimento prévio (também chamado de probabilidade *a priori*) pode ser entendido como o conjunto de informações acumuladas pela ciência combinadas com a experiência do clínico, o contexto epidemiológico local, as características particulares do paciente e até mesmo seus valores e preferências. Em seguida, quando novas evidências surgem – seja um resultado de exame, uma resposta inicial ao tratamento ou evidências adicionais de novos estudos sobre determinada intervenção –, essas evidências funcionam como uma atualização desse conhecimento prévio e geram um conhecimento revisado (uma probabilidade *a posteriori*).[33]

Esse processo mental notavelmente nos aproxima da prática clínica real, encorajando o profissional a pensar em termos de probabilidades atualizadas.[35] Assim, no contexto do tratamento de uma infecção bacteriana, por exemplo, ao colher informações adicionais – digamos, o paciente não apresentou melhora após 48 horas de antibiótico, ou novos dados epidemiológicos mostram aumento da resistência na comunidade –, o médico pode recalibrar as crenças, chegando a uma probabilidade *a posteriori* distinta, talvez agora indicando uma probabilidade menor de sucesso e, portanto, sugerindo a necessidade de trocar de antibiótico ou estratégia terapêutica.

Esse dinamismo cognitivo oferecido pelo bayesianismo também acolhe as dimensões subjetivas do conhecimento médico. Valores do paciente, medos, expectativas, preferências culturais e até mesmo avaliação clínica subjetiva (p. ex., a impressão do médico sobre a adesão do paciente ao tratamento ou sua capacidade de tolerar efeitos colaterais) podem ser representados como crenças prévias que moldam o processo decisório. O bayesianismo reconhece, portanto, que todo conhecimento clínico é, em alguma medida, um processo de atualização de crenças: não existe conhecimento puramente "objetivo" e inerte.

Além disso, esse movimento não exige o abandono completo do frequentismo – afinal, ele é uma abordagem útil e consolidada –, mas sim uma ampliação do repertório epistêmico da MBE, reconhecendo que o bayesianismo e o frequentismo não são excludentes, mas complementares. Em muitos casos, a análise frequentista pode fornecer *insights* iniciais valiosos, enquanto a análise bayesiana refina, atualiza e contextualiza essas informações.

Ao procedermos dessa maneira, temos como resultado um modelo mais próximo do raciocínio clínico real, que não se limita a aplicar protocolos invariavelmente, mas reconhece a importância do contexto, da história clínica e da subjetividade na tomada de decisão. O profissional de saúde passa então a enxergar o paciente não como um ponto em uma distribuição estatística, mas como um indivíduo situado em um conjunto complexo e dinâmico de condições, crenças e possibilidades.

Portanto, ao conceber o conhecimento como um sistema de crenças atualizáveis, a MBE considera que a subjetividade e a singularidade do paciente não são ruídos a serem eliminados. São componentes legítimos da inferência médica.

RELATIVISMO EPISTEMOLÓGICO COMO ESCUDO PSEUDOCIENTÍFICO

É nítido que a MBE é fundamentada em uma estrutura epistemológica bastante rica, conforme pudemos discutir até aqui. Mas, em contraste com essa característica, um fenômeno interessante tem surgido em sua oposição: o uso do relativismo epistemológico como argumento para deslegitimar essa abordagem. Muitos críticos, especialmente defensores de práticas pseudocientíficas, têm recorrido a uma visão distorcida da epistemologia para justificar posições que ignoram o rigor metodológico da ciência.[36] Aparentemente sofisticados, esses discursos "pseudointelectuais" apelam à pluralidade do conhecimento para sustentar que a MBE seria apenas uma dentre "inúmeras formas de saber" igualmente válidas, sem reconhecer a hierarquia de confiabilidade inerente às diferentes metodologias de produção de conhecimento.

Essa posição, no entanto, distorce o propósito da pluralidade epistemológica. A MBE, ao longo de sua evolução, incorporou justamente a diversidade metodológica como um de seus maiores trunfos, permitindo que diferentes abordagens – estatística frequentista, pensamento bayesiano, estudos observacionais, ensaios clínicos controlados, estudos qualitativos etc. – contribuam para a formação de evidências robustas. Assim, é necessário distinguir uma pluralidade metodológica legítima, que enriquece as práticas médica e científica, do relativismo epistemológico raso e ingênuo. A epistemologia deixa claro que há diferenças fundamentais entre metodologias que buscam garantir replicabilidade e rigor científico e aquelas baseadas em anedotas ou tradições não testadas.[37]

Um dos elementos mais sólidos da MBE é sua capacidade de integrar metodologias distintas para abordar problemas clínicos complexos. Essa pluralidade não implica uma equivalência entre todas as formas de conhecimento, mas um reconhecimento das forças e limitações de cada método. Isso diferencia a MBE de perspectivas relativistas, que rejeitam hierarquias de confiabilidade e abraçam o ecletismo, na ausência de critérios bem definidos. A pluralidade metodológica é epistemologicamente sólida apenas porque parte do princípio de que o conhecimento se fortalece por meio da convergência de evidências obtidas por métodos diversos, mas rigorosos.[38]

Defensores de práticas pseudocientíficas frequentemente utilizam o relativismo epistemológico para contestar a MBE, apresentando-a caricaturalmente como "dogmática" ou "reducionista". Alegam que a ênfase na metodologia científica exclui outras formas válidas de saber, como a experiência pessoal, tradições culturais ou práticas alternativas. Essa narrativa é realmente sedutora, pois ressoa com a ideia de inclusão e respeito à diversidade, valores caros à sociedade contemporânea – e com razão. No entanto, o relativismo epistemológico falha justamente ao ignorar que a ciência não rejeita determinadas perspectivas por mero capricho, mas sim por critérios de validação. Uma prática é descartada não por sua origem cultural ou histórica, mas pela falta de evidências consistentes que suportem suas alegações.

Por exemplo, em contextos de saúde, práticas como a homeopatia ou terapias baseadas em "energia quântica" frequentemente são justificadas por apelo ao relativismo epistemológico. Seus defensores argumentam que essas práticas pertencem a "outros paradigmas" e, portanto, não deveriam ser julgadas pelos mesmos critérios da ciência convencional. Porém, como argumentam filósofos como Sven Ove Hansson, que citamos anteriormente, paradigmas alternativos não podem ser eximidos do escrutínio científico se pretendem atuar no mesmo domínio de validade – nesse caso, a eficácia para tratar condições de saúde humana.

Uma das respostas mais eficazes ao relativismo epistemológico está no conceito de ceticismo organizado que discutimos na primeira seção deste capítulo.[14] O ceticismo organizado não é sinônimo de rejeição automática; pelo contrário, implica um exame rigoroso e criterioso, com base em evidências. Na prática isso significa não rejeitar dogmática e automaticamente os conhecimentos tradicionais ou experiências pessoais, mas exigir que esses conhecimentos sejam integrados ao conjunto de ferramentas científicas de maneira válida. A ciência, portanto, não exclui esses elementos, mas os submete ao mesmo crivo que aplica a qualquer outra intervenção.

Outro problema prático do relativismo epistemológico é sua instrumentalização para promover a desinformação em saúde. Movimentos antivacina, por exemplo, frequentemente utilizam argumentos relativistas para atacar campanhas de vacinação, alegando que "cada família deve decidir o que é melhor para seus filhos" com base em sua própria visão de mundo.[39] A desinformação se alimenta do apelo ao relativismo, porque ele mina a confiança nas instituições científicas ao questionar a validade de suas conclusões. A MBE, nesse contexto, desempenha um papel importante ao reafirmar os padrões de rigor que sustentam decisões em saúde pública, demonstrando que essas decisões não são arbitrárias, mas baseadas em um conjunto sólido de evidências.

Portanto, uma epistemologia pluralista reconhece que o conhecimento é multifacetado e enriquece com a integração de diferentes perspectivas. No entanto, ela também demanda que essa integração seja orientada por critérios de validação claros e transparentes. O pensamento bayesiano, explorado anteriormente neste capítulo, exemplifica como uma epistemologia pluralista pode responder ao relativismo. Ele incorpora crenças prévias e valores individuais no processo inferencial, sem abandonar o rigor metodológico. Isso permite uma abordagem integrativa que acolhe a subjetividade sem renunciar à objetividade necessária para evitar vieses e erros sistemáticos.

EDUCAÇÃO MÉDICA E CONSCIÊNCIA EPISTEMOLÓGICA

Conforme discutimos até aqui, reduzir a MBE à mera capacidade de interpretar gráficos, analisar artigos e seguir diretrizes constitui uma visão superficial e bastante incompleta. A MBE, como vimos, exige mais do que ferramentas técnicas; ela demanda um fundamento formativo essencial: a consciência de toda esta discussão epistemológica. Isso inclui a habilidade de compreender as origens das evidências, o processo de sua produção, seus limites e os critérios necessários para sua classificação e aplicação no contexto clínico.

Embora o ensino de metodologia científica, epidemiologia e estatística tenha avançado nas graduações e pós-graduações médicas, ele frequentemente carece de carga horária e, principalmente, de uma reflexão mais profunda. Incorporar noções básicas de epistemologia, filosofia da ciência, história do pensamento científico e debates sobre causalidade e estatística inferencial pode ser o divisor de águas que separa o entusiasta da MBE crítico e capacitado de um executor de protocolos acrítico.[40]

Com isso, a epistemologia deixaria de soar como um adorno intelectual e assumira o papel de embasamento de uma ferramenta prática. Um clínico que entende a lógica dos testes de hipótese, os desafios da indução, a falibilidade do conhecimento e a natureza das estatísticas é mais equipado para interpretar evidências, comunicar incertezas de forma ética e buscar continuamente melhorias no cuidado de saúde. Conceitos como o ceticismo organizado ajudam, por exemplo, a evitar vieses e pressões externas, como *marketing* farmacêutico ou influências culturais não validadas. Quando clínicos internalizam esses fundamentos, tornam-se mais aptos a integrar evidências com valores e preferências dos pacientes, promovendo um cuidado equilibrado e ético.

Não podemos retroceder. A evolução da medicina, de uma prática dominada pela autoridade e pela tradição para uma prática reflexiva e informada por evidências, é um marco epistemológico de grande valor. Contudo, a manutenção e o avanço dessa conquista dependem de um esforço educacional contínuo. Médicos que desenvolvem essa consciência epistemológica estão mais aptos a transcender a visão mecanicista, compreendendo que a estatística é uma linguagem interpretativa, e não um fim em si mesma. Esse entendimento permite contextualizar evidências no leito do paciente, equilibrando dados quantitativos com as nuances qualitativas e valorativas da experiência humana. Esse amadurecimento epistemológico, portanto, resulta em práticas mais seguras, éticas e adaptadas às complexidades reais da medicina.[41]

A seguir, podemos citar algumas iniciativas que ajudariam a consolidar essa maior consciência epistemológica no contexto da MBE:

- **Ensino de filosofia da ciência e história da medicina:** incorporar disciplinas que explorem o "porquê" e o "como" das metodologias científicas amplia a compreensão do médico sobre as origens e os limites das evidências.

A compreensão das limitações da indução permite que médicos sejam mais críticos ao extrapolar resultados populacionais para pacientes individuais.

- **Promoção de leitura crítica e debate interdisciplinar:** estimular discussões que integrem profissionais de saúde, filósofos, estatísticos, historiadores e sociólogos enriquece a compreensão do conhecimento médico, suas limitações e aplicações. Essas interações promovem uma visão mais abrangente, que evita simplificações e amplia a capacidade crítica dos profissionais.

- **Adoção de ferramentas bayesianas e modelos causais avançados:** incentivar o uso de abordagens estatísticas modernas, como inferência bayesiana e modelos causais estruturais, pode melhorar a análise de incertezas e a integração de conhecimentos prévios. Tais ferramentas aproximam a prática clínica de uma teoria epistemológica mais sofisticada, especialmente em cenários de alta complexidade.

- **Transparência e práticas de ciência aberta:** adotar práticas como pré--registro de estudos, compartilhamento de dados e análises reprodutíveis reforça a legitimidade epistemológica da MBE. A transparência também reduz vieses institucionais, fortalecendo a confiança na ciência médica e na prática clínica.

É preciso ainda distinguir o que ocorre de fato na prática clínica do que seria desejável em um sentido normativo. Na dimensão descritiva, observamos que as evidências médicas se combinam a múltiplos fatores humanos e institucionais. No aspecto normativo, em contrapartida, buscamos delinear o que deveria acontecer caso a MBE consiga verdadeiramente ampliar seu horizonte epistemológico. Ao manter essa distinção, podemos compreender melhor a nossa situação atual – ainda bastante marcada pela tensão entre diretrizes objetivas e realidades plurais –, mas também o potencial transformador de uma abordagem da MBE filosoficamente ancorada e eticamente orientada.[42]

A inclusão da filosofia da ciência na formação médica não precisa ser uma sobrecarga curricular, mas uma ferramenta integradora. Uma abordagem prática seria, por exemplo, incorporar debates epistemológicos dentro das disciplinas já existentes, como metodologia científica, epidemiologia e ética médica. Além disso, *workshops* interdisciplinares envolvendo profissionais de saúde, sociólogos, filósofos e estatísticos poderiam oferecer uma perspectiva mais rica sobre as bases e os limites do conhecimento médico. Assim, a epistemologia seria percebida como algo que vai além de um acréscimo abstrato: como uma habilidade essencial para o exercício crítico e reflexivo da medicina.

REFERÊNCIAS

1. Silva SA, Wyer PC. Where is the wisdom? II – Evidence-based medicine and the epistemological crisis in clinical medicine. Exposition and commentary on Djulbegovic, B., Guyatt, G. H. & Ashcroft, R. E. (2009) Cancer Control, 16, 158-168. J Eval Clin Pract. 2009;15(6):899-906.
2. de Alencar JN, Oliveira MH de J, Sampaio MCN, Rego MF, Nunes R. A Journey through philosophy and medicine: from Aristotle to evidence-based decisions. Philosophies. 2024;9(6):189.
3. Dick AL. Why epistemology matters. Information Development. 2013;29(1):7-9.
4. Audi R. Epistemology: a contemporary introduction to the theory of knowledge. 3.ed. New York: Routledge; 2011 (Routledge Contemporary Introductions to Philosophy).
5. Van Baalen S, Boon M. An epistemological shift: from evidence-based medicine to epistemological responsibility. J Eval Clin Pract. 2015 Jun;21(3):433-9.
6. Djulbegovic B, Guyatt GH, Ashcroft RE. Epistemologic inquiries in evidence-based medicine. Cancer Control. 2009;16(2):158-68.
7. Kulicki P. Aristotle's syllogistic as a deductive system. Axioms. 2020 May 19;9(2):56.
8. Bacon F, Jardine L, Silverthorne M. The new organon. Cambridge; New York: Cambridge University Press; 2000 (Cambridge Texts in the History of Philosophy).
9. Hossenfelder S. Existential physics: a scientist's guide to life's biggest questions. New York: Viking; 2022.
10. Descartes R, Cress DA. Discourse on method. 3.ed. Indianapolis: Hackett Publishing Company; 1998 (Hackett Classics).
11. Hume D. An enquiry concerning human understanding. Mineola: Dover Publications; 2004 (Dover Philosophical Classics).
12. Russell B. The problems of philosophy. New York: Oxford University Press; 1997.
13. Neyman J, Pearson ES, Pearson K. IX. On the problem of the most efficient tests of statistical hypotheses. Philosophical Transactions of the Royal Society of London Series A, Containing Papers of a Mathematical or Physical Character. 1997;231(694-706): 289-337.
14. Merton RK. The sociology of science: theoretical and empirical investigations. Chicago: University of Chicago Press; 1973.
15. Goldenberg MJ. On evidence and evidence-based medicine: lessons from the philosophy of science. Soc Sci Med. 2006;62(11):2621-32.
16. Stadler F. The Vienna Circle: context, profile, and development. In: Richardson A, Uebel T (orgs.). The Cambridge Companion to Logical Empiricism. Cambridge: Cambridge University Press; 2007. p.13-40 (Cambridge Companions to Philosophy). Disponível em: https://www.cambridge.org/core/books/cambridge-companion-to-logical-empiricism/vienna-circle-context-profile-and-development/38B97D6101997AC936445A40783BB-9DF. Acesso em: 13 maio 2025.
17. Popper K. The logic of scientific discovery. Special Indian edition. London: Routledge; 2010.

18. Kuhn TS. The structure of scientific revolutions. 3.ed. Chicago: University of Chicago Press; 1996.
19. Hansson SO. Science and pseudo-science. In: The Stanford encyclopedia of philosophy. Edward N. Zalta; 2021.
20. Lincoln YS, Guba EG. Ethics: the failure of positivist science. The Review of Higher Education. 1989;12.
21. Misra G, Gergen KJ. On the place of culture in psychological science. International Journal of Psychology. 1993 Apr 1;28. Disponível em: https://www.indigenouspsych.org/Members/Misra,%20Girishwar/misra%201.pdf. Acesso em: 13 maio 2025.
22. York R, Clark B. Marxism, positivism, and scientific sociology: social gravity and historicity. The Sociological Quarterly. 2006;47(3):425-50.
23. Horkheimer M, Adorno TW, Schmid Noerr G. Dialectic of enlightenment: philosophical fragments. Stanford: Stanford University Press; 2002 (Cultural Memory in the Present).
24. Comte A. The positive philosophy of Auguste Comte: volume 2. Cambridge: Cambridge University Press; 1853 (Cambridge Library Collection. Religion).
25. Evans J. Epidemiology in practice: randomised controlled trials. Community Eye Health. 1998;11(26):26-7.
26. Vetter TR, Mascha EJ. Bias, Confounding, and interaction: lions and tigers, and bears, oh my! Anesthesia & Analgesia. 2017;125(3):1042-8.
27. Bray I, Regmi K. Epidemiology and public health intelligence. In: Regmi K, Gee I (orgs.). Public Health Intelligence. Cham: Springer International Publishing; 2016. p.19-40. Disponível em: http://link.springer.com/10.1007/978-3-319-28326-5_2. Acesso em: 13 maio 2025.
28. Craig JC, Irwig LM, Stockler MR. Evidence-based medicine: useful tools for decision making. Med J Aust. 2001;174(5):248-53.
29. Pines A, Shapiro S, Suissa S. NNT, number needed to treat: does it have any real value? Climacteric. 2012;15(2):139-42.
30. Goodman SN. Toward evidence-based medical statistics. 1: The P value fallacy. Ann Intern Med. 1999;130(12):995.
31. Bayes T, Price R. LII. An essay towards solving a problem in the doctrine of chances. Philos Trans R Soc Lond. 1763;53:370-418.
32. Stigler SM. The history of statistics: the measurement of uncertainty before 1900. 9.ed. Cambridge: Belknap Press of Harvard University Press; 2003.
33. Gonzaga YBDM, Bacchi AD, De Souza VBP. When math legitimizes knowledge: a step by step approach to Bayes' rule in diagnostic reasoning. Evidence. 2024;6:e5903.
34. Gill CJ, Sabin L, Schmid CH. Why clinicians are natural bayesians. BMJ. 2005;330(7499):1080-3.
35. Bacchi AD. Afinal, o que é ciência? E o que não é? São Paulo: Contexto; 2024.
36. Krausz M, Siegel H. Relativism refuted: a critique of contemporary epistemological relativism. Philosophy and Phenomenological Research. 1990;50(4):841.
37. Romero-Maltrana D, Benitez F, Vera F, Rivera R. The "nature of science" and the perils of epistemic relativism. Res Sci Educ. 2019;49(6):1735-57.

38. Clark SE, Bledsoe MC, Harrison CJ. The role of social media in promoting vaccine hesitancy. Curr Opin Pediatr. 2022;34(2):156-62.

39. Tonelli MR, Bluhm R. Teaching medical epistemology within an evidence-based medicine curriculum. Teach Learn Med. 2020;33(1):98-105.

40. Rogers W, Hutchison K. Evidence-based medicine in theory and practice: epistemological and normative issues. In: Schramme T, Edwards S (orgs.). Handbook of the philosophy of medicine. Dordrecht: Springer Netherlands; 2021. p.1-18. Disponível em: https://link.springer.com/10.1007/978-94-017-8706-2_40-1. Acesso em: 13 maio 2025.

41. Lawson-Frost S. An epistemological problem for integration in EBM. J Eval Clin Pract. 2019;25(6):938-42.

Críticas à medicina baseada em evidências

José Nunes de Alencar

COM ESTE CAPÍTULO VOCÊ VAI...

- Compreender as mais comuns críticas à medicina baseada em evidências (MBE).
- Refletir sobre os limites e paradoxos da MBE, incluindo sua dependência de protocolos, o custo da inovação e os riscos de viés humano.
- Aprender a integrar uma visão crítica à prática da MBE, reconhecendo suas fragilidades para fortalecer sua aplicação em benefício do paciente.

INTRODUÇÃO

Há quem diga que a medicina baseada em evidências (MBE) é a salvação da prática médica moderna, o farol que guia o médico nas tempestades de incertezas científicas e dúvidas clínicas. Eu mesmo já me peguei encantado por essa ideia. No entanto, como toda proposta revolucionária, a MBE também tem suas sombras. E, neste capítulo, vou assumir o papel do "advogado do diabo" para explorar essas sombras – algo que considero não apenas necessário, mas crucial para uma visão realmente equilibrada do que propomos neste livro.

De fato, quando a MBE surgiu, ela trouxe uma promessa sedutora: decisões médicas guiadas pelo que há de mais rigoroso em termos de evidências científicas. Quem poderia discordar? No entanto, como veremos nas páginas seguintes, nem sempre o rigor é suficiente para responder às questões complexas que enfrentamos na prática médica. Algumas críticas que exploraremos são profundamente fundamentadas e levantam questões éticas, epistemológicas e práticas difíceis de ignorar. Outras, confesso, parecem mais movidas pela resistência ao novo ou pelo relativismo epistemológico do que por argumentos sólidos.

Ao ler este capítulo, quero que você, leitor, tenha um objetivo claro: pensar criticamente. Em um mundo de diretrizes que nem sempre nos representam e de estudos que podem ser manipulados por interesses financeiros, não há espaço para ingenuidade. Na medicina – e, mais ainda, na MBE – o único fogo em que você pode colocar a mão é o da sua própria consciência crítica.

Mas não se engane: este não é um manifesto contra a MBE. Longe disso. É um convite para refletir sobre suas limitações, seus paradoxos e, talvez o mais importante, sobre os momentos em que ela pode falhar. Afinal, o bom médico não é aquele que recita protocolos sem questionar, mas aquele que sabe quando os seguir e, sobretudo, quando abandoná-los em nome do paciente.

O NOME "MBE" É MUITO PRETENSIOSO

Certa vez, dei uma longa entrevista para a jornalista Leda Nagle. O tema era medicina baseada em evidências, pois ela soube, por intermédio do seu filho, que eu havia lançado a primeira edição do *Manual de MBE*. Leda, naquele momento, assumia um forte posicionamento favorável a condutas a que eu me opunha radicalmente: a cloroquina para covid, um exemplo. Ainda assim, em um ato que foi até democrático, ela me deu espaço para falar. E sua primeira pergunta foi: "O que é MBE? Por que isso é um livro? Existe medicina que não seja baseada em evidências?".

A expressão "medicina baseada em evidências" traz consigo um ar de sedução quase irresistível. Quem não gostaria de estar do lado da evidência? Pois é. Essa escolha linguística criou uma dicotomia problemática: se existe uma medicina "baseada em evidências", então o que seria todo o restante? Uma medicina "sem evidências"? O que define exatamente o limite entre elas?

Críticos apontam que essa nomenclatura cria uma falsa hierarquia de legitimidade, sugerindo que apenas a MBE tem acesso à "verdade científica".[1] Essa presunção alimenta um comportamento quase dogmático, no qual tudo que não esteja validado por ensaios clínicos randomizados ou metanálises de alta qualidade é automaticamente desvalorizado. Essa presunção também cria detratores.

A LIMITAÇÃO DOS ENSAIOS CLÍNICOS RANDOMIZADOS COMO PADRÃO-OURO

Os ensaios clínicos randomizados (RCT, do inglês *randomized controlled trials*) são considerados o "padrão-ouro" do estudo de terapias na MBE. E com razão: como veremos no decorrer deste livro, é essa metodologia que oferece a metodologia mais robusta para reduzir vieses e estabelecer relações de causa e efeito quando se pensa em estudos de tratamento. Contudo, como toda ferramenta científica, os RCT enfrentam limitações que devem ser reconhecidas e analisadas.

Embora os RCT sejam eficazes para responder a perguntas específicas – como a eficácia de um medicamento em uma população definida –, eles simplesmente nem sequer se propõem a fornecer *insights* sobre os mecanismos causais das doenças. Downie e Macnaughton, por exemplo, apontam que os RCT são desenhados para testar hipóteses não causais, deixando de lado questões fundamentais sobre como e por que determinados tratamentos funcionam.[2] Isso, segundo eles, é um contrassenso: ora, os paladinos do conhecimento médico negligenciam as razões das coisas?

Além disso, a estrutura rígida dos RCT é julgada por alguns como inadequada para capturar a complexidade da prática clínica real, na qual as interações entre fatores biológicos, psicológicos e sociais influenciam profundamente os desfechos.[3] Um exemplo clássico é a dificuldade de avaliar intervenções que dependem fortemente de contextos específicos, como estratégias psicossociais ou abordagens de cuidado integrativo, nas quais variáveis ditas "não controláveis" desempenham um papel crucial.[4]

O objetivo dos RCT é reduzir a variabilidade individual ao máximo, criando grupos homogêneos e eliminando, até onde for possível, fatores de confusão. Isso tudo cria um problema prático: para muitos, depois de tudo isso, os resultados acabam não sendo aplicáveis ao paciente individual.[5] A prática clínica lida com uma gama infinita de variabilidades – idade, comorbidades, preferências do paciente, fatores sociais – que, muitas vezes, são deliberadamente excluídas nos RCT. Como resultado, o médico frequentemente enfrenta o desafio de aplicar dados "populacionais" a um paciente que não reflete o perfil idealizado do estudo.[6] Críticos enfatizam que essa abordagem pode levar a uma padronização excessiva, negligenciando as necessidades únicas de cada paciente e restringindo a flexibilidade clínica necessária para lidar com desvios do "caminho-padrão".[7]

Outro ponto de crítica está na dependência excessiva de dados probabilísticos fornecidos pelos RCT. Ao oferecer resultados em termos de médias populacionais, os RCT criam uma ilusão de previsibilidade que pode ser enganosa na prática clínica.[8] Para alguns, a busca por eliminar variações individuais no contexto dos RCT pode desumanizar a prática médica, afastando-a da arte de tratar o paciente como uma entidade única e complexa.[9]

A DEPENDÊNCIA EM PROTOCOLOS E A PERDA DE AUTONOMIA CLÍNICA

Um dos paradoxos apontados no cerne da MBE é como esse paradigma evoluiu de uma proposta que pregava a independência do julgamento clínico para um modelo que, muitas vezes, aprisiona médicos em protocolos rígidos.[10] No início, a MBE rejeitava as "verdades" impostas por especialistas e encorajava os profissionais a analisarem criticamente as evidências disponíveis. Hoje, no entanto, a prática médica frequentemente depende de diretrizes elaboradas por pequenos grupos de especialistas, um processo que, ironicamente, resgata a autoridade centralizada que a MBE buscava combater. A crítica central à dependência de diretrizes é que ela transforma médicos em executores de protocolos, em vez de pensadores críticos.[11] Diretrizes são úteis – disso ninguém duvida. Elas sintetizam dados complexos, ajudam a organizar o cuidado e podem ser especialmente valiosas em sistemas de saúde sobrecarregados. Contudo, essa dependência cria um novo tipo de autoritarismo, no qual um protocolo, não o médico, parece ter a palavra final.

Essa tendência é amplificada por fatores externos, como a crescente judicialização da saúde. O médico, temendo sanções legais, muitas vezes prefere seguir o protocolo à risca, mesmo que ele não seja a melhor opção para o paciente diante dele.[12] Como resultado, o julgamento clínico, que deveria ser o coração da medicina, é relegado a um papel secundário, substituído por uma espécie de obediência automatizada.[13]

Na prática, isso significa que um médico que queira adaptar um tratamento às preferências ou peculiaridades de um paciente específico pode encontrar resistência – não apenas do sistema, mas também de seus pares. Críticos como Slowther et al. argumentam que essa situação reintroduz um tipo de paternalismo na relação médico-paciente, mas com uma roupagem moderna: em vez de "o médico sabe mais", há "a evidência sabe mais".[14]

MBE E A ARTE DA MEDICINA: UM EQUILÍBRIO COMPROMETIDO?

Será que a ênfase exagerada na evidência estatística está comprometendo o equilíbrio delicado entre ciência e arte na prática médica? Um dos grandes méritos da MBE é buscar reduzir a incerteza nas decisões clínicas. No entanto, seu foco em desfechos mensuráveis, protocolos e padrões pode, segundo os críticos, levar à desumanização da prática médica.[15]

Nesse cenário, o foco excessivo da MBE em estatísticas pode transformar médicos em técnicos analíticos, enfraquecendo sua habilidade de interpretar nuances não mensuráveis que são essenciais ao cuidado de saúde. Essa abordagem tecnicista ignora que muitas decisões clínicas são, na verdade, decisões morais, influenciadas por fatores que vão muito além do alcance dos ensaios clínicos randomizados ou das metanálises.[16] Como bem aponta a literatura crítica, não é possível reduzir a complexidade da interação médico-paciente a uma fórmula estatística.[17]

Além disso, o predomínio de abordagens padronizadas pode criar uma falsa ideia de que todas as respostas estão nos dados. Essa crença, sedutora por sua simplicidade, nega o fato de que a medicina é uma prática profundamente contextual.[18]

O CUSTO DA INOVAÇÃO E SEUS IMPACTOS NA MBE

O desenvolvimento de novas drogas é um dos processos mais complexos, demorados e caros da ciência moderna. Estima-se que, no início dos anos 2000, o custo médio para levar um medicamento do laboratório ao mercado variava entre 800 milhões e 1 bilhão de dólares, em um processo que durava de 13 a 15 anos.[19] Em 2016, outro estudo estimou que o custo médio de desenvolvimento pré-aprovação alcançava 2,6 bilhões de dólares, chegando a 2,87 bilhões quando incluídos os custos pós-aprovação.[20] Esse aumento exponencial, com uma taxa anual de 8,5% acima da inflação geral, ressalta os enormes desafios financeiros enfrentados pela indústria farmacêutica na busca por inovações terapêuticas.

Diante desses valores, eu diria que é óbvio que as empresas farmacêuticas não têm apenas um interesse científico, mas também uma necessidade econômica de obter retorno sobre os investimentos massivos em pesquisa e desenvolvimento. É assim que surgem preocupações legítimas sobre a transparência e a ética no financiamento das pesquisas. O viés de publicação, por exemplo, é um dos problemas mais discutidos: pesquisas com resultados negativos ou desfavoráveis frequentemente são subnotificadas ou nem sequer são publicadas, mascarando os reais benefícios e riscos de novas terapias.[21,22] O impacto disso na medicina é profundo, pois os profissionais de saúde baseiam suas decisões em uma literatura científica que pode estar incompleta ou distorcida.[23]

Imagine uma droga em que já foram investidas algumas centenas de milhões de dólares, agora em fase de testes clínicos. O que um pesquisador sério e sem conflitos de interesses faria? Bem, ele faria uma pesquisa de alto nível, evitando ao máximo os vieses, e buscando desfechos clínicos relevantes. Imagine que ele até começou essa pesquisa, mas o resultado foi negativo. A empresa desenvolvedora, não querendo perder todo o dinheiro investido, pode pressionar o investigador a não publicar essa pesquisa. Em um estudo, 31% das pesquisas sobre medicamentos antidepressivos que foram pré-registradas nunca chegaram a ser publicadas. Analisando apenas a literatura publicada, 91% dos estudos apresentavam resultados positivos, mas, quando se avaliava a totalidade de estudos registrados, apenas 51% tinham resultados positivos.[24] Pior: mais da metade dos estudos clínicos de drogas recentemente aprovadas pela Food and Drug Administration (FDA) não foi publicada 5 anos após sua aprovação.[25]

O pesquisador, então, em busca de seu salário, começa uma nova pesquisa, mas desta vez com uma nova metodologia. Desta vez talvez seja melhor não "cegar" os pacientes e os profissionais, ele pensa. Assim vai ficar mais fácil obter um resultado positivo, que é o que meus patrões querem.

ARTIGOS DESPUBLICADOS E O LEGADO DO ERRO CIENTÍFICO

A despublicação (o termo correto é "retratação") de artigos científicos é um tema delicado que ilustra de forma contundente os perigos do erro, do viés ou das más condutas na ciência. Quando um artigo é retratado, as consequências vão muito além do dano à credibilidade dos autores ou das revistas envolvidas. Elas afetam o avanço do conhecimento, a prática clínica e, em casos mais graves, a saúde dos pacientes.[26] Esse fenômeno ganhou relevância global durante a pandemia de covid-19, quando a pressa por respostas levou a um aumento significativo de retratações, trazendo à tona falhas éticas e metodológicas em sistemas que deveriam ser os pilares da integridade científica.

O caso da hidroxicloroquina é emblemático. Em 2024, o artigo que originalmente deu início ao entusiasmo global pelo medicamento foi retratado, mas apenas 4 anos após sua publicação.[27] Quatro anos fazendo estrago. A tal pesquisa, publicada com um processo de revisão que durou apenas 4 dias, baseou-se em uma amostra de apenas 36 pacientes, com manipulações que incluíram a exclusão de dados de pacientes que morreram ou foram transferidos para terapia intensiva. Cientistas como Elisabeth Bik apontaram rapidamente as falhas, incluindo a ausência de consentimento informado para o uso de azitromicina, que não fazia parte do tratamento-padrão na França à época.

O *Retraction Watch*, uma referência na monitoração de artigos despublicados, revelou que até 2023 havia 434 artigos relacionados à covid-19 oficialmente retratados.[28] No caso específico do Instituto Hospitalar Universitário, centro liderado por Didier Raoult, francês que liderou a pesquisa da hidroxicloroquina, 32 artigos foram despublicados, sendo 28 coassinados por ele. Entre os problemas identificados, estavam a reutilização do mesmo número de aprovação ética em 248 estudos diferentes, a falta de aprovação ética local para estudos realizados no exterior e, em 39 casos, a total ausência de menção à aprovação ética.[29]

Outro episódio notório envolve a ivermectina, cuja introdução como tratamento para covid-19 começou com a publicação de um *preprint* (manuscrito que não foi revisado nem publicado) em abril de 2020. Utilizando dados da Surgisphere, o estudo alegava redução drástica na mortalidade com o uso do medicamento, com taxas de 0,7% nos tratados contra 18,6% no grupo controle. Porém, rapidamente surgiram dúvidas sobre a veracidade dos dados. Investigações revelaram inconsistências graves, como a inclusão de mais pacientes australianos do que o número oficial de casos no país à época e dados raciais coletados em países onde tal prática não é comum. Além disso, a própria Surgisphere, conhecida até 2019 apenas como editora de livros médicos, levantou suspeitas ao se posicionar como uma empresa de análise de dados com um suposto banco de dados global altamente detalhado. Essas irregularidades levaram à retratação de dois artigos publicados nas prestigiadas *The Lancet* e *New England Journal of Medicine*, ambos baseados nos dados da Surgisphere.[30,31]

Esses exemplos demonstram o impacto devastador que artigos falhos podem ter. Mesmo quando retratados, os danos persistem. É importante que o leitor saiba que os estudos que citaram esses artigos despublicados não são também automaticamente despublicados. Ao contrário, eles continuam na literatura, perpetuando erros e influenciando decisões clínicas. Isso é especialmente preocupante em momentos de crise, como a pandemia, quando informações falsas podem gerar ondas de tratamentos ineficazes e, muitas vezes, prejudiciais.[32] A ivermectina, por exemplo, foi amplamente promovida em toda a América Latina com base em evidências frágeis e eventualmente refutadas, levando milhões a um uso irracional do medicamento.

A responsabilidade, nesse cenário, é compartilhada. As revistas científicas precisam adotar mecanismos mais rigorosos para revisão e retratação, garantindo que essas informações cheguem a toda a comunidade acadêmica e à sociedade. Os pesquisadores, por sua vez, deveriam zelar pela transparência e pela ética. Uma boa maneira de fazer isso é compartilhando dados brutos e seguindo estritamente os protocolos éticos.

OS RISCOS DO MAU USO DAS EVIDÊNCIAS EM BENEFÍCIO PESSOAL OU POLÍTICO

A MBE é, antes de tudo, uma construção humana. E, como toda obra humana, ela carrega consigo as virtudes e os vícios de quem a pratica. Cientistas, médicos e outros profissionais da saúde são, inevitavelmente, influenciados por seus contextos, crenças e, muitas vezes, por seus próprios interesses.[33] Essa vulnerabilidade não deve ser ignorada, especialmente porque a MBE foi concebida para ser um contraponto ao viés, uma busca pelo rigor científico. Mas, meus caros, até os cientistas podem se enganar ou, pior: se autoenganar.

Durante a pandemia de covid, vimos que a MBE pode ser distorcida quando esses interesses pessoais ou ideológicos se sobrepõem à ética científica. Drogas como hidroxicloroquina e ivermectina foram elevadas ao *status* de "cura milagrosa" com base em evidências frágeis, muitas vezes conduzidas sem o rigor necessário ou publicadas apressadamente.[34] Mas o dano já estava feito: uma grande parcela da população e mesmo alguns médicos, apoiados por informações distorcidas, ou por mero viés político, adotaram esses tratamentos com entusiasmo desmedido ou com ingenuidade leiga.

Esses eventos nos mostram que a ciência não está imune ao viés humano. Alguns cientistas podem, intencionalmente ou não, ser influenciados por suas crenças pessoais ou políticas. Embora seja natural que os profissionais tenham opiniões, é minha firme convicção que não deve haver espaço para viés político na prática da medicina como ciência. Explico minha convicção: o viés político, quando se infiltra na interpretação de evidências ou na formulação de recomendações, compromete a integridade do processo e expõe pacientes a riscos desnecessários.

CONCLUSÃO

Só coloque a mão no fogo pela sua própria consciência.

REFERÊNCIAS

1. Polychronis A, Miles A, Bentley P. Evidence-based medicine: reference? Dogma? Neologism? New orthodoxy? J Eval Clin Pract. 1996;2(1):1-3.
2. Downie RS, Macnaughton J, Randall F. Clinical judgement: evidence in practice. Oxford University Press; 2000. Disponível em: https://academic.oup.com/book/52050. Acesso em: 13 maio 2025.

3. Tarquinio C, Kivits J, Minary L, Coste J, Alla F. Evaluating complex interventions: pers-
    pectives and issues for health behaviour change interventions. Psychology & Health.
    2015;30(1):35-51.
4. Spink MJ. Social psychology and health: assuming complexity. Quaderns de Psicologia.
    2010; p.41. Disponível em: https://www.quadernsdepsicologia.cat/article/view/vxx-nx-
    -spink3. Acesso em: 13 maio 2025.
5. Kirtschig G, Lo S, Batchelor J, the Clinical Trials Editorial Team of the British Journal
    of Dermatology. Pragmatic trials: lab meets bedside. Br J Dermatol. 2019;181(3):431-3.
6. Parker M. Whither our art? Clinical wisdom and evidence-based medicine. Med Health
    Care Philos. 2002;5(3):273-80.
7. Chan JJ, Chan JE. Medicine for the millennium: the challenge of postmodernism. Med
    J Aust. 2000;172(7):332-4.
8. Abramov DM, Mourão Junior CA. A interpretação estatística como produção de verdades:
    reflexões éticas. Rev Bioét. 2018;26(4):537-42.
9. Tanenbaum SJ. Evidence and expertise: the challenge of the outcomes movement to
    medical professionalism. Academic Medicine. 1999;74(7):757.
10. Berguer A, Berguer R. Medicina basada en evidência (MBE): contras. Rev Esp Cirug
    Oral y Maxilofac. 2003;25(5).
11. Lovatto Ribeiro AC, Ferla AA. Como médicos tornaram-se deuses: reflexões acerca do
    poder médico na atualidade. Psicologia em Revista. 2016; p.294. Disponível em: http://
    periodicos.pucminas.br/index.php/psicologiaemrevista/article/view/P.1678-9523.2016V-
    22N2P294. Acesso em: 13 maio 2025.
12. Gadelha MIP. O papel dos médicos na judicialização da saúde. 2014. Disponível em:
    https://www.semanticscholar.org/paper/O-PAPEL-DOS-M%C3%89DICOS-NA-JUDI-
    CIALIZA%C3%87%C3%83O-DA-SA%C3%9ADE-Gadelha/226059766baf0f284f0295a-
    29558f1c138b51451. Acesso em: 13 maio 2025.
13. Leão TM, Ianni AMZ. Judicialização e subpolítica médica. Physis: Revista de Saúde
    Coletiva. 2020; p.e300115.
14. Slowther A, Ford S, Schofield T. Ethics of evidence based medicine in the primary care
    setting. J Med Ethics. 2004 Apr;30(2):151-5.
15. Feitosa GS. Medicina Baseada em evidências: como proceder quando não há evidências
    comprovadas? RCHSI. 2022;6(2):62-4.
16. Tonelli MR. The challenge of evidence in clinical medicine. Evaluation Clinical Practice.
    2010;16(2):384-9.
17. Solomon M. Epistemological reflections on the art of medicine and narrative medicine.
    Perspect Biol Med. 2008;51(3):406-17.
18. Tonelli MR. The philosophical limits of evidence-based medicine: Academic medicine.
    1998;73(12):1234-40.
19. DiMasi JA, Hansen RW, Grabowski HG. The price of innovation: new estimates of drug
    development costs. Journal of Health Economics. 2003;22(2):151-85.
20. DiMasi JA, Grabowski HG, Hansen RW. Innovation in the pharmaceutical industry: new
    estimates of R&D costs. Journal of Health Economics. 2016;47:20-33.

21. Atallah ÁN. Dealing with publication bias. Sao Paulo Med J. 1997 ct;115(5):1527-8.
22. Begg CB, Berlin JA. Publication bias: a problem in interpreting medical data. J R Statist Soc A (Statistics in Society). 1988;151(3):419.
23. Scargle J. Publication bias: the "file-drawer" problem in scientific inference. 2000. Disponível em: https://www.semanticscholar.org/paper/Publication-Bias%3A-The-%E2%80%-9CFile-Drawer%E2%80%9D-Problem-in-Scargle/ad265c494be00224f1d10a14684b2d-ce331efc01. Acesso em: 13 maio 2025.
24. Driessen E, Hollon SD, Bockting CLH, Cuijpers P, Turner EH. Does publication bias inflate the apparent efficacy of psychological treatment for major depressive disorder? A systematic review and meta-analysis of US National Institutes of Health-Funded Trials. PloS One. 2015;10(9):e0137864-e0137864.
25. Lee K, Bacchetti P, Sim I. Publication of clinical trials supporting successful new drug applications: a literature analysis. PLoS Medicine. 2008;5(9):e191.
26. Steen RG. Retractions in the medical literature: how many patients are put at risk by flawed research? J Med Ethics. 2011;37(11):688-92.
27. Van Noorden R. Controversial covid study that promoted unproven treatment retracted after four-year saga. Nature. 2024 Dec 18.
28. Retraction Watch. Home page. Disponível em: https://retractionwatch.com/. Acesso em: 13 maio 2025.
29. Frank F, Florens N, Meyerowitz-katz G, Barriere J, Billy É, Saada V, et al. Raising concerns on questionable ethics approvals: a case study of 456 trials from the Institut Hospitalo--Universitaire Méditerranée Infection. Research Integrity and Peer Review. 2023;8(1):9.
30. Davey M, Kirchgaessner S. Surgisphere: mass audit of papers linked to firm behind hydroxychloroquine Lancet study scandal. The Guardian. 2020 Jun 10. Disponível em: https://www.theguardian.com/world/2020/jun/10/surgisphere-sapan-desai-lancet-study--hydroxychloroquine-mass-audit-scientific-papers. Acesso em: 13 maio 2025.
31. O'Mathúna DP. Ivermectin and the Integrity of healthcare evidence during covid-19. Front Public Health. 2022;10:788972.
32. Santos-d'Amorim K, Ribeiro De Melo R, Nonato Macedo dos Santos R. Retractions and post-retraction citations in the covid-19 infodemic: is academia spreading misinformation? Liinc Rev. 2021;17(1):e5593.
33. Zoboli E, Oselka G. Conflito de interesses na pesquisa clínica. 2009. Disponível em: https://www.semanticscholar.org/paper/Conflito-de-interesses-na-pesquisa-cl%C3%ADnica--Zoboli-Oselka/a167c85fc6486fd7a3afd8b26584ee90b91074c7. Acesso em: 13 maio 2025.
34. McCartney M. Covid-19: has EBM been replaced by hype-based medicine? Semantic Scholar. 2020. Disponível em: https://www.semanticscholar.org/paper/COVID-19%3A--has-EBM-been-replaced-by-hype-based-McCartney/35bed5ef4574c898f25363248b5f-50c26dc7db70. Acesso em: 13 maio 2025.

Os *icebergs* de evidências e os tipos de estudos

José Nunes de Alencar

COM ESTE CAPÍTULO VOCÊ VAI...

- Entender os diferentes tipos de estudos científicos, desde relatos de casos até revisões sistemáticas e meta-nálises, compreendendo suas aplicações, limitações e potenciais vieses.
- Aprender a identificar quais desenhos de estudo são mais apropriados para investigar diagnósticos, terapias ou fatores de risco, reconhecendo suas posições nos diferentes *icebergs* da medicina baseada em evidências (MBE).
- Reconhecer como os modelos hierárquicos evoluíram da pirâmide clássica para os *icebergs*, integrando uma visão mais dinâmica e complexa da evidência científica.

INTRODUÇÃO

Imagine que você é um clínico diante de um dilema: um paciente com angina estável pergunta se vale a pena colocar um *stent*. Você recorre às diretrizes, mas será que elas estão baseadas nos melhores estudos? Ou pense em outro cenário: você se depara com um novo anticoagulante que promete reduzir a mortalidade em fibrilação atrial. Como saber se o entusiasmo da indústria farmacêutica é sustentado por evidências robustas ou se estamos lidando com promessas vazias?

Essas dúvidas fazem parte de um dilema maior: como avaliar, de forma crítica, a evidência científica? Por que alguns estudos são melhores para diagnósticos enquanto outros são indispensáveis para terapias? E mais importante: como identificar quando a ciência está nos conduzindo por caminhos seguros ou nos guiando por terrenos enviesados?

Este capítulo é um convite a uma jornada pelos fundamentos da ciência médica. Vamos explorar desde os relatos de caso até os ensaios clínicos randomizados, entender como coortes e estudos de caso-controle lidam com tempo e causalidade, e descobrir por que revisões sistemáticas não estão mais no topo da pirâmide. Aliás, o conceito de pirâmide também foi debatido, e hoje alguns falam em *icebergs* da medicina baseada em evidências (MBE). Cada tipo de estudo tem um papel único, mas também limitações específicas. Aqui, você aprenderá a reconhecê-los e a pensar em quando utilizá-los.

OS CRITÉRIOS DE BRADFORD HILL NOS AJUDAM A ESTRUTURAR UMA HIPÓTESE

Antes de falar dos estudos propriamente, vamos refletir por um instante se tudo merece ser testado. Para que uma ideia ganhe robustez e avance para as etapas subsequentes de teste, é essencial que ela seja avaliada com base em critérios que ajudem a determinar sua força e consistência. Em 1965, *Sir* Austin Bradford Hill propôs um conjunto de nove critérios que se tornaram um marco na análise de associações causais.[1] Esses critérios não são um *checklist* rígido, mas sim um guia que aumenta ou diminui a probabilidade de uma hipótese ser verdadeira. Cada critério traz uma camada adicional de análise, funcionando como peças de um quebra-cabeça. Vamos explorá-los, acompanhados de exemplos práticos para facilitar sua aplicação.

Vamos aos critérios:[2]

1. O primeiro critério, **força de associação**, é central. Ele aponta que, quanto mais robusta for a associação entre uma exposição e um desfecho, maior a probabilidade de que ela seja causal. Por exemplo, o risco de câncer de pulmão em fumantes é cerca de 20 vezes maior do que em não fumantes.[3,4]Essa força numérica confere solidez à hipótese de que o tabagismo pode mesmo ser um fator causal que merece ser testado em estudos robustos.

2. **Consistência** vem em seguida. Quando múltiplos estudos, com populações diferentes e métodos variados, replicam os mesmos resultados, a ideia ganha credibilidade. O exemplo clássico é a relação entre o uso de aspirina e a redução de eventos cardiovasculares, principalmente em prevenção primária, demonstrada em inúmeros ensaios clínicos e coortes populacionais ao longo das décadas passadas (e que na última década, depois de tantos

outros medicamentos com a mesma proposta, tem até caído por terra).[5] Se um estudo isolado sugere algo mas vários outros discordam, essa divergência enfraquece a hipótese.

3. O critério da **especificidade**, embora tenha perdido importância ao longo do tempo, ainda merece menção. Ele afirma que uma relação causal é mais provável quando uma exposição causa um único efeito. Por exemplo, o bacilo de Koch é praticamente específico para a tuberculose.[6] No entanto, com a crescente complexidade dos fatores de risco e das doenças multifatoriais, a especificidade é menos frequente na prática moderna.

4. **Temporalidade** é o único critério *sine qua non*. Para que se suspeite que algo causou outra coisa, *algo* deve preceder *outra coisa*. Por exemplo, um estudo que associe o consumo de leite ao alívio de sintomas de úlcera péptica só será válido se o consumo preceder os sintomas, e não como uma consequência deles. Esse critério, apesar de básico, é fundamental para estruturar a análise. Quando posto como única evidência de algo, esse critério é a expressão do viés "primordial" sobre o qual comentamos no capítulo 1: *Post hoc, ergo propter hoc*.

5. O critério do **mecanismo de dose-resposta** fortalece uma hipótese quando um aumento na exposição está associado a uma intensificação do efeito. Pense na relação entre o álcool e a cirrose hepática: indivíduos que consomem mais álcool têm maior probabilidade de desenvolver a doença. No entanto, nem toda associação seguirá esse padrão, como no caso de efeitos tóxicos que atingem um platô após certo limiar de exposição.

6. A **plausibilidade biológica** é outro ponto essencial. A existência de um mecanismo fisiológico ou farmacológico que justifique a associação aumenta muito a probabilidade de uma ideia ser verdadeira. Por exemplo, a ação dos betabloqueadores na redução de eventos cardiovasculares faz sentido quando entendemos como eles modulam o sistema nervoso simpático e o débito cardíaco. Vale lembrar, porém, que a ausência de plausibilidade biológica não descarta uma ideia – pode ser que o mecanismo ainda não tenha sido descoberto. Os betabloqueadores, interessantemente, são também exemplo disso, quando pensamos em sua ação para insuficiência cardíaca ("coração fraco"): décadas atrás, pensava-se que um medicamento que faz o coração bater mais devagar e mais fraco fosse contraindicado para quem já tem o coração fraco. Essa classe de drogas é, hoje, um dos pilares no tratamento da insuficiência cardíaca, apesar disso. A razão só foi descoberta depois: ela interrompe o remodelamento cardíaco, dificultando que o coração se dilate.

7. A **coerência** complementa a plausibilidade ao avaliar se a hipótese é compatível com o restante do conhecimento científico. Por exemplo, a associação entre o Zika vírus e a microcefalia foi fortalecida pela coerência com estudos de virologia e relatos clínicos prévios.[7,8] Quando uma ideia desafia todo o arcabouço científico estabelecido, é preciso um nível extraordinário de evidências para sustentá-la.

8. O critério dos **experimentos** enfatiza que estudos experimentais fortalecem a causalidade, mas não podem ser interpretados com tanto entusiasmo. Quantas vezes lemos notícias sensacionalistas em jornais que tratavam sobre estudos em ratos? Experimentos em laboratórios são insuficientes para validar uma conduta em humanos, mas são o primeiro passo para convencer um laboratório a investir dinheiro em uma pesquisa com humanos.

9. Por fim, a **analogia** torna a aceitação de uma hipótese mais fácil quando uma associação similar já foi bem documentada. Um exemplo simples é a relação entre medicamentos com o mesmo mecanismo de ação: se um inibidor da enzima conversora de angiotensina (iECA) reduz a mortalidade em insuficiência cardíaca, faz sentido investigar se outros da mesma classe também o fazem. Atenção: faz sentido. Ainda precisamos testar.

Imagine que você descubra, em um laboratório, que um antimalárico apresenta uma potente ação antiviral contra um novo patógeno em testes *in vitro*. Os resultados são promissores: as células tratadas com o medicamento mostram uma drástica redução na replicação viral. A descoberta provoca entusiasmo. Você pensa: "Será que este é o próximo grande avanço na medicina? Algo que poderia revolucionar o tratamento dessa infecção?". Porém, a ciência é cautelosa, e a resposta imediata para essa euforia é um sonoro "ainda não".

Apesar de ser um avanço intrigante, essa descoberta inicial não é suficiente para declarar o medicamento eficaz ou seguro. O teste *in vitro* permitiu que a ideia desse seu primeiro passo, adquirindo critérios como temporalidade (o medicamento foi aplicado antes do desfecho esperado, mostrando que ele precede o efeito) e plausibilidade biológica (há um racional biológico claro: o antimalárico interfere no ciclo de replicação do vírus em um ambiente controlado), e essa ideia adveio de um experimento. Mas e quanto ao mundo real? E quanto à resposta clínica ao medicamento?

É aqui que os critérios de Bradford Hill entram em cena para guiar o próximo passo.

Essa história, embora hipotética, é muito próxima da realidade. Menos de 12% dos medicamentos que iniciam testes clínicos chegam ao mercado.[9] Aqueles que chegam frequentemente apresentam benefícios marginais. Agora, pense na imensa quantidade de compostos que nunca ultrapassam a fase *in vitro*. Isso ilustra como os critérios de Bradford Hill ajudam a separar o que é promissor do que é apenas coincidência ou especulação. Sem esse rigor metodológico, a medicina correria o risco de se perder em um mar de hipóteses infundadas, colocando vidas em risco e desperdiçando recursos valiosos.

A PIRÂMIDE DA MBE DÁ LUGAR AOS *ICEBERGS* DA MBE

A pirâmide de evidências foi, por anos, o símbolo mais reconhecido da MBE. Representando uma hierarquia rígida de estudos científicos, ela coloca em sua base os relatos de caso, e no topo as revisões sistemáticas e metanálises, reconhecidas como as formas mais robustas de evidência científica (Figura 1). Sua simplicidade e clareza pedagógica a transformaram em um modelo am-

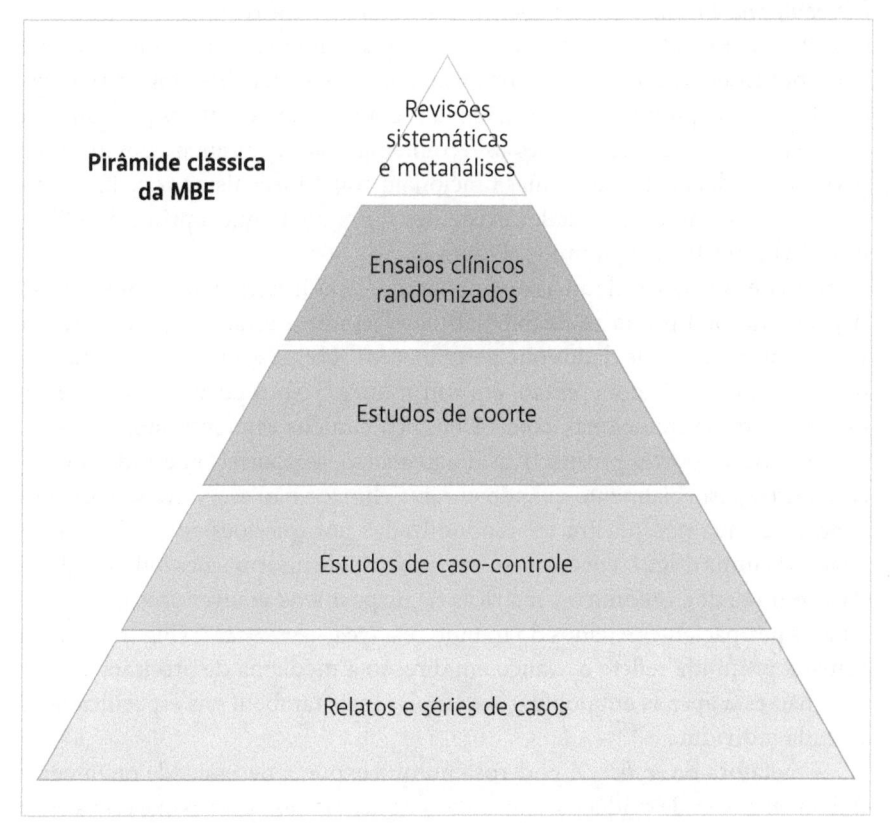

FIGURA 1 A pirâmide clássica da medicina baseada em evidências.

plamente adotado para ensinar a avaliação de estudos. Mas o tempo passa, o tempo voa, e falhas desse formato começaram a ser apontadas.

A origem da pirâmide remonta à necessidade de organizar os diferentes tipos de pesquisa de acordo com seu potencial para sustentar decisões clínicas. Na prática, ela trouxe uma lógica em que as terapias ocupavam o foco principal, muitas vezes em detrimento de outros domínios, como diagnóstico, prognóstico e etiologia. Estudos observacionais, por exemplo, foram frequentemente subvalorizados, apesar de seu papel essencial na construção de hipóteses e na avaliação de exposições e desfechos ao longo do tempo. Disso veio a necessidade de modelos mais dinâmicos.

Murad et al. apresentaram uma versão revisada da pirâmide que trouxe duas modificações cruciais. Primeiro, as linhas retas que separavam os diferentes tipos de estudo foram substituídas por linhas onduladas, refletindo a flexibilidade do sistema *GRADE* (*Grading of Recommendations Assessment, Development, and Evaluation*), que permite que a qualidade de uma evidência seja elevada ou reduzida dependendo de múltiplos domínios, como consistência e aplicabilidade. Segundo, as revisões sistemáticas e metanálises foram removidas do topo da pirâmide e reposicionadas como lentes analíticas. A mudança foi essencial para destacar que essas ferramentas não representam um nível superior de evidência por si só, mas funcionam como mecanismos que integram e avaliam criticamente os dados existentes.[10] Era assim que a primeira edição deste livro mostrava a pirâmide (Figura 2).[11]

Mas, de lá para cá, algumas novidades didáticas interessantes aconteceram. A primeira foi a proposta de Subbiah de expandir a pirâmide para incluir a vasta profundidade de dados que permanecem submersos no espectro da evidência, transformando-a, então, em um *iceberg*.[12] No topo visível do *iceberg* está a pirâmide tradicional, com os ensaios clínicos randomizados, revisões sistemáticas e coortes prospectivas. Logo abaixo, as coortes ou estudos de caso-controle, especialmente quando ensaios clínicos não são viáveis, como em exposições que não podem ser randomizadas por questões éticas. Submerso abaixo da linha d'água, encontra-se um universo de informações individualizadas, como dados genômicos, métricas de dispositivos vestíveis, resultados relatados por pacientes e dados do mundo real (*real-world data*) (Figura 3). Essa camada profunda reflete o avanço em direção à medicina de precisão, onde o foco não está apenas em populações amplas, mas também nas especificidades de cada indivíduo.

A metáfora do *iceberg* é poderosa porque expõe a necessidade de integrar diferentes níveis de evidência e reconhecer que, muitas vezes, o que está à vista é apenas a ponta de um sistema muito mais complexo. Mas tanto a pirâmide

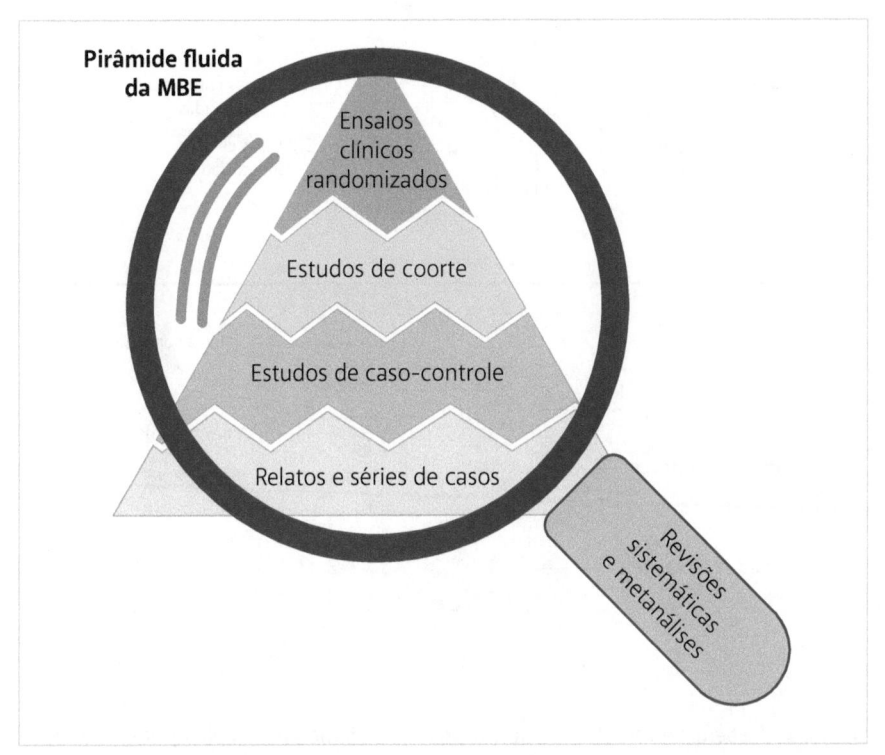

FIGURA 2   A pirâmide fluida da MBE: estudos de coorte podem, em alguns casos, ser melhores do que estudos randomizados. Outra "novidade" é que as revisões sistemáticas e metanálises saíram do topo da pirâmide para ocupar uma função de lupa, que observa melhor os diversos tipos de estudos.

quanto o *iceberg* de Subbiah ainda enfrentam uma limitação: permanecem excessivamente centrados em terapias. Para se ter uma ideia, os ensaios clínicos randomizados, justamente o topo da pirâmide, são absolutamente incompatíveis com a metodologia de pesquisa de elaboração de um novo teste diagnóstico. E agora?

Foi a partir daí que propus algo novo. Em vez de um único *iceberg*, imaginei mais dois: o *iceberg* de estudos observacionais e o *iceberg* de acurácia diagnóstica.[13]

No *iceberg* dos **estudos observacionais,** as coortes prospectivas ocupam o topo, por sua robustez em avaliar relações temporais. Depois, as coortes retrospectivas, os estudos de caso-controle e, no ponto mais baixo, as séries de casos. Imagine, por exemplo, um estudo que analisa a exposição a poluentes ambien-

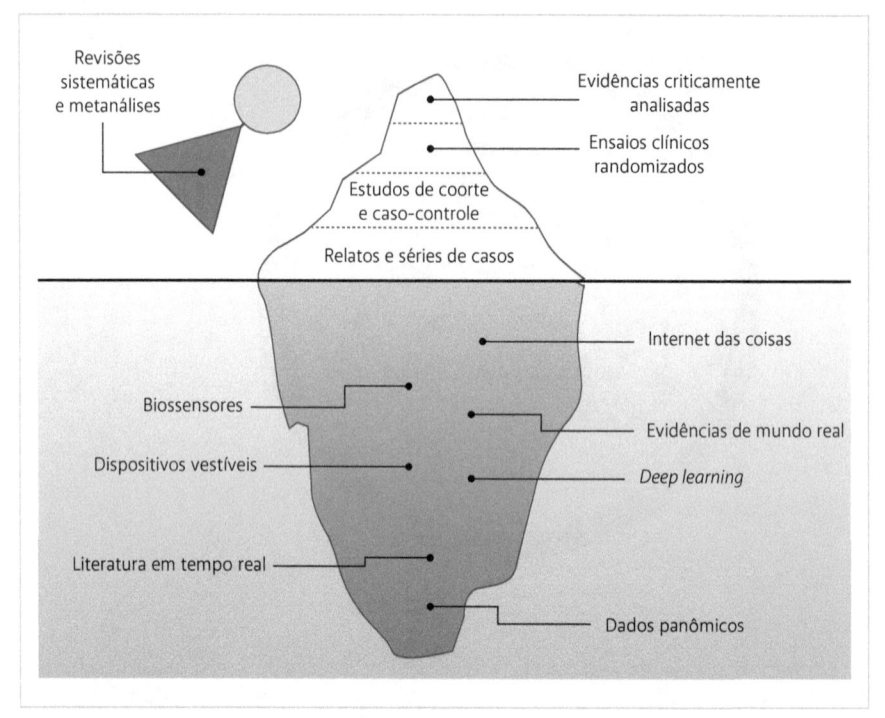

FIGURA 3   *Iceberg* de terapias, como proposto por Subbiah. O *iceberg* das evidências introduz um conceito importante: há outros dados que podem dar sustentação ou, futuramente, até emergir com mais força no mundo das evidências.

tais e sua associação com doenças respiratórias. Randomizar indivíduos para serem expostos ou não seria antiético, mas uma coorte bem conduzida pode nos dar boas respostas. Submersa no *iceberg* encontra-se uma riqueza de dados complementares: genética, microbioma, fatores socioeconômicos, todos interagindo em um nível que a pirâmide jamais poderia capturar.

No *iceberg* dos **estudos de acurácia diagnóstica**, o topo visível é ocupado pelos ensaios clínicos randomizados de estratégias diagnósticas. Um exemplo é um estudo hipotético que está testando o ultrassom *point-of-care* para diagnóstico de pneumotórax. Pacientes foram randomizados para receber esta técnica ou receber a estratégia diagnóstica usual do serviço. Estudos desse tipo até podem, ao final, medir acurácia diagnóstica. Mas têm a vantagem de entregar também desfechos clínicos e responder perguntas como "usar o ultrassom diminuiu a probabilidade de morte?". A desvantagem deles é o custo e o fato de já começarem em desvantagem lógica – um exame terá potencial de salvar vidas?

E se o examinador não souber interpretar o exame? Pois é. Apesar de estarem no topo dos *icebergs* de acurácia diagnóstica, estudos assim são raros. Depois, vêm os estudos de prevalência (*cross-sectional*) que comparam, de forma cega e prospectiva, novos testes a padrões-ouro. Depois, vêm os estudos de prevalência que foram analisados retrospectivamente. Os estudos do tipo caso-controle vêm logo em seguida.[14]

Aqui, assim como nos outros *icebergs*, há muito mais submersos. Tecnologias emergentes, como inteligência artificial e algoritmos de aprendizado de máquina, agora contribuem para a análise de imagens, interpretação de biomarcadores e até mesmo a fusão de dados clínicos complexos. Pense no impacto de um sistema que combine métricas de sensores vestíveis, resultados laboratoriais e dados de imagem para prever um diagnóstico antes mesmo que os sintomas apareçam. Isso é o fundo do *iceberg*, uma camada ainda em exploração, mas que promete revolucionar a maneira como enxergamos a prática diagnóstica.

Seguindo as ideias de Murad, em todos os *icebergs*, as revisões sistemáticas e metanálises foram retiradas do topo. Elas servem como uma lupa para olhar para os *icebergs* e observar melhor suas nuances ou problemas.

Eu penso que esses múltiplos *icebergs* oferecem uma visão renovada e escalável da hierarquia de evidências, permitindo que pesquisadores e estudantes classifiquem melhor um número mais diversificado de estudos científicos. A rigidez da pirâmide foi substituída por um modelo que reflete a complexidade do conhecimento médico moderno, no qual cada tipo de pesquisa tem seu papel reconhecido e valorizado. Com isso, eu espero que se abram novas possibilidades para o ensino em MBE (Figura 4).

Agora, vamos conhecer cada tipo de estudo que pode estar presente nesses *icebergs*.

RELATOS DE CASOS

Relatos de casos e séries de casos são a base de qualquer *iceberg* da evidência científica. Representam histórias detalhadas de um ou mais pacientes com uma apresentação clínica específica, um desfecho incomum ou, às vezes, um tratamento inovador. São um tipo bem comum de pesquisa que adoramos levar em pôsteres para os congressos.[15] Mas é importante perceber que, apesar de seu valor histórico e educativo, relatos estão bem longe de fornecer evidências robustas para a prática clínica.

Imagine, por exemplo, o caso da famosa que postou no Instagram que emagreceu após consultar um "colega" que passou um fim de semana em Harvard.

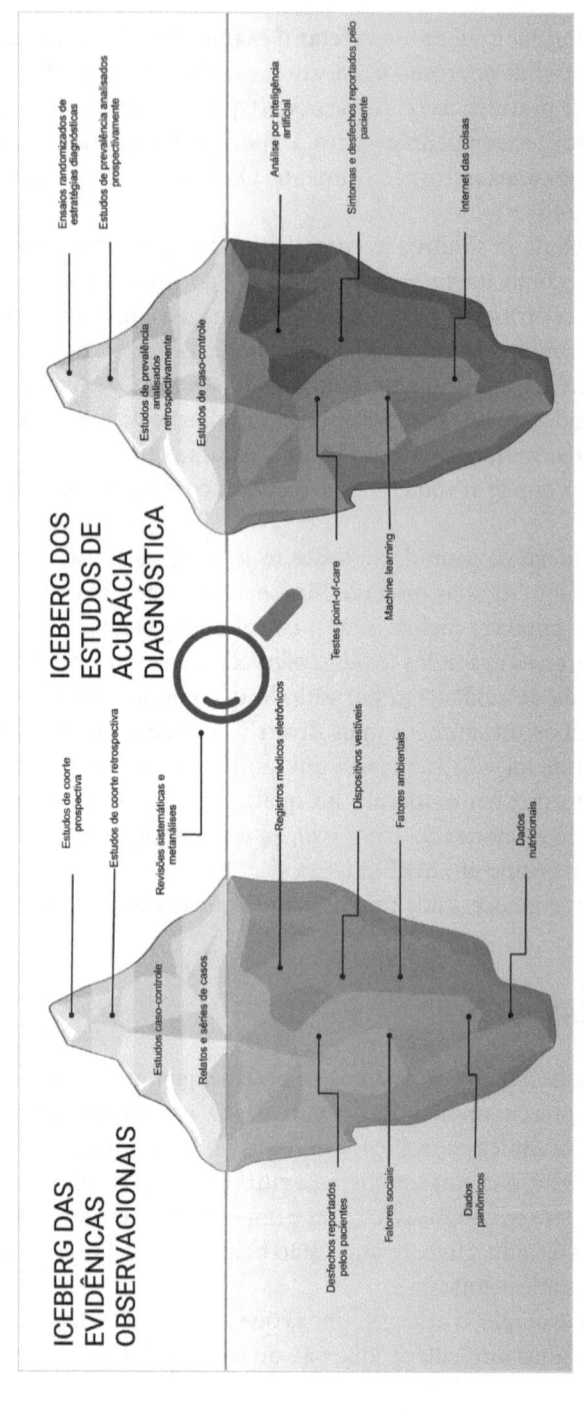

FIGURA 4   Novos *icebergs* das evidências científicas. Criados para reconhecer que nem toda evidência precisa vir de ensaios clínicos randomizados, os novos *icebergs* são ferramentas didáticas acima de tudo.

Esse profissional prescreveu o famoso "soro do emagrecimento". A paciente, de fato, perdeu peso – é visível nas suas fotos de mau gosto. Mas o que ela não conseguiu perceber é que, além do tal soro, também foram dadas orientações sobre dieta, orientados exercícios físicos e prescrito um medicamento comprovado para emagrecimento. Como podemos afirmar, com certeza, que o soro foi o responsável pelo resultado? Esse é o clássico exemplo de cointervenção, no qual várias ações simultâneas impedem a atribuição causal direta a uma única intervenção.

Outro exemplo recorrente é o do médico que se gaba de ter tratado "mais de 100 pessoas com determinada doença, e todos sobreviveram". Com base nisso, ele decide que seu protocolo funciona, mas, em vez de publicá-lo no PubMed®, opta pelo Instagram. O problema aqui é que, sem um grupo-controle e sem a metodologia adequada, não há como saber se os pacientes sobreviveram em razão do protocolo ou simplesmente porque a mortalidade natural da doença era baixa. Se a taxa de mortalidade esperada fosse de 1%, seria normal que a maioria sobrevivesse, mesmo sem o protocolo. Nesse caso, o médico pode estar apenas lidando com coincidências estatísticas.

Os relatos de casos, além de sofrerem com a falta de controle, são altamente vulneráveis a vieses como:

- **Viés de seleção:** pacientes mais saudáveis, com menos comorbidades ou tratados em consultórios podem apresentar melhores desfechos naturalmente, enquanto casos mais graves, internados em unidades de terapia intensiva (UTI), ficam fora do radar.[16]
- **Viés de informação:** a ausência de padronização no tratamento e no acompanhamento dificulta a determinação de qual intervenção foi eficaz.
- **Coincidências temporais:** um paciente que melhora espontaneamente pode parecer ter sido beneficiado pela intervenção relatada.

Embora apresentem todas essas limitações, relatos de casos têm um papel valioso na geração de hipóteses e na descrição de condições raras. Um exemplo clássico é o primeiro relato do vírus da imunodeficiência humana (HIV), quando cinco homens em Los Angeles apresentaram uma forma rara de pneumonia.[17] Sem relatos como esse, muitos avanços científicos jamais seriam iniciados.

ESTUDOS ECOLÓGICOS

Os estudos ecológicos são ferramentas intrigantes e, ao mesmo tempo, armadilhas sutis no mundo da pesquisa científica. Eles analisam dados em nível populacional, não individual, para identificar padrões ou associações entre exposições e desfechos. Imagine um grande mosaico no qual cada peça representa uma comunidade inteira, e o objetivo é interpretar o desenho geral. Embora úteis para gerar hipóteses e observar tendências em larga escala, esses estudos têm limitações inerentes que dificultam sua aplicação prática e robusta.[18,19]

Um exemplo lúdico amplamente citado na literatura é a curiosa correlação entre o consumo de chocolate *per capita* em diferentes países e o número de prêmios Nobel por milhão de habitantes. De fato, países como Suíça e Suécia, grandes consumidores de chocolate, lideram na proporção de laureados.[20] Seria o chocolate a chave para a genialidade? Obviamente, essa relação é espúria, pois fatores como sistemas educacionais robustos, acesso à pesquisa e estabilidade socioeconômica são confundidores que explicam melhor o fenômeno.

Outro exemplo clássico é o estudo de Emile Durkheim sobre taxas de suicídio, no qual ele argumentou que diferentes níveis de integração social e até mesmo religiosidade poderiam explicar as variações nas taxas de suicídio entre comunidades.[21] Embora a análise tenha sido seminal em sociologia,[22] ela não foi capaz de capturar nuances individuais, levando à famosa falácia ecológica: a suposição de que padrões observados em grupos se aplicam diretamente a indivíduos.

Esses estudos, por estarem fundamentados em dados de grupos, sofrem de vieses importantes:[23]

- **Falácia ecológica:** concluir que uma associação observada em um nível populacional é válida em nível individual. Por exemplo, o fato de uma cidade ter altos índices de poluição e alta mortalidade por doenças respiratórias não implica que as pessoas que morreram foram aquelas mais expostas à poluição.
- **Confusão por fatores populacionais:** diferenças em características sociodemográficas, como idade média, pobreza e estilo de vida, podem obscurecer ou distorcer associações reais.
- **Migração:** o movimento de indivíduos entre comunidades pode alterar os padrões populacionais e comprometer a interpretação de dados.

Apesar dessas limitações, estudos ecológicos têm um papel valioso como geradores de hipóteses, especialmente quando dados em nível individual são inacessíveis ou inviáveis de coletar. Por exemplo, comparar taxas de mortalidade antes e depois de uma lei que regulamenta o uso de cintos de segurança pode sugerir efeitos benéficos dessa intervenção, ainda que não explique como cada indivíduo foi afetado.

Pela natureza desse tipo de estudo e pelas respostas que pode dar, e não por suas limitações, os estudos ecológicos estão fora de qualquer *iceberg* de evidência.

PESQUISAS TRANSVERSAIS (OU "DE PREVALÊNCIA" OU *"CROSS-SECTIONAL"*)

As pesquisas transversais, também conhecidas como estudos de prevalência (e, em inglês: *cross-sectional*), são como uma fotografia instantânea de uma população em um momento específico. Esse tipo de estudo captura simultaneamente dados sobre exposição e desfechos, permitindo a análise de padrões e a estimativa de prevalências (Figura 5).[24,25] Imagine entrevistar todos os frequentadores de uma praça em um dia de sol para descobrir quantos deles preferem sorvete de chocolate a baunilha. Apesar de sua simplicidade e utilidade, especialmente em epidemiologia, as pesquisas transversais apresentam limitações que exigem cautela na interpretação dos resultados.[26,27]

Um exemplo lúdico ajuda a ilustrar sua dinâmica: um levantamento hipotético revela que 80% dos cardiologistas preferem café expresso antes das visitas de enfermaria. Esse dado, embora curioso, não nos diz nada sobre a relação causal entre o consumo de café e a quantidade de erros que se cometem analisando eletrocardiogramas em discussões clínicas, tampouco nos informa se o consumo de café precedeu a preferência por essa prática. Isso porque pesquisas transversais não estabelecem temporalidade – uma limitação inerente a seu desenho.

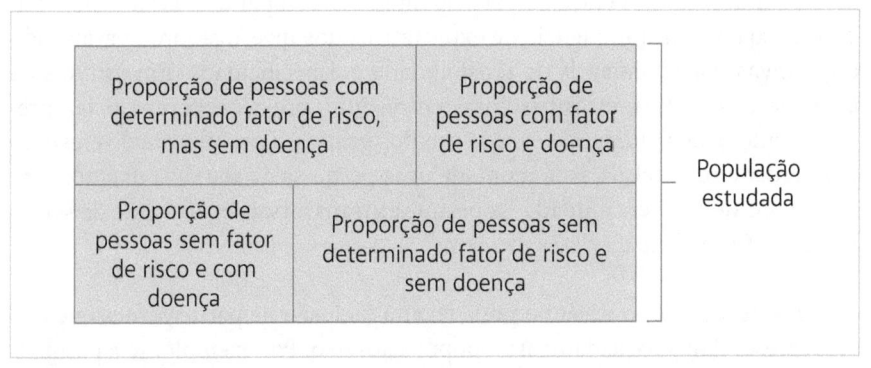

FIGURA 5 Representação esquemática de um estudo transversal: uma fotografia da realidade de determinada população em termos da existência ou inexistência de fatores de risco e da existência e inexistência de doença ou desfecho.

O resultado que um estudo como esse dá é exatamente o que seu nome diz: a prevalência. Esse estudo não entrega estimativas de riscos ou probabilidades. Pelo fato de medir apenas prevalência, sem temporalidade, esse tipo de estudo não tem utilidade em pesquisas de exposição a fatores de risco, nem de terapias. Esse tipo de pesquisa, portanto, aparece apenas em um *iceberg* da MBE: o de diagnósticos. O bacana é que, nessa pirâmide, esses estudos se destacam no topo, desde que conduzidos sob um rigor metodológico específico. Os estudos transversais analisados prospectivamente, com recrutamento consecutivo de pacientes e comparação cega com o padrão ouro, são considerados o formato ideal para avaliar acurácia diagnóstica.

Isso ocorre porque, diferentemente de outros desenhos, eles não alteram a prevalência da condição estudada, preservando a representatividade real da população clínica. Ao medir exposição e desfecho simultaneamente em um momento único, esses estudos oferecem um panorama menos enviesado, alinhando-se à realidade prática da clínica diagnóstica. Além disso, para que esses estudos realmente façam sentido no contexto da acurácia, é fundamental que o sintoma ou a suspeita diagnóstica coexista com o resultado do exame no momento da coleta dos dados.[28] Essa sincronia reflete a situação que médicos enfrentam no dia a dia: pacientes apresentam sintomas ou fatores de risco, e cabe ao exame determinar a presença ou ausência da condição investigada.

O rigor metodológico é essencial. A aplicação dos critérios *QUADAS-2* (*Quality Assessment of Diagnostic Accuracy Studies*) assegura a minimização de vieses críticos, como o viés de espectro, que ocorre quando os participantes não representam adequadamente a população clínica em que o teste será aplicado, e o viés de verificação, que surge quando o padrão-ouro não é utilizado de maneira uniforme entre os participantes.[29] A comparação cega com o padrão ouro elimina a influência de expectativas dos investigadores, garantindo estimativas mais confiáveis de sensibilidade e especificidade. Em estudos de acurácia diagnóstica, essas pesquisas entregam a prevalência (como sempre) dos doentes e dos sadios, e, em cada um dos grupos, a prevalência dos resultados verdadeiros e falsos. Está montada uma pesquisa de acurácia diagnóstica.

Apesar de sua versatilidade, as pesquisas transversais estão longe de serem perfeitas. Os principais vieses incluem:[30]

- **Viés de seleção:** o desenho pode levar à inclusão de participantes que não representam adequadamente a população-alvo. Por exemplo, se a pesquisa for conduzida em uma universidade, é provável que os resultados não reflitam a realidade de populações mais velhas ou menos instruídas.

- **Viés de não resposta:** participantes que optam por não responder podem compartilhar características específicas, como desconforto com o tema abordado ou desconfiança em relação aos pesquisadores, introduzindo distorções nos resultados.[31] Um bom exemplo são pesquisas políticas.
- **Viés de prevalência/incidência:** como os estudos transversais capturam apenas os casos prevalentes em determinado momento, há o risco de super-representar condições de longa duração e sub-representar casos de evolução rápida ou fatal.[32]
- **Ausência de temporalidade:** a falta de clareza sobre o que ocorreu primeiro – a exposição ou o desfecho – limita o potencial de inferências causais. Por exemplo, se 70% dos entrevistados com úlcera péptica relataram consumir leite, o estudo não consegue discernir se o leite causou a úlcera ou foi consumido para aliviar os sintomas.[33]

Por fim, as pesquisas transversais, embora limitadas no escopo causal, são ferramentas valiosas para compreender o panorama de saúde em uma população. Quando bem conduzidas, oferecem informações fundamentais para planejadores de saúde e pesquisadores, permitindo que hipóteses sejam geradas e exploradas em estudos mais robustos.[34] Contudo, como o fotógrafo que clica a cena no momento exato, o pesquisador deve estar atento para capturar os detalhes e, ao mesmo tempo, reconhecer as limitações do que não está no quadro.

ESTUDO DE CASO-CONTROLE – OBSERVACIONAIS

Perceba bem que os estudos citados até este ponto do capítulo não têm o poder de demonstrar temporalidade. A partir dos estudos de caso-controle, sim, os estudos já lidam com o tempo. Os próximos tipos de estudo, portanto, já têm algum potencial (pequeno ou grande) de lidar com aquele viés primordial *"Post hoc, ergo propter hoc"*. Será que os indivíduos tomaram o remédio e *depois* se curaram? Os próximos estudos, portanto, começam a aparecer de maneira relevante no *iceberg* das terapias. Conheçamos o primeiro.

Os estudos de caso-controle são uma ferramenta poderosa e eficiente no arsenal da pesquisa médica, especialmente úteis para investigar doenças raras ou condições com longos períodos de latência, como cânceres e doenças cardiovasculares. Esse tipo de estudo parte do desfecho (tem a doença ou não?) para, retrospectivamente, investigar possíveis fatores presentes no passado desses pacientes que podem ter levado a doença ou a ausência da doença.[35,36] É como seguir uma trilha deixada no passado, buscando pistas que expliquem a origem de um problema (Figura 6). Eles requerem menos tempo e recursos do que

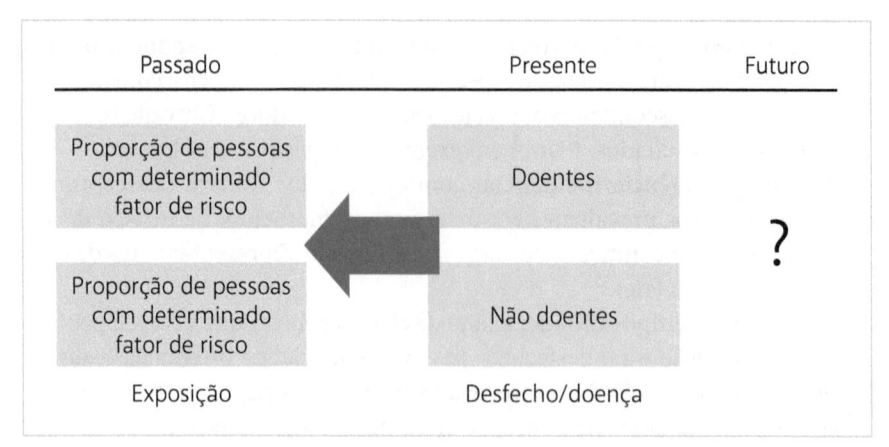

FIGURA 6   Representação esquemática de um estudo de caso-controle: observa-se o passado de pessoas doentes e não doentes, à procura de diferenças estatisticamente significativas de fatores de risco determináveis.

estudos de coorte, por exemplo, e permitem investigar múltiplas exposições simultaneamente. Isso os torna valiosos para doenças raras, como o sarcoma de Kaposi nos primeiros anos da epidemia de HIV/aids, quando pouco se sabia sobre o vírus e suas manifestações.[37,38]

A lógica dos estudos de caso-controle está na comparação de dois grupos: aqueles que apresentam a doença ou condição (casos) e aqueles que não apresentam (controles). Com base nessa análise, identificam-se diferenças entre as proporções das exposições entre os grupos, gerando uma razão de chances, ou *odds ratio* (OR).

Mas por que *odds*, e não taxas de risco (risco relativo, por exemplo)? A resposta está no fato de que, nos estudos de caso-controle, o número total de pessoas expostas e não expostas na população de origem não é conhecido. Os pesquisadores definem arbitrariamente o número de casos e de controles, tornando inviável calcular diretamente taxas de incidência ou prevalência. Assim, a razão de chances surge como a melhor métrica disponível para estimar associações, ainda que com limitações.[39] Essa limitação reflete diretamente a construção do estudo. Como o denominador – ou seja, o total de indivíduos expostos ou não expostos na população – não é conhecido, não se pode calcular diretamente probabilidades ou riscos.

Um exemplo clássico ilustra bem os desafios e potenciais armadilhas desse desenho: o estudo de Brian MacMahon, publicado na *New England Journal of Medicine*, que sugeria uma associação entre o consumo de café e o câncer de pâncreas.[40] A manchete era tentadora: "O café pode ser responsável por uma proporção substancial de casos de câncer de pâncreas nos Estados Unidos". Isso chamou a atenção de médicos e leigos; afinal, quem não conhece alguém que vive com uma xícara na mão? Eu mesmo sou desses. O estudo comparou 369 pacientes com câncer de pâncreas confirmado por biópsia a 644 controles sem a doença. A análise indicou que o consumo de duas a três xícaras de café por dia aumentava a razão de chances (*odds ratio*) para câncer de pâncreas em 1,8 vez; mais de três xícaras elevavam esse valor para 2,7. Ainda por cima, o achado apresentava o "mecanismo de dose-resposta", fortalecendo a suspeita de causalidade.

Mas a ciência, assim como o café, precisa ser filtrada (*gostou, né? Esse é o meu humor. Acostume-se*). Quando o estudo foi revisitado, começaram a emergir problemas metodológicos que comprometiam suas conclusões. O primeiro e mais flagrante foi o viés de seleção. Os controles selecionados eram pacientes que frequentavam os mesmos gastroenterologistas que tratavam os casos com câncer de pâncreas. Essa população-controle apresentava alta prevalência de doenças gastrointestinais, condição que frequentemente leva os médicos a orientar aos pacientes que evitem café. O resultado? Os controles consumiam muito menos café porque só agora haviam começado seu acompanhamento com um gastroenterologista (o câncer de pâncreas, infelizmente, tem evolução rápida), enviesando a comparação e exagerando a associação com o câncer (Figura 7).[41]

Além disso, o estudo não ajustou adequadamente para um dos mais notórios fatores confundidores: o tabagismo. Fumar é um fator de risco bem estabelecido para o câncer de pâncreas, e o consumo de café é frequentemente maior entre tabagistas.[42] Sem separar as coisas, como saber se o culpado era o café ou o cigarro que acompanhava cada gole? A ausência desse ajuste metodológico tornava impossível descartar que o fumo, e não o café, fosse o verdadeiro vilão.

Essa história real ilustra também um problema que é comum aos estudos que têm temporalidade, mas não são randomizados e controlados: a existência descontrolada de **fatores confundidores** (Figura 8). Vamos falar disso em mais detalhes nos próximos parágrafos. O exemplo também ilustrou o **viés de seleção**: como o pesquisador manipula (para o bem ou para o mal) quem entra e quem sai do estudo, os casos e os controles podem não ser representativos do mundo real.

Outro desafio nos estudos de caso-controle é o **viés de memória**, ou *recall bias*. Imagine que você é parado na rua para fazer parte de uma pesquisa nutricional e lhe perguntam sobre seus hábitos festivos. A pergunta é: "Você bebeu espumante no Réveillon de 2015?". Talvez sim, talvez não. Afinal, quem

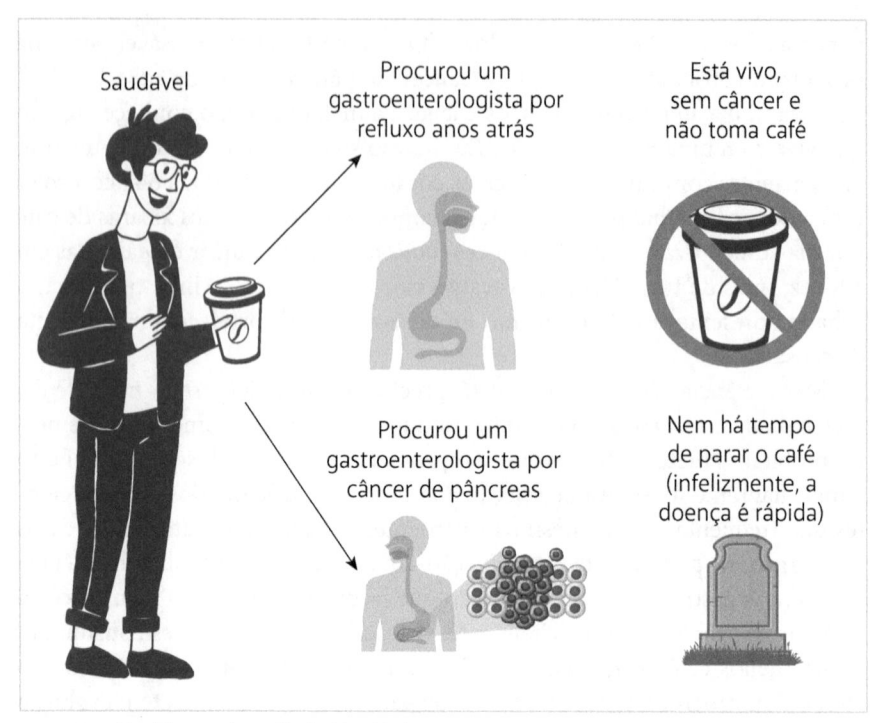

FIGURA 7 Problema do café de MacMahon.

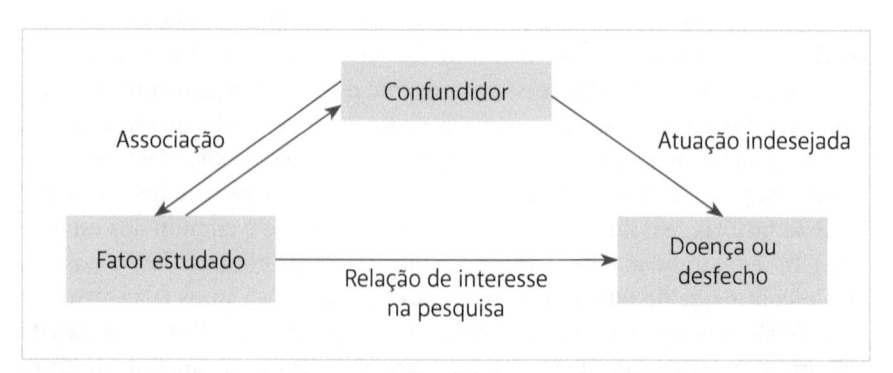

FIGURA 8 A existência dos fatores confundidores nas pesquisas observacionais (relatos e séries de casos, ecológicas, transversais, caso-controle e coorte) é a principal causa pela qual essas pesquisas são consideradas "geradores de hipóteses". Os fatores confundidores estarão sempre presentes. Há maneiras de reduzir sua atuação indesejada, mas nem o melhor estatístico do mundo consegue neutralizar todos os fatores confundidores, até porque há fatores confundidores "desconhecidos", aqueles que não foram descobertos ainda, por exemplo, alguma alteração genética.

consegue lembrar se brindou com espumante ou com aquele genérico de maçã que apareceu na promoção do supermercado? E tem mais: o entrevistador, ao entregar o termo de consentimento livre e esclarecido (TCLE), revelou que o estudo questiona se há relação entre o consumo de espumante e o diagnóstico de diabetes. Sua resposta, além de ser uma reconstrução incerta da memória, pode ser influenciada pela emoção ou até pelo que você acredita que o entrevistador quer ouvir.[43] No fim das contas, o viés de memória não é só sobre o que esquecemos, mas também sobre como lembramos – ou inventamos – o que queremos. É ou não é a receita perfeita para um resultado enviesado?

Deu para perceber que, para estabelecer temporalidade e relação causal, os estudos do tipo caso-controle "não são assim essa Brastemp®" (se você é geração Z, procure na internet o que significa essa expressão)?[44] Se os *icebergs* fossem campeonatos de futebol, os estudos de caso-controle estariam na série C dos campeonatos de estudos de terapia, observacionais e diagnósticos, junto com a Ponte Preta e o Botafogo da Paraíba.[45]

ESTUDOS DE COORTE

Os estudos de coorte são uma jornada no tempo (olá, temporalidade, sua linda, como vai?), uma marcha organizada de indivíduos, todos compartilhando uma característica inicial comum. São um dos desenhos mais robustos da epidemiologia observacional, permitindo estimar diretamente riscos e taxas de incidência. Nesse formato, observa-se um grupo – a coorte – ao longo do tempo, categorizando, desde o início, as exposições iniciais (expostos e não expostos ao cigarro, por exemplo) e aguardando o desfecho de interesse (doenças pulmonares, por exemplo).[46] É como assistir a um filme e não apenas a uma foto, permitindo que se veja claramente o que veio antes e o que veio depois (Figura 9).

As coortes podem ser prospectivas ou retrospectivas, e a diferença entre elas é como um enredo que muda o ponto de vista, sem perder o fio da história.[47] A coorte prospectiva é como filmar o futuro: você recruta um grupo hoje, define o *baseline* (quem fuma e quem não fuma) e segue essas pessoas daqui para a frente, registrando quem desenvolve a doença ao longo dos anos. Imagine um pesquisador em 2024 começando um estudo com jovens universitários que acham chique soltar fumaça pela boca. Ele pergunta: "Quem fuma aqui? Quem não fuma?". Depois, acompanha esse grupo pelos próximos 20 anos, anotando cada novo diagnóstico de doença pulmonar.

Em contrapartida, a coorte retrospectiva é como encontrar um baú de filmes antigos no porão e assistir a eles com curiosidade científica. Você começa

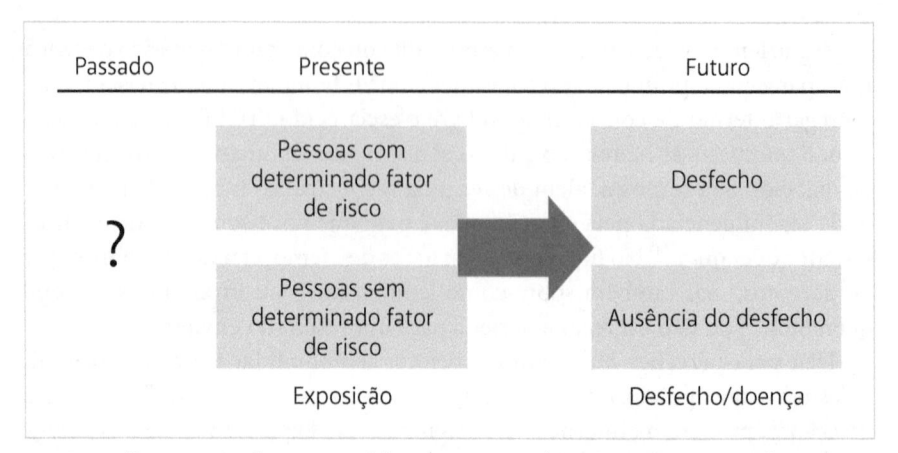

FIGURA 9 Representação esquemática de um estudo de coorte prospectivo: observam-se pessoas já expostas a determinado fator de risco e também pessoas não expostas, à procura de diferenças estatisticamente significativas em desfechos no futuro.

hoje, mas, em vez de seguir as pessoas para a frente, volta ao passado usando dados já registrados. Imagine o mesmo pesquisador, mas agora com acesso aos registros médicos de uma empresa mineradora entre 1980 e 2000. Ele encontra fichas de trabalhadores expostos ao amianto e de outros que nunca tiveram contato com a substância. Ao revisitar esses registros, descobre quem desenvolveu câncer de pulmão ou asbestose e pode analisar a relação entre a exposição e os desfechos. O curioso é que, apesar de olhar para trás, ele segue a lógica prospectiva: começa com a exposição e observa o que aconteceu depois.

O estudo de coorte mais famoso é o *Framingham heart study*, em que se observaram pessoas com determinados fatores de risco (hipertensão, hipercolesterolemia...) e pessoas sem esses fatores de risco para determinar se, no futuro, as pessoas com fatores de risco teriam maior incidência de doença cardiovascular instalada, como infarto agudo do miocárdio e insuficiência cardíaca.[48] Imagine o custo de um estudo como esse – essa é uma das desvantagens das coortes prospectivas, aliás.

Lembra que aprendemos que, nos estudos de caso-controle, o número total de indivíduos expostos e não expostos na população de origem era um mistério? Tudo o que sabíamos era quem eram os casos e controles que decidimos incluir na pesquisa. E aí eu ensinei que, por isso, as *odds ratios* (razões de chances) são a métrica-padrão para medir associações nos estudos de caso-controle. Mas, quando entramos no mundo das coortes, a lógica muda completamente. Nesses estudos, temos uma visão clara da população inicial, tanto dos expostos quanto dos não expostos, permitindo o cálculo direto de probabilidades de adoecer ou não e, consequentemente, de risco relativo (ou **risk ratios**). Em outras palavras, a coorte nos oferece o denominador real: o total de pessoas em cada grupo, expostas e não expostas.

Por serem dotados de temporalidade, esses estudos também podem tentar responder ao problema do "*Post hoc, ergo propter hoc*". E um pesquisador pode até mesmo usar esse tipo de metodologia para testar terapias. Como? Ele pode considerar "exposto" um grupo de indivíduos que recebeu determinado medicamento e "não exposto" outro grupo que não o utilizou. Ao seguir essas pessoas ao longo do tempo, seria possível comparar a incidência de desfechos clínicos importantes entre os dois grupos, como mortalidade, hospitalização ou recorrência de uma doença.

Suponha que um pesquisador queira avaliar se o uso de um novo anticoagulante reduz a mortalidade em pacientes com fibrilação atrial. Ele poderia recrutar uma coorte de pacientes diagnosticados com a condição, classificá-los entre usuários e não usuários do medicamento e acompanhar sua evolução ao longo dos próximos anos.

No entanto, apesar de tentadora, essa abordagem está longe de ser isenta de limitações. O primeiro grande problema é a ausência de randomização. Em um estudo observacional, os indivíduos não são distribuídos aleatoriamente entre os grupos. Consequentemente, os grupos podem diferir em diversas características que influenciam os desfechos, um fenômeno conhecido como **confusão por indicação**.[49] No exemplo citado, é possível que os pacientes que receberam o novo anticoagulante fossem, em geral, mais jovens, com menos comorbidades ou acompanhados em centros de excelência – características que, por si sós, já poderiam reduzir a mortalidade, independentemente do medicamento. Esse é o viés de seleção aparecendo de novo no capítulo.

Além disso, há o risco de fatores confundidores não medidos. Por mais que o pesquisador ajuste estatisticamente variáveis conhecidas, como idade, sexo e doenças preexistentes, sempre haverá elementos desconhecidos ou não registrados que podem influenciar os resultados.[50] Um paciente exposto ao medicamento pode, por exemplo, apresentar maior adesão ao tratamento global, o que inclui mudanças no estilo de vida e uso correto de outros medicamentos, contribuindo indiretamente para um melhor desfecho.

Esses estudos ocupam a série B dos *icebergs* das terapias e nem existem nos *icebergs* de diagnósticos (são metodologicamente inadequados para isso). Mas são os reis dos *icebergs* de estudos observacionais.

ENSAIOS CLÍNICOS RANDOMIZADOS

Os ensaios clínicos randomizados (ECR) são o ápice da metodologia clínica em pesquisa médica de intervenções, ocupando o topo do *iceberg* de terapias. Aqui, o pesquisador randomiza (inclui, de maneira aleatorizada, mediante sorteio) os participantes para grupos de intervenção (que receberão o tratamento) ou controle (que não receberão).[51] A randomização é como embaralhar cartas em um jogo justo: ajuda a equilibrar características conhecidas e desconhecidas entre os grupos, minimizando a influência dos temidos fatores de confusão, tão presentes nos estudos observacionais de coorte (Figura 10).

Depois que houver a garantia (não absoluta, mas a melhor que podemos dar) de que os dois grupos são muito semelhantes (afinal, eles foram aleatorizados), se houver diferença entre os desfechos ao final da pesquisa (p. ex., um grupo teve mais mortes que o outro), pode-se, finalmente, culpar a intervenção testada (ou a ausência dela). A única diferença entre os grupos é que um grupo recebeu medicamento e o outro não. Entendeu?

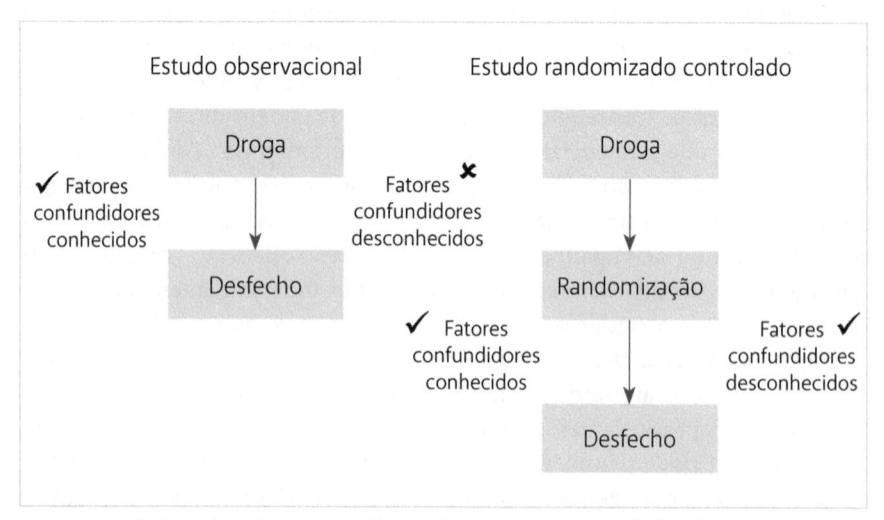

FIGURA 10 O desenho de um estudo randomizado controlado (ECR), especialmente por sua randomização, ou seja, a distribuição de pessoas em braços diferentes da pesquisa por meio de sorteio, reduz o efeito indesejado tanto dos fatores conhecidos como desconhecidos. Se há, em um universo de 200 participantes, quatro pessoas com alguma alteração genética que só será descoberta no futuro (portanto, na atualidade, ainda é um fator confundidor desconhecido), a maior chance, por sorteio, é que fiquem duas em cada grupo ou, pelo menos, 3 x 1.

Vejamos um exemplo real: a história dos antagonistas dos receptores de mineralocorticoides (ARM) no tratamento da insuficiência cardíaca com fração de ejeção reduzida (ICFER). Os primeiros estudos, de natureza observacional, pintavam um quadro desanimador. De 12 estudos conduzidos, apenas um sugeria benefício, enquanto a maioria oscilava entre resultados neutros e até mesmo prejudiciais.[52] Mas alguns pesquisadores, com um olhar mais crítico e a crença na força de um ECR bem desenhado, decidiram levar esse assunto ao topo do *iceberg*. Surgiram, então, dois ensaios clínicos fundamentais: o *RALES*[53] e o *EMPHASIS-HF*.[54] Com a randomização, os pesquisadores embaralharam os pacientes e, assim, deixaram o "jogo justo". E o que os dados finalmente mostraram foi o seguinte: em ambos os estudos, os pacientes que usaram ARM apresentaram uma redução significativa na mortalidade: reduzia a probabilidade individual de morrer.

A diferença de resultados entre os estudos observacionais e os ensaios clínicos randomizados expõe o risco de depender exclusivamente de métodos observacionais, especialmente em cenários onde fatores de confusão, como a gravidade da doença ou a prescrição seletiva, podem mascarar os verdadeiros efeitos de uma intervenção.

Como você viu, outra característica importante desse tipo de estudo é a possibilidade de incluir uma terapia do tipo "placebo" na pesquisa, particularmente quando é uma pesquisa cega. O placebo serve para deixar pacientes e pesquisadores "cegos" do potencial de estar sendo observado (efeito Hawthorne) ou do benefício do contexto do tratamento (efeito "contextual", e não "efeito placebo", como você provavelmente conhece) nos resultados subjetivos do estudo. Nem sempre é possível cegar um estudo, nomeadamente nas especialidades cirúrgicas – é difícil simular uma cirurgia, com suas cicatrizes, pontos etc., além de ser obviamente antiético "abrir" um paciente para não entregar terapia alguma.[55]

Há, ainda, outras preocupações éticas em realizar alguns tipos de pesquisas clínicas em seres humanos. Não é aceitável, por exemplo, expor deliberadamente participantes a danos potenciais. Para reduzir o risco de exposição de participantes a danos é que existem as já conhecidas fases dos ensaios clínicos randomizados, que são quatro (Quadro 1).[56]

Outro princípio ético que deve ser respeitado é que não se pode deixar um paciente sem a terapia padrão, caso essa exista e tenha benefício clínico comprovado.[57,58] Se houver alguma droga comprovada, o desenho do estudo deverá ser: terapia já comprovada + placebo *versus* terapia comprovada + nova terapia. Apesar de óbvio, um problema emerge disso: o nível de evidências de diversos tratamentos definidos como "padrão-ouro" gera debates entre entu-

QUADRO 1 Fases dos ensaios clínicos

Fases	Objetivo	Número típico de pacientes
Fase I	Explorar possíveis efeitos tóxicos e determinar a tolerância de uma intervenção ou de uma dose	10-30
Fase II	Determinar se existe efeito terapêutico ou se há chance de que os benefícios superem os riscos	20-50
Fase III	Comparar um novo tratamento à terapia habitual ou um grupo-controle ou um placebo (se a terapia ainda não existe)	100-5.000
Fase IV	Obter informação em escala e de longo prazo sobre os efeitos da droga após sua comercialização	Muitos milhares

siastas da MBE sobre se aquela terapia merece realmente esse título. Caso não mereça e mesmo assim, por conflitos de interesses (Capítulo 2 – "Introdução à epistemologia e à origem da medicina baseada em evidências"), a terapia foi considerada padrão ouro, então já passa a ser considerado antiético testar essa nova terapia ainda não muito bem comprovada *versus* placebo, o que atrasa sobremaneira a evolução do conhecimento naquele campo – visto que, nessa hipótese, estaríamos perdendo tempo com uma terapia não comprovada enquanto não estudássemos potenciais terapias melhores. Um exemplo de um momento em que esse problema foi vencido é o *ORBITA trial*.[59]

Por décadas, o implante de *stents* em pacientes com angina estável era considerado uma prática padrão, sustentada por estudos que não cegavam os pacientes nem os médicos envolvidos.[60] O consenso parecia sólido: *"stents* melhoram os sintomas de angina"*. Mas será que era o *stent* mesmo ou o efeito contextual o verdadeiro responsável?

Foi então que um grupo de pesquisadores decidiu enfrentar essa pergunta com o rigor que só um ECR duplo-cego e controlado por placebo poderia oferecer. O *ORBITA* foi desenhado para testar se o alívio dos sintomas atribuídos à intervenção coronária percutânea (ICP) realmente se devia ao *stent* ou, na verdade, ao efeito contextual. Os pacientes foram randomizados para receberem um *stent* ou um procedimento simulado, sem saber a qual grupo pertenciam – e nem os médicos que os acompanharam no pós-operatório sabiam. Antes da randomização, houve uma etapa crítica: todos os pacientes passaram por uma otimização intensiva da terapia médica. Isso garantiu que qualquer benefício observado fosse, de fato, mérito da intervenção e não consequência da ausência de um tratamento medicamentoso adequado (efeito de cointervenção. Já falamos disso neste capítulo). Os resultados revelaram que não houve diferença significativa no tempo de exercício entre os grupos. Em outras palavras, o *stent*, em pacientes com angina estável sob terapia médica otimizada, não ofereceu o benefício sintomático que se esperava. O *ORBITA* desafiou o uso rotineiro de *stents* em angina estável e ainda trouxe à tona um debate ético e metodológico essencial. Alguns questionaram se era aceitável deixar pacientes sem a intervenção amplamente aceita. Outros argumentaram que a verdadeira negligência seria perpetuar uma prática baseada em evidências frágeis.[61]

REVISÕES SISTEMÁTICAS E METANÁLISES

Houve um tempo em que as revisões sistemáticas e as metanálises reinavam no topo da pirâmide da MBE. Eram vistas como o ponto culminante, o "estado da arte" do conhecimento científico. Hoje, no entanto, entendemos que elas não estão no topo, mas ao lado do *iceberg*, como uma lupa.[10] Elas nos ajudam a enxergar melhor o que já foi construído nos *icebergs* das terapias, diagnósticos e estudos observacionais. São ferramentas poderosas, mas sua utilidade depende, como sempre, da qualidade do que analisam.

Uma **revisão sistemática** é como o trabalho de um detetive meticuloso. Ela organiza e avalia, de forma transparente, todas as evidências relevantes sobre uma questão específica, partindo de uma pergunta bem definida. Imaginemos que a dúvida seja: "O uso de aspirina reduz eventos cardiovasculares em pessoas sem histórico prévio de infarto?". O primeiro passo de uma revisão sistemática é criar um protocolo – um plano detalhado de como os dados serão buscados, incluídos e avaliados. Fontes confiáveis, como PubMed®, Scopus e Web of Science, são vasculhadas de forma exaustiva, e critérios rigorosos são aplicados para selecionar os estudos que realmente respondem à pergunta. Essa seleção é crucial: incluir estudos de baixa qualidade é como adicionar peças defeituosas a uma máquina, comprometendo o resultado.

Já a **metanálise**, quando aplicável, é uma ferramenta estatística dentro da revisão sistemática que "agrega os resultados". Após identificar estudos relevantes, a metanálise combina os resultados, criando um panorama quantitativo sobre a eficácia de uma intervenção. Se cada estudo é como uma peça de um quebra-cabeça, a metanálise monta o quadro completo. Por exemplo, ao juntar dados de diversos estudos sobre aspirina, pode-se calcular se, somando todos os pacientes incluídos, há realmente redução nos infartos, e qual o tamanho desse benefício.

Esses métodos são poderosos, mas não infalíveis. Se uma revisão sistemática ou metanálise incluir estudos enviesados, o resultado será igualmente enviesado. É o princípio do *"garbage in, garbage out"* (lixo entra, lixo sai).[62,63] Outro desafio comum é o **viés de publicação**: estudos com resultados negativos frequentemente não são publicados, o que pode distorcer as conclusões.[64,65] Por fim, há a **heterogeneidade**, um problema que surge quando os estudos incluídos diferem muito entre si – por exemplo, um estudo testa aspirina em jovens saudáveis, outro em idosos com múltiplas comorbidades.[66] A diferença entre populações torna difícil tirar conclusões aplicáveis ao mundo real.

Ainda assim, quando bem conduzidas, revisões sistemáticas e metanálises são ferramentas essenciais. Elas sintetizam o conhecimento disponível, ajudam a identificar lacunas na literatura e podem orientar práticas clínicas e futuras pesquisas.

CONCLUSÃO

Ao longo deste capítulo, exploramos como diferentes desenhos de estudo compõem os *icebergs* da MBE, cada qual com suas fortalezas e limitações. Dos relatos de caso, que inspiram hipóteses, aos ensaios clínicos randomizados, que testam intervenções sob o mais rigoroso controle metodológico, passando pelas revisões sistemáticas e metanálises, que oferecem uma visão ampliada das evidências disponíveis, vimos como cada peça contribui para o quebra-cabeça do conhecimento científico (Quadro 2).

A mensagem central é clara: nenhuma evidência existe isolada, e a qualidade da resposta depende tanto da pergunta feita quanto do método utilizado para responder.

Reconhecer as nuances e limitações de cada desenho não é apenas uma questão técnica, mas um ato de responsabilidade científica e ética, garantindo que as decisões clínicas sejam baseadas na melhor evidência disponível – sempre contextualizada no mundo real.

QUADRO 2 Características e limitações dos tipos de artigos científicos apresentados neste capítulo

Tipo de estudo	População do estudo (pessoas de interesse *vs.* grupo de comparação)	Medidas possíveis (prevalência, riscos, *odds* etc.)	Temporalidade	Tempo requerido para o estudo	Custo requerido para o estudo	População requerida para o estudo	Vieses potenciais	Posição no *iceberg* de acurácia diagnóstica	Posição no *iceberg* observacional	Posição no *iceberg* de terapias
Relatos e séries de casos	Pacientes com apresentação clínica ou desfecho específico (sem comparação)	Descritivo apenas	Não estabelece temporalidade	Curto	Baixo	Pequena	Viés de seleção, coincidências temporais	Base	Base	Base
Estudos ecológicos	Grupos inteiros expostos *vs.* grupos inteiros não expostos	Prevalência populacional, taxas médias	Dificuldade em estabelecer	Curto	Baixo	Grande ou pequena	Falácia ecológica, confundimento	Fora	Fora	Fora
Pesquisas transversais	Pessoas expostas ou com casos prevalentes vs. pessoas sem desfecho	Prevalência, *odds* de prevalência, verdadeiros e falsos-positivos e negativos	Não estabelece temporalidade	Curto	Baixo	Pequena a moderada	Viés de seleção, viés de não resposta	Topo	Fora	Fora
Estudos de caso-controle	Pessoas com a doença (casos) *vs.* pessoas sem a doença (controles)	*Odds ratio*	Pode estabelecer parcialmente	Relativamente curto	Moderado	Moderada	Viés de seleção, viés de memória	Intermediário	Intermediário	Intermediário

(continua)

QUADRO 2   Características e limitações dos tipos de artigos científicos apresentados neste capítulo

Tipo de estudo	População do estudo (pessoas de interesse vs. grupo de comparação)	Medidas possíveis (prevalência, riscos, odds etc.)	Temporalidade	Tempo requerido para o estudo	Custo requerido para o estudo	População requerida para o estudo	Vieses potenciais	Posição no iceberg de acurácia diagnóstica	Posição no iceberg observacional	Posição no iceberg de terapias
Estudos de coorte	Pessoas expostas vs. pessoas não expostas	Riscos, odds, hazard ratios	Estabelece parcialmente	Moderado	Moderado	Grande	Viés de seleção, confundimento	Não aplicável	Topo	Intermediário
Ensaios clínicos randomizados	Pacientes randomizados para grupo intervenção vs. controle	Riscos, odds, hazard ratios, eficácia	Estabelece completamente	Longo	Alto	Muito grande	Viés de seleção (mínimo se houver boa randomização), perdas de acompanhamento	Fora	Fora	Topo
Revisões sistemáticas e metanálises	Estudos incluídos vs. não aplicável	Medidas sintetizadas (odds ratio, risk ratio etc.)	Depende dos estudos incluídos	Depende do protocolo	Variável	Depende do número de estudos	Viés de publicação, viés de qualidade dos estudos incluídos	Lente (fora do iceberg)	Lente (fora do iceberg)	Lente (fora do iceberg)

REFERÊNCIAS

1. Hill AB. The environment and disease: association or causation? Proc R Soc Med. 1965;58(5):295-300.
2. Howick J, Glasziou P, Aronson JK. The evolution of evidence hierarchies: what can Bradford Hill's "guidelines for causation" contribute? J R Soc Med. 2009;102(5):186-94.
3. Wood DE, Kazerooni EA, Baum SL, Eapen GA, Ettinger DS, Hou L, et al. Lung cancer screening, version 3.2018, NCCN Clinical Practice Guidelines in Oncology. J Natl Compr Canc Netw. 2018;16(4):412-41.
4. Alberg AJ, Brock MV, Ford JG, Samet JM, Spivack SD. Epidemiology of lung cancer: diagnosis and management of lung cancer, 3rd ed: American College of Chest Physicians evidence-based clinical practice guidelines. Chest May. 2013;143(5 Suppl):e1S-e29S.
5. Abdelaziz HK, Saad M, Pothineni NVK, Megaly M, Potluri R, Saleh M, et al. Aspirin for primary prevention of cardiovascular events. J Am Coll Cardiol. 2019;73(23):2915-29.
6. Vilchèze C, Kremer L. Acid-fast positive and acid-fast negative mycobacterium tuberculosis: the Koch paradox. Microbiol Spectr. 2017;5(2).
7. de Araújo TVB, Ximenes RA de A, Miranda-Filho D de B, Souza WV, Montarroyos UR, de Melo APL, et al. Association between microcephaly, Zika virus infection, and other risk factors in Brazil: final report of a case-control study. Lancet Infect Dis. 2018;18(3):32836.
8. Albuquerque M de FPM de, Souza WV de, Araújo TVB, Braga MC, Miranda Filho D de B, Ximenes RA de A, et al. The microcephaly epidemic and Zika virus: building knowledge in epidemiology. Cad Saude Publica. 2018;34(10):e00069018.
9. DiMasi JA, Grabowski HG, Hansen RW. Innovation in the pharmaceutical industry: new estimates of R&D costs. J Health Econ. 2016;47:20-33.
10. Murad MH, Asi N, Alsawas M, Alahdab F. New evidence pyramid. Evid Based Med. 2016;21(4):125-7.
11. Alencar Neto JN de. Manual de medicina baseada em evidências. São Paulo: Sanar; 2021.
12. Subbiah V. The next generation of evidence-based medicine. Nat Med. 2023;29(1):49-58.
13. de Alencar JN. New icebergs in evidence-based medicine. J Evid Based Med. 2025;18(2):e70028.
14. Kohn MA, Newman TB (orgs.). Critical appraisal of studies of diagnostic tests. In: Evidence-based diagnosis. Cambridge: Cambridge University Press; 2009. p.94-115. Disponível em: https://www.cambridge.org/core/books/evidencebased-diagnosis/critical-appraisal-of-studies-of-diagnostic-tests/3AD6A6088B8DE1323788FB15A7A233B7. Acesso em: 13 maio 2025.
15. Gracia-Ramos A. Writing case reports and series: tricks, traps, and triumphs! Indian J Rheumatol. 2022;17(6):306.
16. Grouse LD. Hidden bias in research design. JAMA. 1980;243(13):1365.
17. Pneumocystis pneumonia: Los Angeles. 1981. Disponível em: https://www.cdc.gov/mmwr/preview/mmwrhtml/june_5.htm. Acesso em: 13 maio 2025.
18. Sedgwick P. Ecological studies: advantages and disadvantages. BMJ. 2014;348:g2979-g2979.

19. Hale R, Swearer SE. Ecological traps: current evidence and future directions. Proc R Soc B. 2016;283(1824):20152647.

20. Folyovich A, Jarecsny T, Jánoska D, Dudás E, Béres-Molnár KA, Botos N, et al. Csokoládéfogyasztás és a magyar Nobel-díjasok. Orvosi Hetilap. 2019;160(1):26-9.

21. Fernquist RM. How do durkheimian variables impact variation in national suicide rates when proxies for depression and alcoholism are controlled? Archives of Suicide Research. 2007;11(4):361-74.

22. Nunes ED. O suicídio: reavaliando um clássico da literatura sociológica do século XIX. Cad Saúde Pública. 1998;14:7-34.

23. Roumeliotis S, Abd El Hafeez S, Jager KJ, Dekker FW, Stel VS, Pitino A, et al. Be careful with ecological associations. Nephrology. 2021;26(6):501-5.

24. Setia M. Methodology series module 3: cross-sectional studies. Indian J Dermatol. 2016;61(3):261.

25. Carneiro A. Types of clinical studies. III. Cross-sectional studies. Revista Portuguesa de Cardiologia: órgão oficial da Sociedade Portuguesa de Cardiologia = Portuguese Journal of Cardiology: an official journal of the Portuguese Society of Cardiology. 2005 Oct 1. Disponível em: https://www.semanticscholar.org/paper/Types-of-clinical-studies.-III.--Cross-sectional-Carneiro/c20d59170b0bdd38a29d0df7fe085e560c62acc6. Acesso em: 13 maio 2025.

26. Sedgwick P. Cross sectional studies: advantages and disadvantages. BMJ. 2014;348:g2276-g2276.

27. Sedgwick P. Bias in observational study designs: cross sectional studies. BMJ. 2015;350:h1286-h1286.

28. Knottnerus JA, Muris JW. Assessment of the accuracy of diagnostic tests: the cross-sectional study. J Clin Epidemiol. 2003;56(11):1118-28.

29. Whiting PF, Rutjes AWS, Westwood ME, Mallett S, Deeks JJ, Reitsma JB, et al. Quadas-2: a revised tool for the quality assessment of diagnostic accuracy studies. Ann Intern Med. 2011;155(8):529-36.

30. Kogevinas M, Chatzi L. Cross-sectional studies. Detels R, Gulliford M, Karim QA, Tan CC (orgs.). 2015;430-41.

31. Kinney SK, Cooney DA. Nonresponse bias in sample surveys. New Drctns for Instit Rsrch. 2019;2019(181):35-46.

32. Cohen P. The clinician's illusion. Arch Gen Psychiatry. 1984;41(12):1178.

33. Cataldo R, Arancibia M, Stojanova J, Papuzinski C. General concepts in biostatistics and clinical epidemiology: observational studies with cross-sectional and ecological designs. Medwave. 2019;19(08):e7698-e7698.

34. Kesmodel US. Cross-sectional studies: what are they good for? Acta Obstet Gynecol Scand. 2018;97(4):388-93.

35. Martínez D, Papuzinski C, Stojanova J, Arancibia M. General concepts in biostatistics and clinical epidemiology: observational studies with case-control design. Medwave. 2019;19(10):e7716-e7716.

36. Hayden GF. The case-control study: a practical review for the clinician. JAMA. 1982;247(3):326.
37. Newton R, Ziegler J, Bourboulia D, Casabonne D, Beral V, Mbidde E, et al. Infection with Kaposi's sarcoma-associated herpesvirus (KSHV) and human immunodeficiency virus (HIV) in relation to the risk and clinical presentation of Kaposi's sarcoma in Uganda. Br J Cancer. 2003;89(3):502-4.
38. Ziegler J, Newton R, Bourboulia D, Casabonne D, Beral V, Mbidde E, et al. Risk factors for Kaposi's sarcoma: a case-control study of HIV-seronegative people in Uganda. Int J Cancer. 2003;103(2):233-40.
39. Viera AJ. Odds ratios and risk ratios: what's the difference and why does it matter? South Med J. 2008;101(7):730-4.
40. MacMahon B, Yen S, Trichopoulos D, Warren K, Nardi G. Coffee and cancer of the pancreas. N Engl J Med. 1981;304(11):630-3.
41. Lowenfels AB. Coffee and cancer of the pancreas. JAMA. 1982;247(7):979-80.
42. Zhou CD, Kuan AS, Reeves GK, Green J, Floud S, Beral V, et al. Coffee and pancreatic cancer risk among never-smokers in the UK prospective Million Women Study. Int J Cancer. 2019;145(6):1484-92.
43. Parr CL, Hjartaker A, Laake P, Lund E, Veierod MB. Recall bias in melanoma risk factors and measurement error effects: a nested case-control study within the Norwegian women and cancer study. Am J Epidemiol. 2008;169(3):257-66.
44. "Não é assim uma Brastemp": como a marca de 60 anos quer ficar mais próxima dos jovens. Exame. 2023. Disponível em: https://exame.com/marketing/brastemp-se-reposiciona-para-ficar-mais-proxima-de-consumidor-jovem/. Acesso em: 13 maio 2025.
45. Stehling A. CNN Brasil. Série C 2025: conheça os 20 clubes que disputarão o torneio. 2024. Disponível em: https://www.cnnbrasil.com.br/esportes/futebol/serie-c-2025-conheca-os-20-clubes-que-disputarao-o-torneio/. Acesso em: 13 maio 2025.
46. Barrett D, Noble H. What are cohort studies? Evid Based Nurs. 2019;22(4):95-6.
47. Euser AM, Zoccali C, Jager KJ, Dekker FW. Cohort Studies: prospective versus retrospective. Nephron Clin Pract. 2009;113(3):c214-7.
48. Andersson C, Johnson AD, Benjamin EJ, Levy D, Vasan RS. 70-year legacy of the Framingham Heart Study. Nature Reviews Cardiology. 2019;16(11):687-98.
49. Salas M, Hotman A, Stricker BH. Confounding by indication: an example of variation in the use of epidemiologic terminology. Am J Epidemiol. 1999;149(11):981-3.
50. Fewell Z, Davey Smith G, Sterne JAC. The impact of residual and unmeasured confounding in epidemiologic studies: a simulation study. Am J Epidemiol. 2007;166(6):646-55.
51. Morrow BM. Randomized controlled trials: fundamental concepts. International Journal of Therapy and Rehabilitation. 2008;15(7):290-7.
52. Rush CJ, Campbell RT, Jhund PS, Petrie MC, McMurray JJV. Association is not causation: treatment effects cannot be estimated from observational data in heart failure. Eur Heart J. 2018;39(37):3417-38.

53. Pitt B, Zannad F, Remme WJ, Cody R, Castaigne A, Perez A, et al. The effect of spirono-lactone on morbidity and mortality in patients with severe heart failure. Randomized Aldactone Evaluation Study Investigators. N Engl J Med. 1999;341(10):709-17.
54. Zannad F, McMurray JJV, Krum H, Veldhuisen DJ van, Swedberg K, Shi H, et al. Eplerenone in patients with systolic heart failure and mild symptoms. N Engl J Med. 2011;364(1):11-21.
55. Prasad V, Cifu AS. The necessity of sham controls. Am J Med. 2019;132(2):e29-30.
56. Kenneth S. Design of randomized controlled trials. Circulation. 2007;115(9):1164-9.
57. Wing JK. The ethics of clinical trials. J Med Ethics. 1975;1(4):174-5.
58. Kostis JB. Clinical trials may be unethical in certain instances. Int J Cardi Hypertens. 2020;7:100057.
59. Al-Lamee R, Thompson D, Dehbi HM, Sen S, Tang K, Davies J, et al. Percutaneous coronary intervention in stable angina (Orbita): a double-blind, randomised controlled trial. Lancet. 2018;391(10115):31-40.
60. Shaw LJ, Berman DS, Maron DJ, Mancini GBJ, Hayes SW, Hartigan PM, et al. Optimal medical therapy with or without percutaneous coronary intervention to reduce ischemic burden: results from the Clinical outcomes utilizing revascularization and aggressive drug evaluation (Courage) trial nuclear substudy. Circulation. 2008;117(10):1283-91.
61. Nowbar AN, Francis DP, Al-Lamee RK. Quality of life assessment in trials of revascula-rization for chronic stable angina: insights from Orbita and the implications of blinding. Cardiovasc Drugs Ther. 2022;36(5):1011-8.
62. Sterne JAC, Egger M, Smith GD. Systematic reviews in health care: investigating and dealing with publication and other biases in meta-analysis. BMJ. 2001;323(7304):101-5.
63. Hughes E. Systematic literature review and meta-analysis. Semin Reprod Med. 1996;14(02):161-9.
64. Oswald FL. Book review: Publication bias in meta-analysis: prevention, assessment and adjustments. Rothstein HR, Sutton AJ, Borenstein M (eds.). Chichester: Wiley, 2005;356 p., Appl Psychol Meas. 2009;33(1):74-6.
65. Vavken P, Dorotka R. The prevalence and effect of publication bias in orthopaedic me-ta-analyses. J Orthop Sci. 2011;16(2):238-44.
66. Ioannidis JPA. Interpretation of tests of heterogeneity and bias in meta-analysis. J Eval Clin Pract. 2008;14(5):951-7.

Ciências básicas baseadas em evidências: o mecanicismo não morreu

André Demambre Bacchi

COM ESTE CAPÍTULO VOCÊ VAI...

- Entender a evolução histórica do mecanicismo, desde o determinismo linear de Descartes até sua integração com o pensamento clínico probabilístico.
- Reconhecer as limitações do pensamento mecanicista e os perigos do reducionismo em sistemas biológicos complexos, analisando casos clínicos emblemáticos como o uso de antioxidantes, reposição hormonal e inibidores seletivos da ciclo-oxigenase-2 (COX-2).
- Refletir sobre como a ciência básica e a pesquisa aplicada se complementam, formando um ecossistema integrado que sustenta a medicina baseada em evidências (MBE).
- Desenvolver uma abordagem crítica e equilibrada ao mecanicismo, utilizando-o como ferramenta complementar ao pensamento probabilístico para melhorar o raciocínio clínico e a segurança do paciente.

INTRODUÇÃO

Historicamente, o mecanicismo tem nos oferecido uma visão fascinante do mundo: a ideia de que processos biológicos podem ser compreendidos, previstos e até mesmo manipulados, como se desvendássemos as engrenagens que mantêm a vida em movimento.[1] Na medicina, a forma de pensar mecanicista parte de uma premissa segundo a qual princípios para prever desfechos clínicos de uma doença e de intervenções terapêuticas poderiam ser elaborados a partir do conhecimento básico de processos fisiológicos, fisiopatológicos e farmacológicos.[2] Segundo o mecanicismo, isso pode ser feito porque assumimos um pressuposto de causalidade linear (ou "causalidade simples/elementar"), segundo a qual uma "causa" deve provocar determinado "efeito", proporcional e imediatamente ligado a ela. É uma promessa sedutora: se entendermos a causa, podemos controlar suas consequências.

No entanto, por mais elegante que esse conceito pareça, essa é uma visão limitada. Sistemas biológicos são intrinsecamente complexos e constituídos por vias fisiológicas, bioquímicas e metabólicas que interagem de maneiras que não se encaixam muito bem nessa linearidade.[3] Ou seja, a complexidade desses sistemas não reside apenas no funcionamento individual dos componentes envolvidos (uma parte dos quais não é ainda conhecida), mas na natureza da interação entre eles. A estrutura de funcionamento do organismo humano deriva em grande parte de sua não linearidade. Isso se deve, ao menos em parte, a *feedbacks* negativos e positivos, interações sinérgicas e competitivas e, ainda, a um número considerável de outros processos que se opõem à causalidade típica do pensamento mecanicista.

Colocado de outra forma: nós não podemos prever, na maior parte das vezes, o comportamento coletivo de um sistema biológico com base na simples análise dos elementos que constituem seus processos. Um dos exemplos mais icônicos que podemos mencionar é a consciência humana como propriedade emergente do cérebro.[4] A consciência não pode ser explicada mecanicamente, apenas com a compreensão isolada da neurobiologia, da ação dos neurotransmissores e do emprego isolado do mecanicismo, sob o risco de cometermos as falácias da composição e da divisão – em que assumimos que aquilo que é verdade para as partes é igualmente verdade para o todo; ou que aquilo que é verdade para o todo é necessariamente verdade para as partes que o compõem –, limitando nossa maneira de refletir sobre fenômenos complexos.

E há um custo nisso tudo. Um raciocínio excessivamente reducionista pode ignorar evidências clínicas fundamentais, que consideram a variabilidade individual e a imprevisibilidade sistêmica. Isso pode levar a decisões de saúde mal-informadas, prejudicando principalmente o paciente.

Portanto, essas questões nos levam a refletir: como equilibrar o mecanicismo com a complexidade inerente aos sistemas biológicos? Como evitar os erros de sua aplicação reducionista? E, mais importante, como podemos usar a compreensão mecanicista para enriquecer, e não limitar, o raciocínio clínico? Ao longo deste capítulo exploraremos essas respostas, conectando a ciência básica à prática baseada em evidências.

DO MECANICISMO DETERMINISTA AO PENSAMENTO CLÍNICO PROBABILÍSTICO

Para compreender as aplicações (e as armadilhas) do mecanicismo na prática clínica, precisamos observar seu desenvolvimento histórico e seu impacto na evolução do pensamento médico. O mecanicismo nasceu em um momento de deslumbramento científico, nos séculos XVII e XVIII, quando física e matemática ofereceram novas lentes para enxergarmos o mundo. Grandes pensadores como René Descartes e Isaac Newton contribuíram substancialmente nesse tópico, formulando, a partir das observações sistemáticas do mundo físico e da racionalidade, conceitos de causalidade linear.[5] Esses conceitos logo seriam estendidos a outras áreas – incluindo o entendimento da natureza do corpo humano em si.

Descartes, por exemplo, acreditava que o organismo funcionava como uma máquina, na qual cada órgão desempenhava uma função específica, regida por regras claras de causa e efeito.[6] Esse pensamento foi ainda mais encorajado no século XIX, com o desenvolvimento da fisiologia experimental, impulsionada por Claude Bernard.[7] Bernard, ao propor a ideia do meio interno (*milieu intérieur*), introduziu o conceito de homeostase – a habilidade de um organismo vivo em manter um estado interno "estável" em face de mudanças externas. Isso consolidou ainda mais a concepção mecanicista na medicina, ao sugerir que o corpo humano, como uma máquina bem ajustada, poderia ser manipulado para manter sua estabilidade interna.[8] Essa lógica mecanicista abriu portas para avanços impressionantes na medicina, reforçando a crença de que, ao compreender os mecanismos biológicos, poderíamos prever e corrigir quaisquer questões relacionadas à saúde que surgissem.

No século XX, a biologia molecular elevou o mecanicismo a um novo patamar. A descoberta do DNA e a elucidação de processos enzimáticos trouxeram uma sensação de controle: se pudéssemos entender nossas engrenagens moleculares, poderíamos manipular a vida em seu nível mais fundamental.[9] Essa nova fase do mecanicismo forneceu as bases para a farmacologia moderna e a biotecnologia. Ao manipular moléculas específicas, tornou-se possível interferir diretamente em processos biológicos, o que nos levou ao desenvolvimento de fármacos com maior especificidade.[10] Por conta disso, esse período foi marcado pela confiança extrema na previsibilidade dos mecanismos biológicos, bastante alinhada com a ideia de leis científicas universais, como a lei da gravidade.

Na prática, isso significava que, ao compreender a estrutura e o funcionamento de biomoléculas, os cientistas poderiam (ao menos hipoteticamente) predizer desfechos clínicos. No entanto, com o tempo, constatou-se que essa previsão mecanicista direta raramente resultava em desfechos precisos em sistemas biológicos complexos e individualizados, como um paciente humano. Assim, para que a medicina fosse capaz de sistematizar as respostas dos indivíduos a suas intervenções, houve a necessidade de uma transição gradual para um pensamento mais probabilístico.

Ao contrário de muitos fenômenos físicos e matemáticos mais fáceis de observar (e que seguiam padrões universais), a biologia mostrou que a resposta de um paciente para uma intervenção poderia variar amplamente. Essa variabilidade resultaria da interação dinâmica entre genética, ambiente, comportamento e cultura, tornando claro que previsões absolutas, como as das leis científicas, na maioria das vezes falhavam quando aplicadas à saúde humana.[11] Com isso, a medicina teve de se adaptar e substituir as leis por enunciados probabilísticos, a partir dos quais previsões são feitas por meio de probabilidades e riscos, estimativas mais apropriadas para captar a incerteza dos sistemas vivos.

Hoje, o pensamento mecanicista ainda participa de maneira significativa do desenvolvimento de tratamentos e da prática clínica. Profissionais de saúde e cientistas têm, de fato, muitas ferramentas para intervir em vias moleculares específicas, oferecendo terapias que, ao menos em teoria, podem ser personalizadas para condições particulares. O advento dos anticorpos monoclonais, que atuam em alvos moleculares precisos, ilustra uma aplicação importante desse tipo de conhecimento na medicina contemporânea.

Contudo, em adição a essa importante função, é o pensamento probabilístico que deveria ocupar a função central na área médica. Em vez de afirmar, por exemplo, que uma intervenção sempre provocará um resultado específico (como seria esperado em uma lei científica), a prática médica contemporânea e baseada em evidências conclui que uma intervenção pode provocar algum benefício baseando-se em dados estatísticos obtidos por estudos clínicos e epidemiológicos de alta qualidade. Esse pensamento probabilístico possibilita que os profissionais de saúde reflitam sobre o efeito esperado de um tratamento, sem esquecer a variedade de respostas entre pacientes e o risco de efeitos adversos.[12,13]

Em suma, a transição do determinismo mecanicista para um pensamento clínico probabilístico funcionou como um lembrete de humildade na medicina: por mais que avancemos, a complexidade do ser humano sempre desafiará nossa compreensão total dos fenômenos. E isso não é um fracasso ou retrocesso. É justamente o que torna a medicina uma prática profundamente humana.

AS ARMADILHAS CLÍNICAS DO MECANICISMO

Desde a época em que a teoria dos humores de Hipócrates dominava o pensamento clínico vigente e práticas como a sangria eram realizadas visando "restaurar o equilíbrio dos fluidos corporais", o desejo de reduzir a complexidade do organismo humano a princípios (aparentemente) lógicos e previsíveis sempre existiu.[14] Ainda que, como descrito na seção anterior, o desejo por uma causalidade clara e determinística tenha, aos poucos, cedido espaço para uma compreensão mais probabilística, o pensamento mecanicista influenciou e ainda influencia significativamente a prática da medicina. Essa crença, porém, diversas vezes nos levou ao erro clínico, revelando as armadilhas do mecanicismo, muitas vezes sob um alto custo humano. É necessário conhecer algum desses exemplos para construirmos um futuro médico mais racional e seguro.

Podemos começar citando a ideia disseminada do uso de antioxidantes para "combater radicais livres". A teoria dos radicais livres sugere que o acúmulo de espécies reativas de oxigênio (ERO) – moléculas instáveis que podem danificar células – está associado ao desenvolvimento de diversas doenças crônicas, incluindo câncer e doenças cardiovasculares. Com base nessa teoria, a suplementação com substâncias antioxidantes (como a vitamina E e o betacaroteno) parecia uma estratégia mecanicista eficaz para "neutralizar" radicais livres e, assim, prevenir essas doenças.

No entanto, ensaios clínicos robustos, como o ATBC (*Alpha-Tocopherol, Beta-Carotene Cancer Prevention Study*)[15] e o CARET (*Beta-Carotene and Retinol Efficacy Trial*),[16] revelaram resultados desanimadores: a suplementação com antioxidantes falhou em demonstrar benefícios na prevenção de doenças. Não apenas isso, em alguns casos essa suplementação foi associada ao aumento paradoxal da mortalidade em populações específicas. Esse contraste se dá provavelmente porque os radicais livres desempenham papéis complexos (existem diversos radicais livres e antioxidantes que atuam em diferentes vias e sistemas) e, muitas vezes, essenciais em processos fisiológicos. Isso inclui sinalização celular, apoptose e respostas imunológicas e inflamatórias. Nesse exemplo, o raciocínio mecanicista simplista acaba ignorando essa complexa interação entre múltiplos sistemas, conduzindo-nos a desfechos clínicos opostos aos desejados.

Outro exemplo que ilustra as limitações do pensamento mecanicista na prática clínica é a terapia de reposição hormonal (TRH), que foi amplamente adotada na tentativa de reduzir o risco cardiovascular em mulheres após a menopausa. O pressuposto mecanicista para isso se baseia na observação de que o estrogênio parece influenciar positivamente o perfil lipídico (como a redução da lipoproteína de baixa densidade – LDL – e o aumento da de alta densidade – HDL). Uma extrapolação dessa observação sugeria que esses efeitos poderiam se traduzir em proteção contra eventos cardiovasculares. Porém, ensaios clínicos da *Women's Health Initiative* (WHI) mostraram que os riscos do uso da reposição hormonal como estratégia de prevenção de doenças crônicas superavam os possíveis benefícios dessa intervenção, não havendo a recomendação formal de reposição hormonal como forma de prevenção de doenças cardiovasculares em mulheres pós-menopausa.[17]

Embora o estrogênio, a princípio, pareça exercer efeitos benéficos sobre os lipídios, ele também atua em vários outros sistemas e tecidos, que podem responder de maneiras imprevisíveis, especialmente em um organismo com uma faixa etária diferente daquela onde o estrogênio se encontra naturalmente mais elevado (idade fértil). Nesse exemplo, novamente deparamos com um resultado contraditório perante o raciocínio mecanicista, originalmente plausível.

Outra situação marcante ocorreu com o uso dos inibidores seletivos da COX-2, como o rofecoxibe, para proporcionar alívio da dor e da inflamação sem os efeitos gastrointestinais associados aos anti-inflamatórios não esteroides (AINE) tradicionais. A teoria mecanicista parecia lógica: ao inibir especificamente a COX-2, sem afetar a COX-1 (envolvida na formação de prostaglandinas protetoras da mucosa gástrica), seria possível evitar úlceras e sangramentos, favorecendo a possibilidade de seu uso contínuo. No entanto, a inibição seletiva da COX-2 mostrou-se associada a um aumento significativo no risco de eventos tromboembólicos, uma consequência não prevista.[18] Estudos posteriores sugeriram que a COX-2 também desempenha um papel constitutivo na manutenção do equilíbrio vascular.

Por fim, o uso da flecainida para prevenir arritmias ventriculares em pacientes que sofreram infarto do miocárdio nos anos 1980 nos mostra como o raciocínio mecanicista pode ser perigoso quando aplicado sem validação científica adequada. A crença era a de que a supressão das arritmias reduziria o risco de morte súbita, respaldada pelo pensamento mecanicista de que a flecainida bloqueia canais de sódio nas células cardíacas, estabilizando a atividade elétrica do coração. Contudo, o *Cardiac Arrhythmia Suppression Trial* (CAST) revelou uma realidade alarmante: o uso de flecainida em pacientes pós-infarto aumentava significativamente a mortalidade em comparação ao grupo controle.[19]

Esse estudo evidenciou que, embora a flecainida fosse de fato farmacologicamente eficaz em suprimir arritmias ventriculares, ela também poderia desencadear efeitos pró-arrítmicos em corações com lesão pós-infarto, possivelmente levando a arritmias fatais. O uso desse medicamento em uma situação específica (pacientes que sofreram infarto) resultou em uma resposta biológica adversa não prevista pelo raciocínio mecanicista inicial. Esse caso se tornou um exemplo clássico da importância de ensaios clínicos para a validação de qualquer hipótese mecanicista, incluindo situações de reposicionamento de fármacos já consolidados para contextos clínicos ligeiramente diferentes daqueles para os quais originalmente foram testados.

Isso tudo nos leva a uma questão essencial: se os mecanismos têm tantas limitações, qual é o papel que realmente devem desempenhar? A resposta talvez não esteja em descartá-los, mas em aprender a empregá-los como ferramenta racional.

PREDICT: APLICAÇÕES DO MECANICISMO

Para que o mecanicismo seja confiável, é essencial que os mecanismos propostos não sejam "vazios" ou "parciais," isto é, que não dependam de suposições frágeis ou dados incompletos. Essa visão mecanicista mais "pé no chão" fortalece hipóteses terapêuticas e pode atuar como ferramenta complementar em situações nas quais dados clínicos diretos são escassos.[20]

A maior parte do que conhecemos como mecanicismo na área da saúde vem do que chamamos de ciência básica. Apesar do nome, ela está longe de ser "básica" no sentido simplista. Trata-se de uma área cujas pesquisas têm como objetivo trazer novos conhecimentos sobre fenômenos naturais, aprofundando e expandindo a base para suas compreensões. Podemos dizer que a ciência básica busca responder como as coisas acontecem e funcionam. Para tanto, frequentemente se apoia em modelos *in vitro* (p. ex., cultura de células) ou *in vivo* em modelos animais não humanos (p. ex., pesquisa com ratos). E isso de forma alguma diminui seu valor. Ao contrário, é graças à pesquisa básica que formamos o alicerce científico e plausível para que a pesquisa aplicada (p. ex., os ensaios clínicos e os estudos epidemiológicos) se desenvolvam.[21]

A pesquisa clínica aplicada, por sua vez, tem abordagem mais pragmática: ela se preocupa menos com os "comos" e "porquês" e se concentra mais em "o que acontece" e "qual a probabilidade de acontecer". Em outras palavras: a pesquisa clínica aplicada nos mostra qual é a probabilidade de uma intervenção funcionar, enquanto a pesquisa básica nos fornece a explicação mecanicista de como aquele tratamento funciona. É valido notar ainda que não existe pesquisa aplicada sem pesquisa básica. E não existe medicina baseada em evidências (MBE) sem a pesquisa aplicada. A ciência básica e a pesquisa aplicada, portanto, caminham juntas como partes de um ecossistema científico integrado.

Por isso, é preciso tomar cuidado com os chamados "saltos mecanicistas". É como se quiséssemos aplicar imediatamente um conhecimento oriundo de pesquisas básicas na prática clínica, ignorando a necessidade das pesquisas clínicas aplicadas.[22] As consequências e os riscos dessa generalização precipitada foram explicados nas seções anteriores deste capítulo.

Contudo, apesar das limitações citadas até aqui, o mecanicismo pode ter um papel importante e mais diretamente aplicável, desde que integrado corretamente à prática clínica. Desenvolvi o acrônimo **PREDICT** para destacar as aplicações práticas do conhecimento mecanicista, quando usado com cautela e de maneira complementar ao pensamento probabilístico (Quadro 1). Esse modelo delineia sete domínios nos quais o raciocínio mecanicista pode ser incorporado à prática clínica. Embora interconectados, cada um desses domínios desempenha uma função orientadora específica na tomada de decisão clínica. A seguir, exploraremos cada componente do acrônimo e discutiremos como ele pode ser usado para fortalecer o raciocínio clínico.

O mecanicismo contribui bastante com a avaliação da plausibilidade. Tomemos como exemplo os inibidores da bomba de prótons (IBP), que costumam ser prescritos no contexto das úlceras gástricas e do refluxo gastroesofágico. O uso de IBP (p. ex., omeprazol) no contexto das úlceras é um exemplo de tratamento que tem alta plausibilidade. Afinal, sabemos que a secreção ácida do estômago contribui para o desenvolvimento das úlceras e que os IBP blo-

QUADRO 1 Acrônimo PREDICT: aplicações do mecanicismo na prática clínica

Componente do acrônimo	Descrição	Exemplos
(P)lausibilidade	Atua como um filtro inicial para avaliar se uma intervenção está alinhada com os princípios biológicos estabelecidos antes de sua validação empírica	• Uso de IBP como omeprazol para tratar úlceras gástricas decorrentes de redução da acidez estomacal • Exclusão de antibióticos para infecções virais pela ausência de estrutura bacteriana-alvo
(R)isco	Utiliza o conhecimento mecanicista para antecipar potenciais danos, especialmente nas fases iniciais do desenvolvimento de fármacos e nas avaliações de segurança	• Caso da talidomida, que causou focomelia decorrente de falta de avaliação adequada de teratogenicidade • Testes de hepatotoxicidade em modelos animais para prever danos ao fígado

(continua)

QUADRO 1   Acrônimo PREDICT: aplicações do mecanicismo na prática clínica (*continuação*)

Componente do acrônimo	Descrição	Exemplos
(E)xplicação	Tem caráter retrospectivo, empregando mecanismos conhecidos para esclarecer efeitos clínicos frequentemente observados	• Estatinas reduzem LDL por inibição da HMG-CoA redutase, correlacionando com prevenção de eventos cardiovasculares • iECA causam hipotensão por redução da angiotensina II e podem levar à tosse seca pelo acúmulo de bradicinina
(D)edução	Vai além da explicação ao formular hipóteses mecanicistas sobre desfechos inesperados ou atípicos	• Fenômeno da inversão vasomotora induzida pela adrenalina após o uso de clorpromazina • Consequências de polimorfismos genéticos na metabolização da codeína, como depressão respiratória em metabolizadores ultrarrápidos
(I)nterações medicamentosas	Estima potenciais interações entre fármacos que possam afetar a eficácia e segurança do tratamento	• Interação entre ritonavir (HIV) e estatinas aumenta o risco de rabdomiólise. • Rifampicina reduz a eficácia de contraceptivos orais por indução enzimática • Associação entre álcool e benzodiazepínicos amplifica efeitos sedativos, aumentando o risco de depressão respiratória
Hipóteses (C)línicas	Emprega o conhecimento mecanicista para formular questões de pesquisa testáveis ou orientar estratégias terapêuticas individualizadas	Escolha de antipsicóticos, como quetiapina, para tratar alucinações em pacientes com Parkinson, minimizando o risco de exacerbação dos sintomas motores

(continua)

QUADRO 1 Acrônimo PREDICT: aplicações do mecanicismo na prática clínica (*continuação*)

Componente do acrônimo	Descrição	Exemplos
Vocabulário (T)écnico	Enfatiza a importância do uso preciso e padronizado da linguagem na comunicação eficaz de *insights* mecanicistas	• Termos como "agonismo parcial" e "*clearance*" são essenciais para interpretação de diretrizes, ajustes de doses e compreensão de mecanismos • Traduzir conceitos complexos como "hipercalemia" para o paciente de forma compreensível é fundamental para adesão ao tratamento

* Componentes do acrônimo e suas respectivas aplicações na prática clínica, exemplificando como o conhecimento mecanicista pode contribuir para a avaliação, interpretação e gerenciamento de intervenções terapêuticas em saúde.
HIV: vírus da imunodeficiência humana; IBP: inibidores de bomba de prótons; iECA: inibidores de enzima conversora de angiotensina; LDL: lipoproteína de baixa densidade.

queiam a bomba que troca potássio por H+ e que, portanto, é responsável por aumentar a acidez do estômago.[24] Estudos clínicos confirmaram a eficácia dos IBP, validando o pensamento mecanicista inicial.

Outro exemplo simples de entender é o uso de antibióticos no contexto de infecções bacterianas, mas não em infecções virais. A compreensão dos mecanismos de ação dos antibióticos revela que eles agem em processos específicos de bactérias, como a síntese da parede celular – uma estrutura que não está presente em um vírus. Esse entendimento mecanicista torna biologicamente implausível a eficácia de antibióticos em infecções virais, como o resfriado comum ou a gripe. Nesse caso, a plausibilidade nos ajuda a evitar tratamentos ineficazes ou desnecessários.

Obviamente a plausibilidade não é uma garantia de eficácia, mas pode funcionar como uma ferramenta inicial de triagem de hipóteses que, somada às evidências adequadas, pode ser aplicada na prática clínica. A **Plausibilidade (P)**, portanto, atua como um filtro inicial para avaliar se uma intervenção está alinhada com os princípios biológicos estabelecidos antes de sua validação empírica.

(R)isco: avaliando o potencial de toxicidade e segurança

Talvez uma das aplicações clínicas mais importantes do conhecimento mecanicista e da ciência básica seja a triagem preliminar dos riscos de uma intervenção, especialmente em estágios iniciais de pesquisa.[25] Ensaios pré-clínicos e modelos experimentais fornecem dados sobre toxicidade e segurança que ajudam a estimar se uma intervenção pode ser prejudicial ao organismo humano.[26] Em boa parte dos casos, nem sequer será possível obter dados de estudos clínicos, pois não submeteremos pessoas a experimentos cuja probabilidade de causar dano é significativa. Por exemplo, testes de hepatotoxicidade em roedores são comuns para avaliar se uma droga pode causar danos ao fígado humano. Embora esses modelos não sejam perfeitos, o conhecimento mecanicista da função hepática e das enzimas envolvidas no metabolismo dos medicamentos permite extrapolações iniciais bastante úteis.

Assim, a avaliação do risco por uma ótica mais básica e mecanicista é fundamental para identificar potenciais efeitos adversos de intervenções, antes que avancem para etapas clínicas, ou, ainda, identificar substâncias perigosas às quais estamos expostos e estimar indiretamente seu risco.

O caso da talidomida é um exemplo paradigmático de falha na avaliação do risco. Em razão de insuficientes testes pré-clínicos sobre teratogenicidade e toxicidade reprodutiva, a talidomida foi reposicionada para controle de náuseas em gestantes, o que levou a um desastre toxicológico com inúmeras crianças nascidas com focomelia. Assim, o domínio **Risco (R)** utiliza o conhecimento mecanicista para antecipar potenciais danos, especialmente nas fases iniciais do desenvolvimento de fármacos e nas avaliações de segurança.

(E)xplicação: descrevendo melhor o que se observa na clínica

O conhecimento mecanicista oferece também uma base valiosa para explicar por que certos efeitos terapêuticos e adversos ocorrem. Veja o caso das estatinas, amplamente utilizadas para reduzir os níveis de LDL e prevenir doenças cardiovasculares. Seu mecanismo de ação se dá predominantemente pela inibição da enzima HMG-CoA redutase, essencial para a síntese de colesterol no fígado. Esse conhecimento mecanicista foi fundamental para explicar a redução dos níveis de colesterol no sangue que acontece clinicamente e, consequentemente, seu efeito cardiovascular cardioprotetor. Ensaios clínicos validaram essa hipótese, mostrando que a redução do LDL está correlacionada à menor incidência de eventos cardiovasculares.[27]

Seguindo o mesmo raciocínio podemos entender os desfechos do uso da ciclosporina. Como fármaco imunossupressor, ela atua inibindo a atividade de células T, inibindo a produção de interleucina-2 (IL-2). Esse mecanismo de ação explicou por que a ciclosporina revolucionou os transplantes de órgãos, prevenindo a rejeição por meio da supressão da resposta imune. E, mais do que isso, o conhecimento mecanicista indicou riscos decorrentes desse mecanismo: a predisposição a infecções e aumento do risco de câncer.[28] A compreensão dos mecanismos, portanto, pode orientar o uso terapêutico de forma equilibrada.

Esse "casamento" entre mecanismos e efeitos clínicos probabilísticos também pode ser observado com os inibidores da enzima conversora da angiotensina (iECA), como captopril e enalapril. Ambos são utilizados para tratar hipertensão e insuficiência cardíaca, e seu mecanismo envolve a inibição da enzima de conversão da angiotensina, o que reduz a produção de angiotensina II, um potente vasoconstritor que também favorece a liberação de aldosterona, favorecendo aumento de pré e pós-cargas, além da pressão arterial em si. Esse conhecimento explica o efeito hipotensor dos iECA e seu benefício em condições de sobrecarga cardíaca. E vai além: a explicação mecanicista permitiu a descoberta de um efeito colateral comum, a tosse seca, causada pelo acúmulo de bradicinina nos pulmões.[29]

O domínio **Explicação (E)**, portanto, tem caráter retrospectivo, empregando mecanismos conhecidos para esclarecer efeitos clínicos frequentemente observados, sejam eles terapêuticos ou adversos.

(D)edução: indo além da explicação para investigar questões complexas

A prática clínica não costuma seguir um roteiro muito previsível. O conhecimento mecanicista desempenha um papel essencial na análise de casos clínicos atípicos e no aprofundamento de investigações sobre queixas e quadros específicos de pacientes. A compreensão detalhada dos mecanismos biológicos subjacentes pode ajudar a esclarecer efeitos inesperados ou a formular hipóteses racionais para fenômenos clínicos incomuns.[30]

Um exemplo curioso é o fenômeno da inversão vasomotora induzida pela adrenalina após o uso de clorpromazina. Normalmente a adrenalina exerce uma ação bifásica nos vasos sanguíneos: sua ligação aos receptores adrenérgicos alfa-1 promove vasoconstrição, aumentando a pressão arterial, enquanto sua ativação dos receptores beta-2 causa vasodilatação. Em situações normais, a vasoconstrição predomina, resultando em aumento da pressão arterial. No entanto, quando os receptores alfa-1 são bloqueados pela clorpromazina, a ação vasodilatadora mediada pelos receptores beta-2 torna-se predominante, levando a uma resposta paradoxal de redução da pressão arterial.[31] Esse conhecimento mecanicista permite manejar adequadamente situações similares, evitando eventos adversos graves em contextos clínicos.

Um exemplo que ilustra a importância do mecanicismo farmacocinético é a conversão da codeína em morfina no organismo. A codeína é um profármaco que, para exercer seu efeito analgésico, precisa ser metabolizado em morfina, um processo mediado pela enzima CYP2D6. Polimorfismos genéticos que alteram a atividade dessa enzima podem levar a consequências clínicas graves. Pacientes metabolizadores ultrarrápidos produzem quantidades excessivas de morfina, podendo resultar em depressão respiratória importante, mesmo em face de doses relativamente baixas de codeína, especialmente em pacientes mais vulneráveis.[32,33] O domínio **Dedução (D)** vai além da explicação do item anterior, pois formula hipóteses mecanicistas sobre desfechos inesperados ou atípicos.

(I)nterações medicamentosas: estimando e gerenciando conflitos entre fármacos

O domínio **Interações (I) medicamentosas** concentra-se na aplicação de *insights* mecanicistas para avaliar conflitos e sinergias farmacológicas. É impossível imaginar o estudo das interações medicamentosas sem o emprego do pensamento mecanicista farmacológico.

Pode-se considerar que existem hoje por volta de 2 mil princípios ativos diferentes que podem ser empregados de alguma forma na prática clínica. Sem qualquer conhecimento prévio, existe a possibilidade matemática de cada um deles interagir com os outros 1999. Isso nos forneceria uma análise combinatória de cerca de 2 milhões de potenciais interações medicamentosas às quais estaríamos hipoteticamente expostos.

Obviamente, não há como fazermos ensaios clínicos ou estudos rigorosos para testar e confirmar o risco ou a segurança de todas essas combinações. Assim, o conhecimento mecanicista é essencial para antecipar e tentar reduzir as interações medicamentosas indesejadas que podem comprometer a eficácia terapêutica e a segurança de um tratamento, além de nos dar *insights* valiosos para possíveis combinações que possam ser benéficas para o paciente.[34]

Por exemplo, as estatinas que citamos anteriormente como fármacos amplamente utilizados para reduzir os níveis de colesterol e prevenir doenças cardiovasculares são metabolizadas pela enzima hepática CYP3A4. Quando associadas a fármacos que inibem essa enzima, como o ritonavir (utilizado no tratamento do vírus da imunodeficiência humana – HIV), a concentração sanguínea de estatinas pode aumentar, levando à exacerbação do risco de seus efeitos adversos, como a rabdomiólise.[35] O conhecimento mecanicista sobre o metabolismo das estatinas e a função do CYP3A4 permite reduzir o risco dessa interação, ajustando a terapia ou optando por estatinas que não dependem dessa via metabólica, como a pravastatina.

Ácido acetilsalicílico (AAS) e heparina são amplamente utilizados em situações clínicas para prevenir eventos tromboembólicos, mas, em conjunto, o risco de hemorragia aumenta significativamente em virtude da soma dos efeitos anticoagulante e antiagregante plaquetário. Essa interação requer monitoramento rigoroso, especialmente em contextos de uso prolongado ou em pacientes com maior predisposição a hemorragias. Outro exemplo clássico é a interação entre rifampicina e contraceptivos orais. A rifampicina, ao induzir enzimas do citocromo P450, acelera o metabolismo dos contraceptivos, comprometendo sua eficácia e aumentando o risco de falha contraceptiva.[36] Esse conhecimento permite adotar métodos contraceptivos alternativos, como os de barreira, ou considerar ajustes no regime terapêutico. A interação entre lítio e AINE representa outro caso desse tipo. AINE podem reduzir o *clearance* renal do lítio, resultando em acúmulo do fármaco e aumentando o risco de toxicidade.[37] Sintomas como tremores, confusão mental e até mesmo insuficiência renal podem surgir, demandando ajustes na dose do lítio ou a escolha de analgésicos alternativos.

Mesmo questões que podem parecer mais óbvias, como a associação entre álcool e benzodiazepínicos, ilustram a necessidade de um raciocínio mecanicista farmacológico, nesse caso naturalmente já incorporado pelo clínico. O álcool, como depressor do sistema nervoso central, potencializa os efeitos sedativos dos benzodiazepínicos, aumentando de maneira expressiva o risco de sedação profunda, depressão respiratória e eventos adversos graves, especialmente em pacientes mais vulneráveis. Reconhecer essa interação permite intervenções simples, como a orientação para evitar o consumo de álcool durante o tratamento, mas que podem ser decisivas para prevenir complicações.

Hipóteses (C)línicas: formulando perguntas e direcionando tratamentos

Considere a seguinte situação: um homem de 72 anos, diagnosticado com doença de Parkinson há 6 anos, faz uso regular da combinação levodopa + carbidopa para manejo dos sintomas motores. Nas últimas 12 semanas, o paciente passou a apresentar alucinações visuais progressivamente mais frequentes.

Diante desse quadro, o médico optou por não reduzir a dose dos antiparkinsonianos, pelo risco de agravamento dos sintomas motores, mas decidiu introduzir um antipsicótico como forma de controle das alucinações.

A levodopa, ao atuar como precursor da dopamina, aumenta a disponibilidade desse neurotransmissor no sistema nervoso central, promovendo melhora dos sintomas motores. Essa estratégia é essencial para compensar a neurodegeneração dos neurônios dopaminérgicos da via nigroestriatal, característica da doença de Parkinson. No entanto, a maioria dos antipsicóticos exerce um efeito antagonista nos receptores D2 de dopamina, o que, paradoxalmente, pode agravar sintomas motores extrapiramidais. Esse dilema ilustra a complexidade do manejo farmacológico em condições neuropsiquiátricas sobrepostas.

Dada essa situação, surge a pergunta: qual antipsicótico escolher? A resposta pode ser guiada pelo raciocínio mecanicista. Idealmente, deve-se optar por um antipsicótico com alta afinidade antagonista pelos receptores 5-HT2A (serotoninérgicos) e baixa afinidade pelos receptores D2 (dopaminérgicos). Esses perfis farmacológicos minimizam os riscos de exacerbação dos sintomas motores enquanto tratam os sintomas psicóticos. Dessa forma, antipsicóticos de primeira geração, como o haloperidol, estão contraindicados, pois apresentam alta afinidade por receptores D2, o que pode piorar significativamente o quadro motor.

Entre os antipsicóticos de segunda geração, a quetiapina poderia ser uma escolha mais apropriada por sua baixa afinidade pelos receptores D2 (menor que outros antipsicóticos atípicos como risperidona, por exemplo) e sua ação predominante sobre os receptores 5-HT2A. Essa característica farmacodinâmica levou, inclusive, ao desenvolvimento da primavanserina, uma opção ainda mais seletiva, segura e eficaz para pacientes com Parkinson que necessitam de controle de sintomas psicóticos.[38]

Embora o raciocínio baseado exclusivamente no mecanicismo não deva substituir a evidência clínica sempre que esta estiver disponível, ele frequentemente oferece o suporte necessário para nortear decisões terapêuticas individualizadas, em conjunto com as evidências de estudos clínicos. Dessa forma, o componente **Hipótese Clínica (C)** emprega o conhecimento mecanicista para gerar questões de pesquisa testáveis ou orientar estratégias terapêuticas individualizadas.

Vocabulário (T)écnico: aprendendo um novo "idioma"

Por fim, **Vocabulário Técnico (T)** enfatiza a importância do uso padronizado da linguagem na comunicação eficaz de *insights* mecanicistas.

A prática clínica contemporânea depende da comunicação precisa entre diferentes áreas do conhecimento e entre profissionais de saúde. Essa comunicação requer um vocabulário técnico estruturado e padronizado, de modo a evitar polissemias e ambiguidades que podem funcionar como barreiras para a comunicação adequada.[39] O vocabulário técnico das ciências básicas funciona como um novo idioma. Dessa forma, o aprendizado e o uso adequado desse vocabulário não constituem um simples detalhe acadêmico, mas uma necessidade prática e ética, com impacto direto na segurança do paciente e na eficácia das intervenções.

A interpretação e a aplicação de conceitos como "agonismo parcial", "*feedback* negativo" ou "sinergismo farmacológico" dependem de uma compreensão clara e precisa desses termos. Muito além de uma questão semântica, é algo determinante para o manejo clínico de pacientes. O vocabulário técnico é essencial para padronizar (e consequentemente para o entendimento de) protocolos e diretrizes clínicos, garantindo que diferentes profissionais compreendam e implementem intervenções de maneira uniforme.[40] Termos como "biodisponibilidade", "meia-vida de eliminação" e "*clearance*" têm implicações práticas no ajuste de doses de medicamentos, especialmente em populações vulneráveis como idosos ou pacientes com insuficiência renal.

Aprender esse vocabulário é também pré-requisito fundamental para interpretar as evidências apresentadas em estudos clínicos e epidemiológicos, para ler e entender este livro que você tem nas mãos e para uma comunicação efetiva com o paciente, ao traduzir termos complexos de maneira acessível, porém com precisão suficiente para que haja o entendimento e a confiança necessários para uma boa adesão e um melhor prognóstico.

É fundamental enfatizar que o modelo **PREDICT** não deve ser inadequadamente interpretado como uma espécie de *checklist* cumulativo, na qual a força de uma ideia mecanicista aumenta à medida que mais critérios são atendidos. Em vez de constituir uma ferramenta de validação mecanicista, o acrônimo **PREDICT** funciona como um arcabouço conceitual que orienta a aplicação criteriosa de *insights* mecanicistas. Na prática, isso significa que, ao deparar com evidências mecanicistas, não se deve presumir automaticamente sua aplicabilidade clínica. Em vez disso, essas evidências devem estimular etapas adicionais, como análises probabilísticas, quantificação de risco por meio de modelos estatísticos e ensaios clínicos rigorosos, a fim de confirmar sua validade e relevância.

Ao posicionar o conhecimento mecanicista como um complemento, e não como um elemento determinante do raciocínio médico, **PREDICT** promove um equilíbrio epistemológico, evitando tanto a superestimação do raciocínio mecanicista como sua desconsideração na tomada de decisão clínica.

CONCLUSÃO

O mecanicismo, frequentemente acusado de reducionista ou ultrapassado, continua a ser uma peça indispensável no quebra-cabeça da ciência e da prática médica. No entanto, como vimos ao longo deste capítulo, ele não é uma solução independente e isolada, e sim mais uma das ferramentas disponíveis para o profissional de saúde. É preciso reconhecer suas limitações e resistir à tentação de transformar hipóteses mecanicistas em certezas. Sistemas biológicos são complexos, interativos e imprevisíveis, e tentar encaixá-los em moldes lineares é, na melhor das hipóteses, um elegante convite ao erro.

Ao mesmo tempo, seria insensato negligenciar seu potencial. Sem o mecanicismo, não teríamos os modernos anticorpos monoclonais ou mesmo a clássica penicilina. O desafio, portanto, não é o de conseguir rejeitar o mecanicismo a qualquer custo, mas o de conseguir usá-lo com sabedoria, como parte de um arsenal mais amplo que inclui o pensamento probabilístico e as evidências de estudos clínicos. É nesse equilíbrio entre o micro e o macro, entre as "engrenagens" e o "todo", que reside a prática baseada em evidências.

Por fim, há algo profundamente humano em tudo isso. O mecanicismo nos atrai porque busca ordem em meio ao caos. Uma sensação de controle sobre o que é essencialmente incontrolável. Mas é a justamente a incerteza – aquela margem sutil e imprevisível que os mecanismos não são capazes de capturar – que nos lembra da complexidade das intervenções em saúde. Essa tensão entre o que entendemos e o que escapa à nossa compreensão não é um obstáculo; é, na verdade, o motor do progresso científico e médico.

Se há uma lição aqui, talvez seja esta: ciência não se refere a encontrar respostas definitivas, mas a fazer perguntas melhores. E, ao navegarmos nesse processo, o mecanicismo não é exatamente um destino, mas uma direção por onde começarmos ou ajustarmos algumas rotas.

O mecanicismo não morreu. O profissional mecanicista, sim.

REFERÊNCIAS

1. Bechtel W. Mechanism and biological explanation. Philosophy of Science. 2011;78(4):533-57.
2. Allen GE. Mechanism, vitalism and organicism in late nineteenth and twentieth-century biology: the importance of historical context. Studies in History and Philosophy of

Science Part C: Studies in History and Philosophy of Biological and Biomedical Sciences. 2005;36(2):261-83.

3. Weber M. On the incompatibility of dynamical biological mechanisms and causal graphs. Philosophy of Science. 2016;83(5):959-71.

4. Gell-Mann M. Consciousness, reduction, and emergence. Annals of the New York Academy of Sciences. 2001;929(1):41-9.

5. Kossovsky AE. Developments in the sciences following Newton's Discoveries. In: Kossovsky AE (org.). The birth of science. Cham: Springer International Publishing; 2020. p.207-13.

6. González Hernández A, Domínguez Rodríguez MV, Fabre Pi O, Cubero Gonzále A. Descartes' influence on the development of the anatomoclinical method. Neurología (English edition). 2010;25(6):374-7.

7. Gomes M da M, Engelhardt E. Claude Bernard: bicentenary of birth and his main contributions to neurology. Arq Neuro-Psiquiatr. 2014;72:322-5.

8. Davies KJA. Adaptive homeostasis. Molecular Aspects of Medicine. 2016;49:1-7.

9. Alter O. Genomic signal processing: from matrix algebra to genetic networks. In: Korenberg MJ (org.). Microarray data analysis: methods and applications. Totowa: Humana Press; 2007. p.17-59.

10. Kaushik AC, Kumar A, Bharadwaj S, Chaudhary R, Sahi S. Molecular dynamics simulation approach to investigate dynamic behaviour of system through the application of Newtonian mechanics. In: Kaushik AC, Kumar A, Bharadwaj S, Chaudhary R, Sahi S (orgs.). Bioinformatics techniques for drug discovery: applications for complex diseases. Cham: Springer International Publishing; 2018. p.33-6.

11. Roden D, George Jr A. The genetic basis of variability in drug responses. Nat Rev Drug Discov. 2022;1:37-44.

12. Christensen-Szalanski JJ, Bushyhead JB. Physician's use of probabilistic information in a real clinical setting. J Exp Psychol Hum Percept Perform. 1981;7(4):928-35.

13. Ciulla MM. Predictability in contemporary medicine. Front Med. 2021;16(8):510421.

14. Adams SL. The Medicinal Leech: Historical Perspectives. Seminars in Thrombosis and Hemostasis. 2008;15:261-4.

15. Albanes D, Heinonen OP, Taylor PR, Virtamo J, Rautalahti M, Hartman AM, et al. Alfa-tocopherol and p-carotene supplements and lung cancer incidence in the alpha-tocopherol, beta-carotene cancer prevention study: effects of base-line characteristics and study compliance. J Natl Cancer Inst. 1996;88(21):1560-70.

16. Goodman GE, Thornquist MD, Balmes J, Cullen MR, Meyskens FL Jr, Omenn GS, et al. The beta-carotene and retinol efficacy trial: incidence of lung cancer and cardiovascular disease mortality during 6-year follow-up after stopping β-carotene and retinol supplements. J Natl Cancer Inst. 2004;96(23):1743-50.

17. Writing Group for the Women's Health Initiative Investigators. Risks and benefits of estrogen plus progestin in healthy postmenopausal women: principal results from the Women's Health Initiative randomized controlled trial. JAMA 2002;288(3):321-33.

18. Bresalier RS, Sandler RS, Quan H, Bolognese JA, Oxenius B, Horgan K, et al. Cardiovascular events associated with rofecoxib in a colorectal adenoma chemoprevention trial. N Engl J Med. 2005;352(11):1092-102.

19. Echt DS, Liebson PR, Mitchell LB, Peters RW, Obias-Manno D, Barker AH, et al. Mortality and morbidity in patients receiving encainide, flecainide, or placebo. N Engl J Med. 1991;324(12):781-8.

20. Howick J, Glasziou P, Aronson JK. Evidence-based mechanistic reasoning. J R Soc Med. 2010;103(11):433-41.

21. Wendler A, Wehling M. The translatability of animal models for clinical development: biomarkers and disease models. Curr Opin Pharmacol. 2010;10(5):601-6.

22. Rocca E. Bridging the boundaries between scientists and clinicians: mechanistic hypotheses and patient stories in risk assessment of drugs. J Eval Clin Pract. 2017;23(1):114-20.

23. Savitz DA. Epidemiology and biological plausibility in assessing causality. Environ Epidemiol. 2021;5(6):e177.

24. Shin JM, Sachs G. Pharmacology of proton pump inhibitors. Curr Gastroenterol Rep. 2008;10:528-34.

25. Augustine-Rauch K, Zhang CX, Panzica-Kelly JM. In vitro developmental toxicology assays: a review of the state of the science of rodent and zebrafish whole embryo culture and embryonic stem cell assays. Birth Defects Research Part C: Embryo Today: Reviews. 2010;90(2):87-98.

26. Clark M. Prediction of clinical risks by analysis of preclinical and clinical adverse events. J Biomed Inform. 2015;54:167-73.

27. Vaughan CJ, Gotto AM, Basson CT. The evolving role of statins in the management of atherosclerosis. J Am Coll Cardiol. 2000;35(1):1-10.

28. Graham RM. Cyclosporine: mechanisms of action and toxicity. Cleve Clin J Med. 1994;61(4):308-13.

29. Woo KS, Nicholls MG. High prevalence of persistent cough with angiotensin converting enzyme inhibitors in Chinese. Br J Clin Pharmacol. 1995;40(2):141-4.

30. Tonelli MR, Williamson J. Mechanisms in clinical practice: use and justification. Med Health Care and Philos. 2020;23(1):115-24.

31. Risbo A, Jessen K, Hagelsten JO. Catecholamine response to the clinical use of alpha adrenergic receptor blocking agents. Acta Anaesthesiol Scand. 1983;27(1):72-4.

32. Gasche Y, Daali Y, Fathi M, Chiappe A, Cottini S, Dayer P, et al. Codeine intoxication associated with ultrarapid CYP2D6 metabolism. N Engl J Med. 2004;351(27):2827-31.

33. Voronov P, Przybylo HJ, Jagannathan N. Apnea in a child after oral codeine: a genetic variant – an ultra-rapid metabolizer. Pediatr Anesth. 2007;17(7):684-7.

34. Hisaka A, Ohno Y, Yamamoto T, Suzuki H. Prediction of pharmacokinetic drug-drug interaction caused by changes in cytochrome P450 activity using in vivo information. Pharmacol Ther. 2010;125(2):230-48.

35. Chauvin B, Drouot S, Barrail-Tran A, Taburet AM. Drug-drug interactions between HMG-CoA reductase inhibitors (statins) and antiviral protease inhibitors. Clin Pharmacokinet. 2013;52(10):815-31.
36. Barditch-Crovo P, Trapnell CB, Ette E, Zacur HA, Coresh J, Rocco LE, et al. The effects of rifampin and rifabutin on the pharmacokinetics and pharmacodynamics of a combination oral contraceptive. Clin Pharmacol Ther. 1999;65(4):428-38.
37. Finley PR, Warner MD, Peabody CA. Clinical relevance of drug interactions with lithium. Clin-Pharmacokinet. 1995;29(3):172-91.
38. Majlath Z, Obal I, Vecsei L. Treatment possibilities for psychosis in Parkinson's disease with an emphasis on the newly approved drug: pimavanserin. CNS Neurol Disord Drug Targets. 2017;16(3):234-43.
39. Bacchi AD, Bacchi BS. A relação entre linguagem e práticas pseudocientíficas. Evidence. 2023 May 31;5:e4970.
40. Fennelly O, Grogan L, Reed A, Hardiker NR. Use of standardized terminologies in clinical practice: a scoping review. Int J Med Inform. 2021;149:104431.

Dilemas éticos na interpretação e aplicação da medicina baseada em evidências

José Nunes de Alencar

COM ESTE CAPÍTULO VOCÊ VAI...

- Compreender os dilemas éticos envolvidos no uso compassivo de medicamentos não aprovados, analisando exemplos históricos como o óleo de Lorenzo, a fosfoetanolamina e o "kit covid".
- Refletir sobre o papel da autonomia do paciente na prática médica, incluindo situações desafiadoras como recusa de tratamentos com base em crenças pessoais ou demandas por intervenções sem respaldo científico.
- Aprender sobre o evidencialismo semi-imperativo, diferenciando ciência, pseudociência e não ciência, e sobre como esse conceito pode servir de arcabouço ético para integrar evidências científicas e valores morais na tomada de decisões médicas.

INTRODUÇÃO

A medicina moderna, ao mesmo tempo que avança com descobertas revolucionárias e métodos terapêuticos cada vez mais sofisticados, enfrenta dilemas éticos e epistemológicos que desafiam seus próprios alicerces. Como equilibrar a aplicação da melhor evidência científica disponível com o respeito às crenças, valores e escolhas individuais dos pacientes?

Este capítulo convida o leitor a uma reflexão crítica sobre as fronteiras éticas da medicina baseada em evidências (MBE), explorando questões que vão desde o uso compassivo de intervenções experimentais até o impacto da pseudociência na prática clínica. É possível integrar ciência e ética em uma harmonia que respeite tanto a verdade quanto a dignidade humana? As respostas, como você verá, não são tão simples quanto parecem.

USO COMPASSIVO DE MEDICAMENTOS NÃO APROVADOS

Imagine-se como pai ou mãe de uma criança que, até pouco tempo atrás, parecia saudável, cheia de energia, e com um futuro promissor pela frente. Agora, sentado em um consultório médico, você ouve palavras que nenhuma família deveria escutar: adrenoleucodistrofia (ALD). A doença, rara e devastadora, acomete os neurônios do portador, comprometendo funções básicas e, inevitavelmente, sua vida. O prognóstico é sombrio. Não há cura, e os tratamentos disponíveis oferecem pouca ou nenhuma esperança. Então, o que você faria se alguém lhe dissesse que existe uma alternativa experimental, uma possibilidade ainda não completamente testada, mas que poderia salvar seu filho? Você hesitaria?

Essa foi a realidade enfrentada por Augusto e Michaela Odone, retratada no filme *O óleo de Lorenzo*. Diante de uma doença degenerativa e sem opções terapêuticas viáveis, eles decidiram "desafiar as limitações impostas pela medicina convencional". Em uma combinação extraordinária de desespero, determinação e intelecto autodidata, os Odone mergulharam em estudos de bioquímica, consultaram especialistas e formularam um tratamento experimental: o óleo de Lorenzo. Contra todas as probabilidades, o composto mostrou-se promissor em retardar a progressão da ALD em seu filho, transformando-os em símbolos de coragem e resiliência para famílias em situações similares.

Casos como o dos Odone, amplificados pelo cinema, evocam empatia e uma natural inclinação a concordar com o uso de medicamentos ou intervenções experimentais em situações críticas. Afinal, quem não aceitaria lutar até o fim por uma chance, por menor que fosse, de salvar alguém que ama? Essa lógica intuitiva alimenta o apelo por programas de acesso especial (SAP), que permitem o uso compassivo de medicamentos ainda não aprovados. No entanto, sob a superfície dessa narrativa inspiradora, existem questões éticas e científicas de grande complexidade, que vão além da compaixão. A eficácia clínica do "óleo de Lorenzo", por exemplo, é limitada e controversa. Estudos indicam que, embora o óleo possa normalizar os níveis de ácidos graxos de cadeia muito longa (VLCFA) no plasma, ele não melhora nem interrompe a progressão rápida dos sintomas neurológicos nas variantes cerebrais da X-ALD.[1] Em pacientes assintomáticos, há alguma evidência de que o tratamento pode reduzir o risco de desenvolvimento de anormalidades neurológicas, especialmente se iniciado precocemente.[2,3] Contudo, em pacientes já sintomáticos, os resultados clínicos têm sido decepcionantes.[4] Além disso, o uso do "óleo de Lorenzo" pode estar associado a efeitos adversos, como aumento das enzimas hepáticas, trombocitopenia e queixas gastrointestinais.[1]

Se, por um lado, é impossível ignorar o imperativo ético da beneficência, afinal proporcionar esperança a famílias desamparadas é uma das razões pelas quais a medicina existe, por outro, a promessa de esperança pode trazer consigo riscos inerentes e ferir outro princípio ético: o da não maleficência.

Para ilustrar esse ponto, conheça esta história real: Paolo Macchiarini era um cientista visionário, disposto a, novamente, "desafiar as limitações impostas pela medicina convencional". Seu currículo impressionava, suas publicações na *The Lancet* eram de alto impacto, e suas promessas de uma revolução terapêutica no campo dos transplantes de órgãos encantavam não apenas a comunidade científica, mas também o público leigo.

Tudo começou em 2008, quando Macchiarini, um cirurgião especializado em cabeça e pescoço, anunciou ao mundo um feito que parecia pertencer ao futuro: o transplante de traqueias artificiais revestidas com células-tronco dos próprios pacientes. Pacientes com traqueias comprometidas por doenças enfrentavam, até então, um prognóstico sombrio, com poucas opções terapêuticas. A técnica inovadora prometia restaurar a função do órgão e basicamente abria caminho para uma nova era de órgãos artificiais regenerados – coisa de futurologia.[5] Entre 2008 e 2015, Macchiarini realizou cerca de vinte desses procedimentos. O mundo observava com admiração. Prestigiadas universidades, hospitais renomados e até mesmo revistas científicas de alto impacto, como *The Lancet*, foram cúmplices – ainda que involuntárias – ao endossarem e enaltecerem as práticas de Macchiarini sem o devido escrutínio.[6] A mesma *The Lancet* que havia sido palco de outros escândalos, como o estudo fraudulento de Andrew Wakefield ligando vacinas ao autismo,[7] parecia repetir o erro ao publicar artigos que exaltavam os transplantes de Macchiarini, apesar das vozes contrárias (raras, mas que já existiam) na comunidade científica.

Essas vozes contrárias questionavam a plausibilidade técnica da abordagem de Macchiarini. A traqueia, argumentavam, é um órgão notoriamente complicado de transplantar, pois depende de uma intricada rede de suprimento sanguíneo para sobreviver. Sem essa vascularização, a falência do tecido seria inevitável.[5] Para piorar, as alegações de que as células-tronco poderiam reconstituir o tecido funcional da traqueia pareciam carecer de evidências robustas.[8] Essas dúvidas foram inicialmente abafadas pelo prestígio do cirurgião e pelo fascínio midiático em torno de suas "descobertas". Mas a realidade bateu à porta. Muitos dos pacientes submetidos à técnica começaram a apresentar complicações devastadoras. Infecções, rejeição do enxerto e falência respiratória foram apenas alguns dos problemas enfrentados. A maioria dos pacientes tratados por Macchiarini faleceu em decorrência de complicações diretamente relacionadas ao tal procedimento revolucionário.

A história não termina aí. À medida que as investigações avançaram, descobriu-se que Macchiarini havia ignorado protocolos fundamentais, como a obtenção de consentimento informado adequado e a aprovação ética rigorosa para seus procedimentos. Pior ainda, ele manipulou resultados, apresentou dados falsificados e perpetuou uma narrativa de sucesso que nunca existiu. Em 2016, uma reportagem investigativa da televisão sueca trouxe à tona as falhas sistemáticas que permitiram que Macchiarini operasse sem supervisão adequada. Descobriu-se que ele havia não apenas enganado pacientes e colegas, mas também fabricado uma persona de gênio revolucionário que ocultava suas transgressões.[5]

Essa história macabra ilustra bem por que a aceitação de algum recurso como "a última esperança" pode ser uma faca de dois gumes. Movidos pelo desespero, pacientes e familiares frequentemente se apegam a qualquer possibilidade, mesmo quando esta carece de fundamento científico sólido. E isso pode causar sofrimento e abreviação da vida.

A sociedade em geral, infelizmente, parece não estar preparada para lidar com as nuances éticas e científicas que acompanham essas escolhas. Mais um caso emblemático que podemos exemplificar ocorreu no aqui no Brasil, envolvendo a fosfoetanolamina, uma substância que ficou conhecida como a "pílula do câncer". Você provavelmente ouviu essa história.

A controvérsia começou em um laboratório da Universidade de São Paulo (USP), onde químicos vinham fabricando e distribuindo a substância para pacientes por anos, mesmo sem estudos clínicos publicados que comprovassem sua segurança ou eficácia.[9,10] Acreditava-se, de maneira simplista, que a fosfoetanolamina tivesse propriedades terapêuticas contra o câncer, mas as evidências que sustentavam essas afirmações eram, na melhor das hipóteses, limitadas a observações pré-clínicas. Em setembro de 2015, a administração da USP decidiu encerrar essa distribuição informal, sob o argumento de que a prática violava padrões éticos e regulatórios fundamentais. Foi o suficiente para desencadear uma verdadeira batalha judicial.

Pacientes, desesperados por uma chance de cura, recorreram à Justiça em busca do direito de acessar a substância. O caso ganhou notoriedade nacional quando o Supremo Tribunal Federal (STF), em outubro de 2015, decidiu em favor de um paciente, autorizando o uso da fosfoetanolamina.[11] A decisão abriu um precedente, levando tribunais inferiores a emitir decisões obrigando a universidade a retomar a produção e distribuição da substância.[12] Em poucas semanas, o laboratório recebeu mais de 800 pedidos, enquanto médicos, pesquisadores e a comunidade científica expressavam crescentes preocupações quanto à falta de dados robustos que sustentassem seu uso.[13]

A mídia desempenhou um papel crucial nesse processo, amplificando as vozes dos pacientes e suas famílias, muitas vezes em detrimento da análise crítica necessária para questões dessa magnitude.[14] Programas de televisão e reportagens apelativas apresentavam a fosfoetanolamina como um tratamento "milagroso",[15] enquanto cientistas e reguladores enfrentavam a difícil tarefa de argumentar que, sem estudos rigorosos, a substância não poderia ser considerada segura ou eficaz.

O caso da fosfoetanolamina culminou em 2016, quando o governo federal sancionou uma lei autorizando o uso da substância, mesmo sem aprovação da Agência Nacional de Vigilância Sanitária (Anvisa).[16] Foi uma decisão polêmica, que provocou críticas tanto de especialistas quanto de associações médicas, que alertavam para os riscos de legitimar uma substância ainda não testada adequadamente.[17] Depois, o STF voltou atrás e derrubou sua própria decisão.

O fato é que a fosfoetanolamina faz parte do imaginário popular até hoje. E, aproveitando-se de uma brecha da Anvisa, é vendida livremente como suplemento alimentar de pessoas que frequentemente abandonam seus tratamentos usuais apoiadas em uma esperança vã e pueril. A fosfoetanolamina nunca comprovou benefício, e o único estudo clínico envolvendo a droga de que se tem notícia foi interrompido por futilidade, pelo que foi noticiado.[18]

Outras coisas que ainda fazem parte do imaginário popular são as drogas que compõem o "kit covid". A pandemia de covid-19, com sua carga de incerteza e sofrimento, desencadeou uma busca frenética por soluções, muitas vezes impulsionada mais pela esperança do que por evidências sólidas. Nesse contexto, a ivermectina, um fármaco amplamente utilizado no tratamento de parasitoses, emergiu como um dos protagonistas de uma narrativa que prometia uma cura milagrosa. No entanto, a ascensão meteórica da ivermectina como tratamento para a covid-19 foi marcada por uma série de controvérsias e questionamentos éticos, transformando-a em um dos casos mais emblemáticos de como a urgência da pandemia pode distorcer a busca por soluções científicas.

Um dos exemplos mais marcantes dessa busca desenfreada por soluções foi a formação do "Ivermectin Buyers Club" no Reino Unido.[19] Esse grupo, coordenado por um indivíduo que utilizava o pseudônimo Ron Woodroof, organizou a compra e distribuição em massa de ivermectina, prometendo sua eficácia na prevenção e tratamento da covid-19. A utilização do *bitcoin* como forma de pagamento e a coordenação por intermédio de plataformas de mensagens criptografadas demonstram a natureza clandestina e pouco transparente dessas operações. A escolha do pseudônimo "Ron Woodroof" pelos organizadores do "Ivermectin Buyers Club" não foi casual, mas sim uma clara referência ao filme de 2013 que narra a história real de um eletricista texano diagnosticado com aids nos anos 1980.[20] Diante da ineficácia dos tratamentos convencionais e da burocracia que impedia o acesso a medicamentos experimentais, Woodroof decidiu criar uma rede clandestina de distribuição de medicamentos importados, muitos deles não aprovados pela Food and Drug Administration (FDA), para pacientes com aids. Essa rede, conhecida como "Dallas Buyers Club", fornecia aos doentes opções de tratamento que não estavam disponíveis no mercado norte-americano. O filme retrata um momento em que um *trial* com zidovudina estava sendo realizado. Ron Woodroof acusa a médica responsável de "dar cubos de açúcar para pessoas à beira da morte". Além disso, a experiência individual dele não foi boa com a zidovudina, talvez por receber uma dosagem diferente da que é prescrita hoje em dia. Fato é que as outras drogas que Ron Woodroof importava (como peptídeo T) nunca demonstraram eficácia, enquanto a zidovudina, a vilã do filme, sim.[21]

É no simples "vai que", e na "esperança forjada pela TV", vã e pueril, que a sociedade começa a fechar os olhos para problemas éticos graves. E isso ocorreu bastante na pandemia. Um dos episódios mais chocantes ocorreu no México, onde um estudo experimental com ivermectina foi conduzido sem o consentimento adequado dos participantes e sem as devidas proteções éticas.[22] Esse caso expõe os riscos de priorizar a velocidade em detrimento da ética, colocando em risco a saúde e os direitos dos participantes da pesquisa. Outro incidente envolveu a administração de altas doses de ivermectina para detentos nos Estados Unidos, resultando em efeitos adversos graves.[23] E há quem defenda isso, meu caro.

No Brasil, a ivermectina também ocupou um lugar central no debate sobre o tratamento da covid-19, fazendo parte do chamado "kit covid".[24] Mas como começou essa história da ivermectina? Foi com a publicação de um *preprint* (um manuscrito que não passou por revisão por pares e não foi publicado) em abril de 2020, logo no início da pandemia, que afirmava que a ivermectina reduzia significativamente a mortalidade em pacientes com covid-19.[25] Esse estudo, baseado em dados da Surgisphere, uma empresa de análise de dados médicos, rapidamente ganhou notoriedade e foi citado como evidência para o uso do medicamento no tratamento da doença.

No entanto, a credibilidade dos dados da Surgisphere logo foi questionada. Investigadores e jornalistas identificaram diversas inconsistências e irregularidades nos dados, levantando suspeitas sobre sua veracidade. Por exemplo, o número de pacientes australianos incluídos no estudo era maior do que o número oficial de casos de covid-19 no país na época. Além disso, a Surgisphere não conseguiu fornecer informações detalhadas sobre como os dados foram coletados e analisados, o que gerou ainda mais dúvidas sobre sua confiabilidade.

Os artigos publicados na *The Lancet* e na *The New England Journal of Medicine*, duas das revistas científicas mais prestigiadas do mundo, que se baseavam nos dados da Surgisphere, foram posteriormente retraídos em virtude das preocupações levantadas pela comunidade científica.[25] A retratação dos artigos e as evidências crescentes de que a ivermectina não era eficaz no tratamento da covid-19 não foram suficientes para silenciar os defensores do medicamento. A desinformação sobre a ivermectina continuou a se espalhar nas redes sociais, alimentando a esperança de muitos que buscavam uma cura para a doença. A ivermectina chegou a fazer parte do "kit covid", um *kit* que, além dela e de outros medicamentos ineficazes, incluía também hidroxicloroquina.

Esse antimalárico, com um histórico de uso seguro e eficaz em outras doenças, foi rapidamente apresentado como possível arma contra o novo coronavírus. A história da hidroxicloroquina e da covid-19 se iniciou com a publicação de um estudo preliminar que sugeria a possível eficácia do medicamento contra o vírus SARS-CoV-2. O estudo, realizado em Marselha, na França, e com metodologia questionável, foi rapidamente divulgado e utilizado como base para a recomendação do uso da hidroxicloroquina em diversos países. Contendo diversas falhas metodológicas, ele foi recebido, revisado em *peer review* e publicado em apenas 4 dias. Entre as questões científicas envolvidas nesse estudo, posso citar: não havia grupo controle, e, inacreditavelmente, alguns pacientes simplesmente desapareceram da análise por terem morrido ou sido transferidos para terapia intensiva – olha só que conveniente.[26,27] Entre as questões éticas envolvidas está o fato de que Raoult, o pesquisador principal, não pediu em consentimento livre e esclarecido a anuência pra prescrever azitromicina, outra droga que foi testada. Além disso, havia duas crianças de 10 anos nessas pesquisas, quando o comitê de ética havia sido informado de que a idade mínima seria 12 anos.[26]

O estudo só foi retratado (despublicado) pelas questões científicas e éticas graves envolvidas nele no final de 2024, depois de ser citado como fundamento para mais de 6 mil outros artigos. Seis mil! Respondendo às críticas que vieram depois das publicações desses estudos problemáticos, Raoult condenou a "burocratização da pesquisa clínica" e disse que isso está resultando em um "esquecimento do primeiro dever de um médico: salvar vidas".[28]

Coitado do Raoult. Não pode fazer uma pesquisa fora dos preceitos éticos que já vêm os chatos querendo barrar o avanço científico. Bem, em 456 ensaios clínicos conduzidos pelo Institut Hospitalo-Universitaire Méditerranée Infection (onde trabalha nosso anti-herói), foram identificadas diversas irregularidades, incluindo a falta de aprovação ética e a reutilização de números de aprovação ética para diferentes estudos.[27]

Fato é que a rápida disseminação da do tal "kit covid" foi facilitada por diversos fatores, incluindo a pressão política, a busca por soluções rápidas e a disseminação de informações falsas nas redes sociais. A falta de rigor científico na avaliação inicial da hidroxicloroquina e a pressão por resultados rápidos levaram a uma série de problemas éticos, como a condução de estudos com metodologias duvidosas e a divulgação de resultados prematuros e imprecisos. Com base nos estudos que mostrei, o Conselho Federal de Medicina (CFM) e o Ministério da Saúde chegaram a emitir diretrizes que autorizavam o uso da hidroxicloroquina e da ivermectina para o tratamento da covid-19.[29]

Alguns defensores (quase todos com viés político – algo que, como disse em outro capítulo, não deve ocorrer em nenhum sentido) têm utilizado a hidroxicloroquina como um símbolo da luta contra o que consideram ser "censura científica" e conspiração para suprimir tratamentos eficazes para a covid-19. Essa narrativa conspiratória, embora sem fundamento, tem sido eficaz em mobilizar um grupo de pessoas que se recusam a aceitar as evidências científicas. A persistência da crença na eficácia desse *kit* também está relacionada à forma como os estudos sobre o medicamento são interpretados e comunicados. Algumas revisões sistemáticas que incluíram estudos com metodologias duvidosas ou tendenciosas concluíram que os benefícios da hidroxicloroquina não podem ser completamente descartados.[30] Só que essa interpretação é problemática. A partir de uma perspectiva bayesiana, a interpretação de resultados positivos ou negativos depende da probabilidade condicional. A baixa probabilidade prévia de o medicamento, que nasceu de estudos fraudulentos (e que foram despublicados), ser eficaz significa que resultados negativos devem ser interpretados como evidência ainda mais forte contra sua eficácia.[31]

MEDICINA COMPLEMENTAR E ALTERNATIVA

Imagine que você está em uma feira quando um vendedor amigável o aborda, segurando um pequeno frasco com um rótulo natureba e o nome "Elixir Natural da Cura". Ele diz que o produto, feito de ingredientes completamente naturais e proveniente de práticas ancestrais, tem sido usado por milhões de pessoas ao longo de séculos para tratar uma ampla gama de problemas, desde insônia até doenças crônicas. "Milhares de pessoas dizem que funciona", ele afirma, enquanto exibe depoimentos de pacientes com sorrisos radiantes e histórias emocionantes de recuperação. Parece irresistível, não? Afinal, antes de ler este livro, quem não iria querer uma solução fácil, natural e sem os "efeitos colaterais da medicina tradicional"?

Essa narrativa, envolvente e otimista, é uma das razões pelas quais a medicina complementar e alternativa (CAM) tem conquistado tanta adesão ao longo dos anos. Promessas de bem-estar integral, associadas à rejeição implícita da "frieza" e "complexidade" da MBE, criam um terreno fértil para práticas que frequentemente carecem de suporte científico sólido. O apelo emocional, combinado com uma dose de desconfiança em relação à medicina convencional, é poderoso. Por trás da fachada de serenidade e naturalidade, meus amigos, é que se escondem problemas éticos e científicos que não podem ser ignorados.

A medicina complementar e alternativa abrange uma vasta gama de práticas, desde a homeopatia e a acupuntura até o uso de ervas medicinais, ioga e meditação. Muitas vezes, essas abordagens são apresentadas como "holísticas", enfatizando a conexão entre mente, corpo e espírito. Enquanto algumas práticas podem, de fato, oferecer benefícios secundários, como relaxamento ou alívio do estresse, sua eficácia como tratamento médico é amplamente debatida e, frequentemente, refutada. A homeopatia, por exemplo, é baseada na premissa de que substâncias extremamente diluídas podem ter efeitos curativos – uma ideia que desafia as leis básicas da química e da farmacologia.[32]

Os riscos vão muito além da perda de dinheiro, que por si só já é trágica – pois configura "roubo". Na verdade, estudos mostram que pacientes que optam exclusivamente por abordagens alternativas para tratar condições sérias, como o câncer, apresentam taxas de mortalidade significativamente mais altas do que aqueles que seguem tratamentos convencionais baseados em evidências.[33-35] Além disso, o uso das CAM pode causar atrasos no início de terapias eficazes, agravando o quadro clínico e reduzindo as chances de recuperação.

Um fator crítico que impulsiona a adesão às CAM é a desinformação. A percepção de que a medicina convencional é exclusivamente focada em medicamentos e procedimentos invasivos tenta colocar como rivais entes que não são rivais: ciência e cuidado humano. As CAM frequentemente se apresentam como a solução mais "humana", explorando lacunas na compreensão pública sobre o que realmente constitui a medicina baseada em evidências. Estratégias preventivas, como mudanças no estilo de vida e manejo do estresse – pilares fundamentais da MBE –, são frequentemente cooptadas pelo CAM como se fossem descobertas exclusivas de suas práticas.

Para complicar ainda mais, a mídia, como sempre, desempenha um papel decisivamente negativo na disseminação de informações imprecisas ou exageradas sobre os benefícios da CAM. Reportagens sensacionalistas e depoimentos pessoais, sem a devida contextualização científica, amplificam a percepção de eficácia. Você já viu manchetes de *sites* que se dizem "de saúde" exaltando curas "milagrosas" e "alternativas revolucionárias" que, sendo muito educado, carecem de qualquer validação rigorosa?

Mesmo dentro do meio médico, a atitude em relação ao CAM pode ser surpreendentemente complacente. Pesquisas realizadas na USP mostraram que mais de 85% dos estudantes de medicina apoiam a inclusão de disciplinas como homeopatia e acupuntura no currículo, e uma parcela significativa expressa interesse em aprender mais sobre essas práticas.[36] Essa aceitação benevolente reflete tanto a falta de entendimento crítico quanto a influência cultural e histórica que essas práticas exercem. Até mesmo em ambientes acadêmicos.

Um dos argumentos mais recorrentes entre os defensores do CAM é que seus efeitos são "sutis demais" para serem capturados pelos métodos científicos tradicionais, como ensaios clínicos randomizados (RCT). Eles alegam que a natureza personalizada e holística das CAM não se alinha à abordagem padronizada da pesquisa científica, sugerindo que a ciência convencional é "redutiva" e incapaz de compreender a complexidade do ser humano como um todo.[37-39] Essa narrativa, embora atraente para muitos, é fundamentalmente falaciosa. O certo relativismo epistemológico disfarçado de intelectualidade filosófica[40] é apenas mais uma prova de que tudo não passa de simples pseudociência – mesmo que seus seguidores não saibam (lembre-se de que existem médicos leigos).[41]

Outro pilar de defesa é o apelo à experiência pessoal. "Se funcionou para milhões de pessoas, quem somos nós para questionar?", dizem os defensores.[42] Mas, como já aprendemos na história da medicina, correlações temporais não provam causalidade. Um paciente pode melhorar por inúmeros fatores, desde a progressão natural da doença até o efeito contextual.[43] Ignorar essas possibilidades e atribuir a melhora exclusivamente a práticas alternativas é, de novo, cientificamente irresponsável. Na verdade, se uma CAM promete algum resultado nesta vida, esse resultado pode, sim, ser mensurado. Uma prova disso está no Quadro 1, em que desbanco toda e qualquer CAM.

A busca por soluções naturais e integrativas não é, em si, errada. Há um espaço legítimo para terapias complementares que sejam respaldadas por evidências científicas robustas e que possam melhorar a qualidade de vida dos pacientes. No entanto, as CAM operam fora desse espaço, promovendo práticas pseudocientíficas.

QUADRO 1 Prova de que qualquer promessa de uma terapia alternativa pode, sim, e deve ser testada cientificamente

Terapia	Efeitos alegados	Desfecho clínico a ser medido	Modelo de ECR sugerido
Ayurveda	Equilibra corpo, mente e espírito	Melhora geral do estado de saúde	ECR comparando tratamentos ayurvédicos ao cuidado-padrão, medindo QOL
Homeopatia	Trata diversas condições pelo princípio de "semelhante cura semelhante"	Redução de sintomas em uma condição específica	ECR duplo-cego controlado por placebo comparando remédios homeopáticos a placebo
Naturopatia	Promove autocura e prevenção por meio de terapias naturais	Redução na incidência/ prevalência de doenças	ECR comparando intervenções naturopáticas às medidas preventivas-padrão
Biofeedback	Melhora a saúde ao aprender a controlar processos corporais	Redução de sintomas de estresse ou ansiedade	ECR comparando *biofeedback* com técnicas-padrão de relaxamento, medindo níveis de estresse
Imaginação guiada	Reduz estresse e promove cura por meio de visualização	Redução dos níveis de estresse (níveis de cortisol)	ECR medindo escores subjetivos de estresse em pacientes usando imaginação guiada *vs.* controle
Hipnoterapia	Alivia condições como dor e ansiedade por meio de hipnose	Redução nos níveis de dor ou ansiedade	ECR comparando hipnoterapia com cuidado-padrão para manejo de dor ou ansiedade

(continua)

QUADRO 1   Prova de que qualquer promessa de uma terapia alternativa pode, sim, e deve ser testada cientificamente (*continuação*)

Terapia	Efeitos alegados	Desfecho clínico a ser medido	Modelo de ECR sugerido
Medicina botânica	Trata diversas condições com remédios à base de plantas	Alívio de sintomas em uma condição específica	ECR testando um remédio botânico específico contra placebo ou tratamento-padrão
Suplementos dietéticos	Complementam a dieta para melhorar a saúde e prevenir doenças	Melhoria no estado nutricional/ desfechos de saúde	ECR comparando desfechos de saúde entre usuários do suplemento e placebo
Terapia de quelantes	Remove metais pesados do corpo para tratar diversas condições	Redução nos níveis de metais pesados no corpo	ECR comparando terapia de quelantes a placebo em pacientes com intoxicação por metais pesados
Reiki	Cura por meio de transferência de energia por meio do toque ou da proximidade	Melhora do bem-estar ou alívio da dor	ECR comparando sessões de Reiki a sessões simuladas, medindo dor e bem-estar
Magnéticos	Tratam dor e outras condições por meio de campos magnéticos	Redução nos níveis de dor	ECR duplo-cego comparando o efeito de ímãs terapêuticos a ímãs simulados sobre níveis de dor

ECR: ensaio clínico randomizado; QOL: escores de qualidade de vida.

O RESPEITO À AUTONOMIA DOS PACIENTES

Imagine a seguinte situação: um paciente adulto, plenamente consciente e capaz de tomar decisões informadas, recusa-se a aceitar uma transfusão de sangue, mesmo após ser devidamente informado sobre os benefícios clínicos e os riscos da sua decisão. Ele é uma Testemunha de Jeová, e sua crença religiosa considera a transfusão uma violação dos preceitos divinos. Como médico, você sabe que a transfusão pode salvar sua vida. Ainda assim, ele diz "não". O que fazer?

A resposta não é fácil, mas é clara: o respeito à autonomia do paciente exige que essa decisão seja acatada, mesmo quando vai contra aquilo que acreditamos ser o melhor do ponto de vista clínico. Esse é um dos dilemas mais paradigmáticos da medicina moderna, no qual a ética e a evidência precisam coexistir em um equilíbrio delicado. Autonomia, nesse contexto, é um requisito secundário que se torna essencial após a existência de evidências científicas robustas que sustentem a intervenção médica proposta. Se a ciência sugere um benefício e o paciente, consciente e informado, ainda assim opta por recusar o tratamento, nosso papel é respeitar essa decisão.

No entanto, a balança ética da autonomia é bidirecional. Assim como o médico não pode impor uma decisão ao paciente, o paciente também não pode obrigar o médico a adotar ações que estejam fora dos preceitos éticos e científicos. Considere outro exemplo: um indivíduo que procura um consultório pedindo a prescrição de esteroides anabolizantes para fins estéticos. Ele argumenta que, se o médico não prescrever, ele comprará na *Deep Web* e, assim, colocará sua saúde em risco. Parece tentativa de manipular a autonomia do profissional. Mas a MBE (a verdadeira, não a que os bombólogos citam em seu Instagram) é clara: não há justificação científica ou ética para prescrever algo que pode causar danos ou que não esteja respaldado por dados robustos. O mesmo raciocínio se aplica a pedidos ainda mais absurdos, como a prescrição de substâncias ilícitas. "Se um paciente entra no consultório pedindo que prescreva cocaína, alguém o faria?", você pode se perguntar. A resposta, evidentemente, é não.

A autonomia não é um princípio absoluto que se sobrepõe a todos os outros. Ela deve coexistir com a beneficência, a não maleficência e, sobretudo, com a justiça. Permitir que o paciente decida sobre sua própria saúde não implica ceder a pedidos que comprometam a integridade da prática médica ou que desconsiderem os princípios fundamentais da ciência.

EVIDENCIALISMO SEMI-IMPERATIVO

A prática médica exige a convergência entre ciência e ética. Não se trata apenas de aplicar conhecimento técnico; é um compromisso moral, fundamentado na relação fiduciária entre médico e paciente, que reconhece a dignidade e os direitos individuais enquanto se utiliza da ciência como base para decisões clínicas. Nesse contexto, eu proponho o termo "evidencialismo semi-

-imperativo" como um arcabouço ético que integra as contribuições da MBE com os valores éticos intrínsecos à prática médica.

A palavra "imperativo" inspira-se na filosofia moral de Immanuel Kant, particularmente no conceito de "imperativo categórico", que estabelece princípios universais para guiar ações éticas.[44,45] No contexto médico, o evidencialismo semi-imperativo sustenta que adotar a abordagem científica universal para a prática médica é, em si, imperativo ético. Isso significa que a aplicação das ferramentas da ciência pós-positivista e bayesiana não é apenas desejável, mas necessária para o avanço da medicina e o benefício dos pacientes. Em contrapartida, o termo "semi" reconhece a complexidade da prática médica: nem sempre é possível ou adequado aplicar a ciência de forma rígida, especialmente diante da ausência de evidências robustas ou quando a autonomia do paciente leva a decisões contrárias àquelas sugeridas pelas melhores evidências disponíveis.

Tripartição: ciência, pseudociência e não ciência

Para avaliar eticamente uma terapia, o evidencialismo semi-imperativo parte de uma distinção fundamental entre ciência, pseudociência e não ciência. Essa tripartição não é apenas epistemológica; é também ética, pois impacta diretamente na qualidade do cuidado ao paciente e no compromisso com a verdade científica.

1. **Ciência:** inclui fenômenos mensuráveis ou observáveis que são passíveis de verificação empírica e investigação rigorosa. No campo médico, uma terapia é considerada científica quando sustentada por estudos revisados por pares, com experimentos controlados e replicáveis que comprovem eficácia e segurança. É sobre essa base que se constroem as decisões éticas e responsáveis em MBE.

2. **Pseudociência:** caracteriza-se pela falsificação da ciência, frequentemente se mascarando como legítima sem oferecer suporte empírico adequado. Terapias pseudocientíficas podem apresentar elementos mensuráveis, mas manipular dados ou argumentos para enganar. Isso é eticamente problemático, pois mina a confiança no processo científico e pode causar danos diretos aos pacientes.

3. **Não ciência:** abrange crenças, práticas ou conceitos que não pretendem ser científicos ou não se sujeitam à investigação científica. Embora possam ter importância cultural, espiritual ou filosófica, sua relevância na prática médica é limitada. O evidencialismo semi-imperativo não rejeita categorica-

mente esses elementos, mas defende que decisões clínicas sejam baseadas prioritariamente em ciência rigorosa.

No caso de tratamentos implausíveis, se seus defensores optarem por não os submeter ao escrutínio científico, eles se posicionarão em uma dessas duas categorias: pseudociência, se afirmarem que seus efeitos são "imensuráveis" e, ainda assim, tentarem se passar por científicos; ou não ciência, se reconhecerem abertamente que não se baseiam em ciência. Os médicos têm a responsabilidade ética de não se envolver com pseudociências e de rejeitar práticas que tenham como objetivo enganar pacientes.

Ciência clínica *versus* ciência pré-clínica

Outro aspecto crucial do evidencialismo semi-imperativo para avaliação de terapias é a distinção entre ciência clínica e ciência pré-clínica. Ambas têm papéis importantes no avanço da medicina, mas sua aplicação no cuidado ao paciente é significativamente diferente:

- **Ciência clínica:** representa o núcleo da MBE, com estudos randomizados controlados (RCT), observacionais, transversais e estudos de caso-controle que oferecem evidências diretas para terapias, riscos e testes diagnósticos. Esse corpo de conhecimento é essencial para a prática clínica, pois fornece protocolos, diretrizes e estratégias terapêuticas baseadas em evidências sólidas.
- **Ciência pré-clínica:** envolve pesquisas iniciais sobre processos biológicos, substâncias e desfechos substitutos. Embora essencial para o progresso científico, não é apropriada como base para decisões clínicas, pois não passou pelos testes rigorosos necessários para validar sua segurança e eficácia em humanos. Estudos pré-clínicos devem permanecer no domínio das publicações acadêmicas e dos laboratórios até que avancem para estudos clínicos robustos.

Por essa razão, o uso de dados exclusivamente pré-clínicos na prática médica é epistemologicamente falho e eticamente inadequado. O compromisso do médico deve ser com evidências aplicáveis e validadas, garantindo que decisões sejam informadas por ciência clínica de alta qualidade.

Por que "semi"?

A incorporação do termo "semi" é um reconhecimento das limitações práticas da ciência e um chamado para que médicos exerçam empatia, humildade e adesão a princípios morais universais. A prática da medicina transcende a técnica; ela exige uma abordagem que integre ciência e humanidade, garantindo que o cuidado ao paciente seja não apenas eficaz, mas também ético e compassivo. E, principalmente, que respeite a autonomia do paciente.

Em última análise, o evidencialismo semi-imperativo busca estabelecer um princípio universal para a prática médica, equilibrando rigor científico e valores éticos. Ele não é apenas uma metodologia; é uma filosofia que reforça o papel da medicina como uma ciência moral a serviço da saúde e da dignidade humana.

CONCLUSÃO

A prática da medicina enfrenta desafios que vão muito além do domínio técnico-científico, exigindo, muitas vezes, reflexões éticas e um equilíbrio delicado entre ciência, moralidade e o respeito à autonomia dos pacientes. Ao longo deste capítulo, exploramos alguns dilemas que ilustram as complexidades da MBE aplicada na prática. Desde a esperança e os perigos do uso compassivo de medicamentos experimentais até os riscos da pseudociência e da medicina complementar, cada exemplo ressalta a necessidade de decisões fundamentadas em evidências sólidas e integradas a um compromisso ético inabalável.

A evidência deve sempre ser a base da tomada de decisão clínica, mas sua aplicação exige sensibilidade ética e respeito pela autonomia do paciente. É crucial que médicos sejam treinados para interpretar criticamente a ciência, mas também para rejeitar a pseudociência e reconhecer os limites de sua atuação diante de escolhas pessoais informadas. A prática da medicina é tanto uma arte quanto uma ciência moral, que requer compromisso com a verdade, empatia e a constante busca por harmonia entre o que sabemos e o que devemos fazer.

REFERÊNCIAS

1. van Geel BM, Assies J, Haverkort EB, Koelman JH, Verbeeten B, Wanders RJ, et al. Progression of abnormalities in adrenomyeloneuropathy and neurologically asymptomatic X-linked adrenoleukodystrophy despite treatment with "Lorenzo's oil". J Neurol Neurosurg Psychiatry. 1999;67(3):290-9.

2. Moser H, Dubey P, Fatemi A. Progress in X-linked adrenoleukodystrophy. Curr Opin Neurol. 2004;17(3):263-9.
3. Semmler A, Köhler W, Jung HH, Weller M, Linnebank M. Therapy of X-linked adrenoleukodystrophy. Expert Rev Neurother. 2008;8(9):1367-79.
4. Deon M, Garcia MP, Sitta A, Barschak AG, Coelho DM, Schimit GO, et al. Hexacosanoic and docosanoic acids plasma levels in patients with cerebral childhood and asymptomatic X-linked adrenoleukodystrophy: Lorenzo's oil effect. Metab Brain Dis. 2008;23(1):43-9.
5. Rasko J, Power C. Dr Con Man: the rise and fall of a celebrity scientist who fooled almost everyone. The Guardian. 2017 Sep 1. Disponível em: https://www.theguardian.com/science/2017/sep/01/paolo-macchiarini-scientist-surgeon-rise-and-fall. Acesso em: 17 maio 2025.
6. Holmes D. Paolo Macchiarini: crossing frontiers. Lancet. 2012 Mar 20;379(9819):886.
7. Eggertson L. Lancet retracts 12-year-old article linking autism to MMR vaccines. CMAJ. 2010;182(4):E199-200.
8. De Block A, Delaere P, Hens K. Philosophy of science can prevent manslaughter. J Bioeth Inq. 2022;19(4):537-43.
9. Pesquisador acredita que substância desenvolvida na USP cura o câncer. G1. 2015. Disponível em: https://g1.globo.com/sp/sao-carlos-regiao/noticia/2015/08/pesquisador-acredita-que-substancia-desenvolvida-na-usp-cura-o-cancer.html. Acesso em: 17 maio 2025.
10. USP divulga esclarecimento sobre a substância fosfoetanolamina. Jornal da USP. 205. Disponível em: https://jornal.usp.br/institucional/press-release/usp-divulga-esclarecimento-sobre-a-substancia-fosfoetanolamina/. Acesso em: 17 maio 2025.
11. STF libera acesso a suposta substância contra o câncer. UOL. 2015. Disponível em: https://noticias.uol.com.br/ultimas-noticias/agencia-estado/2015/10/09/stf-libera-acesso-a-suposta-substancia-contra-o-cancer.htm. Acesso em: 17 maio 2025.
12. STF determina entrega de cápsulas da USP para paciente com câncer do Rio. G1. 2015. Disponível em: https://g1.globo.com/sp/sao-carlos-regiao/noticia/2015/10/stf-determina-entrega-de-capsulas-da-usp-para-paciente-com-cancer.html. Acesso em: 17 maio 2025.
13. Pondé N, de Azambuja E, Ades F. Phosphoethanolamine and the danger of unproven drugs. Ecancermedicalscience. 2016;10:681.
14. Opinião: Fosfoetanolamina traz esperança. Alesp. 2015. Disponível em: https://www.al.sp.gov.br/noticia/?id=368501. Acesso em: 17 maio 2025.
15. Pacientes que usaram a fosfoetanolamina relatam melhora e até a cura do câncer. YouTube. 2016. Disponível em: https://www.youtube.com/watch?v=oCYvp7hgknk. Acesso em: 17 maio 2025.
16. Fosfoetanolamina: Dilma sanciona lei que libera "pílula do câncer". G1. 2016. Disponível em: https://g1.globo.com/bemestar/noticia/2016/04/para-evitar-desgaste-dilma-sanciona-lei-que-libera-pilula-do-cancer.html. Acesso em: 17 maio 2025.
17. "Profunda preocupação", diz Anvisa sobre liberação da fosfoetanolamina. G1. 2016. Disponível em: https://g1.globo.com/sp/sao-carlos-regiao/noticia/2016/04/anvisa-expressa-profunda-preocupacao-com-liberacao-da-fosfoetanolamina.html. Acesso em: 17 maio 2025.

18. Estudo sobre fosfoetanolamina é suspenso por não constatar benefício. Sociedade Brasileira de Oncologia Clínica (SBOC). 2017. Disponível em: https://sboc.org.br/noticias/item/826-estudo-sobre-fosfoetanolamina-e-suspenso-pornao-constatar-beneficio. Acesso em: 17 maio 2025.

19. Stokel-Walker C. Ivermectin buyers clubs. New Sci. 2021;251(3355):8-9.

20. Dallas Buyers Club. Truth Entertainment (II), Voltage Pictures, r2 films; 2013.

21. Saravolatz LD, Winslow DL, Collins G, Hodges JS, Pettinelli C, Stein DS, et al. Zidovudine alone or in combination with didanosine or zalcitabine in HIV-infected patients with the acquired immunodeficiency syndrome or fewer than 200 CD4 cells per cubic millimeter. Investigators for the Terry Beirn Community Programs for Clinical Research on aids. N Engl J Med. 1996;335(15):1099-106.

22. Dyer O. Covid-19: Mexico City gave ivermectin kits to people with covid in "unethical" experiment. BMJ. 2022;376:o453.

23. Cohen L. "They said they were vitamins": inmates in Arkansas jail say they were unknowingly given ivermectin to treat covid-19. CBS News. 2021. Disponível em: https://www.cbsnews.com/news/covid-19-ivermetin-arkansas-jail-inmates-vitamins/. Acesso em: 17 maio 2025.

24. Médicos entregam carta ao Presidente defendendo tratamento precoce contra a Covid-19. Planalto. 2020. Disponível em: https://www.gov.br/planalto/pt-br/acompanhe-o-planalto/noticias/2020/08/medicos-entregam-carta-ao-presidente-defendendo-tratamento-precoce-contra-a-covid-19. Acesso em: 17 maio 2025.

25. Davey M, Kirchgaessner S. Surgisphere: mass audit of papers linked to firm behind hydroxychloroquine Lancet study scandal. The Guardian. 2020 Jun 10. Disponível em: https://www.theguardian.com/world/2020/jun/10/surgisphere-sapan-desai-lancet-study--hydroxychloroquine-mass-audit-scientific-papers. Acesso em: 17 maio 2025.

26. Barraud D, Besançon L, Bik EM, Billy E, Clarot F, Frank F, et al. Why the article that led to the widespread use of hydroxychloroquine in covid-19 should be retracted. Therapie. 2023;78(4):437-40.

27. Frank F, Florens N, Meyerowitz-katz G, Barriere J, Billy É, Saada V, et al. Raising concerns on questionable ethics approvals: a case study of 456 trials from the Institut Hospitalo--Universitaire Méditerranée Infection. Research Integrity and Peer Review. 2023;8(1):9.

28. Didier Raoult: "Le médecin peut et doit réfléchir comme un médecin, et non pas comme un méthodologiste". Le Monde. 2020 Mar 25. Disponível em: https://www.lemonde.fr/idees/article/2020/03/25/didier-raoult-le-medecin-peut-et-doit-reflechir-comme-un--medecin-et-non-pas-comme-un-methodologiste_6034436_3232.html. Acesso em: 17 maio 2025.

29. Processo-Consulta CFM n. 2 – 4_2020.pdf. Disponível em: https://sistemas.cfm.org.br/normas/visualizar/pareceres/BR/2020/4. Acesso em: 17 maio 2025.

30. García-Albéniz X, Del Amo J, Polo R, Morales-Asencio JM, Hernán MA. Systematic review and meta-analysis of randomized trials of hydroxychloroquine for the prevention of covid-19. Eur J Epidemiol. 2022;37(8):789-96.

31. Ioannidis JPA. Why most published research findings are false. PLoS Medicine. 2005;2(8):e124-e124.

32. Briggs JP, Killen J. Perspectives on complementary and alternative medicine research. JAMA. 2013 Aug 21;310(7):691-2.

33. Werneke U, Earl J, Seydel C, Horn O, Crichton P, Fannon D. Potential health risks of complementary alternative medicines in cancer patients. Br J Cancer. 2004;90(2):408-13.

34. Johnson SB, Park HS, Gross CP, Yu JB. Use of alternative medicine for cancer and its impact on survival. J Natl Cancer Inst. 2018;110(1).

35. Kim SY, Kim KS, Park JH, Shin JY, Kim SK, Park JH, et al. Factors associated with discontinuation of complementary and alternative medicine among Korean cancer patients. Asian Pac J Cancer Prev. 2013;14(1):225-30.

36. Teixeira MZ, Chin AL, Martins M de A. Homeopathy and acupuncture teaching at Faculdade de Medicina da Universidade de São Paulo: the undergraduates' attitudes. Sao Paulo Med J. 2005;123:77-82.

37. Levy D, Gadd B, Kerridge I, Komesaroff PA. A gentle ethical defence of homeopathy. J Bioeth Inq. 2015;12(2):203-9.

38. De Simone J. Reductionist inference-based medicine, i.e. EBM. J Eval Clin Pract. 2006;12(4):445-9.

39. Van Denend J, Ford K, Berg P, Edens EL, Cooke J. The body, the mind, and the spirit: including the spiritual domain in mental health care. J Relig Health. 2022;61(5):3571-88.

40. Souza EPV de, Peixoto MAP. Crenças Epistemológicas e o Processo de Aprendizagem da Homeopatia. Rev Bras Educ Med. 2015;39:218-25.

41. Ernst E. How the public is being misled about complementary/alternative medicine. J R Soc Med. 2008;101(11):528-30.

42. Winterson J. In defence of homeopathy. The Guardian. 13 de novembro de 2007. Disponível em: https://www.theguardian.com/lifeandstyle/2007/nov/13/healthandwellbeing.health. Acesso em: 17 maio 2025.

43. Ernst E. The "dirty tricks" experience can play on us. Postgraduate Medical Journal. 2007;83(978):287-8.

44. Barrow JM, Khandhar PB. Deontology. Em: StatPearls. Treasure Island: StatPearls Publishing; 2023.

45. Wiesing U. Immanuel Kant, his philosophy and medicine. Med Health Care Philos. 2008;11(2):221-36.

A filosofia *Slow Medicine*

Ana Coradazzi
David de Andrade Nunes

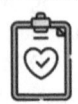

COM ESTE CAPÍTULO VOCÊ VAI...

- Familiarizar-se com a filosofia de trabalho proposta pelo movimento *Slow Medicine*.
- Entender os princípios básicos para o exercício de uma medicina mais sóbria, respeitosa e justa.
- Aprender a adotar a *Slow Medicine* na prática diária.

INTRODUÇÃO

Quando o jornalista italiano Carlo Petrini soube do projeto de implantação de uma lanchonete de uma grande cadeia de *fast-food* em plena Piazza di Spagna, em Roma, algo dentro dele se indignou. A proposta de um lanche rápido, padronizado e pouco saudável lhe parecia uma espécie de heresia em meio a uma *piazza* onde as pessoas costumavam sentar-se sem pressa para degustar um bom café enquanto conversavam com amigos e celebravam a vida. Sua indignação resultou num grande movimento mundial chamado *Slow Food*, que propõe o resgate da alimentação como experiência humana essencial, contemplando bem mais que a simples ingesta de nutrientes e valorizando os aspectos sociais, emocionais e ambientais do ato de comer.

Alguns anos depois, o cardiologista italiano Alberto Dolara enxergou no movimento *Slow Food* muitos paralelos com a prática médica atual, pautada pela pressa, a superficialidade, os excessos tecnológicos e a desumanização da atividade. Com base nessa visão, ele usou pela primeira vez o termo *Slow Me-*

dicine, chamando a atenção para a necessidade premente de uma medicina mais sóbria, respeitosa e justa.[1] Desde então, o movimento *Slow Medicine* vem se alastrando pelo mundo, tendo um de seus braços mais robustos no Brasil, onde foi traduzido como Medicina Sem Pressa.[2]

A FILOSOFIA *SLOW MEDICINE*

Longe de construir-se sobre a ideia simplista de uma prática assistencial morosa, a *Slow Medicine* traduz-se pela proposta de um cuidado mais adequado às pessoas, aos sistemas de saúde e ao meio ambiente. Isso requer uma mudança de olhar, uma forma diferente de exercer as profissões relacionadas à saúde. Cabe ressaltar que, apesar do termo *Slow Medicine*, a filosofia *slow* não se aplica estritamente a médicos, mas a qualquer profissional da área da saúde.

Trata-se de uma prática **sóbria**, na medida em que é fortemente conduzida pelas evidências científicas, utilizando-as com critério e levando em conta a experiência do profissional e os valores/expectativas do paciente. Uma rigorosa postura ética também faz parte da filosofia *slow*, caracterizando-a como uma postura **respeitosa**, que mantém as necessidades do paciente sempre no centro do cuidado. Além disso, uma profunda consciência dos limites do conhecimento científico (também das limitações pessoais) permeia a prática dos profissionais *slow*, abstendo-os de prescrever tratamento fúteis ou de eficácia duvidosa, em especial se houver risco considerável ao paciente (inclusive toxicidade financeira), e atuando no sentido de oferecer um cuidado adequado (nem mais, nem menos que o necessário). Isso se traduz em uma prática mais **justa**.[3,4]

Mas não se trata meramente da atividade profissional em si. O profissional *slow* também é, em sua essência, um educador, utilizando-se de sua capacidade de comunicação para promover conhecimento e estimular a participação de todos na saúde das pessoas. E, do ponto de vista dos relacionamentos interpessoais, exercita a empatia e a compaixão como ferramentas de trabalho, utilizando-as para manter o cuidado das pessoas no nível mais satisfatório e eficaz possível.

O tempo como aliado

O tempo escasso é hoje um problema bem conhecido pelos profissionais da saúde. A exigência de alta produtividade e de celeridade nos diagnósticos e condutas tem levado médicos e outros profissionais a avaliações superficiais e apressadas, muitas vezes pautadas pela negligência ao contexto de vida das pessoas.[5] Essa realidade não se restringe ao cenário da saúde, sendo um desafio em todas as áreas da vida humana. No entanto, no que tange aos cuidados em saúde, a pressa pode paradoxalmente resultar em desperdício de um tempo valioso, incorrendo em diagnósticos incorretos e estratégias ineficazes ou fúteis.

A *Slow Medicine* compreende o tempo como uma ferramenta essencial para sua prática. Longe de significar algum tipo de lentidão, o termo *slow* aqui significa a ausência de pressa: "*il tempo giusto*" em italiano. É por isso que o termo *Slow Medicine* é mais bem traduzido como Medicina Sem Pressa. A ideia central é o uso sábio do tempo, mais relacionado com a maior profundidade do tempo do que com sua duração específica.[6]

Nessa lógica, o profissional mantém-se alerta para que as etapas essenciais para uma avaliação adequada não sejam negligenciadas (uma anamnese que contenha as informações importantes, a compreensão do contexto do paciente, o exame físico, o raciocínio clínico e a discussão das possibilidades de conduta). Ao mesmo tempo, o desperdício de tempo precisa ser evitado (como a solicitação de exames desnecessários que resultarão em achados irrelevantes para o paciente e/ou em condutas inúteis).

Trata-se ainda de desenvolver a habilidade da administração do tempo. Podemos investir mais tempo em um caso mais complexo e reduzir o tempo investido em um caso mais simples, viabilizando um tempo médio das consultas bastante aceitável. Também podemos levar em conta a horizontalidade do tempo: podemos dividir as diversas demandas do paciente no decorrer de várias consultas, construindo uma relação de confiança que nos permitirá avaliá-lo de forma mais adequada. O mais importante é que o profissional tente fazer o melhor possível com o tempo disponível.

Mesmo em cenários onde as condutas exigem rapidez, como as salas de emergência, por exemplo, o tempo pode ser utilizado de forma mais sensata. Podemos treinar nossa forma de raciocinar para que nos mantenhamos atentos à pertinência de cada diagnóstico ou conduta, nos fazendo perguntas como "Há algum outro diagnóstico possível?", "Esta conduta é a mais adequada neste contexto?" ou "O que estou fazendo é proporcional à demanda do paciente?". São perguntas que podem ser feitas em segundos e que possibilitam ao profissional não perder o foco no diagnóstico correto e na estratégia que mais beneficie o paciente.

É sempre bom lembrar que, tanto para a elaboração de diagnóstico quanto para a construção de estratégias terapêuticas, um "tempo de amadurecimento" é indispensável. A saúde humana está permeada de situações para as quais simplesmente não temos a capacidade de lidar sem que o tempo nos mostre mais informações. Não se trata de luxo, mas de uma necessidade fundamental da prática assistencial. Mais do que algo que nos limita ou oprime, o tempo para a *Slow Medicine* é um grande aliado que pode expandir e potencializar nossas capacidades.[6]

Individualidade *versus* generalização

Vivemos tempos em que muito se fala sobre "medicina individualizada", na qual os tratamentos levam em consideração características muito específicas das doenças (como perfis moleculares e genéticos, entre outros). Nós nos esmeramos em compreender os aspectos biológicos dos males físicos, aprendendo em profundidade seus mecanismos de ação e, claro, como combatê-los. Nossos estudos clínicos (e as diretrizes de conduta decorrentes de seus resultados) são a expressão máxima de nosso apreço pela compreensão, mensuração e experimentação relacionadas à biologia humana. O desafio é que, em meio à empolgação de compreender as doenças de cuja existência nossos antepassados nem suspeitavam, temos negligenciado os humanos acometidos por elas. Temos com frequência confundido nossos dados científicos e diretrizes com "receitas de bolo", as quais devem ser rigorosamente seguidas a ponto de pacientes precisarem se adequar a elas a qualquer custo. Essa tem se mostrado uma péssima estratégia. Nosso papel é adequar nosso conhecimento científico às necessidades das pessoas, e não o contrário.[7]

É evidente que a biologia é um aspecto central da saúde humana, mas justamente por compreendê-la melhor nos dias de hoje é que devemos nos dar conta de quão heterogênea, variável, incerta e surpreendente ela pode ser entre os indivíduos. É necessário lembrar que as doenças podem se comportar de forma absolutamente distinta em pessoas, contextos e fases da vida diferentes. Esse cuidado nos permite praticar uma medicina genuinamente individualizada, na qual os aspectos biológicos individuais sejam levados em conta, assim como os aspectos sociais, psicológicos, culturais, financeiros, espirituais e quaisquer outros que possam impactar a vida das pessoas de quem cuidamos. O contexto pode, inclusive, ser mais decisivo do que a própria doença ao desenharmos uma estratégia de cuidado. Uma medicina realmente individualizada é mais sobre o indivíduo do que sobre as doenças que o afetam.

O princípio *slow* da individualização valoriza as particularidades que possam, de alguma maneira, impactar a evolução, o tratamento e o desfecho de doenças, e isso inclui a maneira como as pessoas vivem, suas crenças, seus valores, seu passado, suas expectativas. Ele é ancorado na singularidade das pessoas, tanto em seu aspecto biológico quanto em todos os outros prismas pelos quais podemos ser compreendidos. Adotar diretrizes de conduta indiscriminadamente é o mesmo que seguir um mapa sem saber aonde se quer chegar. Seguir sem rumo, quando se trata de saúde, pode ser catastrófico.[6]

Autonomia e autocuidado

Muito se tem falado sobre o respeito à autonomia dos pacientes como pilar essencial da medicina moderna. Paradoxalmente, negligenciamos com frequência surpreendente essa autonomia em nome das evidências científicas e, sobretudo, da construção de um sistema que coloca o profissional da saúde no papel de detentor do conhecimento, o único capacitado a decidir o que deve ser feito. Fazemos isso como consequência de uma formação profissional pautada pela lógica do tratamento de doenças e não pelo atendimento às necessidades dos pacientes.[6]

Diante de uma situação clínica específica, entendemos que estamos compartilhando decisões com os pacientes ao seguir dois caminhos: indicar a conduta que proporcione os melhores resultados de acordo com a literatura, explicando com esmero seus benefícios e riscos, ou oferecer ao paciente as opções disponíveis para que ele decida que estratégia prefere adotar. Embora à primeira vista ambos os caminhos pareçam confluir para o respeito à autonomia dos pacientes, nenhum deles o faz. O primeiro porque não leva em conta as necessidades individuais e o contexto do paciente, impondo condutas baseadas exclusivamente nos dados científicos, que podem não fazer sentido para ele. O segundo porque oferece opções para as quais o paciente não tem condições reais de tomar uma decisão consciente e adequada.

O princípio *slow* da autonomia e autocuidado enxerga o compartilhamento de decisões como um processo dinâmico e contínuo, que se constrói a partir de três etapas básicas:

1. Compreender as necessidades (biológicas, sociais, emocionais ou quaisquer outras) do paciente e desenhar uma espécie de mapa de seus valores e expectativas (utilizando perguntas relacionadas à pessoa, não à doença).
2. Buscar, nos dados disponíveis da literatura profissional, as estratégias que julgarmos mais compatíveis com esses valores, necessidades e expectativas.
3. Propor ao paciente as estratégias que nos pareçam mais adequadas, explicando de forma compreensível e buscando sua concordância, inclusive acatando eventuais ajustes nas propostas ou até mesmo a completa recusa delas, o que nos faz retornar à primeira etapa e recomeçar o processo. O processo só termina quando um consenso se estabelece.

Não podemos pensar em autonomia se não garantirmos as bases para que as decisões tomadas sejam as melhores possíveis para aquele indivíduo, o que significa serem as mais compatíveis com seu contexto de vida, seus objetivos, expectativas e valores. Essas bases envolvem, sim, informação técnica, mas uma informação que faça sentido para as pessoas. Oferecer opções cheias de termos técnicos pomposos e ininteligíveis equivale a estender ao paciente um menu escrito em sânscrito e pedir que ele escolha o que deseja para o almoço. É uma falsa autonomia. Pior: é uma autonomia perigosa. Autonomia sem compreensão não existe, é apenas uma enganação para eximir o profissional da saúde da responsabilidade dos prováveis insucessos.[6]

A mesma lógica se aplica ao estímulo ao autocuidado. A atenção à própria saúde só é eficaz quando as orientações recebidas dos profissionais da saúde fazem sentido para as pessoas. É necessário que tenhamos conhecimento a respeito do que motiva cada indivíduo para que nossas propostas e orientações sejam compreendidas e adotadas. As pessoas tendem a ser muito mais proativas em relação à sua saúde quando percebem uma relação de parceria e interesse por parte dos profissionais. Quando sua autonomia é genuinamente respeitada, suas decisões são mais sensatas e eficientes.

Saúde: bem mais que a ausência de doenças

Nossa compreensão atual da saúde tem sido distorcida no decorrer das décadas por muitos motivos que fogem ao escopo deste capítulo, mas que têm nos levado a acreditar que uma pessoa saudável é aquela que não tem nenhuma doença. Essa busca por um inalcançável corpo isento de doenças nos leva a realizar intermináveis *checkups* de utilidade duvidosa e até a utilizar estratégias potencialmente duvidosas, como o uso indiscriminado de suplementos e vitaminas. Mesmo conceitos menos utópicos de saúde, como o proposto pela Organização Mundial da Saúde (OMS) – "a saúde é um estado de completo bem-estar físico, mental e social e não apenas a mera ausência de doença" –, sugerem a necessidade de um ideal pouco provável no qual todos os aspectos das nossas vidas estarão bem resolvidos e alinhados. Na prática, a realidade é outra.

É claro que a sensação de bem-estar com a própria vida é desejável, mas é ilusório ignorar o fato de que as doenças fazem parte da vida e que podemos ser saudáveis mesmo na presença de algumas doenças. Esse é um aspecto importante da visão *slow* para essa questão: saúde e doença não são excludentes, são apenas partes da vida normal de um ser vivo. Não precisamos classificar as pessoas em "saudáveis" ou "doentes", provocando angústias e frustrações inúteis. As condições "saudável" e "doente" podem se alternar no mesmo indivíduo ao longo do tempo, e até mesmo coexistir. Talvez seja mais interessante pensarmos na saúde como uma compreensão individual do que é necessário para que cada pessoa se sinta confortável, satisfeita e feliz.[6]

A *Slow Medicine* define o conceito positivo de saúde como aquela condição em que a pessoa apresenta um nível de bem-estar físico, mental e social suficiente para permitir que ela goze de uma vida plena e possa realizar as aspirações que todo ser humano tem em cada fase da vida, independentemente dos diagnósticos clínicos que eventualmente tiver recebido. Nosso papel como profissionais *slow* é reconhecer e tratar de forma sóbria, justa e respeitosa aqueles problemas clínicos que ameacem o bem-estar das pessoas e permitir que cada "doente" seja o mais saudável possível.[6]

Prevenção, qualidade de vida e bem-estar

As questões relacionadas à prevenção de doenças costumam vir sempre acompanhadas de controvérsias. Se, por um lado, parece altamente desejável que atuemos no sentido de evitar que as doenças se instalem (ou pelo menos que se agravem), por outro as estratégias "preventivas" podem nos levar a fazer diagnósticos de condições que jamais nos fariam mal (sobrediagnóstico) e, consequentemente, a instituirmos tratamentos inúteis e até mesmo deletérios (sobretratamento). Em um mundo ideal, seríamos capazes de adotar estratégias voltadas a evitar apenas as doenças potencialmente graves e que, se diagnosticadas precocemente, fossem passíveis de cura. Mas, na prática, nossas estratégias são pouco específicas, e acabamos diagnosticando de tudo um pouco. Exames de rastreamento muito sensíveis acabam enxergando problemas onde eles não existem. Em contrapartida, exames muito específicos deixam passar despercebidos muitos problemas reais. Infelizmente, não é fácil aumentar um sem reduzir o outro.[6]

É importante lembrar que "prevenção" abrange algumas situações muito distintas. Na prevenção primária, estamos falando de estratégias que reduzam o risco ou até mesmo eliminem a possibilidade de desenvolvermos algumas doenças: dieta saudável, atividades físicas regulares, evitar tabagismo e etilismo, vacinação, entre outras. Na prevenção secundária, nosso foco é detectar precocemente condições subclínicas em fase inicial, minimizando assim seu impacto na saúde das pessoas: algumas estratégias de rastreamento de câncer até a aferição da pressão arterial entram nesse grupo. E há ainda a prevenção terciária, cujo objetivo é minimizar o impacto de doenças já instaladas na qualidade de vida dos pacientes: medidas para reduzir as chances de infarto em alguém que já tem doença cardiovascular, por exemplo.

O objetivo central é sempre melhorar a vida das pessoas, evitando, postergando ou minimizando o sofrimento que possa resultar de suas condições de saúde. Esse ponto é muito importante, visto que aumenta a percepção de nossa responsabilidade: nas boas estratégias de prevenção, os potenciais ganhos são obrigatórios, enquanto os possíveis danos devem ser nulos, mínimos ou, na pior das hipóteses, proporcionais aos ganhos obtidos. Não há espaço para imprudência.[6]

A *Slow Medicine* chama ainda a atenção para as estratégias preventivas primordiais, que não se restringem ao indivíduo, e envolvem a todos nós como sociedade. Estamos falando de medidas coletivas que visem à melhoria das condições de vida das pessoas: acesso a alimentos saudáveis, condições sanitárias básicas, redução da poluição, direito ao lazer e à educação, preservação do meio ambiente. Construir um ambiente em que toda a comunidade tenha condições dignas de vida talvez seja a estratégia de prevenção mais impactante de todas.

Segurança em primeiro lugar

Talvez o mais sábio e conhecido conselho hipocrático seja a máxima "Primum non nocere" (Em primeiro lugar, não causar dano). Não é difícil compreender sua importância e até obviedade: em se tratando da saúde das pessoas, causar-lhes dano quando nosso objetivo maior é promover e melhorar sua saúde seria um resultado altamente indesejável. No entanto, os tempos atuais têm revelado uma faceta preocupante da prática médica na qual, em nome da pressa, da falta de cuidado, da interpretação incorreta de dados científicos, de interesses financeiros e até mesmo da incompetência profissional, temos frequentemente submetido os pacientes a exames, tratamentos e procedimentos que resultam em mais malefícios que benefícios.[7]

É claro que qualquer intervenção médica traz atrelado a ela algum risco para o paciente. O ponto central do preceito hipocrático não é a abstenção de toda e qualquer intervenção em nome da segurança absoluta, mas sim no raciocínio sensato e cuidadoso a respeito do equilíbrio entre os riscos e benefícios de nossas estratégias, abrangendo desde a maneira como nos comunicamos com os pacientes até a indicação de um procedimento cirúrgico de alta complexidade. Tendemos – tanto os profissionais quanto os pacientes – a supervalorizar os benefícios e a subvalorizar os riscos, e isso é perigoso.

Para a *Slow Medicine*, o exercício de pesar com serenidade os potenciais riscos e benefícios de cada conduta constitui a base de uma prática sóbria, exigindo uma profunda consciência das necessidades dos pacientes, dos riscos a serem evitados e, principalmente, dos limites da medicina.[8] É essa postura comedida, responsável e sem pressa que evita a negligência, a imperícia e a imprudência. É ela que impede a instalação de verdadeiras cascatas iatrogênicas, nas quais procedimentos e medicamentos vão se somando ao longo de semanas, meses, anos e mesmo décadas, transformando a rotina das pessoas em uma agenda infinita de consultas, exames e comprimidos. Paradoxalmente, a saúde das pessoas não tem melhorado significativamente. A vida humana vem sendo conduzida mais pela sobrevida do que pela vida em si.

Uso parcimonioso da tecnologia

"Fazer mais não significa necessariamente fazer melhor." É a partir desse preceito que a *Slow Medicine* propõe que o uso da tecnologia disponível seja parcimonioso. Não se trata de uma posição contrária ao desenvolvimento e utilização dos avanços da ciência, que indiscutivelmente já nos trouxeram benefícios impressionantes. O que a *Slow Medicine* preconiza é que preservemos a racionalidade em sua utilização, evitando principalmente o sobrediagnóstico e o sobretratamento, ambos potencialmente deletérios para os pacientes e para os sistemas de saúde.

O uso excessivo da tecnologia acarreta alguns problemas importantes. O primeiro é nossa tendência humana a acreditar que tudo o que é novo e moderno é intrinsecamente melhor, o que nos faz abandonar de bom grado práticas já consagradas em nome da modernidade. O problema disso é que boa parte das "novidades" traz pouco ou nenhum benefício real (e em geral acarreta maior custo), por vezes até se mostrando deletérias com o passar do tempo. Cabe a nós manter a cautela antes de adotá-las e repensá-las continuamente.

Uma segunda questão é a maneira como desenvolvemos e divulgamos nossos achados tecnológicos em saúde, frequentemente nos utilizando de estudos enviesados e que escondem interesses bem distantes dos benefícios reais à saúde das pessoas. E um terceiro ponto é a finitude dos recursos disponíveis em nossos sistemas de saúde: ao utilizarmos tecnologias pouco úteis e mais caras para alguns, a outros faltará o básico. O uso parcimonioso da tecnologia diz respeito a não utilizarmos tudo para todos, e sim o necessário para cada um.[6]

Paixão & compaixão

Um dos mais belos princípios da *Slow Medicine* diz respeito a uma prática profissional movida pela paixão e pela compaixão. Trabalhar com paixão implica o vívido interesse, admiração e entusiasmo pela atividade que exercemos, tornando-a um ideal de vida, uma aspiração maior, uma oportunidade de evolução humana. É um encantar-se diário pelo que se pratica. Estamos falando de enxergar um significado maior na prática profissional, que transborda a atividade técnica para colocar-se no plano da missão de vida. É a paixão que nos permite superar o convívio diário com o sofrimento humano, as dificuldades estruturais, as carências, a miséria, a dor. É ela que nos impulsiona a agir em prol do benefício das pessoas. A paixão nos impregna de um sentimento de utilidade, de propósito de vida, de pertencimento a algo maior que nós. É ela que nos faz persistir.[6]

A compaixão, diferente da paixão, refere-se à capacidade humana de sentir empatia pela dor alheia e agir para aliviá-la. A compaixão implica ação, não se restringindo à piedade e não se contentando em enxergar e compreender o sofrimento do outro. Como profissionais da saúde, temos ferramentas para a ação. Temos acesso a informações íntimas, sigilosas e valiosas sobre as causas do sofrimento. Temos a oportunidade de compreendê-las e estudá-las. E temos o conhecimento necessário para agir. Como profissionais de saúde, somos primordialmente seres compassivos.

A *Slow Medicine* entende que tanto a paixão quanto a compaixão são essenciais à prática profissional e devem ser não apenas aprendidas e desenvolvidas como também administradas. A paixão não pode ser excessiva a ponto de nos submetermos a situações de trabalho degradantes em nome de nossa "missão". Da mesma forma, a compaixão não deve nos dominar a ponto de paralisar nossas ações e de nos levar aos sombrios caminhos do *burnout*. Cabe a nós encontrar o caminho do meio entre cuidar do outro e cuidar de nós mesmos: somos humanos cuidando de outros humanos.

REFERÊNCIAS

1. Dolara A. Invito ad una "slow medicine" [Invitation to "slow medicine"]. Ital Heart J Suppl. 2002;3(1):100-1.
2. Slow Medicine Brasil. Home page. Disponível em: www.slowmedicine.com.br. Acesso em: 17 maio 2025.
3. Le parole della medicine che cambia: un dizionario critico. Roma: Il Pensiero Cientifico; 2017.

4. Il Manifesto di Slow Medicine. Disponível em: https://www.slowmedicine.it/il-manifesto-di-slow-medicine/. Acesso em: 17 maio 2025.
5. McCullough D. My Mother, your mother. New York: HarperCollins Publishers; 2009.
6. Coradazzi A, Islabão A. Slow Medicine: sem pressa para cuidar bem. São Paulo: MGM Editores; 2024.
7. Bobbio M. O doente imaginado. São Paulo: Bamboo Editorial; 2016.
8. Coradazzi A. De mãos dadas: o olhar da Slow Medicine para os pacientes oncológicos. São Paulo: MG Editores; 2021.

A estratégia *Choosing Wisely*

Alexandre Wilton Bissoli Júnior
Mariana Laranjo Gonçalves
Renato Bandeira de Mello

COM ESTE CAPÍTULO VOCÊ VAI...

- Compreender a crescente necessidade de discussão de terapias e exames complementares sob a perspectiva de agregar valor ao cuidado dos pacientes.
- Entender que a campanha *Choosing Wisely* utiliza estratégias de comunicação em saúde para incentivar o raciocínio crítico dos profissionais, por meio de recomendações direcionadas a instituições de saúde e formuladas por elas, com foco na prevenção do *overuse* e na promoção de cuidados seguros ao paciente.
- Aprender a comunicar-se com seu paciente sobre cuidados de alto valor e de melhor evidência, compreendendo as barreiras e dificuldades intrínsecas ao processo.

INTRODUÇÃO

Na última década, o debate sobre cuidados de saúde tem se concentrado em promover práticas baseadas em evidências, melhorar a segurança do paciente e oferecer atenção centrada no indivíduo. Contudo, questões relacionadas ao excesso de exames complementares e à prescrição desnecessária de tratamentos médicos ainda recebem pouca atenção,[1] apesar dos potenciais danos e desperdícios de recursos que não agregam valor aos pacientes.

Nesse contexto, a campanha *Choosing Wisely* (em tradução livre, Escolhendo Sabiamente) foi lançada nos Estados Unidos, em 2012, pela Fundação do American Board of Internal Medicine (ABIM). Seu objetivo é dialogar com pacientes e profissionais de saúde sobre testes e tratamentos que podem não trazer benefícios ou em que o risco do tratamento supera os potenciais benefícios. Em busca de eliminar desperdícios na saúde, procura priorizar a alta qualidade do cuidado, relacionando-a a seus custos diretos e indiretos. A iniciativa combina estratégias de recomendações sobre o que não fazer com a divulgação de procedimentos potencialmente desnecessários ou prejudiciais, por meio de listas de verificação, treinamento em equipe e sistemas informatizados.[2]

Um diferencial importante da *Choosing Wisely* é a descentralização das recomendações: sociedades especializadas ou instituições de saúde elaboram listas baseadas em evidências, apontando práticas excessivas em suas próprias áreas.[3-5] O sucesso inicial da campanha inspirou outros países a desenvolverem versões próprias, e, nos primeiros 5 anos de programa, mais de 80 sociedades de especialistas e 12 nações ao redor do mundo começaram suas campanhas baseadas na *Choosing Wisely*.[2]

A IMPORTÂNCIA DA CAMPANHA

O problema do exagero na saúde: exames e tratamentos desnecessários

Estudos mostram que os exames laboratoriais rotineiramente pedidos muitas vezes não têm base científica para serem solicitados, sendo impulsionados por variados fatores, como insegurança, medicina defensiva, hábito e diferentes vieses cognitivos,[6,7] em oposição a dúvidas clínicas, monitorização de algum tratamento ou doença.

Dano não intencional: o não fazer também é fazer algo por seu paciente

Profissionais de saúde sabem que grande parte dos cuidados pode, de forma não intencional, causar danos aos pacientes – como reações adversas a medicamentos, exposição cumulativa à radiação em exames de imagem, complicações ou erros durante procedimentos.[8]

O movimento pela segurança do paciente assumiu o desafio de reduzir esses desfechos adversos por meio de estratégias como listas de verificação, pacotes de medidas, treinamento em equipe, comunicação aprimorada, sistemas informatizados bem projetados, entre outras. No entanto, quando as intervenções que levam a danos aos pacientes não têm sequer indicação clínica, o foco da melhoria da qualidade assistencial deve ser, ao menos, a diminuição do cuidado desnecessário.

Fatores comuns têm contribuído para a prática médica de solicitar serviços desnecessários, incluindo as expectativas dos pacientes, o medo de perder um possível diagnóstico ou preocupações com processos por negligência, bem como incentivos financeiros relacionados a reembolsos.[9] Além disso, nas escolas médicas, os profissionais não são ensinados como explicar aos seus pacientes que eles não precisam de determinados exames ou tratamentos.

Certamente, é uma conversa desafiadora em uma era na qual, tratando-se de saúde, tendemos a entender que "mais sempre é melhor". Assim, a mudança na atitude e no comportamento dos médicos para "mais nem sempre é melhor" parece ser essencial.

Barreiras no cuidado adequado: a inércia médica e seus múltiplos vieses

Os profissionais de saúde, sobretudo os médicos, não conseguem fazer transformações sozinhos. Ao longo do tempo, criou-se uma visão de que "mais é melhor" também entre pacientes e o público. Essa perspectiva deriva do fenômeno psicológico da "ilusão de controle", na qual os seres humanos tendem a inferir causalidade onde não há. Esse fenômeno é traduzido na prática médica como "ilusão terapêutica": um entusiasmo injustificado do tratamento escolhido, tanto da parte do médico como do paciente. Assim, os profissionais acreditam que suas decisões e recursos são mais efetivos do que realmente são, promovendo, por fim, o uso irracional de recursos traduzidos em *overuse* e *overtreatment*.[10]

Desse modo, para que uma campanha como a *Choosing Wisely* seja eficaz, é essencial engajar significativamente o público-alvo. Com esforços educativos direcionados a esses grupos, busca-se promover um diálogo real sobre o uso de exames e tratamentos desnecessários e, assim, mudar suas atitudes. É importante destacar a centralidade da relação médico-paciente para ajudar os pacientes a tomarem as decisões corretas para sua situação, utilizando as palavras corretas para tanto.

Termos como "cuidado adequado", "evitar danos" e "escolhas conscientes" parecem ressoar bem com os pacientes em diversos países. No entanto, expressões como "valor", "desperdício", "sustentabilidade" e "uso de recursos limitados" podem soar problemáticas em alguns contextos, pois parecem focar mais as necessidades de uma pretensa coletividade despersonalizada do que o melhor para o indivíduo que está diante do médico. A maioria dos países descobriu que trazer a questão dos custos para a discussão diminui o engajamento tanto dos médicos quanto dos pacientes. Em contrapartida, o modelo de financiamento da saúde em cada país pode influenciar a maneira como essa mensagem é recebida. Em algumas nações, os conceitos de valor ou de redução de desperdício podem ser vistos como aceitáveis ou desejáveis pelo público.

Embora, em última análise, cada país busque gerenciar seus gastos com saúde, acredita-se que o suporte de profissionais e do público a esses conceitos seja mais facilmente alcançado como um objetivo articulado de qualidade no cuidado. Na prática, simplesmente economizar dinheiro ou fazer unicamente menos não é o objetivo da *Choosing Wisely*. O foco é oferecer cuidados de alta qualidade, prevenir danos e reduzir o uso de intervenções desnecessárias. Em alguns casos, isso pode gerar economia, enquanto em outros pode resultar em cuidados mais adequados, oportunos ou convenientes para os pacientes. Também, desimplementar cuidados de baixo valor abre oportunidades para investir em cuidados de alto valor.

Embora os médicos concordem com os princípios e com as recomendações das campanhas de seus hospitais e sociedades médicas, geralmente não os implementam de modo consistente em sua prática médica. O receio de um diagnóstico grave, porém muito improvável, passar despercebido; a medicina defensiva; a pressão de pacientes e familiares em "fazer alguma coisa" (comentários como "Fui ao médico e ele nem passou antibiótico para minha garganta") estão entre os principais motivos por trás da solicitação inadequada de exames e tratamentos, de acordo com pesquisas internacionais.[11]

Por fim, cabe mencionar uma crítica válida: seguir tais princípios não leva ao tratamento insuficiente, isto é, dá menos ao paciente do que ele precisa? Na verdade, a campanha chama a atenção para condutas claramente excessivas, sem evidência de benefício ou com expressa evidência de dano atrelado. Com essa abordagem, eliminando condutas nocivas, permite-se que tempo e recursos da comunidade médica sejam investidos na discussão das verdadeiras "polêmicas" entre especialistas e no refinamento das decisões mais complexas.

FUNDAMENTOS DA *CHOOSING WISELY*

Histórico

A campanha *Choosing Wisely International* surgiu em 2012 por meio de uma iniciativa da ABIM, inspirados no provocativo artigo publicado por Howard Brody,[12] escrito diante da reforma no sistema de saúde americano durante a administração Obama. O artigo propunha as *"Top Five list"*, que seriam compostas por cinco testes diagnósticos ou tratamentos frequentemente solicitados por profissionais de determinada especialidade que estão entre os serviços mais caros e que, com base nas evidências disponíveis, não oferecem benefícios significativos para grupos importantes de pacientes para os quais são comumente indicados. Essa lista seria um guia para identificar, dentro de cada especialidade, as intervenções que poderiam economizar mais recursos de forma rápida, sem privar os pacientes de benefícios médicos relevantes.

Em resumo, essa estratégia inovadora reestabelece o protagonismo da classe médica na decisão compartilhada, alinhada ao compromisso ético de priorizar o benefício do paciente. Ela busca equilibrar a efetividade das condutas médicas com a consideração de custos e potenciais efeitos indesejados, afastando-se de uma abordagem meramente burocrática e governamental para a contenção de custos em saúde, muitas vezes desconectada da relação médico-paciente. O objetivo central é, a partir da decisão compartilhada, oferecer ao paciente o cuidado de maior valor possível.

Value-based health care (VBHC) ou cuidado em saúde baseado em valor

O conceito criado por Michael Porter propõe transformar os sistemas de saúde para maximizar o valor entregue aos pacientes, estratégia que perpassa o custo financeiro/monetário, indo além desse. "Valor" refere-se aos resultados de saúde relevantes para o paciente (como melhora na independência funcional e na qualidade de vida) alcançados em troca dos custos desse cuidado (gasto total ao longo de toda a cadeia de valor de prestação de cuidados, como efeitos colaterais que ocorreram – físicos, psicológicos –, tempo de internação ou de reclusão, além de custos financeiros) (Figura 1).[13]

Vale lembrar que não há uma definição única de "valor". O significado desse termo é subjetivo e pode variar significativamente entre pacientes, médicos, provedores de saúde, formuladores de políticas e partes interessadas da indústria. De qualquer forma, podemos refinar nossa análise de acordo com a Comissão Europeia, que propõe uma perspectiva mais ampla sobre o conceito do cuidado em saúde baseado em valor, estruturando-o em quatro pilares: valores pessoal, técnico, social e alocativo[14] (Quadro 1).

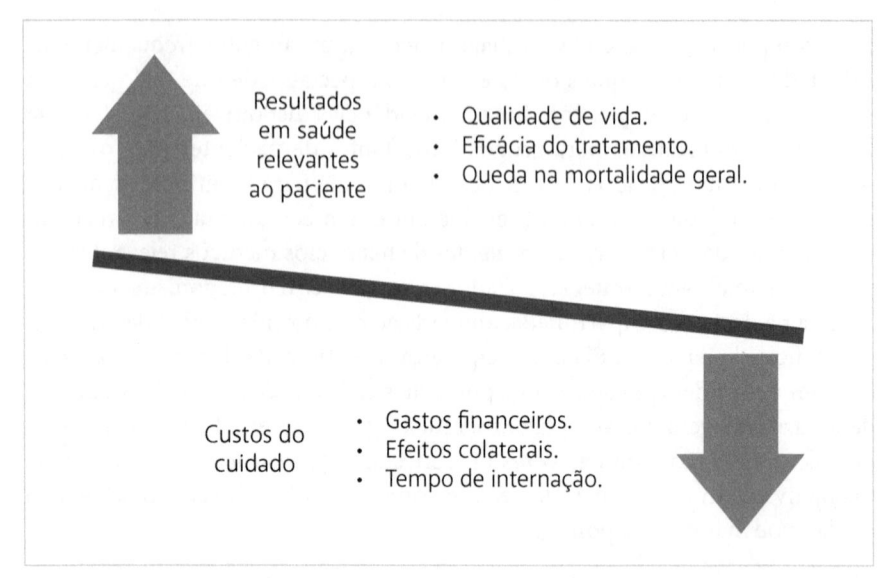

FIGURA 1 Balança do valor em saúde. A razão matemática evidencia no numerador atitudes que resultam em melhores desfechos aos pacientes, ao mesmo tempo que, no denominador, indica custos diretos e indiretos aos pacientes e ao sistema de saúde, os quais devem ser minimizados. Ao elevar o numerador e reduzir o denominador, é estabelecido o *"high value care"*, ou cuidado de alto valor.

QUADRO 1 Componente do valor segundo a Comissão Europeia*

Valor	Descrição
Pessoal	Busca oferecer cuidado apropriado, com os melhores resultados possíveis, para alcançar desejos/objetivos pessoais
Técnico	Busca alcançar os melhores desfechos com os recursos disponíveis
Social	Busca a contribuição dos cuidados de saúde para aumentar a participação social e a conexão entre as pessoas, o que contribui para uma sociedade mais integrada e colaborativa
Alocativo	Busca a distribuição equitativa de recursos entre os grupos de pacientes

* A divisão sistematizada facilita a compreensão da possibilidade de cuidados, bem como de diferentes maneiras de enxergar aquilo que traz melhores resultados aos pacientes.

Uma forma de atuar para deslocar a "balança de VBHC" em direção ao alto valor é evitar o uso irracional de recursos, a exposição a exames e tratamentos de baixo valor ou àqueles em que os riscos da exposição se sobrepõem aos potenciais benefícios. Todos esses objetivos estão previstos entre os alicerces da iniciativa *Choosing Wisely*.

Princípios *Choosing Wisely*

Ao propor a resolver a crescente necessidade de melhorar a qualidade do atendimento, prevenir danos e engajar médicos e pacientes em conversas sobre cuidado apropriado e de alto valor, a campanha necessitou se estruturar em torno de princípios norteadores, os quais poderiam ser replicados. Para tanto, existem algumas pedras angulares do projeto, que são apresentados no Quadro 2.

QUADRO 2 Princípios da campanha *Choosing Wisely*

Princípios	Descrição
Liderada por profissionais da saúde	Ao contrário de liderado por pagadores, governos ou sistemas de saúde; importante para aumentar a confiança entre profissionais e pacientes
Focada nos pacientes	A comunicação entre o profissional de saúde e o paciente é fundamental; o processo de tomada de decisão compartilhada é essencial para personalizar o melhor cuidado e prevenir danos ao paciente individual
Baseada em evidências	As recomendações devem ser embasadas por evidências atualizadas que demonstrem falta de benefício ou dano líquido; essencial para a credibilidade do médico perante o paciente
Multiprofissional	Enfermeiros, farmacêuticos, fisioterapeutas, fonoaudiólogos, odontólogos e demais profissionais da saúde também são fundamentais para a campanha
Transparência	Os processos utilizados para criar a lista são públicos; conflitos de interesse são declarados

* Ao estabelecer os fundamentos da campanha, múltiplos projetos podem ser derivados de um interesse e formato comum. Além de razoáveis, abarcam os conceitos de cuidado de alto valor e de medicina baseada em evidências.

As listas: é mais prático abordar "o que não fazer"

O alicerce da campanha *Choosing Wisely* são as listas de recomendações que destacam testes, tratamentos e procedimentos que médicos e pacientes devem questionar, especialmente para desbancar a ideia de "quanto mais, melhor". Essas listas são desenvolvidas em parceria com sociedades nacionais de profissionais de saúde. As recomendações têm como objetivo estimular conversas sobre o uso excessivo de recursos entre médicos e pacientes e promover a implementação dessas recomendações na prática clínica.

Desde as primeiras listas lançadas, alguns princípios norteadores foram seguidos, por exemplo:[15]

- O assunto tratado deve ser do escopo da respectiva sociedade médica.
- Ser uma ação frequentemente praticada e que pode expor pacientes a danos (financeiros e ao bem-estar do paciente), além de potencialmente não trazer benefícios.
- Recomendações devem ser baseadas em evidências.
- Processo de decisão interna transparente.

Estratégias de comunicação

Com o intuito de engajar a comunicação com pacientes e com o público em geral, a iniciativa encoraja o desenvolvimento de materiais com linguagem acessível. Além disso, com a intenção de colocar as recomendações em prática, o programa incentiva os médicos na implementação das mudanças tanto em sua atuação individual como na sistêmica. Para avaliar as alterações, orienta também que estas sejam mensuradas.

Sabemos que orientar o paciente quanto a sua condição clínica é desafiador, mas educar a classe médica parece ser um desafio ainda maior. Isso muito tem relação com a maneira como a cultura das escolas médicas propaga comportamentos, aliada a vieses psicológicos, emocionais e cognitivos, que efetivamente guiam as decisões clínicas no dia a dia. Somado a isso, observamos que cerca de 93% dos médicos admitem que tomam suas decisões baseadas na medicina defensiva.[16]

A estratégia *Choosing Wisely* busca quebrar esse paradigma por meio de "heurísticas positivas". Psicologicamente falando, é mais provável alguém ser impactado pelo que "não fazer" do que "pelo que fazer", o que já adianta a explicação de práticas que devem ser abandonadas.

Outras heurísticas que facilitam o ensino desses termos podem ser citadas:

- "Antes de concluir que certo tratamento é efetivo, busque outras explicações." Por vezes o médico é guiado pelo viés de confirmação e *"cherry picking"*, lendo e se informando por evidências que favoreçam seu ponto de vista prévio.[10]

- "Caso observe uma evidência de sucesso, procure por uma evidência de falha." Em outras palavras, procure não apenas por benefícios de suas ações, mas também por danos potenciais ou falhas inesperadas delas.[10]
- "Compreenda as expectativas do paciente." Em muitos casos, pacientes podem estar munidos de informações sobre seu provável diagnóstico, os testes possíveis de serem realizados e os tratamentos disponíveis. Contudo, cabe ao médico alinhar tais anseios com as evidências de benefício e de dano não intencional de cada intervenção (ou não intervenção), explicando em linguagem acessível tais fatores probabilísticos e customizando o plano terapêutico com os valores, o possível custo (financeiro, emocional, social) e as esperanças do paciente.

Outra maneira seria educar os profissionais desde sua formação inicial nas universidades, via mudança curricular ou contato com as práticas de alto valor e baseadas em evidências, o que é considerado fundamental segundo o tema do próximo tópico.

STARS – "*Leading from where you stand*"

Inspirado pela campanha *Choosing Wisely*, surgiu em 2015, no Canadá, o programa STARS (*Students and Trainees Advocating for Resource Stewardship*). O intuito do programa é desenvolver a capacidade de liderança entre os alunos participantes, sob o *slogan* "*Leading from where you stand*" ou, em tradução livre, "Lidere de onde quer que esteja", capacitando-os a liderar iniciativas para promoção da educação sobre o uso racional de recursos em suas escolas médicas locais. Isso decorre do fato de os currículos médicos tradicionais não cobrirem a relevância teórica e prática das ações de alto valor e danos do uso inadequado de recursos em saúde, bem como se manterem inertes diante dessas mudanças recentes no paradigma da decisão médica.

De maneira concreta, busca-se que os estudantes aprendam sobre os princípios *Choosing Wisely*, sobre liderança e defesa de causas. Com base nessa capacitação inicial, os alunos devem liderar esforços de base em suas escolas médicas locais, juntamente com professores e outros alunos, para aumentar a conscientização e defender mudanças relacionadas ao uso racional de recursos e ao cuidado em saúde de alto valor.[17] Assim, o programa lança mão de divulgação em mídias sociais, jornadas, eventos, congressos acadêmicos, pesquisas de ensino e programas de extensão.

O sucesso do grupo canadense pioneiro foi tão grande que os modelos STARS se espalharam para vários países com alto índice de desenvolvimento humano (IDH), como Estados Unidos, Holanda, Noruega, Itália, Japão e Nova Zelândia, ao longo da década passada, sendo também introduzido no Brasil pelos autores deste capítulo.

Apesar da complexidade das escolas médicas brasileiras, é possível atestar o engajamento e a relevância do assunto entre os estudantes participantes, bem como a produção de conteúdos relevantes para a comunidade acadêmica. Um exemplo foi a lista "Estudantes: o que NÃO fazer", que evidencia vícios, vieses e más práticas dos alunos em sua formação. Essa lista pode ser acessada no acervo da CW Brasil.[18] Diante das diferenças expressivas entre universidades brasileiras e internacionais, é também proposta a flexibilidade de organização dos grupos de alunos, a fim de adaptar o treinamento correto nesses assuntos às necessidades e possibilidades de impacto local.[17]

CONSIDERAÇÕES SOBRE OPORTUNIDADES E PERSPECTIVAS

A campanha visa mobilizar todos os personagens envolvidos na dinâmica de cuidado para alcançar verdadeiras mudanças de cultura. Para tanto, busca comunicar-se com cada vez mais profissionais de saúde, gestores, sociedades e pacientes. Ao longo do processo, vemos que o esforço do programa se dá muitas vezes na direção contrária do que é feito na prática, por isso gera tanta resistência. De qualquer modo, para que exista sustentabilidade nos sistemas de saúde, muito precisa ser reestruturado, sendo o foco no incentivo do cuidado de alto valor a maneira mais eficaz e ética.

Para que tenha mais impacto, além de agregar cada vez mais sociedades médicas nesse diálogo, a campanha deve seguir seu princípio de multiprofissionalidade e expandir o debate para profissionais de saúde de modo geral. Também, a divulgação de suas ações ao público deve ser contínua e persistente, afinal a iniciativa promove a autonomia dos pacientes, com o uso de informações baseadas em evidências e no que faz sentido para cada cenário. Uma possibilidade já em uso em outros países, como o Canadá, é a designação de membros conselheiros para orientar os pacientes nas discussões sobre o cuidado.

Finalmente, investir em disseminar esses questionamentos para as próximas gerações de profissionais pode garantir a sustentabilidade do programa. Sabemos que é muito difícil que mudanças de cultura ocorram de baixo para cima, ou seja, de estudantes para organizações de saúde. Porém, continuando a ideia de que devemos liderar de onde quer que estejamos, é nosso papel incentivar que as próximas gerações dialoguem sobre políticas para redução de danos e melhora na qualidade assistencial, pensando em meios de estruturar sistemas sustentáveis para todos os que fazem parte dela.

REFERÊNCIAS

1. Emanuel EJ. The perfect storm of overutilization. JAMA. 2008;299(23):2789.
2. Levinson W, Kallewaard M, Bhatia RS, Wolfson D, Shortt S, Kerr EA. "Choosing Wisely": a growing international campaign. BMJ Qual Saf. 2015;24(2):167-74.
3. Lehmann C, Berner R, Bogner JR, Cornely OA, de With K, Herold S, et al. The "Choosing Wisely" initiative in infectious diseases. Infection. 2017;45(3):263-8.
4. Krause SW, Oldenburg M, Hallek M, Neubauer A. Prioritäten deutscher Onkologen. Auswertung der „Klug entscheiden"-Umfrage der Deutschen Gesellschaft für Hämatologie und Medizinische Onkologie (DGHO). DMW – Dtsch Med Wochenschr. 2017;142(18):e124-30.
5. Maughan BC, Baren JM, Shea JA, Merchant RM. Choosing Wisely in emergency medicine: a national survey of emergency medicine academic chairs and division chiefs. Acad Emerg Med. 2015;22(12):1506-10.
6. Minossi JG, Silva AL da. Medicina defensiva: uma prática necessária? Rev Colégio Bras Cir. 2013;40:494-501.
7. Koch C, Roberts K, Petruccelli C, Morgan DJ. The frequency of unnecessary testing in hospitalized patients. Am J Med. 2018;131(5):500-3.
8. Romero MP, González RB, Calvo MSR, Fachado AA. A segurança do paciente, qualidade do atendimento e ética dos sistemas de saúde. Rev Bioét. 2018;26:333-42.
9. Rashidian A, Omidvari A-H, Valy Y, Sturm H, Oxman AD. Efeitos dos incentivos financeiros para quem prescreve remédios. 2015. Disponível em: https://www.cochrane.org/pt/CD006731/EPOC_efeitos-dos-incentivos-financeiros-para-quem-prescreve-remedios. Acesso em: 17 maio 2025.
10. Casarett D. The science of Choosing Wisely: overcoming the therapeutic illusion. N Engl J Med. 2016;374(13):1203-5.
11. Colla CH, Kinsella EA. Physician perceptions of Choosing Wisely and drivers of overuse. The American Journal of Managed Care. 2016;22(5).
12. Brody H. Medicine's ethical responsibility for health care reform: the top five list. N Engl J Med. 2010;362(4):283-5.
13. What is value based healthcare? Read about Michael Porters definition. Consultancy in Healthcare and Life Sciences – Vintura Consultancy. Disponível em: https://www.vintura.com/value-based-healthcare/michael-porter/. Acesso em: 17 maio 2025.
14. Directorate-General for Health and Food Safety (European Commission). Defining value in "value-based healthcare": opinion by the Expert panel on effective ways of investing in health (EXPH). Publications Office of the European Union. 2019. Disponível em: https://data.europa.eu/doi/10.2875/148325. Acesso em: 17 maio 2025.
15. Wolfson D, Santa J, Slass L. Engaging physicians and consumers in conversations about treatment overuse and waste: a short history of the Choosing Wisely campaign. Acad Med. 2014;89(7):990-5.

16. Studdert DM, Mello MM, Sage WM, DesRoches CM, Peugh J, Zapert K, et al. Defensive medicine among high-risk specialist physicians in a volatile malpractice environment. JAMA. 2005;293(21):2609-17.

17. Born KB, Moriates C, Valencia V, Kerssens M, Wong BM. Learners as leaders: a global groundswell of students leading Choosing Wisely initiatives in medical education. Acad Med. 2019;94(11):1699-703.

18. Choosing Wisely. Acervos. Disponível em: https://www.choosingwisely.com.br/acervos. Acesso em: 17 maio 2025.

9

Vieses cognitivos e atalhos da mente em medicina

Yung Bruno de Mello Gonzaga

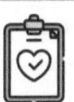

COM ESTE CAPÍTULO VOCÊ VAI...

- Reconhecer os atalhos mentais e identificar seus impactos negativos em decisões complexas na medicina.
- Aprender a identificar e evitar vieses cognitivos comuns, como viés de disponibilidade, negligência à taxa-base e excesso de confiança.
- Desenvolver estratégias para melhorar a qualidade das informações clínicas transmitidas e recebidas durante passagens de caso.

INTRODUÇÃO

Antes de iniciar a leitura deste capítulo, proponho que você se faça a seguinte pergunta: "Por que escolhi ser médico(a)?" Caso a resposta seja algo muito diferente de: "Porque quero ajudar as pessoas a viver mais e melhor", talvez valha a pena repensar sua escolha. Mas, se você reconhece nessa resposta o seu propósito, vou te ajudar a fazer melhor uso da principal ferramenta que você tem para atingi-lo: a **decisão clínica**. Vamos, então, exercitar o processo de tomada de decisão clínica a partir de um caso fictício, mas que poderia chegar hoje aí no seu plantão.

Caso clínico hipotético: paciente masculino, 52 anos, dá entrada na emergência com quadro de hematêmese volumosa. Ao exame, apresenta-se lúcido, sudoreico e hipocorado. Está taquipneico (FR 24 irpm), sem esforço respiratório e com saturação arterial de oxigênio (sO_2) de 98% em ar ambiente. Sua pressão arterial é 80 x 40 mmHg e a frequência cardíaca 120 bpm. É puncionado um acesso venoso calibroso e são infundidos 1.000 mL de cristaloide rápido. Nesse momento, é colhido também um hemograma. Após a reposição volêmica, há melhora dos níveis pressóricos e da frequência cardíaca (PA 110 x 70 mmHg e FC 90 bpm, respectivamente) e o paciente é levado para endoscopia digestiva de urgência. No procedimento é identificada úlcera gástrica com sinais de sangramento ativo, interrompido com o tratamento endoscópico. O paciente retorna do procedimento e colhe novo hemograma. Algum tempo depois, você tem acesso aos resultados das dosagens de hemoglobina (Hb) colhidos na chegada ao hospital e depois do procedimento.

- Hb na chegada: 7,8 g/dL.
- Hb pós-procedimento: 6,2 g/dL.

A decisão clínica a ser tomada nesse momento é se existe indicação de hemotransfundir o paciente.

Arrisco-me a dizer que é provável que você já tenha definido uma conduta na sua cabeça, e isso me preocupa. Portanto, antes de executá-la, vamos conversar um pouco sobre o processo de tomada de decisão.

O MAIOR ERRO

Uma ferramenta não é um fim por si só. Ela é um meio para atingir algo, e, no caso da decisão clínica, esse algo é melhorar (e isso inclui não piorar) a vida do paciente. Para fazer melhor uso de uma ferramenta, é preciso entender como ela funciona. Caso contrário, podemos utilizá-la de maneira inadequada, com potencial destrutivo e não construtivo.

Por algum motivo (ou vários), nos formamos acreditando que o que fazemos como médicos é tão especial que nos permite pensar e tomar decisões de maneira diferente de todo o restante da humanidade. Chamo isso de "**o maior erro**". Infelizmente, ele é amplificado pelo fato de grande parte da sociedade também acreditar que somos detentores de algum tipo de saber inalcançável que nos dá permissão para pensar e decidir de maneira única, quase divina. Isso é uma grande falácia, e, o quanto antes você entender e se desapegar dessa sedutora imagem de divindade, mais e melhor conseguirá cumprir seu propósito de ajudar os outros. A não ser, é claro, que você pretenda tirar vantagem dela para se tornar mais um dos muitos picaretas que têm por aí. Se esse não é o seu caso, segue aqui comigo ao longo deste capítulo.

Antes, um pequeno parêntese: quando digo que "acreditamos que fazemos algo tão especial a ponto...", não estou, de forma alguma, sugerindo que o que fazemos não seja especial. Muito pelo contrário. Exercer a medicina é especial em diversos aspectos, talvez como nenhuma outra profissão o seja. É um exercício intelectualmente estimulante acoplado à possibilidade de fazer o bem de maneira extremamente direta. Entretanto, repito: ser especial não significa que podemos renunciar a um processo de pensamento claro e sistemático, ou corremos o risco de transformar algo bonito e benéfico em uma fábrica de atrocidades.

DECISÃO CLÍNICA

Podemos definir uma decisão como sendo o resultado de um processo que envolve o julgamento de um conjunto de informações. Simplificadamente:

Decisão = informações + julgamento

Em todo e qualquer processo de tomada de decisão existe a possibilidade de erro, e ele pode estar presente tanto nas informações que recebemos quanto no julgamento que fazemos dessas informações. Caso esteja presente e não reconhecido, o erro passará adiante e contaminará a decisão. Existem dois grandes tipos de erro que podem estar presentes em cada um dos componentes do processo de tomada de decisão: o erro sistemático, conhecido como **viés**, e o erro aleatório, também chamado de **ruído**.[1]

É nosso cérebro que julga as informações que utilizamos para tomar decisões. De certa maneira, ele funciona como um instrumento que faz medições. E todo instrumento que mede algo pode apresentar algum grau de imprecisão (p. ex., uma balança que dá pesos ligeiramente diferentes para a mesma pessoa que sobe repetidas vezes nela – algumas medidas subestimando um pouco e outras superestimando um pouco o peso real) ou de descalibração (uma balança desregulada que sempre aumenta em 2 kg o peso). O primeiro tipo pode ser definido como um erro aleatório (ruído), e o segundo tipo como um erro sistemático (viés). E como esses erros podem se apresentar na prática clínica?

Viés e ruído

O viés é um tipo de erro que se afasta da verdade de maneira sistemática e consistente, em determinada direção.[2] Pense em uma situação fictícia de avaliação de um exame angiográfico. Digamos que, em casos em que a obstrução de determinado vaso seja maior ou igual a 80%, o tratamento clínico é menos eficaz, estando indicado um procedimento intervencionista, como um cateterismo com angioplastia e colocação de um *stent*. Em determinado hospital, um cardiologista intervencionista é responsável tanto por avaliar os exames quanto por realizar os procedimentos, no caso de a obstrução ultrapassar o limiar. A Figura 1A expõe a estimativa do nível de obstrução identificado pelo médico em vários exames e o valor real da obstrução.

Como se pode ver, existe uma superestimativa sistemática no nível de obstrução em todas as avaliações, ou seja, existe uma consistência na direção do erro (calculado com base na diferença entre o valor estimado e o valor real). Em outras palavras, podemos dizer que o julgamento da informação está, de certa maneira, descalibrado.

Esse erro sistemático, consistente e tendencioso em determinada direção configura um viés. A consistência do viés pede uma explicação causal: será que o motivo da superestimativa tem relação com a necessidade de uma consulta ao oftalmologista para ajustar o grau dos óculos do médico? Ou será que, ao superestimar os níveis de obstrução, mais procedimentos são indicados e isso resulta em ganho financeiro para o médico?

Nosso objetivo no momento não é fazer qualquer julgamento moral ou entender a causa do viés nesse contexto, mas ser capaz de reconhecer sua existência e pensar de que maneiras ele pode interferir na qualidade da decisão clínica. Nesse caso, o erro não está na informação, mas no julgamento que se faz dela. E esse erro é passado adiante para a decisão, possivelmente levando à realização de procedimentos desnecessários.

Suponha agora que um dos exames avaliado pelo cardiologista seja mostrado para diversos médicos diferentes (todos com conhecimento específico adequado para julgar a informação). Para que esse raciocínio funcione, é fundamental que cada médico veja o exame sem saber qual foi a estimativa do colega, ou seja, que as observações individuais sejam independentes. Caso contrário, isso tende a ancorar a mente do avaliador[1] no valor estimado por quem já viu o exame e influenciar sua estimativa. Respeitando a premissa da independência, é esperado que haja uma diferença no valor estimado de obstrução fornecido por cada um dos médicos e que nem todos acertem precisamente, mas que cometam pequenos erros (calculados com base na diferença entre o valor estimado e o valor real). É esperado ainda que alguns superestimem um pouco o grau da obstrução, enquanto outros o subestimem. Ou seja, a dispersão dos erros em torno do valor real é aleatória, podendo ir em qualquer direção (Figura 1B). Isso caracteriza o que chamamos de ruído.

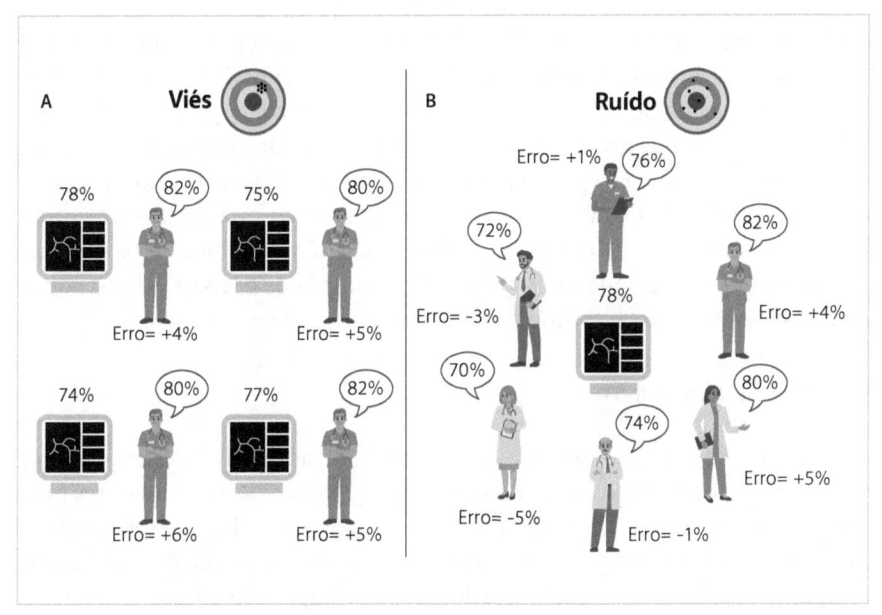

FIGURA 1   Viés e ruído. A: viés é um erro sistemático, que se afasta de maneira consistente do valor real. B: ruído é um erro aleatório, que pode se afastar em qualquer direção do valor real.

Mais uma vez, os erros aconteceram no julgamento da informação e irão influenciar a decisão. Por exemplo, se a avaliação do exame foi realizada por um médico que estimou o nível de obstrução acima do limiar de 80%, será realizado um procedimento, enquanto, se a avaliação tiver sido feita por um médico que estimou um valor abaixo do limiar, o procedimento não será indicado. Isso levaria a decisões distintas para uma mesma situação clínica, sem que essa variação seja oriunda de uma discordância natural em um contexto que contemple nuances (a obstrução tem um valor fixo, real), mas resultante exclusivamente de quem avaliou o exame. O ruído, apesar de menos falado e estudado (e, talvez por isso, menos compreendido), é uma fonte de erro tão importante quanto o viés no processo de tomada de decisão.[1]

Na situação exposta, foi possível medir e enxergar com clareza o ruído porque vários médicos diferentes avaliaram o mesmo exame. Mas como pensar e compreender o ruído em uma situação de julgamento e decisão tomada uma única vez?

Uma das vantagens de sermos humanos é que podemos usar a imaginação para criar histórias. Então segue uma para ajudar a compreender a presença do ruído em uma decisão individual: hoje te mostraram o exame e pediram que você estimasse o nível de obstrução. Suponha que seja possível deletar completamente da sua memória o fato de você ter visto o exame hoje e, em outro momento, solicitam que você estime novamente o nível de obstrução. Dessa vez você estima um valor um pouco diferente, acima do anterior. O fato é apagado da sua memória novamente e te mostram o exame mais uma vez. E você estima um valor um pouco menor: ruído. Viés e ruído são diferentes tipos de erro, mas que podem se acumular no processo de tomada de decisão. Vamos voltar ao nosso paciente que retornou da endoscopia para entender como.

Os erros se acumulam

A decisão que precisa ser tomada é se iremos transfundi-lo. O paciente retornou do procedimento e está sendo avaliado pelos residentes do serviço, João e Paula, ambos de boa capacidade técnica. Eu sou o médico mais experiente, que toma as decisões finais julgando as informações que recebo dos residentes. Paula me passou o caso, e, de acordo com sua impressão clínica, o paciente teria indicação de transfundir. Quando João veio me trazer sua impressão sobre o caso, em sua avaliação o paciente não apresentava indicação de receber a transfusão. Como Paula já havia me passado o caso atrelado a sua impressão clínica, já havíamos decidido pela transfusão. Vamos usar a imaginação novamente e pensar em um universo paralelo em que João me passou o caso antes, e, como em sua avaliação clínica não havia indicação de transfusão, quando Paula veio me passar o caso, já havíamos optado por não transfundir.

Consegue captar a dimensão do que aconteceu? Uma decisão clínica foi tomada baseada em quem passou o caso primeiro e não na situação clínica em si. Podemos dizer que essa decisão foi aleatória, ruidosa. E o que fez com que dois médicos (no caso, os residentes), avaliando a mesma situação clínica, tomassem decisões diferentes? Uma das explicações pode estar em discordância natural, necessária e saudável para o processo de aprendizado em situações clínicas que contemple nuances. Mas muitas vezes essas diferenças são resultado de viés no julgamento das informações. E vieses podem se originar, muitas vezes, de mecanismos mentais simplificadores conhecidos como heurísticas.

Heurísticas

Heurísticas são operações simplificadoras que nosso cérebro realiza diante de situações (ou perguntas) complexas. Elas envolvem a substituição, de maneira inconsciente, de uma pergunta difícil e complexa por uma mais fácil, sendo a resposta dada à pergunta mais simples. Trata-se de um mecanismo amplamente compartilhado pelos seres humanos, um atalho mental, que já foi muito útil para nossa sobrevivência enquanto espécie e ainda funciona muito bem para grande parte das situações e decisões tomadas no dia a dia. Entretanto, para decisões complexas como aquelas que se apresentam na prática médica, esses mecanismos podem resultar em erros. Está além do escopo deste capítulo aprofundar a origem evolutiva desses mecanismos. Nosso foco é trazer consciência para sua existência e mostrar de que maneira eles podem interferir negativamente no processo de tomada de decisão clínica. Pois bem: toda vez que as respostas à pergunta mais simples criada em substituição à pergunta real e mais complexa são diferentes, surge um viés.[1]

A decisão que precisa ser tomada é se o paciente precisa receber uma transfusão. Essa decisão depende da resposta para a seguinte pergunta: *O incremento na oferta de oxigênio tecidual proporcionada pelo aumento da hemoglobina com a transfusão irá beneficiar clinicamente o paciente?*

Repare que se trata de uma pergunta complexa, cuja resposta deverá levar em conta os mecanismos compensatórios que envolvem os outros determinantes da oferta de O_2[3] para os tecidos* e uma avaliação clínica do quanto se espera que o aumento de um desses componentes (no caso, a Hb) pode melhorá-la a ponto de trazer benefícios clínicos ao paciente que superem os riscos relacionados à transfusão.[4] A heurística é a substituição inconsciente dessa pergunta clínica complexa por outra mais simples: *Devo transfundir um paciente com Hb 6,2 g/dL?* E essa hipersimplificação pode explicar a razão da discordância entre Paula e João, além de chamar a atenção para o fato de que, mesmo que a decisão final se mostre correta, o processo de tomada de decisão pode ter sido equivocado.

Paula sempre foi muito estudiosa e desde a época da faculdade lia artigos científicos. Entretanto, estava menos preocupada em aprender a maneira correta de interpretar a evidência e mais interessada em se mostrar atualizada,

---

* De acordo com a fórmula da oferta de O_2 (DO_2), $DO_2 = DC \times \{(1,39 \times Hb \times sO_2) + (PaO_3 \times 0,03)\}$, seus três principais determinantes são o débito cardíaco (DC), que, por sua vez, depende da volemia e da função cardíaca, dos níveis de hemoglobina (Hb) e da saturação arterial da hemoglobina com oxigênio (sO_2). Quando um desses componentes está reduzido (p. ex., a hemoglobina, no caso de anemia), o organismo tenta manter a oferta de oxigênio constante por meio dos demais componentes, por exemplo, aumentando a frequência cardíaca. São os chamados mecanismos compensatórios. O comprometimento desses mecanismos (p. ex., em um paciente cardiopata ou pneumopata) pode determinar uma menor tolerância à anemia com um mesmo nível de hemoglobina que o de um paciente sem comorbidades, o que faz com que o nível de hemoglobina, isoladamente, não seja um bom parâmetro para decidir sobre a necessidade de transfusão.

citando novos tratamentos recém-publicados. Apesar de impressionar os colegas, isso não permitiu que ela desenvolvesse as habilidades necessárias para uma adequada avaliação da evidência científica, o que ficou claro em seu processo de tomada de decisão por transfundir o paciente, que iremos detalhar. Conhecedora que é das publicações, Paula já havia lido um estudo publicado no *New England Journal of Medicine* que avaliou exatamente a questão da hemotransfusão em pacientes com hemorragia digestiva alta.[5] Nesse estudo, os pacientes foram randomizados para uma estratégia transfusional liberal (recebiam transfusão se Hb < 9 g/dL) ou restritiva (recebiam transfusão apenas se Hb < 7 g/dL). O desfecho primário era óbito em 45 dias, praticamente a diferença entre sair vivo ou morto da internação, um desfecho extremamente relevante. O que o estudo mostrou foi que pacientes randomizados para a estratégia restritiva morreram menos e utilizaram menos recurso do que os pacientes randomizados para a estratégia liberal. Ou seja, não apenas é seguro esperar a hemoglobina cair abaixo de 7 g/dL para transfundir como é melhor. O erro que Paula cometeu na interpretação do resultado do estudo e que a levou a decidir pela transfusão é muito frequente e você provavelmente verá vários colegas o cometendo: achar que o estudo mostra algo que, na verdade, ele não mostra. Como assim?

No estudo, todos os pacientes em que a hemoglobina caiu abaixo de 7 g/dL foram transfundidos. A informação que ele te dá é que é seguro esperar a Hb cair abaixo de 7 g/dL. Entretanto, não existe no estudo a informação do que acontece com pacientes que têm Hb < 7 g/dL e não transfundem porque ele transfundiu todos os que atingiram esse limiar. Isso não significa o mesmo que: "Está indicado transfundir todo paciente com hemorragia digestiva alta em que a Hb cai abaixo de 7 g/dL". Essa informação não está nessa evidência científica, mas a interpretação equivocada do seu resultado faz muita gente utilizar o limiar de 7 g/dL de Hb como o gatilho transfusional (uma espécie de número mágico) nesse grupo de pacientes. Portanto, essa confusão entre o que o estudo diz e o que ele não diz gera um viés a favor da transfusão sempre que a Hb está abaixo de 7 g/dL em um paciente com hemorragia digestiva alta.

Por que será que João, então, optou por não transfundir? Será que ele tem melhor capacidade que sua colega na interpretação da evidência? Não necessariamente. Na verdade, João viveu uma situação recente em que um paciente anêmico com Hb em torno de 6 g/dL foi hemotransfundido (porque João também enxergava 7 g/dL como um valor mágico para indicar a transfusão), apresentou uma complicação transfusional grave e faleceu. Pode ser que tenha sido ele quem indicou a transfusão e não tenha conseguido intubar o paciente quando este entrou em insuficiência respiratória. Fatos muito recentes, especialmente quando atrelados a uma forte carga emocional como nesse caso, tendem a estar super-representados em nossa memória, interferindo em nossas decisões de maneira desproporcional a sua importância relativa. Trata-se de um viés conhecido como viés de disponibilidade.[2]

Portanto, ao simplificarem a pergunta que deveria guiar a conduta de transfundir ou não, emergiram vieses individuais no julgamento da informação que interferiram na decisão sem levar em consideração a real necessidade do procedimento. A decisão enviesada de cada um dos residentes passou a ser a informação que o médico mais experiente julgou, e isso resultou em uma decisão ruidosa, que se baseou em quem passou o caso primeiro e não na real necessidade do paciente (Figura 2).

A responsabilidade pela decisão final ruidosa não é apenas dos residentes que forneceram uma informação de baixa qualidade, mas também do *staff* que não se preocupou em melhorar a qualidade da informação recebida, con-

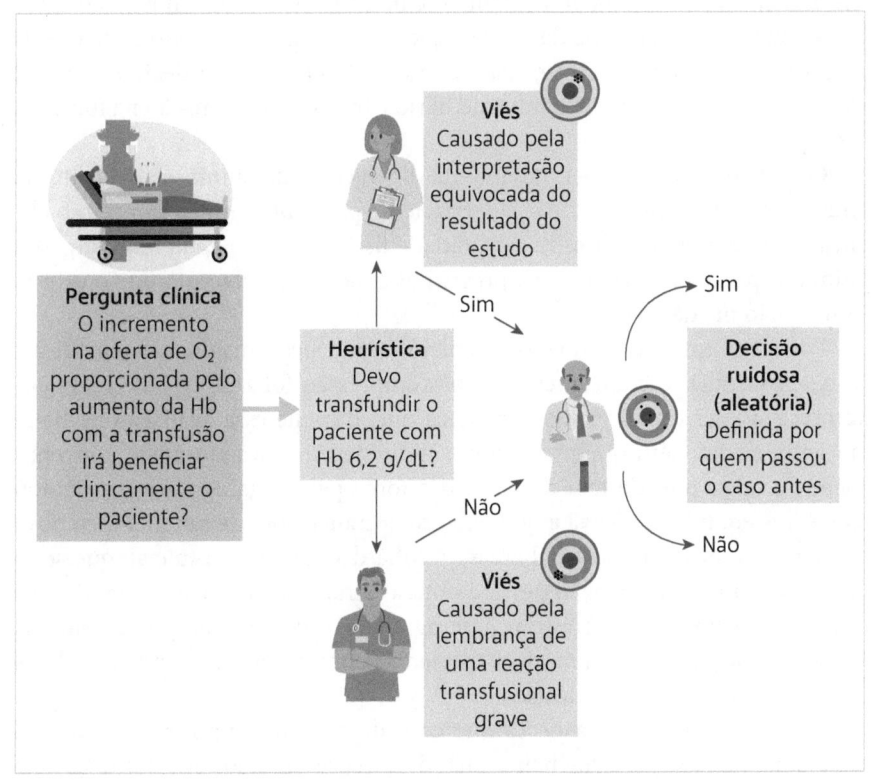

FIGURA 2   Acúmulo de erros no processo de tomada de decisão clínica.

tentando-se, sem qualquer questionamento adicional, com aquilo que lhe foi passado.

Essa situação nos traz a um ponto fundamental do dia a dia do médico: a qualidade da informação clínica proveniente de passagens de casos. Utilizamos passagens de caso o tempo todo para tomarmos decisões. Esse formato, entretanto, pode apresentar diversas falhas, tanto pela maneira como é passado quanto pela maneira como é recebido, conforme ilustrado pelo caso descrito. Portanto, a partir de hoje, ao passar um caso clínico, policie-se para transmitir as informações da maneira mais isenta, completa e objetiva possível: relate os fatos sem induzir o interlocutor a comprar seu diagnóstico ou a seguir a conduta que você já traçou em sua cabeça. Seus vieses podem estar contaminando a informação, e isso tende a piorar a qualidade da decisão clínica que será tomada. Permita que ele reflita sobre o que está sendo dito e que chegue às próprias conclusões.

E, ao receber um caso clínico, não se contente com a primeira coisa que lhe é dita, nem embarque imediatamente na conclusão alheia. Busque melhorar ativamente a qualidade da informação. Faça perguntas e, caso sinta que as respostas não foram suficientes para que você tome a melhor decisão possível de maneira segura, elimine o intermediário e busque a informação na fonte: vá até o paciente.

O que eu deveria ter feito diante da divergência de opiniões a respeito da indicação de transfusão seria ir até o paciente para obter minha impressão clínica. Esse movimento otimiza a qualidade da informação e, interagindo com minha experiência, vai ajudar a preencher a lacuna da resposta que o estudo clínico não me dá.

Portanto, em outro universo paralelo criado pela imaginação, eu fui até lá e, após avaliá-lo clinicamente, minha impressão foi a de que ele realmente precisava ser transfundido. Acontece que, durante essa avaliação na beira do leito, eu também o conheci como indivíduo. E, durante nossa conversa, além de saber que ele tem dois filhos e torce pelo Botafogo, ele me contou que é Testemunha de Jeová e que não aceita transfusões de sangue. Essa nova informação fez com que eu alterasse minha decisão clínica inicial, que seria transfundi-lo. A informação pessoal obtida durante essa conversa, na qual ele expôs seus valores e preferências, interagiu com a informação proveniente da evidência científica e com minha experiência clínica e acabou sendo aquela de maior peso na tomada de decisão.

Esse caso ilustra um aspecto que considero muito importante relativo à medicina baseada em evidências: quando a representamos em um diagrama como a interseção entre evidência científica, experiência clínica e valores e preferências do paciente,[6] é preciso ficar claro que esses três componentes não terão sempre o mesmo peso em todas as decisões. A arte da medicina, entre outras coisas, está em saber calibrar o peso de cada uma dessas informações (científica, clínica e pessoal) dentro de um contexto. Nessa situação específica, a informação pessoal teve um peso maior que as demais. Haverá situações em que o peso da evidência científica será esmagador (p. ex., em questões relativas à vacinação de crianças), sobrando pouco espaço para a experiência clínica ou valores pessoais irem contra a indicação.

Além disso, ele também nos permite entender que, por mais experientes que sejamos, podemos tomar decisões melhores, principalmente se formos capazes de aprender com nossos erros. O fato de o paciente ser Testemunha de Jeová me "obrigou", de certa forma, a tomar uma decisão diferente da que eu teria tomado, que seria pela transfusão. Isso me dá a oportunidade de avaliar o desfecho de uma decisão mais conservadora. Se eu tivesse transfundido o paciente e o desfecho tivesse sido favorável, eu encerraria o ciclo com um *feedback* positivo para meu cérebro de que a transfusão ajudou ao paciente. Mas, ao não transfundir, eu tive a oportunidade de presenciar o mesmo desfecho favorável e receber um *feedback* que pode vir a recalibrar minha percepção da necessidade transfusional em situações clínicas semelhantes.

MELHORES DECISÕES

Neste capítulo, abordamos a questão dos erros que permeiam o processo de tomada de decisão clínica. Para encerrá-lo, vou apresentar algumas dicas que considero valiosas para melhorá-lo:

1. **Tomar consciência de que o erro existe:** viés (erros sistemáticos) e ruído (erros aleatórios) podem estar presentes tanto na informação quanto no julgamento que fazemos dela. No Quadro 1, apresento exemplos de mais alguns vieses que podem estar presentes no processo de tomada de decisão clínica.
2. **Aprender a reconhecer o erro:** uma vez definidos os tipos de erro, toda vez que for avaliar ou transmitir uma informação, pense um pouco e busque ativamente o erro, seja na forma de viés ou de ruído.
3. **Criar mecanismos para reduzir o erro:**
   – Aprenda a interpretar corretamente a evidência científica e a identificar os vieses presentes nos diferentes tipos de estudo e em cada trabalho individual, além de entender como a estatística lida com a incerteza no

QUADRO 1   Vieses na prática clínica

Viés	Explicação	Exemplo	Referências
Disponibilidade	Informações e exemplos mais recentes são acessados mais facilmente pela memória, especialmente se atrelados à forte carga emocional	Não identificação de TEP recentemente que resultou em óbito de um paciente jovem levando a uma solicitação excessiva de angiotomografia em pacientes de baixo risco para TEP	Mamede et al.[7]
Negligência à taxa-base	Acontece quando se ignora a incidência de determinada condição na população sendo avaliada	Teste de esforço positivo em paciente jovem sem fatores de risco, levando à realização de um cateterismo. A taxa-base (probabilidade pré-teste) é tão baixa nesse grupo que é muito mais provável o exame tratar-se de falso-positivo	Stengård et al.[8]
Confirmação	Interpretação da informação com base em ideias preconcebidas	Acreditar que um paciente tem determinado diagnóstico *a priori* e guiar a anamnese de maneira tendenciosa buscando confirmar essa hipótese. Conversa com o viés da disponibilidade (p. ex., diagnóstico interessante visto recentemente ou que acabou de estudar).	Oeberst e Imhoff[9]

(continua)

QUADRO 1 Vieses na prática clínica (*continuação*)

Viés	Explicação	Exemplo	Referências
Excesso de confiança	Superestimativa da própria habilidade. A confiança no próprio julgamento ou capacidade de realizar procedimentos não condiz com a acurácia de ambos	Não posicionar o doente corretamente na hora de intubar e dizer "esse é o meu jeito, eu sempre consigo"; não entender que acertar uma intubação na quinta tentativa não é a melhor definição de sucesso e pode ser comparado a tentar uma vez em 5 pacientes diferentes e só acertar em um deles	Renner e Renner[10]
Enquadramento	Decidir diferentemente de acordo com a maneira como a informação é passada, muitas vezes sem ter feito uma avaliação correta dessa informação	Optar por um tratamento que foi apresentado como tendo 80% de taxa de sucesso em detrimento de outro que foi apresentado como tendo 15% de risco de falha	Kahneman[1]

TEP: tromboembolismo pulmonar.
Fonte: adaptado de Sullivan e Schofield.[2]

processo de inferência de uma amostra para uma população (o fato de você estar lendo este livro já é um grande passo nesse sentido).

- **Adquira experiência clínica:** experiência é tempo-dependente, não tem jeito, mas você pode catalisar o processo: estude, estude muito. Estude as doenças, sua fisiopatologia, sua apresentação clínica, sua prevalência. Aprenda a fazer uma anamnese neutra, sem direcionar o paciente para o diagnóstico que você imaginou de primeira ou que você gostaria que fosse. Acertar o diagnóstico é importante, mas ter um processo claro e bem definido de raciocínio clínico que contemple a maior gama possível de diagnósticos diferenciais, sabendo calibrar probabilidades individuais com base em seu conhecimento, é algo muito poderoso e vai otimizar seus acertos. Acompanhe médicos que você admira. Vá para dentro de um consultório ou de um hospital o mais cedo possível para já se habituar com o ambiente e com o processo de tomada de decisão que acontece nesses locais. Aproveite que não é você que decide ainda e erre, erre muito. Mesmo que seja apenas dentro da sua cabeça. E aprenda com seus erros. Com base no que você aprendeu na leitura deste capítulo, passe e receba casos clínicos de maneira responsável.

– **Consuma cultura:** leia livros não médicos, assista a filmes e séries. Bons escritores e roteiristas são excelentes em captar a essência do ser humano e podem te ajudar (enquanto você se diverte) a reconhecer atitudes, comportamentos e situações que vão te permitir entender melhor um paciente, enquanto indivíduo, quando ele estiver na sua frente.

E boas decisões.

REFERÊNCIAS

1. Kahneman D. Ruído: uma falha no julgamento humano. Rio de Janeiro: Companhia Digital; 2021.
2. O'Sullivan E, Schofield S. Cognitive bias in clinical medicine. J R Coll Physicians Edinb. 2018;48(3):225-32.
3. Wolff CB. Oxygen delivery: the principal role of the circulation. In: Van Huffel S, Naulaers G, Caicedo A, Bruley DF, Harrison DK (orgs.). Oxygen transport to tissue XXXV. New York: Springer New York; 2013. p.37-42 (Advances in Experimental Medicine and Biology; v.789). Disponível em: http://link.springer.com/10.1007/978-1-4614-7411-1_6. Acesso em: 17 maio 2025.
4. Delaney M, Wendel S, Bercovitz RS, Cid J, Cohn C, Dunbar NM, et al. Transfusion reactions: prevention, diagnosis, and treatment. The Lancet. 2016;388(10061):2825-36.
5. Villanueva C, Colomo A, Bosch A, Concepción M, Hernandez-Gea V, Aracil C, et al. Transfusion strategies for acute upper gastrointestinal bleeding. N Engl J Med. 2013;368(1):11-21.
6. Djulbegovic B, Guyatt GH. Progress in evidence-based medicine: a quarter century on. The Lancet. 2017;390(10092):415-23.
7. Mamede S, Van Gog T, Van Den Berge K, Rikers RMJP, Van Saase JLCM, Van Guldener C, et al. Effect of availability bias and reflective reasoning on diagnostic accuracy among internal medicine residents. JAMA. 2010;304(11):1198.
8. Stengård E, Juslin P, Hahn U, Van Den Berg R. On the generality and cognitive basis of base-rate neglect. Cognition. 2022;226:105160.
9. Oeberst A, Imhoff R. Toward parsimony in bias research: a proposed common framework of belief-consistent information processing for a set of biases. Perspect Psychol Sci. 2023;18(6):1464-87.
10. Renner CH, Renner MJ. But I thought I knew that: using confidence estimation as a debiasing technique to improve classroom performance. Appl Cogn Psychol. 2001;15(1):23-32.

Estatística na prática médica

José Nunes de Alencar
Felipe Nogueira Barbara

COM ESTE CAPÍTULO VOCÊ VAI...

- Dominar a interpretação de intervalos de confiança, valores de *p* e curvas de Kaplan-Meier para avaliar significância e impacto clínico.
- Aprender a calcular e interpretar razões de chances (OR), riscos relativos (RR) e *hazard ratios* (HR).
- Saber como os conceitos de redução do risco absoluto (RAR), redução do risco relativo (RRR) e número necessário para tratar (NNT) influenciam decisões terapêuticas.
- Explorar as bases da análise de sobrevida e sua importância em estudos clínicos.

TOMARIAS CONOSCO UMA XÍCARA DE CHÁ?

Sente-se em uma cadeira confortável. O sol está se pondo e um vento agradavelmente frio nos alivia como um presente que era justo o que precisávamos. Você gostaria que nós lhe servíssemos um chá com leite?

Era uma tarde tranquila na Inglaterra quando Ronald Fisher se deparou com uma senhora chamada Muriel Bristol sentada à mesma mesa e dizendo com tranquilidade que conseguia distinguir se o leite havia sido colocado antes ou depois do chá na xícara. Enquanto uns riam e outros permaneciam céticos perante essa suposta habilidade, Fisher, dotado de uma mente inquieta, viu ali uma oportunidade. Afinal, como comprovar se a senhora estava apenas chutando ou realmente tinha essa habilidade?

Muitos se contentariam em simplesmente entregar uma única xícara de chá à senhora e, diante de um acerto, seriam lhe concedidos os devidos créditos pela habilidade, enquanto, em caso de erro, a rotulariam como mentirosa ou exagerada. Porém, Ronald Fisher não era qualquer um. Ele conhecia o poder do acaso, e, exatamente por isso, sabia que um único acerto ou erro não significava absolutamente nada. Um chute bem-sucedido seria indistinguível de uma verdadeira habilidade, enquanto um erro isolado poderia ser apenas má sorte.

Fisher, com sua mente de cientista, rapidamente elaborou um teste de hipóteses em sua cabeça: a hipótese nula era a de que a Sra. Bristol não tinha essa habilidade; a hipótese alternativa era a de que ela tinha sim esse poder tão útil (o de saber se o leite veio antes ou depois do chá).

Com isso em mente, Fisher decidiu oferecer 8 xícaras de chá, sendo 4 com o leite adicionado antes do chá e 4 com o leite adicionado depois. A ordem em que essas xícaras seriam apresentadas não era aleatória apenas por capricho. A aleatorização tinha um propósito: eliminar qualquer padrão ou viés que pudesse favorecer a senhora ou influenciar os resultados. Assim, cada xícara representava uma nova oportunidade para ela demonstrar sua habilidade, enquanto o acaso, agindo sozinho, teria uma probabilidade conhecida de gerar acertos.

Fisher escolheu 8 xícaras, quatro xícaras de cada tipo, e não 10 ou 12, por duas razões. Em primeiro lugar, ele não queria ser demasiadamente chato com a Sra. Bristol. Em segundo lugar, esse número já era consideravelmente adequado ao seu teste de hipótese. Fisher calculou a probabilidade de a senhora acertar todas as xícaras. Por análise combinatória, isso resulta no mesmo que dividir $8!/4!x4!$. O resultado disso é 70. O resultado podia ser chá, chá, leite, chá, leite, leite, leite, chá; ou chá, leite, leite, chá, chá, leite, leite, chá e outras 68 combinações possíveis.

Apenas uma entre as 70 combinações ($1/70 = 1,43\%$) era a correta. Se a Sra. Bristol acertasse todas as xícaras, Fisher teria um forte argumento para rejeitar a hipótese nula, que pressupunha que ela estava apenas chutando.[1]

A Sra. Bristol acertou todas as xícaras e foi para casa, provavelmente pensando "mas que cara chato".

OS TESTES DE HIPÓTESES

O experimento de Fisher com a Sra. Bristol não apenas mostrou que uma situação trivial pode ser analisada com rigor, mas também lançou as bases para um dos conceitos mais importantes da estatística: **o valor de p**. Mas o que exatamente é esse valor de p que aparece em quase todos os artigos científicos? Ele não é uma mágica numérica nem um selo de aprovação definitiva. O valor de *p* é, na verdade, uma ferramenta para quantificar a compatibilidade entre os dados que observamos e a hipótese nula – aquela que supõe que não há efeito ou diferença real.

De forma técnica, o valor de *p* representa a probabilidade de observarmos um resultado tão extremo ou mais extremo do que aquele encontrado, assumindo que a hipótese nula seja verdadeira. Em outras palavras, ele responde à pergunta: "Se não houver diferença real entre os grupos, quão surpreendente seria encontrar um resultado como este?". Quanto menor o valor de *p*, maior a improbabilidade de os dados observados ocorrerem apenas por acaso, e mais razões teremos para questionar a hipótese nula.[2]

Porém, interpretar o valor de *p* exige cuidado. Um *p* pequeno (menor ou igual a 0,05, por exemplo, um nível de significância frequentemente adotado) indica que os dados observados são incompatíveis com a hipótese nula, sugerindo que podemos rejeitá-la. Em contrapartida, um *p* maior que 0,05 significa que não há evidências suficientes para rejeitar a hipótese nula, mas isso não prova que ela é verdadeira. O valor de *p* não nos diz se uma hipótese é "certa" ou "errada"; ele apenas mede a força da evidência contra ela.[3]

Ainda assim, o valor de *p* é limitado. Ele não foi feito para analisar fraudes ou detectar erros nos dados. Pelo contrário, se o pesquisador manipulou os dados, ele deliberadamente removeu o acaso da equação. A manipulação direcionada tende a produzir resultados que parecem surpreendentes sob a hipótese nula, reduzindo o valor de *p* de forma artificial. Ironicamente, quanto maior a fraude, menor será o valor de *p*, aproximando-o da significância estatística. O teste de hipóteses, nesse caso, não apenas falha em detectar a fraude como pode validá-la superficialmente. Essa limitação é epistemológica: o valor de *p* parte do princípio de que os dados refletem um processo aleatório genuíno, e, quando isso é violado, ele se torna inválido.[4]

Além disso, entenda que o valor de *p* é apenas uma parte da análise. Ele deve ser interpretado em conjunto com outros elementos, como a magnitude do efeito, a relevância clínica e o contexto geral do estudo. Afinal, rejeitar a hipótese nula não significa que encontramos algo clinicamente importante. O exemplo clássico disso é a vitamina C no resfriado comum: um *p* pequeno pode indicar uma redução estatisticamente significativa na duração dos sintomas, mas essa redução pode ser irrelevante na prática.

Você verá neste capítulo que não há uma única maneira de realizar um teste de hipóteses. A escolha do método depende da natureza dos dados e da pergunta que estamos tentando responder. Fisher, em seu experimento com o chá, usou o que hoje chamamos de teste exato de Fisher, ideal para pequenas amostras categóricas (calma, você vai saber o que é isso em instantes). Mas existem muitos outros testes: o teste t para comparar médias, o qui-quadrado para dados categóricos maiores, o Mann-Whitney para dados não paramétricos e muitos outros. Cada um tem suas particularidades e aplicabilidades, que vamos explorar ao longo deste capítulo.

Se o valor de *p* responde à pergunta "quão surpreendente é o resultado encontrado se a hipótese nula for verdadeira?", os **intervalos de confiança (IC)** nos ajudam a responder outra pergunta: "quais são os possíveis valores reais do efeito que estou medindo?" Intervalos de confiança são uma ferramenta que traz contexto à estatística inferencial. Sua interpretação pode ser confusa, especialmente porque eles são frequentemente confundidos com os intervalos de credibilidade (ICr), que pertencem ao universo da estatística bayesiana.

Quando dizemos que um IC de 95% foi calculado para um parâmetro, isso significa que, se repetíssemos o processo de coleta de amostras várias vezes, aproximadamente 95% dos intervalos gerados conteriam o verdadeiro valor do parâmetro populacional. Essa interpretação está baseada no método frequentista, no qual a probabilidade se aplica ao procedimento como um todo, e não ao intervalo específico já calculado. Em outras palavras, o verdadeiro valor está ou não está dentro do intervalo obtido – a probabilidade de 95% não se aplica a esse intervalo único, mas ao método.

Imagine que você está analisando o efeito de um novo medicamento na redução da pressão arterial. O estudo encontra uma redução média de 10 mmHg, com um IC de 95% que varia de 8 a 12 mmHg. Isso significa que, se você repetisse o experimento inúmeras vezes, aproximadamente 95% dos IC obtidos conteriam a verdadeira redução média.[5] No entanto, não se pode afirmar que há 95% de chance de que o verdadeiro valor esteja dentro desse intervalo calculado – porque isso não faz parte da interpretação frequentista.

Os intervalos de confiança também podem ser usados como uma forma de teste de hipóteses. Se o IC de 95% para a diferença entre dois grupos não inclui o valor da hipótese nula (geralmente zero para diferenças), então o resultado é estatisticamente significativo ao nível de 5%. Isso faz do IC uma ferramenta ainda mais poderosa: ele não apenas indica significância, mas também fornece uma noção clara da incerteza dos resultados.

Agora, considere um estudo semelhante com um IC de −2 a 22 mmHg. Apesar de o valor médio ainda ser 10 mmHg, esse intervalo é amplo e inclui valores que vão de um possível aumento na pressão (−2 mmHg de queda significa "aumento") até uma redução substancial (22 mmHg). Observe que, aqui, o intervalo de confiança inclui o valor da hipótese nula (0 mmHg). Nesse caso, a incerteza é alta, e qualquer conclusão baseada apenas na média seria perigosa.

Agora, os intervalos de credibilidade (ICr). Estes surgem na estatística bayesiana e têm uma interpretação mais intuitiva. Eles representam a probabilidade direta de que o parâmetro esteja dentro do intervalo específico, considerando os dados observados e as informações *a priori* utilizadas no modelo. Por exemplo, se o ICr para a mesma redução da pressão arterial for [8,5 mmHg, 11,5 mmHg], pode-se dizer que há 95% de probabilidade de que o verdadeiro valor da redução esteja dentro desse intervalo, considerando os dados e as premissas do modelo bayesiano. As pessoas confundem demais esses conceitos (Figura 1).

Os IC também têm suas limitações. Eles dependem da amostra coletada e de suposições sobre a distribuição dos dados. Um intervalo muito amplo geralmente reflete incerteza nos dados, seja por uma amostra pequena ou por alta variabilidade. E, claro, como qualquer ferramenta estatística, o IC não elimina a necessidade de interpretação crítica e contextualização dos resultados.

O que une todos esses testes, porém, é o conceito central: formular uma hipótese nula, definir uma hipótese alternativa e usar ferramentas estatísticas

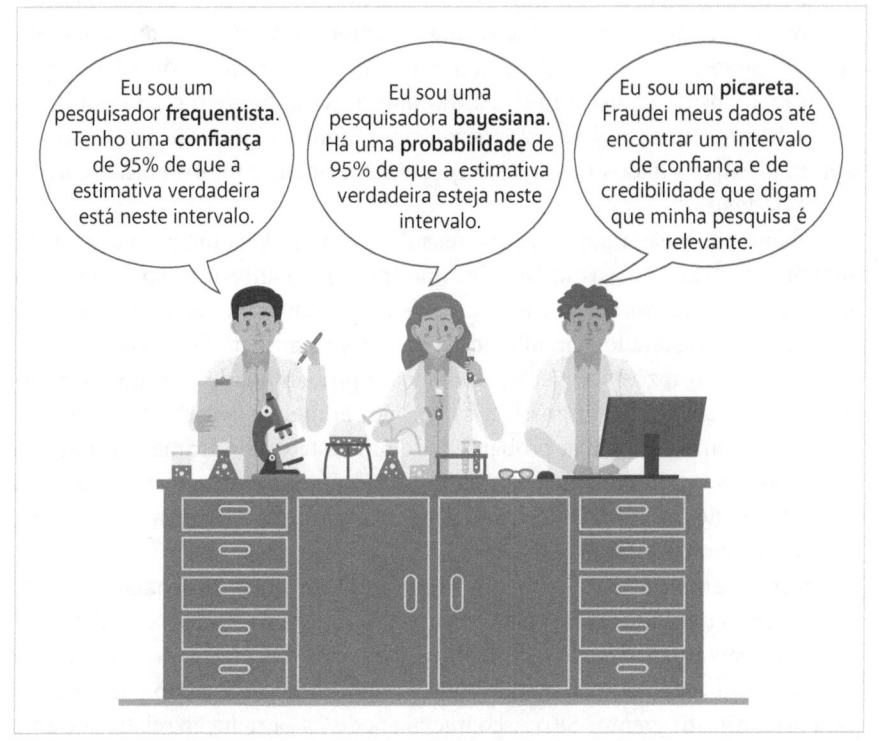

FIGURA 1   Interpretação de intervalos de confiança, de credibilidade e da picaretagem.

para avaliar se os dados suportam ou rejeitam a hipótese inicial. Esse processo, quando bem aplicado, não elimina os vieses ou erros potenciais de um estudo, mas nos dá uma base matemática sólida para interpretar os resultados. E, como Fisher demonstrou, até mesmo uma xícara de chá pode nos ensinar muito sobre o rigor e a lógica da ciência.

POR QUE A ESTATÍSTICA IMPORTA?

Esta é uma pergunta que muitos de nós, médicos, evitamos responder – não porque não sabemos a resposta, mas porque preferiríamos que ela não fosse tão óbvia. Quando escolhemos medicina, muitos acreditávamos que nossa relação com números terminaria ali, no vestibular. Mas a realidade se impõe de maneira implacável: todo médico, independentemente da especialidade, em algum momento se depara com a estatística. Seja ao ler um artigo científico, seja ao interpretar um exame diagnóstico, seja ao tomar uma decisão terapêutica, estamos embebidos nela – quer gostemos disso ou não.

Para nós, estatística é um meio e não um fim. É a ferramenta que nos permite responder às perguntas que realmente importam: "Este tratamento é eficaz?" "Esse teste é confiável?" "Estou ajudando meu paciente ou apenas gastando recursos de maneira fútil?". Essas questões não podem ser respondidas com achismos ou com base na experiência individual, por mais vasta que ela seja. Elas exigem dados – e, mais importante, exigem a interpretação correta desses dados.

Vejamos dois exemplos simples, mas ilustrativos, de como a estatística faz diferença prática no dia a dia. Imagine que você está diante de um paciente com um quadro de dor torácica. Um exame de troponina com alta sensibilidade é solicitado, e o resultado vem alterado. O que isso significa? Sem compreender conceitos como razões de verossimilhança e probabilidade pré-teste, lamentamos informar, mas é impossível saber. Um aumento isolado da troponina em um paciente com baixa probabilidade pré-teste de síndrome coronariana aguda pode ser completamente irrelevante, enquanto o mesmo resultado em um paciente de alto risco muda radicalmente a conduta. A estatística é a ponte, o meio, entre o dado bruto e a decisão clínica.

Outro exemplo: você lê em um artigo que um novo anticoagulante oral reduz o risco de acidente vascular cerebral (AVC) em pacientes com fibrilação atrial não valvar em 20%. Parece promissor, certo? Mas qual é o risco absoluto que está sendo reduzido? E qual é o NNT – o número necessário para tratar – para prevenir um evento? Se o risco inicial era de 2%, a redução relativa de 20% corresponde a apenas 0,4% de redução absoluta. Isso significa que você precisará tratar 250 pacientes para evitar 1 único evento. Ainda assim, a estatística não termina aí. Você precisa considerar o perfil de segurança do medicamento, os custos e, principalmente, o contexto do paciente. Esse tipo de raciocínio só é possível porque a estatística nos dá as ferramentas para interpretar o que os números realmente significam.

Prometemos que este capítulo será absolutamente completo em seu objetivo: o de te fazer entender a estatística necessária ao dia a dia do médico, seja para interpretar um exame ou a eficácia de uma cirurgia.

DADOS: O PONTO DE PARTIDA

Dados são a matéria-prima da análise, as peças do quebra-cabeça que nos foram entregues pela coleta e que agora tentaremos unir do jeito correto para responder a perguntas importantes. Mas nem todos os dados têm a mesma natureza. Saber identificar os diferentes tipos de dados é o primeiro passo para escolher as ferramentas corretas e, mais importante, para evitar conclusões erradas.

Quer um exemplo? Imagine que, para sua monografia, você coletou dados sobre pacientes com hipertensão arterial. Na sua planilha, agora existem diversas informações: idade, sexo, pressão arterial sistólica, uso ou não de medicamentos e a presença de comorbidades como diabetes. Esses dados não são homogêneos; cada um pertence a uma categoria específica, com características próprias. Portanto, eles funcionam de maneira diferente. E devem ser tratados de maneira diferente.

Primeiro, temos os **dados categóricos**, que são divididos em duas subcategorias. Os **dados nominais** representam categorias sem ordem ou hierarquia. Por exemplo, "fuma ou não fuma" e "sexo biológico" são dados nominais. Já os **dados ordinais** têm uma ordem natural, mas a distância entre os valores não é uniformemente definida. Um exemplo clássico na medicina é o grau de dispneia: "ausente", "leve", "moderada" ou "grave". A progressão faz sentido, mas não podemos dizer que a diferença entre "leve" e "moderada" é a mesma que entre "moderada" e "grave".

Em seguida, encontramos os **dados numéricos**, que também se subdividem. Os **dados contínuos** podem assumir qualquer valor dentro de um intervalo, como a pressão arterial ou o peso corporal. Já os **dados discretos** são contáveis, como o número de internações ou o número de lesões em um exame de imagem. Ambos os tipos de dados numéricos permitem cálculos matemáticos, mas têm abordagens diferentes dependendo do contexto.

Agora você vai começar a fazer seus cálculos. Se você quiser comparar categorias, como "uso ou não de bloqueadores de canais de cálcio", o qui-quadrado ou o teste exato de Fisher serão boas escolhas. Agora, se você quiser comparar dados numéricos, precisará antes saber se os dados são "normais" ou não.

Mas o que significa um dado ser "normal"? Em estatística, dados normais são aqueles que seguem uma distribuição conhecida como curva normal ou curva de Gauss, em formato de sino. Essa curva é simétrica em torno da média, onde a maioria dos valores se concentra, e as medidas de tendência central – média, mediana e moda – coincidem ou estão muito próximas. Imagine, por exemplo, os valores de pressão arterial sistólica em uma população saudável. A maioria estará próxima de 120 mmHg, com menos indivíduos em faixas muito altas ou muito baixas, criando uma curva característica (Figura 2).

Nem todos os dados numéricos, no entanto, seguem essa distribuição. Dados não normais têm características diferentes. Pense no número de lesões cutâneas em pacientes com melanoma. Muitos terão poucas ou nenhuma lesão, mas alguns apresentarão números muito elevados, criando uma distribuição assimétrica, com um "rabo" mais longo em uma das extremidades. Esse padrão é comum em dados médicos que refletem eventos raros ou condições extremas.

Como identificar se os dados são normais? Você pode começar visualizando-os em um histograma ou gráfico de densidade, mas isso pode ser subjetivo.

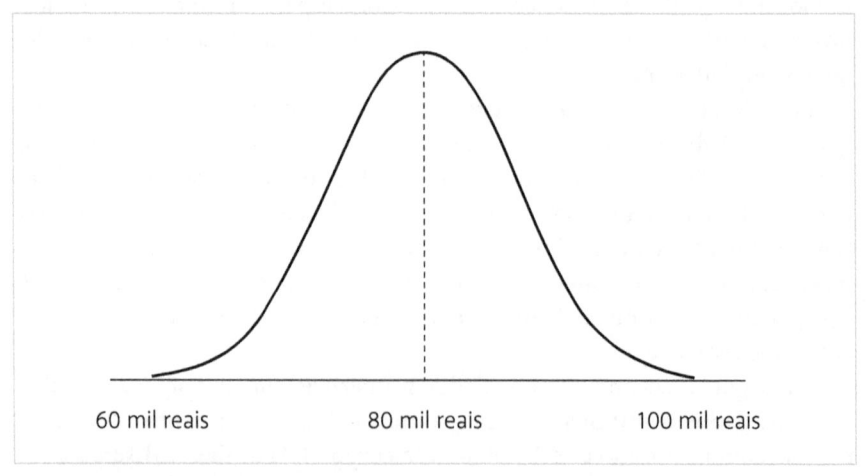

| 60 mil reais | 80 mil reais | 100 mil reais |

FIGURA 2 Distribuição "normal". Aqui, os dados observados são muito similares de um lado e do outro do ponto médio: observe que a variação é de 20 mil reais para cada lado. Oitenta mil reais é a média aritmética, caso seja calculada. A linha tracejada demonstra a média.

Métodos estatísticos mais objetivos incluem testes como o de Kolmogorov-Smirnov e o de Shapiro-Wilk, que avaliam se a distribuição dos dados se desvia significativamente de uma curva normal. Se o valor de p desses testes for pequeno (p. ex., menor que 0,05), rejeitamos a hipótese de normalidade. No entanto, esses testes têm limitações: amostras grandes podem detectar desvios pequenos e insignificantes, enquanto amostras pequenas podem não identificar desvios relevantes.

Outra abordagem é calcular a assimetria (*skewness*) e a curtose (*kurtosis*) dos dados. A assimetria mede quão simétrica é a distribuição, enquanto a curtose avalia a concentração dos valores em torno da média. Em dados normais, ambos os valores tendem a ser próximos de zero. Desvios significativos podem indicar que os dados não seguem uma distribuição normal.

E se os dados forem não normais? Nesse caso, temos duas opções. Podemos usar testes estatísticos não paramétricos, como o teste de Mann-Whitney ou o de Wilcoxon, que não assumem normalidade. Também alternativa é transformar os dados. Transformações logarítmicas, por exemplo, podem tornar distribuições assimétricas mais próximas da normalidade, permitindo o uso de testes paramétricos como o teste t.

Imagine que você está comparando o número de internações hospitalares entre dois grupos de pacientes com insuficiência cardíaca. Se a maioria dos pacientes tiver poucas internações e poucos apresentarem números muito altos, seus dados provavelmente serão não normais. Nesse caso, o teste de Mann-Whitney seria uma escolha adequada. No entanto, se você aplicar uma transformação logarítmica e os dados passarem a se comportar de forma mais simétrica, o teste t para amostras independentes pode ser utilizado. O Quadro 1 resume os testes estatísticos que você pode usar em cada situação.

MEDIDAS DE TENDÊNCIA CENTRAL: MÉDIA, MODA E MEDIANA

São conceitos tão simples que aprendemos na escola. O que não se aprende é que, na verdade, existem três medidas de tendência e é comum que elas entreguem resultados diferentes. Entender essas diferenças e saber quando cada uma é mais apropriada é essencial para evitar interpretações enviesadas.

Vamos começar pela mais famosa: **a média**. Ela é calculada somando todos os valores observados e dividindo o total pelo número de observações. É simples e intuitiva, mas também tem suas limitações. A média é altamente influenciada por valores extremos, os chamados *outliers*. Pense no seguinte exemplo: em uma sala com 100 pessoas, a média da fortuna é de 35 bilhões de dólares. Parece um grupo de bilionários, certo? O que não foi dito é que nessa sala estão

QUADRO 1 Resumo dos tipos de testes de hipóteses que devem ser usados para cada dado analisado*

Tipo de dado	Exemplo prático	Teste(s) estatístico(s)
Categórico nominal	Comparar a frequência de hipertensão em homens e mulheres	Qui-quadrado (para amostras grandes), teste exato de Fisher (amostras pequenas)
Categórico ordinal	Comparar o grau de dispneia (leve, moderada, grave) entre grupos	Teste de Wilcoxon, teste de Kruskal-Wallis (se mais de dois grupos)
Numérico contínuo (normal)	Compara ar pressão arterial média entre dois grupos	Teste t para amostras independentes
Numérico contínuo (não normal)	Comparar o número de internações entre dois grupos	Teste de Mann-Whitney
Numérico contínuo (pareado, normal)	Comparar a glicemia antes e depois de uma intervenção no mesmo paciente	Teste t pareado
Numérico contínuo (pareado, não normal)	Comparar os níveis de LDL antes e depois de um tratamento no mesmo paciente	Teste de Wilcoxon
Numérico contínuo (mais de dois grupos, normal)	Comparar as médias de idade entre três grupos de tratamento	Anova
Numérico contínuo (mais de dois grupos, não normal)	Comparar os níveis de PCR entre três grupos	Teste de Kruskal-Wallis
Proporções	Comparar o percentual de pacientes com evento adverso entre dois grupos	Qui-quadrado, teste exato de Fisher
Sobrevida (tempo até o evento)	Comparar o tempo até o evento em dois grupos (p. ex., morte, recidiva)	Teste de log-rank, modelo de Cox para análise ajustada

* Não precisa decorar isso. Só deixamos para o caso de você ter de fazer uma pesquisa algum dia.

o Elon Musk e mais 99 pessoas sem nenhum real no bolso. Aqui, a presença de um único *outlier* distorce completamente o resultado. Quando usamos a média para representar esses dados, caímos em um problema interpretativo – e, se tentarmos inferir características individuais do grupo, poderemos cometer a chamada falácia ecológica. A média funciona melhor em dados distribuídos "normalmente", ou seja, quando os valores se distribuem de maneira simétrica ao redor de um ponto central, formando a clássica curva em formato de sino (Figura 2).

Agora, vejamos a **mediana**, que é o ponto central de um conjunto de dados ordenados. Metade das observações estará abaixo e a outra metade acima dela. Vamos a um exemplo prático: se você estudar 7 pacientes com idades de 48, 54, 55, 59, 61, 62 e 98 anos, a mediana será 59 anos. Isso significa que metade dos pacientes tem menos de 59 anos e a outra metade tem mais. Já a média aritmética seria 62 anos.[6] Perceba que, nesse caso, a mediana reflete melhor o centro dos dados, pois é menos influenciada por *outliers*, como o paciente de 98 anos. Por isso, a mediana é frequentemente mais útil em distribuições assimétricas, onde os dados não seguem uma curva normal (Figura 3).

Por fim, temos a **moda**, que é o valor mais frequente em um conjunto de dados. Por exemplo, em um grupo de pessoas onde 70 têm 60 anos, 15 têm 65 anos e 15 têm 70 anos, a moda é 60 anos. Embora a moda seja menos utilizada em análises estatísticas avançadas, ela é útil para dados categóricos (Figura 4). Um exemplo clássico: na distribuição global de seres humanos, a moda para o número de testículos é zero, pois há mais mulheres que homens.

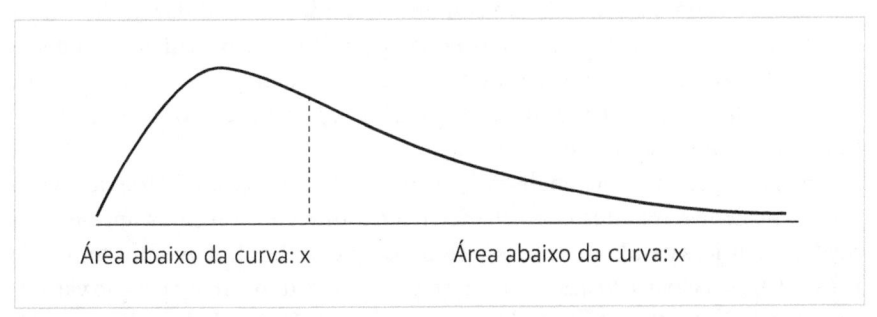

Área abaixo da curva: x   Área abaixo da curva: x

FIGURA 3 A mediana divide a amostra em duas, e o ponto médio é exatamente o valor abaixo do qual está metade dos dados e acima do qual está a outra metade. Por isso ele é representado no gráfico como áreas iguais abaixo da curva. A linha tracejada demonstra a mediana.

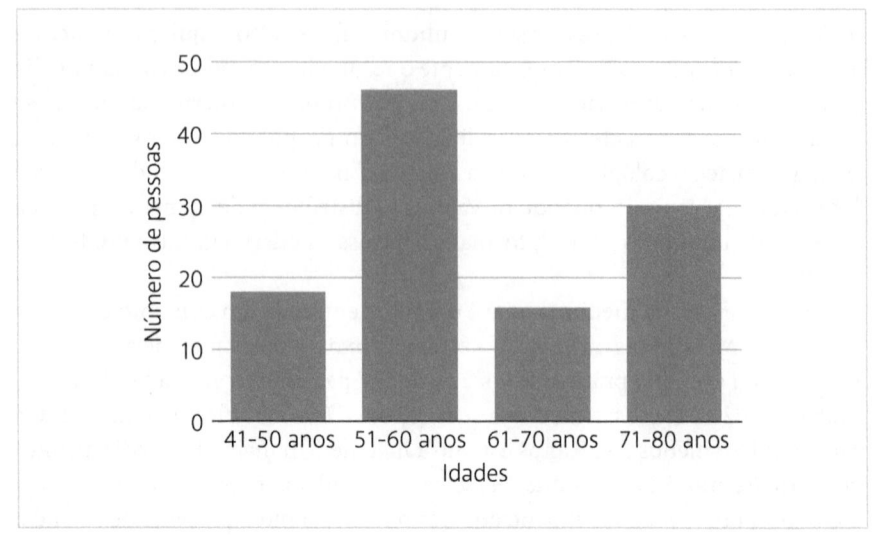

FIGURA 4   Nessa pesquisa, a moda é ter entre 51 e 60 anos, porque foi o resultado mais encontrado. Alguém pode, inclusive, dizer que houve comportamento "bimodal" dos dados dessa pesquisa, porque a idade dos 71 a 80 anos também apresentou uma prevalência digna de nota.

DISPERSÕES: QUANDO OS DADOS ESCAPAM DO CENTRO

Se as medidas de tendência central, como média, mediana e moda, ajudam a localizar o "ponto médio" de um conjunto de dados, as medidas de dispersão nos mostram algo igualmente importante: quão distantes os dados estão desse ponto central. Em outras palavras, enquanto as tendências centrais resumem "onde" os dados se concentram, as dispersões explicam "como" eles se distribuem ao redor desse centro.

Imagine que você está analisando os níveis de colesterol LDL de dois grupos de pacientes tratados com medicamentos diferentes. Ambos apresentam médias idênticas de 130 mg/dL. Isso significa que os dois tratamentos têm efeitos similares? Não necessariamente. Se o primeiro grupo tem níveis que variam de 128 a 132 mg/dL, e o segundo varia de 110 a 150 mg/dL, fica claro que há uma diferença importante. A dispersão nos diz se os dados estão consistentemente próximos da média ou se há uma variabilidade considerável, como nesse exemplo.

Dispersões fornecem informações críticas, não apenas para entender a variabilidade dos dados, mas também para escolher adequadamente os testes estatísticos. Dados muito dispersos podem sinalizar a necessidade de estratégias diferentes para análise e interpretação.

O desvio-padrão não apenas descreve a dispersão, mas, em distribuições normais, estabelece uma relação fixa entre os dados e a média, conhecida como a "regra empírica" ou "regra dos 68-95-99,7". Esta regra indica que aproximadamente 68,2% dos dados estão dentro de um desvio-padrão da média, 95,4% dentro de dois desvios-padrão, e 99,7% dentro de três desvios-padrão.[7] Essa regularidade decorre das propriedades matemáticas da curva normal e é constante para qualquer conjunto de dados que siga essa distribuição (Figura 5).

No exemplo dos níveis de LDL, o grupo com valores entre 128 e 132 mg/dL apresenta um desvio-padrão pequeno, digamos, 1 mg/dL. Isso significa que a maior parte dos dados, aproximadamente 68,2%, estará no intervalo de 129 ± 1 mg/dL, refletindo uma concentração próxima à média. Já no grupo com valores variando entre 110 e 150 mg/dL, suponha um desvio-padrão maior, como 10 mg/dL. Nesse caso, cerca de 68,2% dos dados estariam no intervalo de 130 ± 10 mg/dL, enquanto 95,4% estariam contidos entre 130 ± 20 mg/dL. Esse exemplo ilustra como um desvio-padrão maior amplia os intervalos em torno da média, evidenciando uma dispersão significativamente maior e destacando a instabilidade dos dados no segundo grupo em comparação ao primeiro.

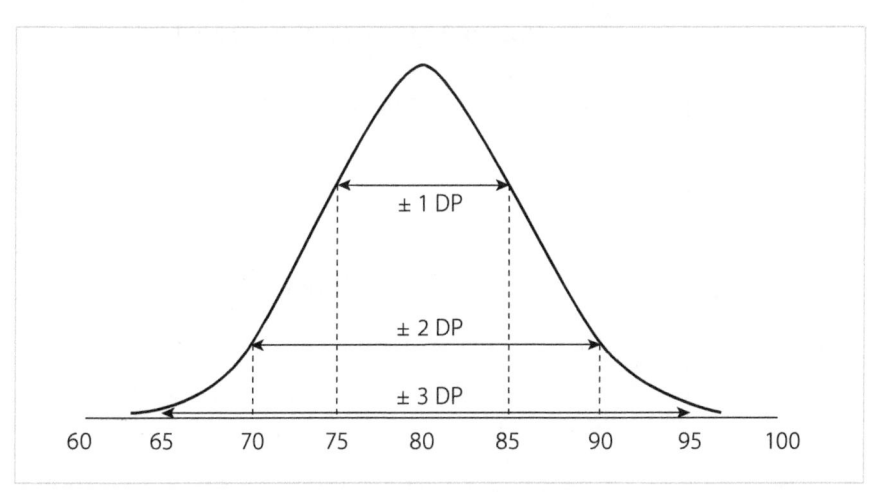

FIGURA 5 O mesmo gráfico da Figura 2 de uma distribuição normal de salário anual com média de 80 mil reais. Pode-se observar no gráfico que um desvio-padrão é de 5 mil reais. Assim, 68,2% das pessoas dessa amostra ganham entre 75 mil e 85 mil reais. 95,4% das pessoas ganham entre 70 mil e 90 mil reais e 99,7% das pessoas ganham entre 65 mil e 95 mil reais.

Para dados que não seguem uma distribuição simétrica ou quando há *outliers* presentes, o desvio-padrão pode não ser a melhor escolha. Nesses casos, os intervalos interquartis (ou IQR), que se baseiam na mediana, são uma alternativa mais robusta. Enquanto a mediana divide os dados em duas metades, os quartis dividem-nos em quatro partes iguais. O primeiro quartil, ou Q1, marca o ponto abaixo do qual estão os 25% mais baixos dos dados, e o terceiro quartil, ou Q3, marca o ponto abaixo do qual estão os 75% mais baixos. O intervalo interquartil é simplesmente a diferença entre Q3 e Q1 e representa os 50% centrais dos dados, ignorando valores extremos. Isso o torna especialmente útil em distribuições assimétricas, como na análise de rendas em uma população onde um bilionário pode distorcer drasticamente o desvio-padrão, mas terá impacto muito menor no IQR (Figura 6).

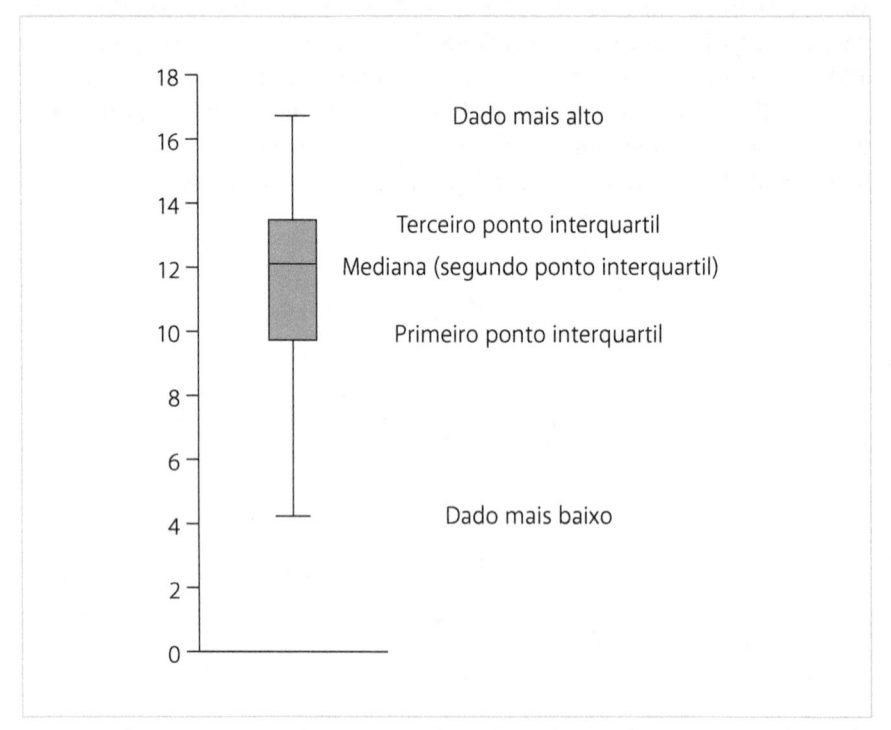

FIGURA 6 Pontos interquartis, muito similares à mediana, só que, em vez de dividir metade dos dados acima e abaixo, ele divide em quatro quartos e apresenta os dados correspondentes destacando os interquartis do meio: segundo e terceiro. O primeiro ponto interquartil dá início ao segundo interquartil e o terceiro ponto interquartil termina o terceiro interquartil.

Os percentis expandem o conceito dos quartis para divisões em 100 partes iguais, permitindo uma visão mais detalhada da posição dos dados. O percentil 95, por exemplo, identifica o valor abaixo do qual estão 95% dos dados. Já a amplitude total, que mede a diferença entre o valor máximo e o mínimo, é útil para identificar o alcance completo dos dados, mas a sensibilidade a *outliers* limita sua aplicação em análises detalhadas.

A escolha entre essas medidas depende do tipo de dados e do objetivo da análise. O desvio-padrão é preferível para dados simétricos, especialmente aqueles que seguem uma distribuição normal, enquanto o IQR e os percentis são mais apropriados para distribuições assimétricas ou quando há *outliers*. Por exemplo, ao comparar a glicemia em jejum de pacientes diabéticos e não diabéticos, o desvio-padrão pode ser suficiente se os dados seguirem uma curva normal. Porém, ao analisar a concentração de bilirrubina em uma população mista, incluindo neonatos com hiperbilirrubinemia grave, o IQR será mais útil, pois evita distorções causadas por valores extremos.

Percentis 95% ou mesmo os dois desvios-padrão são a mesma coisa que os já citados intervalos de confiança de 95%? Não. A diferença fundamental reside no foco de cada abordagem. O desvio-padrão ou o IQR avaliam apenas a variabilidade dentro da amostra, independentemente de seu tamanho ou representatividade. Por sua vez, os intervalos de confiança integram a dispersão dos dados com informações sobre o tamanho da amostra e as características do modelo estatístico utilizado. Assim, um IC não mede a dispersão dos dados diretamente, mas sim a confiança da estimativa do parâmetro que está sendo estudado. Por exemplo, um IC mais amplo pode refletir maior variabilidade amostral, mas também pode indicar que a amostra é pequena ou que os dados apresentam incertezas inerentes.

Apesar disso, os conceitos estão conectados. O desvio-padrão da amostra, por exemplo, é um componente do cálculo dos intervalos de confiança. Quanto maior a dispersão dos dados, mais largo será o intervalo de confiança, pois a variabilidade contribui para aumentar a incerteza na estimativa do parâmetro populacional. Dessa forma, os intervalos de confiança podem ser vistos como uma extensão inferencial das medidas de dispersão, indo além da simples descrição dos dados para quantificar a incerteza estatística em inferências sobre a população.

ENTENDENDO E COMPARANDO PORCENTAGENS

Ninguém consegue falar sobre estatística sem passar pelas porcentagens. Elas estão em todo lugar: nas manchetes de jornais, nas propagandas de medicamentos e, claro, nos artigos científicos que lemos diariamente. Mas o que exatamente é uma porcentagem? De forma simples, é a razão de um número sobre outro, multiplicada por 100. Se, por exemplo, 6 pessoas em um grupo de 50 foram infectadas por um novo vírus, a porcentagem de pessoas infectadas será 6/50 = 0,12. Multiplicando por 100, temos 12%. Parece fácil, e é. Mas como você verá ao longo deste capítulo, a interpretação das porcentagens vai muito além de simples divisões.

Porcentagens podem ser traiçoeiras. Um número pequeno, isolado, pode esconder números absolutos gigantes. Imagine que uma nova doença pandêmica tem letalidade de 2%. Dois por cento pode parecer um número insignificante à primeira vista, mas, aplicado à população brasileira, que tem 209 milhões de habitantes, significa mais de 4 milhões de mortes – o suficiente para dizimar cidades inteiras.

Agora, vamos além. Imagine que um estudo afirma que um medicamento reduz a evolução para um desfecho indesejado em 33%. Parece um resultado impressionante, certo? Muitos se sentem compelidos a prescrever o medicamento apenas com essa informação. Mas reduz de quanto para quanto? Se o risco absoluto inicial era de 0,03% e caiu para 0,02%, isso ainda é uma redução relativa de 33%, mas o impacto real é minúsculo: 1 desfecho a menos em 10 mil pacientes tratados. Esse tipo de análise, que separa impacto relativo de impacto absoluto, é essencial para evitar decisões precipitadas – especialmente quando recursos ou efeitos colaterais precisam ser ponderados.

Porém, se queremos comparar porcentagens – como no caso de dois grupos em um estudo –, precisamos lembrar do chá de Fisher. Não basta olhar para as porcentagens e declarar uma diferença. Devemos formular uma hipótese nula e testá-la. Se 32,3% dos pacientes que receberam bloqueadores de canais de cálcio tiveram sua pressão reduzida, enquanto 12,4% dos que não usaram o medicamento também apresentaram redução, a pergunta é: será que essa diferença é estatisticamente significativa? Posso rejeitar a hipótese nula?

Aqui, precisamos entender que porcentagens podem assumir diferentes naturezas, e isso impacta diretamente a análise. Quando representam proporções de categorias, como "30% dos pacientes usam estatinas", estamos lidando com dados categóricos nominais. Nesse caso, as porcentagens derivam de contagens em categorias como "sim" ou "não" e são analisadas com testes específicos, como o qui-quadrado ou o teste exato de Fisher, dependendo do tamanho da amostra e da distribuição dos dados.

Em contrapartida, porcentagens podem ser tratadas como dados numéricos contínuos, especialmente quando representam medições, como "fração de ejeção ventricular esquerda" que pode ser 63, 64, 65%... Nesse contexto, as porcentagens podem ser analisadas com testes paramétricos (teste t) ou não paramétricos (Mann-Whitney), dependendo de terem distribuição normal ou não. Em algumas situações, porcentagens podem ser agrupadas em intervalos ordenados, como "0-25%", "26-50%", e assim por diante. Nesse caso, os dados se tornam ordinais e exigem testes apropriados para respeitar essa ordenação, como o teste de Wilcoxon ou Kruskal-Wallis.

Mas atenção: o teste de hipóteses não resolve os problemas de quando os dados em si estão falhos. Em outras palavras, um p-valor significativo não elimina a possibilidade de vieses ou erros no estudo. Aquela maior redução da pressão arterial com bloqueadores de canais de cálcio que você encontrou em sua monografia pode ter sido influenciada por fatores externos. Talvez os pacientes que tomaram esse medicamento tivessem melhores condições financeiras e acesso a cuidados de saúde de qualidade. Ou talvez houvesse uma cointervenção, como outro medicamento sendo tomado em conjunto, sendo que aquele é que foi realmente foi responsável pelo efeito observado. E nunca podemos descartar a possibilidade de erros de medição ou, ainda, fraudes nos dados. Lembre-se: somos humanos.

CHANCE, PROBABILIDADE E SUAS COMPARAÇÕES

Odds e *probability*, traduzidos aqui como chance e probabilidade, são conceitos que, embora frequentemente usados de forma intercambiável no cotidiano, têm diferenças fundamentais em estatística. A probabilidade representa a razão entre o número de vezes que um evento ocorre e o total de possibilidades. Por exemplo, ao lançar um dado, a probabilidade de obter a face 1 é de 1 em 6, ou 16,6%. A chance, por sua vez, expressa a razão entre a ocorrência do evento e sua não ocorrência. No caso do dado, a chance de obter a face 1 é de 1 em 5, ou 20%. Apesar de seus valores serem próximos, eles têm interpretações distintas, especialmente em estudos epidemiológicos e clínicos (Figura 7).

Com base nesses conceitos, surgem duas medidas amplamente utilizadas: a razão de chances (*odds ratio*, ou OR) e o risco relativo (*risk ratio*, ou RR).

A OR, comumente empregada em estudos caso-controle, calcula a razão entre as chances de um evento ocorrer em dois grupos.[8] Lembre-se que, em estudos de caso-controle, o pesquisador não tem o número total de pessoas, mas sim as pessoas em quem o evento ocorreu e não ocorreu. A Figura 8 mostra como se calcula uma razão de chances no exemplo de um estudo do tipo caso-controle. Se a OR for maior que 1, o fator analisado parece aumentar a chance de o evento ocorrer; se for menor que 1, o fator sugere um efeito prote-

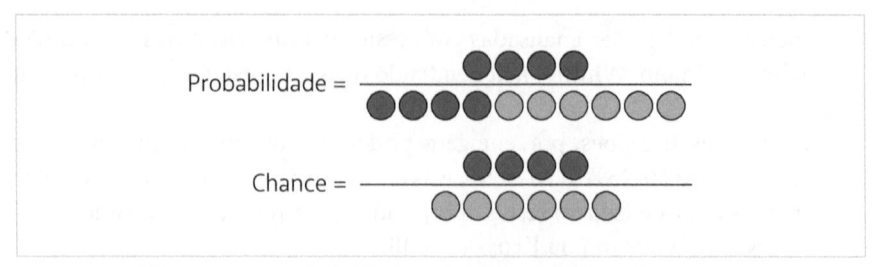

$$\text{Probabilidade} = \frac{\bullet\bullet\bullet\bullet}{\bullet\bullet\bullet\bullet\bullet\circ\circ\circ\circ\circ}$$

$$\text{Chance} = \frac{\bullet\bullet\bullet\bullet}{\circ\circ\circ\circ\circ\circ}$$

FIGURA 7　Diferença entre probabilidade e chance: probabilidade é o número de vezes que um evento ocorre dividido pelo total de eventos. Chance é o número de vezes que um evento ocorre dividido pelo número de vezes que não ocorre.

	Doença	Controle
Exposto	A	B
Não exposto	C	D
Chance de um exposto ter a doença: A/B		
Chance de um não exposto ter a doença: C/D		
Razão de chances: (A/B)/(C/D)		

FIGURA 8　Cálculo da razão de chances em um estudo do tipo caso-controle.

tor. Quando o intervalo de confiança de 95% não inclui o valor 1, a associação é considerada estatisticamente significativa. Caso o IC inclua o 1, a probabilidade de que o fator estudado não tenha efeito relevante é superior a 5%, inviabilizando rejeitar a hipótese nula.

Além dos intervalos de confiança, o valor de p também pode ser calculado para avaliar a significância estatística da associação. Os métodos mais utilizados para esse cálculo incluem o teste exato de Fisher e o teste qui-quadrado. O teste exato de Fisher é ideal para tabelas 2x2 com amostras pequenas ou quando uma ou mais células apresentam valores esperados menores que 5, fornecendo uma probabilidade exata de observar a distribuição dos dados sob a hipótese nula. Já o teste qui-quadrado é indicado para amostras maiores, sendo mais rápido, embora menos preciso em casos de frequências muito baixas. Em análises mais complexas, que ajustam variáveis de confusão, a regressão logística pode ser empregada, permitindo derivar uma OR ajustada acompanhada do valor de p.

Por exemplo, suponha que os dados gerem uma OR de 2,5. Isso significa que as chances de o evento ocorrer no grupo exposto são 2,5 vezes maiores do que no grupo-controle. Para validar essa associação, é possível usar o IC de 95% para verificar se ele não cruza o 1, bem como calcular o valor de p. Um p menor ou igual a 0,05 indicaria que a hipótese nula (ausência de associação) pode ser rejeitada, fortalecendo a interpretação da OR como estatisticamente significativa.

Da probabilidade surge mais um índice importante em bioestatística, que é o **risco relativo** (RR) (*relative risk*). Risco é a probabilidade de que algo aconteça com alguém. Esse dado pode ser usado em pesquisas em que se analisaram pessoas e não "doentes" ou "sadios" (ou seja, estudos de coortes ou ensaios randomizados). O risco é "relativo" quando está sendo comparado com outra pessoa ou grupo de pessoas. Esse dado é usado em estudos do tipo coorte (ou seja, estudos que analisam o futuro de pessoas expostas a um fator de risco ou a uma terapia).[9] Veja como se calcula o risco relativo na Figura 9. A interpretação do RR é direta: valores maiores que 1 indicam que o grupo exposto tem maior risco do desfecho em comparação ao grupo-controle, enquanto valores menores que 1 sugerem efeito protetor da exposição. Para determinar se a associação é estatisticamente significativa, o método mais comumente utilizado é a análise dos intervalos de confiança (IC). Se o IC de 95% do RR não incluir o valor 1, rejeita-se a hipótese nula, ou seja, conclui-se que há evidência estatisticamente significativa de associação entre a exposição e o desfecho. Caso o IC inclua o 1, a hipótese nula não pode ser rejeitada, indicando que o efeito da exposição não difere estatisticamente do acaso.

	Doença	Controle
Exposto	A	B
Não exposto	C	D
Probabilidade de o exposto se tornar doente: A/A + B		
Probabilidade de um não exposto se tornar doente: C/C + D		
Risco relativo: (A/A + B)/(C/C + D)		
Redução do risco relativo: (RRR): 1 – risco relativo		
Redução do risco absoluto (RAR): (A/A + B) – (C/C + D)		

FIGURA 9   Cálculo do risco relativo em um estudo do tipo coorte. Note que na Figura 8 usamos o conceito de chance e, nesta figura, usamos o conceito de risco ou probabilidade.

A RRR (redução do risco relativo) é uma métrica muito comum em estudos de coorte e ensaios randomizados, e é calculada como 1 – RR. Em outras palavras, subtraímos o risco relativo (RR) de 1 para obter a proporção de redução em relação ao grupo-controle. Por exemplo, suponha que o risco de um evento no grupo-controle seja 10% (0,1) e no grupo tratado seja 5% (0,05). O risco relativo será RR = 0,05/0,1 = 0,5. Assim, a RRR será 1 – 0,5 = 0,5, ou 50%. Isso significa que o risco no grupo tratado foi reduzido pela metade em relação ao grupo-controle.

Já a RAR é calculada como a diferença direta entre os riscos absolutos nos dois grupos: RAR = Rcontrole – Rtratamento. No exemplo anterior, a RAR será 0,1 – 0,05 = 0,05, ou 5%. Isso significa que, para cada 100 pacientes tratados, 5 evitarão o evento graças à intervenção. A RAR é mais direta e permite o cálculo de outra medida importante: o número necessário para tratar (NNT), que é simplesmente o inverso da RAR (NNT = 1/RAR). No caso acima, o NNT = 1/0,05 = 20, ou seja, precisamos tratar 20 pacientes para prevenir um único evento.

Vamos aprender a fazer esses cálculos na vida real. Na Figura 10, observamos um estudo que objetivava estimar fatores de risco para melanoma cutâneo maligno na Argentina, um deles a quantidade de nevos nos braços.[10] Na Figura 11, observamos um hipotético estudo de coorte em que se avaliou se tabagistas teriam maior incidência de câncer de pulmão.

Em coortes ou ensaios randomizados, quando pacientes foram analisados prospectivamente, é comum que os pesquisadores meçam não apenas o risco do evento (ou desfecho) como também o **tempo até o evento acontecer**. Para lidar com dados desse tipo, é utilizada uma parte da estatística chamada

	Melanoma	Controle
≥ 10 nevos	26	34
< 10 nevos	64	205
Chance de um exposto ter a doença: A/B = 26/34 = 0,76 Chance de um não exposto ter a doença: C/D = 64/205 = 0,31 Razão de chances: (A/B)/(C/D) = 0,76/0,31 = 2,45		

FIGURA 10 Este estudo era do tipo caso-controle e comparou pessoas com melanoma e sem melanoma para diversas características, entre elas a quantidade de nevos no braço. O cálculo da razão de chances (*odds ratio*) está demonstrado na figura. O fato de ser > 1 demonstrou que, nessa amostra, a quantidade de nevos é um fator de risco para melanoma.

	Infarto	Sadio
Aspirina	26	90
Placebo	64	150
Probabilidade de um exposto se tornar doente: 26/116		
Probabilidade de um não exposto se tornar doente: 64/214		
Risco relativo: (A/A + B)/(C/C + D) = 0,22/0,29 = 0,75		

FIGURA 11   Este estudo hipotético do tipo coorte estudou se usuários de aspirina e não usuários teriam incidências diferentes de infarto. Por ser uma coorte, o cálculo realizado foi o de risco relativo, que foi de 0,75. Calculando a RRR (redução de risco relativo), temos 100 – 75 = 25%. E, ao calcular a RAR, obtém-se 29 – 22 = 7%.

"análise de sobrevida"[11] (só que o evento estudado não necessariamente deve ser "mortalidade"). O interessante da análise de sobrevida é que os pacientes que desistiram ou foram perdidos durante o acompanhamento (*follow-up*) não precisam ser eliminados da análise estatística. Esses pacientes são "censurados", já que apenas sabemos que o evento não ocorreu até quando foram acompanhados. Na realidade, todos os pacientes que não tiveram o evento são censurados e os respectivos tempos de acompanhamento, mesmo quando incompletos, contribuem na análise.

Em estudos com a análise de sobrevida, costuma-se usar uma medida chamada **hazard ratio**, que é o risco relativo do evento *em função do tempo*. Pode ser calculado com base na **razão das taxas de incidência (*incidence rate ratio*)**. A taxa de incidência é o número de eventos ocorridos em um estudo (ou grupo do estudo) dividido pela quantidade de pessoas-tempo, sendo pessoas-ano a medida de tempo mais utilizada. Por exemplo, em um estudo com 5 pessoas acompanhadas por 10 anos, o denominador será 50 pessoas-ano.[12,13] A razão das taxas de incidência é calculada dividindo a taxa de incidência em um grupo (terapia) pela taxa de incidência em outro grupo (controle). No entanto, normalmente o *hazard ratio* é calculado por meio do modelo de riscos proporcionais de Cox, que permite ajuste por outras variáveis.[14] Por exemplo, no estudo *EMPA-REG*[15] foi calculado o *hazard ratio* de um desfecho composto (quando se estuda a soma de diferentes eventos) do grupo que usou empagliflozina em comparação com o grupo placebo. Nesse estudo, o *hazard ratio* foi ajustado por idade, gênero, região geográfica, entre outras variáveis (Figura 12). Os testes de significância estatística mais usados nesse cenário são o intervalo de confiança e o teste de Wald.

Desfecho	Placebo (n = 2.333)		Empaglifozina (n = 4.687)		Hazard ratio (95% IC)
	n. (%)	Taxa/1.000 pacientes- -ano	n. (%)	Taxa/1.000 pacientes- -ano	
Morte por causas cardiovasculares, infarto do miocárdio não fatal ou acidente vascular cerebral não fatal: desfecho primário	282 (12,1)	43,9	490 (10,5)	37,4	0,86 (0,74- 0,99)

Hazard ratio = 0,86
Redução do risco relativo = 1 – 0,86 = 0,14 (o medicamento reduz em 14% os desfechos listados)
Redução absoluta do risco = 12,1 – 10,5 = 1,6
NNT = 100/1,6 = 62,5

FIGURA 12   Resultados do EMPA-REG. O cálculo do *hazard ratio* é muito comum em ensaios clínicos randomizados. O *hazard ratio* foi calculado pelo modelo de Cox e foi ajustado pela idade, gênero, região geográfica, entre outras variáveis. A redução do risco relativo é aproximada, subtraindo 1-HR, e a redução absoluta do risco aproximada pode ser calculada subtraindo os HR dos dois braços.

Também é muito utilizada a curva de sobrevida ou **curva de Kaplan--Meier**,[14] que relaciona a probabilidade da ocorrência do evento com o tempo de acompanhamento. Nessa curva, o eixo horizontal (x) demonstra o tempo de acompanhamento dos pacientes, e o eixo vertical (y) traz a probabilidade estimada do evento. Quando o evento é a morte do paciente, o gráfico pode exibir a probabilidade da sobrevivência ao longo do tempo. Observe a Figura 13 para compreender melhor.[16,17]

O NÚMERO NECESSÁRIO PARA TRATAR

O **número necessário para tratar (NNT)** é um dado importante na interpretação de pesquisas clínicas, pois significa o número de pessoas que precisam ser tratadas para evitar 1 evento ou desfecho. Já vimos que pode ser calculado dividindo 100 pela redução **absoluta** do risco.

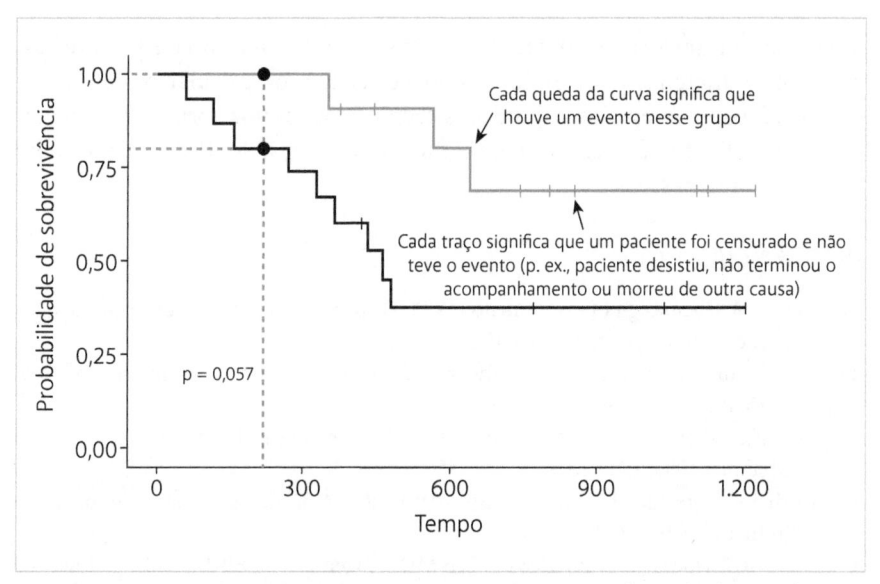

FIGURA 13   A curva de Kaplan-Meier consegue informar a sobrevida de acordo com o tempo de acompanhamento dos pacientes. Percebe-se, também, que o benefício desse medicamento é precoce: as curvas de cada grupo se afastam logo nos primeiros dias, tanto que no dia 230, demonstrado na figura, a redução de risco relativo já é de 20% (100% – 80%).

Mas ensaios randomizados comumente dão resultados em HR e não em RR. O cálculo do NNT a partir de HR é uma abordagem possível, mas não direta, e deve ser realizado com atenção às nuances metodológicas. Nesse caso, considera-se a RRR como 1 – HR e a RAR como HRcontrole – HRintervenção. No estudo *EMPA-REG* (Figura 12), o HRcontrole foi de 12,1%, o HRintervenção foi 10,5%. A subtração entre eles resulta em 1,6%. NNT da empagliflozina foi de 100/1,6 = 62,5. Isso significa que é necessário prescrever a empagliflozina para 62,5 pacientes para que um 1 se beneficie (evitará o desfecho composto analisado no estudo em 1 paciente).[15]

CONCLUSÃO

A estatística, quando bem compreendida, deixa de ser um fardo para se tornar uma lente poderosa através da qual enxergamos a realidade clínica com mais nitidez. Nesse capítulo, caminhamos desde uma simples xícara de chá até curvas de Kaplan-Meier e modelos de regressão de Cox, sempre com um objetivo claro: transformar números em decisões. Saber interpretar um *p-value*, entender a diferença entre risco absoluto e relativo ou calcular corretamente um NNT não são apenas habilidades técnicas, mas uma forma de respeitar o paciente diante de nós. Porque, no fim das contas, a estatística não é sobre dados. É sobre pessoas.

REFERÊNCIAS

1. Fisher RA. The design of experiments. 1935. Disponível em: http://archive.org/details/in.ernet.dli.2015.502684. Acesso em: 17 maio 2025.

2. Colquhoun D. An investigation of the false discovery rate and the misinterpretation of p-values. R Soc Open Sci. 2014;1(3):140216.

3. Javitt JC. When does the failure to find a difference mean that there is none? Arch Ophthalmol. 1989;107(7):1034.

4. Amrhein V, Greenland S, McShane BB. Statistical significance gives bias a free pass. Eur J Clin Invest. 2019;49(12):e13176.

5. Morey RD, Hoekstra R, Rouder JN, Lee MD, Wagenmakers EJ. The fallacy of placing confidence in confidence intervals. Psychon Bull Rev. 2016;23(1):103-23.

6. Whitley E, Ball J. Statistics review 1: presenting and summarising data. Crit Care. 2002;6(1):66.

7. Altman DG, Bland JM. Standard deviations and standard errors. BMJ. 2005;331(7521):903.

8. Bland JM, Altman DG. Statistics notes: the odds ratio. BMJ. 2000;320(7247):1468.

9. Andrade C. Understanding relative risk, odds ratio, and related terms: as simple as it can get. J Clin Psychiatry. 2001;76(7):e857-61.

10. Loria D, Matos E. Risk factors for cutaneous melanoma: a case-control study in Argentina. Int J Dermatol. 2001;40(2):108-14.

11. Altman DG, Bland JM. Time to event (survival) data. BMJ. 1998;317(7156):468-9.

12. Correia LC. Medicina baseada em evidências: revisão metodológica – incidence rate, hazard ratio. Medicina Baseada em Evidências. 2010. Disponível em: https://medicinabaseadaemevidencias.blogspot.com/2010/02/revisao-metodologica-incidence-rate.html. Acesso em: 17 maio 2025.

13. Sedgwick P. Hazards and hazard ratios. BMJ. 2012;345(sep07 1):e5980-e5980.

14. Clark TG, Bradburn MJ, Love SB, Altman DG. Survival analysis part I: basic concepts and first analyses. Br J Cancer. 2003;89(2):232-8.

15. Zinman B, Wanner C, Lachin JM, Fitchett D, Bluhmki E, Hantel S, et al. Empagliflozin, cardiovascular outcomes, and mortality in type 2 diabetes. N Engl J Med. 2015;373(22):2117-28.

16. Bland JM, Altman DG. Survival probabilities (the Kaplan-Meier method). BMJ. 1998;317(7172):1572.

17. Sedgwick P. How to read a Kaplan-Meier survival plot. BMJ. 2014;349:g5608.

Vieses em estudos científicos

Josikwylkson Costa Brito
Felipe Nogueira Barbara
José Nunes de Alencar

> **COM ESTE CAPÍTULO VOCÊ VAI...**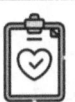
>
> - Perceber que a ciência é refém do pensamento humano, e o pensamento humano é refém de si mesmo.
> - Entender quão difícil é produzir dados confiáveis; mas não entre em uma crise existencial: a beleza da ciência é justamente essa.

INTRODUÇÃO

Você acordou hoje em sua linda casa das ilhas Maldivas. Vai até a janela, da qual se vê o leste, e observa algumas nuvens escuras típicas de uma tempestade tropical; depois, volta-se à janela que aponta ao oeste, dá um suspiro e admira um lindo horizonte azul refletindo os raios de um sol brilhante. Pensa: "Hoje será um ótimo dia para mergulhar com os tubarões".

Você veste sua roupa de mergulhador, despede-se das pessoas da casa, abre a porta, anda 5 metros em direção ao sol e retorna: uma tempestade acaba de chegar. Você até olhou para as nuvens escuras no lado leste, mas o lindo do sol do oeste era tão estonteante que ignorou qualquer possibilidade de chuva e **enviesou** seu pensamento. Você viu apenas o que quis ver para seu propósito de diversão e acabou fazendo uma interpretação errada do clima. Apesar de ser uma situação hipotética (talvez nem tanto assim), o nosso dia a dia é cheio de circunstâncias parecidas. O raciocínio humano é repleto dessas armadilhas, que acometem não só nossas intuições pessoais como nossos melhores métodos de conhecimento, como veremos a seguir.

A intuição humana é enviesada e cheia de armações, e a ciência surge com a finalidade de minimizá-las. Dado nosso contexto atual, de importante dependência do conhecimento, esse esforço é extremamente relevante, até mesmo porque a própria ciência, sendo construída por humanos, é sujeita a esses erros, chamados de vieses. A definição formal de viés é "qualquer processo em qualquer estágio de inferência que tende a provocar resultados ou conclusões que diferem sistematicamente da verdade".[1] Conhecê-los é imprescindível para os evitarmos e fomentarmos boa prática científica.

Neste capítulo, você vai conhecer os vieses mais comuns e relevantes da pesquisa científica. Alerta: os próximos parágrafos podem conter humor não baseado em evidências.

VIESES NO PLANEJAMENTO DE PESQUISAS

Viés de seleção

O viés de seleção é aquele que acontece durante a escolha da amostra, levando a uma falha de representação legítima da população. É bastante abrangente e incorpora vários outros vieses também caracterizados como tal. David Sackett expôs 22 subtipos em seu famoso artigo "Bias in analytic research" (Acha que a vida de pesquisador é fácil?).[1]

Imagine, por exemplo, que você quer estudar o impacto do exercício físico na prevenção grupo-controle de doenças cardiovasculares. Para isso, seleciona corredores de um clube esportivo local como grupo de intervenção e pacientes de uma clínica pública como grupo-controle. À primeira vista, parece boa ideia – afinal, ambos os grupos estão disponíveis e dispostos. Mas aí mora o problema: enquanto os corredores representam uma elite da saúde, geralmente motivados, com boa condição socioeconômica e tempo livre para se dedicarem à atividade física, os participantes do grupo-controle são, muitas vezes, pessoas com menos recursos, talvez já portadoras de múltiplas doenças ou com estilos de vida sedentários. Isso gera um viés que não é apenas estatístico, mas real: a comparação entre esses grupos não reflete o mundo como ele é. Mesmo que o exercício seja protetor, a diferença nos desfechos pode estar inflada, não pelo efeito real do exercício, mas pelas disparidades entre os grupos de partida.

Outro exemplo clássico, este muito descrito em coortes, é o **efeito do trabalhador saudável,** presente em estudos de coorte ocupacional que comparam participantes empregados com a população geral. O problema é que pessoas que não trabalham podem não estar trabalhando exatamente por serem menos saudáveis, como aposentados com mais idade e comorbidades. Logo, a mortalidade em pessoas empregadas é naturalmente menor do que na população em geral.

Olha que interessante: em estudos de coorte, esse viés pode ser chamado "viés do associado". Mas, se o estudo se dedicasse a estudar um novo teste diagnóstico, esse viés ganharia outro nome: o "viés de espectro".

Para interpretar a existência do viés, o leitor deve buscar informações contidas na famosa "tabela 1" (Figura 1). A primeira tabela de qualquer estudo

Variável	Grupo TNG (n = 697)	Grupo DMG (n = 177)	Valor de p
Idade (anos)	32,7±5,10	33,4±5,28	0,111
Raça/etnia			
- Caucasiana	470 (67,4)	117 (66,1)	0,032
- Hispânica	207 (29,7)	53 (29,9)	
- Outras	20 (2,9)	7 (4,1)	
Histórico familiar			
- Diabetes tipo 2	138 (19,8)	42 (23,7)	0,450
- SM (> 2 componentes)	145 (20,8)	38 (21,5)	
História			
- DMG	15 (2,2)	10 (5,7)	0,043
- Aborto espontâneo	225 (32,3)	53 (29,9)	
Escolaridade			
- Ensino básico	53 (7,6)	25 (14,2)	0,030
- Ensino secundário	167 (24,0)	45 (25,4)	
- Licenciatura	471 (67,6)	106 (59,9)	
- Desconhecida	6 (0,9)	2 (1,2)	
- Emprego	539 (77,3)	135 (76,3)	0,844
Número de gestações			
- Primigesta	301 (43,2)	77 (43,5)	0,857
- Segunda gestação	225 (32,3)	56 (31,6)	
- > 2 gestações	171 (24,5)	44 (25,9)	
Fumante			
- Nunca	384 (55,1)	93 (52,5)	0,786
- Atual	55 (7,9)	17 (9,6)	
Idade gestacional (semanas) na entrada	12,1±1,6	12,1±0,7	0,261

(continua)

(continuação)

Variável	Grupo TNG (n = 697)	Grupo DMG (n = 177)	Valor de p
Peso (kg)			
- Antes da gravidez	59,7±10,2	65,1±12,0	0,0001
- No início	61,8±10,5	67,2±12,3	0,0001
- Peso ganho durante a gravidez	2,0±2,9	2,2±2,9	0,508
IMC (kg/m^2)			
- Pré-gravidez	22,6 + 3,5	24,9 + 4,2	0,0001
- No início do estudo	23,4 + 3,6	25,7 + 4,4	0,0001
- Pressão arterial sistólica (mmHg)	106±11	110±10	0,0001
- Pressão arterial diastólica (mmHg)	65±10	67±8	0,063
- Glicemia em jejum (mg/dL)	81±6	83±6	0,0001
- HbA1c % (mmol/mol)	5,2±0,3 (33±0,9)	5,3±0,3 (31±0,9)	0,165
- Colesterol (mg/dL)	173±29	177±31	0,288
- Triglicérides (mg/dL)	80±41	89±37	0,034
- Pontuação MEDAS	4,90±1,73	4,89±1,56	0,931
- Pontuação nutricional	0,37±3,2	0,27±3,16	0,699
- Pontuação de atividade física ≥ 0	80(12,4)	19(10,8)	0,694

Os dados são média ± DP ou número (%).
Pontuação de atividade física ≥ 20: (1) caminhada diária (> 5 dias/semana); pontuação 0: pelo menos 30 min; pontuação +1: se > 60 min; pontuação -1: se < 30 min. (2) subir escadas (andares/dia, > 5 dias por semana): pontuação 0, entre 4 e 16; pontuação +1, > 16; pontuação -1: < 4.
IMC: índice de massa corporal; DMG: *diabetes mellitus* gestacional; HbA1c: hemoglobina A1c; MEDAS: triagem de adesão à dieta mediterrânea; SM: síndrome metabólica; TNG: tolerância normal à glicose.

FIGURA 1   Imagem com o exemplo de uma tabela de *baseline*, a famosa "tabela 1". Observe que aqui estão descritos dados demográficos e características clínicas que podem atuar como fatores confundidores em uma pesquisa. Entenda que cada pesquisa pode incluir dados diferentes na Tabela 1 porque as várias doenças apresentam fatores de risco e confundidores diferentes. Perceba também que os valores de p estão dispostos na última coluna dessa tabela, uma das maneiras encontradas de tentar definir significância estatística nessa diferença (nesse caso, o ideal é que não exista) e passando a ideia de que o sorteio realizado para alocação dos pacientes no estudo não foi suficiente para homogeneizar o IMC pré-gravidez das participantes desse estudo, havendo um valor de p significativo nessa comparação. Se esse fator confundidor for muito fortemente relevante para o desfecho estudado, essa diferença pode enviesar o resultado a ponto de ele ficar desacreditado. Há dois problemas nessa interpretação (a de adicionar valor de p à "tabela 1"): (a) a randomização é, por definição, um processo realizado ao acaso (sorteio) e, por isso, o valor de p é inútil; (b) mesmo as diferenças não significativas no *baseline* podem gerar vieses importantes nos desfechos estudados.[51]

observacional ou ensaio clínico randomizado costuma conter informações sobre as pessoas estudadas: quantos eram hipertensos? Qual a média de idade? Quantos eram homens ou mulheres? Essas informações são importantes para que se avalie se aquela população estudada reflete a vida real (ou se, ao contrário, são mais novos e de melhor prognóstico que o basal de uma doença...) e, também, se participantes dos dois grupos têm características demográficas e de saúde semelhantes, tornando a comparação justa.

Viés de amostragem

Outro tipo de viés de seleção refere-se a uma "escolha de amostra que favorece determinados desfechos".[3] Uma ótima ilustração do viés feita pelo Departamento de Matemática da Universidade do Texas fala sobre pesquisas de *marketing* por telefone cuja amostra tenha sido escolhida por uma lista telefônica de determinada área. Esses trabalhos vão deixar escapar consumidores sem telefone, fora da área ou que não desejam participar, atingindo apenas um tipo muito específico e selecionado de consumidor e, possivelmente, gerando conclusões não extrapoláveis à população como um todo.[3]

É importante não confundir **viés de amostragem** com **erro de amostragem**. Enquanto o primeiro termo trata de um erro sistemático, o segundo é a diferença entre um parâmetro de uma amostra e seu valor na população, que ocorre naturalmente, já que uma amostra, mesmo sem vieses, não consegue representar perfeitamente a população.[4]

Viés de alocação

O objetivo de ensaios clínicos é comparar intervenção com o placebo (ou outra intervenção) com base em uma amostra de certa população dividida, respectivamente, em grupos intervenção e controle. Uma simples divisão da amostra, porém, não é o suficiente. Os integrantes precisam ser alocados de maneira que as características entre os grupos sejam as mais semelhantes possíveis, à exceção da intervenção em estudo. Em outras palavras, a alocação dos participantes nos grupos precisa ser aleatória (ou **randomizada**). Esse viés surge quando o pesquisador tem conhecimento prévio sobre o grupo ao qual cada paciente será alocado, o que pode gerar uma interferência – intencional ou não – e causar uma diferença sistemática entre os grupos do ensaio clínico. Em outras palavras, a falta de randomização e do sigilo da alocação pode comprometer todo o estudo.[5-7]

Imagine um ensaio clínico projetado para avaliar a eficácia de um novo medicamento no controle da pressão arterial. O pesquisador, ao invés de utilizar um sistema randomizado, decide alocar manualmente os participantes entre os grupos. Durante o processo, ele percebe que os pacientes com hipertensão grave estão concentrados no início da lista de recrutamento. Preocupado com possíveis complicações nesses pacientes, o pesquisador resolve colocá-los no grupo placebo, acreditando que assim evitará um viés "a favor" do medicamento – e assim o medicamento terá resultado positivo e será mais uma esperança para os hipertensos do planeta. Esse tipo de interferência, por mais bem-intencionada que pareça, introduz um viés sistêmico. Agora, o grupo placebo, composto por indivíduos mais graves, terá piores desfechos, não pela ineficácia do placebo, mas por causa das diferenças iniciais entre os grupos. O resultado? O medicamento pode parecer mais eficaz do que realmente é, pois, sua eficácia será inflada artificialmente ao ser comparada a um grupo-controle já desfavorecido.

Uma análise de 250 ensaios clínicos reportou que apenas 31% deles tiveram sigilo de alocação adequado.[8] Estudos com sigilo de alocação inadequado ou pouco claros estão associados com aumento das estimativas de tamanho do efeito da ordem de 7 a 40%. Uma alocação ideal inclui a randomização, prevenindo diferenças sistemáticas entre os grupos, e a perda do sigilo dos resultados desse processo, evitando alterações voluntárias posteriores, como a troca de pacientes entre os grupos ou a exclusão de pacientes em virtude de suas particularidades.[7-9]

Falta de cegamento

Outra situação comum, porém distinta do viés anterior, envolve características da intervenção que não podem ser cegadas (ou mascaradas). Imagine que o medicamento em estudo tem como efeito colateral mudar a cor da urina, enquanto o placebo não provoca nenhuma alteração visível. Nesse caso, mesmo que a alocação inicial tenha sido randomizada, a cor da urina permite que os pacientes identifiquem facilmente a qual grupo pertencem. Isso compromete a percepção deles em relação à eficácia do tratamento e pode influenciar os próprios investigadores, que acabam coletando ou interpretando os dados de forma enviesada. A consequência é a mesma: diferenças artificiais entre os grupos e resultados que não refletem a realidade.

Viés do tempo de intervenção

Ocorre quando não só a intervenção impacta o desfecho, mas também o momento em que ela é realizada.[10] Por exemplo, testar apenas a eficácia da desfibrilação isoladamente em uma parada cardiorrespiratória poderia gerar resultados insatisfatórios, uma vez que, se feita de maneira precoce, o impacto é bem maior que quando realizada tardiamente.

Um exemplo claro ocorre em estudos que avaliam a eficácia da desfibrilação em pacientes com parada cardiorrespiratória. Imagine um estudo observacional em que os pesquisadores analisam retrospectivamente os desfechos de pacientes submetidos à desfibrilação, mas não levam em consideração o tempo decorrido entre o início da parada e a aplicação do choque. Nesse cenário, os pacientes que receberam desfibrilação precoce – nos primeiros minutos após o início do evento – têm maior probabilidade de sobrevivência e recuperação neurológica pelo impacto crítico do tempo sobre a eficácia da intervenção. Em contrapartida, aqueles que receberam desfibrilação tardia, após minutos preciosos terem se passado, apresentam taxas de sobrevivência significativamente menores, muitas vezes em razão de hipóxia prolongada e danos irreversíveis.

Se os pesquisadores analisarem os dados como se a desfibrilação tivesse o mesmo efeito em qualquer momento da parada, o estudo pode sugerir que a intervenção é ineficaz, ou pelo menos subestimar sua real eficácia em situações em que é realizada de forma precoce. O viés do tempo de intervenção está justamente em ignorar que o momento em que a desfibrilação foi aplicada é tão relevante quanto a própria intervenção, distorcendo as conclusões sobre sua utilidade.

Para evitar esse viés, é fundamental estratificar os resultados com base no tempo até a intervenção, considerando, por exemplo, intervalos de 0 a 3 minutos, 3 a 6 minutos e mais de 6 minutos.

Viés cronológico

O recrutamento de indivíduos para um estudo demanda tempo. Durante esse tempo, mudanças acerca de definições ou tratamentos podem ocorrer e, caso eles sejam utilizados como condicionantes para a apuração dos indivíduos, a metodologia do estudo pode ser comprometida.[11,12]

Imagine um estudo observacional iniciado na década de 1990 para avaliar o impacto do tratamento medicamentoso na sobrevida de pacientes com insuficiência cardíaca. No início do estudo, o tratamento-padrão consistia em diuréticos e digitálicos, enquanto os inibidores da enzima conversora de angiotensina (iECA) eram uma novidade promissora, mas ainda pouco difundida. Com o passar dos anos, novos medicamentos, como betabloqueadores, antagonistas do receptor de angiotensina e antagonistas de mineralocorticoides, passaram a fazer parte do arsenal terapêutico e, progressivamente, se tornaram a base do tratamento da insuficiência cardíaca. Além disso, as técnicas de diagnóstico e o manejo clínico também evoluíram, melhorando a identificação precoce da doença e o acompanhamento dos pacientes.

Agora, considere que os pacientes recrutados nos primeiros anos do estudo tiveram acesso limitado aos tratamentos mais modernos, enquanto aqueles incluídos nos anos seguintes se beneficiaram das novas intervenções. Se os dados forem analisados de forma conjunta, sem considerar essas mudanças temporais, pode parecer que os pacientes mais antigos tiveram sobrevida significativamente pior, não pelas características intrínsecas da doença, mas por causa das limitações terapêuticas da época. Isso pode levar a conclusões enviesadas sobre a progressão natural da insuficiência cardíaca ou até mesmo subestimar os efeitos das intervenções mais recentes.

Viés da medida insensível

Quando tratamos da dualidade hipótese-nula *versus* hipótese-alternativa, podemos nos deparar com os erros tipo I (falso-positivo) e II (falso-negativo). Um dos motivos do erro tipo II é o viés da medida insensível, quando, em função da falta de acurácia de um teste, somos incapazes de encontrar diferenças clinicamente significantes nos estudos.[1]

Imagine um ensaio clínico que avalia o impacto de uma nova medicação para aliviar a dor em pacientes com artrite reumatoide. O desfecho primário é a redução na intensidade da dor, avaliada por uma escala de 0 a 10. No entanto, a escala utilizada pelos pesquisadores é muito ampla e tem intervalos de pontuação limitados, por exemplo, apenas "sem dor", "dor leve", "dor moderada" e "dor intensa". Essa categorização grosseira dificulta a identificação de mudanças mais sutis na dor que poderiam ser clinicamente relevantes para os pacientes. Se a medicação reduz a dor de um nível moderado para um nível leve, essa mudança pode não ser capturada adequadamente pela escala, que agrupa uma ampla gama de intensidades em cada categoria. Como resultado, o estudo pode concluir erroneamente que a medicação não é eficaz, quando, na verdade, ela proporciona um alívio significativo, mas insuficientemente detectado pela escala utilizada.

VIESES NA COLETA DE DADOS

Viés de atrito (ou viés de exclusão)

A palavra "atrito" implica o processo de perda de indivíduos durante um estudo que usualmente acontece como fruto do acaso, por fatores como inelegibilidade, violação de protocolo, desfecho precoce ou perda de contribuição. Quando a perda é desproporcional entre os grupos (> 5%), há possibilidade de haver viés de atrito.[13,14]

O *crossover* é uma forma de viés de atrito. Por exemplo, no estudo *CA-BANA*[15] (que comparou ablação de fibrilação atrial *versus* medicamentos em um acompanhamento de 4 anos para os desfechos: morte, AVC debilitante, sangramento maior ou parada cardíaca), houve *crossover* de 27,5% do braço terapia farmacológica para o braço ablação e 9,2% do braço ablação para a terapia farmacológica.

Viés de cointervenção

Quando se faz um ensaio clínico, o intuito é isolar o máximo de variáveis possível para manter apenas aquela de interesse. Intervenções paralelas desproporcionais em um dos braços do estudo são variáveis extremamente importantes, que podem alterar a frequência do desfecho medido.[16,17]

Sackett fez uma ilustração exemplar.[17] Imagine-se na década de 1980 sendo médico assistente de um paciente hipertenso que, após três ataques isquêmicos transitórios, teve detectadas pressão ligeiramente elevada e 80% de obstrução na artéria carótida esquerda. Por conta disso, o sujeito, após consentimento, foi selecionado para um grupo-controle de um ensaio clínico sem cegamento de endarterectomia de carótidas. Você teve conhecimento disso e, temendo que ele pudesse ter um final desagradável pela falta de tratamento, fez questão de controlar seus níveis pressóricos de maneira mais rigorosa. A mudança de comportamento, se seguida nos mesmos moldes pelos médicos assistentes dos pacientes do grupo-controle, provocaria uma diminuição do risco. Dessa forma, subestimaria os possíveis efeitos do procedimento medido. Da mesma maneira, pacientes que passaram pela cirurgia podem ter uma motivação a mais para cuidarem melhor de sua saúde, sendo mais aderentes às terapias com antiagregantes plaquetários ou anti-hipertensivos (partindo do pressuposto de que esses medicamentos melhoram desfechos), superestimando o efeito do procedimento.

Perceba que o problema principal está sempre na cointervenção ser aplicada de maneira diferente nos dois braços do estudo. Portanto, se o pesquisador for capaz de organizar os grupos de modo que as cointervenções sejam proporcionais (e a principal forma de fazer isso é por meio do cegamento), é improvável que o estudo seja vítima do viés em questão.

Viés de contaminação

Viés não prevenido pela randomização, ocorre quando pacientes do grupo-controle recebem a intervenção em estudo (ou seja, o controle é contaminado) por motivos variados. Esse processo desvia a conclusão em direção à hipótese nula, uma vez que o risco do grupo-controle se aproximará do risco do grupo intervenção diminuído (reduzindo, pois, alguma possível diferença entre os dois braços em estudo).[16,18,19]

Um exemplo desse problema pode ser observado em um estudo sobre um novo medicamento para controle glicêmico. Pacientes do grupo-controle, insatisfeitos por não receberem o novo tratamento, conseguem acesso ao medicamento fora do protocolo, seja por meio de outros médicos ou pela compra em mercados não regulamentados. Assim, o grupo-controle começa a apresentar melhoras semelhantes às do grupo intervenção, confundindo os resultados. Nesse cenário, a contaminação pode mascarar o efeito real do medicamento, fazendo com que os resultados dos dois grupos pareçam mais similares do que realmente são, o que reduz a capacidade do estudo de detectar diferenças significativas.

Outra situação que favorece esse viés é o não cegamento. Algumas vezes, pacientes entram em estudos experimentais apenas para ter acesso a algum tratamento "revolucionário", buscando alguma solução para seu problema. Saber que estão no grupo-controle acaba lhes frustrando e motivando a buscar uma solução.

Viés de aderência

Quando, além da intervenção, o grau de aderência dos indivíduos ao estudo também influencia no desfecho. Um exemplo dado por Sackett: "são os pacientes com alto risco de doença coronariana que abandonam os programas de exercício".[1,16]

Imagine um ensaio clínico que avalia o impacto de um medicamento para reduzir eventos cardiovasculares em pacientes com hipertensão. Durante o estudo, observa-se que os participantes mais comprometidos em tomar o medicamento regularmente também são aqueles que seguem melhor as orientações de estilo de vida: praticam exercícios físicos, mantêm uma dieta equilibrada e comparecem a consultas médicas com maior frequência. Já aqueles que abandonam o tratamento ou tomam o medicamento de forma irregular têm, em geral, hábitos menos saudáveis, como sedentarismo, tabagismo e consumo excessivo de álcool.

Nesse cenário, os resultados podem indicar que o medicamento tem um efeito muito maior do que o real, porque os participantes aderentes apresentam risco cardiovascular reduzido não apenas pelo uso do medicamento, mas também pelos comportamentos saudáveis que adotam. Esse viés distorce as conclusões do estudo, dificultando a determinação do impacto isolado da intervenção farmacológica.

Para evitar o viés de aderência, os pesquisadores podem utilizar análises por intenção de tratar (*intention-to-treat*), que consideram todos os participantes no grupo original de alocação, independentemente de terem seguido ou não as intervenções. Essa abordagem ajuda a manter a integridade dos resultados e a refletir a eficácia da intervenção no "mundo real", em que nem todos os pacientes seguem rigorosamente os tratamentos prescritos. Além disso, estudos observacionais devem ajustar os modelos estatísticos para fatores associados à aderência, como estilo de vida e condições de saúde, minimizando a influência desse viés nas análises.

Efeito Hawthorne

Esse foi um termo cunhado pelo alemão Henry Landsberger após criticar um estudo feito nos anos 20 do século XX por Elton Mayo em uma companhia elétrica de Hawthorne, Illinois. O estudo de Mayo analisava a *performance* dos trabalhadores do estabelecimento, e Landsberger percebeu que a produtividade alta se devia à presença do estudo; após seu término, ela diminuiu.[13,20,21]

O efeito Hawthorne é definido como "uma mudança de comportamento como resposta motivacional a interesse, cuidado e atenção recebidos através da observação e da avaliação".[21]

Viés de aferição

Também é chamado de **viés de informação** (ambos os nomes usados preferencialmente por epidemiologistas), ou como **viés de detecção** (mais usado por pesquisadores de estudos clínicos, ou trialistas).[23] Trata-se de erros nas medidas ou classificações de desfechos, riscos de desfecho, *status* de intervenção ou exposições, causando valores inapropriados nas medidas de associação e efeito.[13,23-25]

Pode ser classificado em **não randômico (diferencial)** – quando as informações são coletadas de maneira discrepante entre os grupos de intervenção e controle, gerando resultados irreais – e **randômico (não diferencial)** – quando há coleta errônea em ambos os grupos nas mesmas proporções, ocultando resultados reais e inclinando-se à hipótese-nula.[24,26] Na prática científica, o tipo randômico causa menos problemas – motivo pelo qual é chamado de *clean dirt* ("sujeira limpa") – que o não randômico – denominado de *dirty dirt* ("sujeira suja").[24,25]

Viés de memória

Você lembra do que comeu exatamente 6 dias atrás? Provavelmente, não. No entanto, caso 6 dias atrás você estivesse na Turquia almoçando no restaurante de Nusret Gökçe com o dinheiro da Mega da Virada, lembraria. Para o garçom, porém, você seria apenas mais um cliente.

A memória depende de muitos fatores, sejam eles relacionados ao sujeito (idade, nível de escolaridade e/ou *status* socioeconômico) ou ao evento de exposição (intervalo entre ocorrência e pergunta, frequência, duração, vivacidade, significado e/ou aceitabilidade social). Estudos que dependem da memória (retrospectivos, como caso-controle ou coortes históricos) podem ser facilmente enviesados, particularmente quando tratam de exposições raras ou são feitos com grupos controle originados da comunidade (e não de nosocômios).[1,27]

Ainda, o viés pode ser provocado por pesquisadores, quando fazem a mesma pergunta diversas vezes (ou de jeitos diferentes) para certos tipos de pacientes, por esperarem uma resposta específica.[28]

Viés do observador

Apesar de termos instrumentos capazes de descrever o mundo de maneira objetiva e formal, muitas vezes somos dependentes da interpretação humana. Quando a interpretação dos fenômenos por um certo observador difere dos fenômenos reais, surge esse viés. Além disso, por terem caráter subjetivo, as interpretações podem variar entre diversos observadores (**interobservador**) ou mesmo em apenas um que olhe para um mesmo fenômeno (**intraobservador**).[13,29]

Variações inter e intraobservadores, por exemplo, estão presentes em uma ausculta pulmonar. Estudos que precisam dos dados desse exame são propensos a apresentarem o viés do observador, em especial se os examinadores não estiverem cegados.

Viés de expectativa

Quando investigadores coletam dados com expectativa prévia de seus resultados, eles podem ser distorcidos pelo viés da expectativa.[1] Precisamos falar, de novo, que o cegamento minimiza isso? Imagine um ensaio clínico controlado, randomizado e não cego que busca saber a eficácia de flebotônicos para melhorar sintomas de insuficiência venosa crônica. Investigadores que souberem quais pacientes receberam o medicamento podem, naturalmente, supervalorizar os relatos dos indivíduos desse grupo, gerando um resultado que não condiz com a realidade.

Viés de verificação

Ocorre em estudos de testes diagnósticos e rastreamento. Esses estudos comparam um teste experimental a um teste que seja considerado "referência" ou padrão ouro. A partir dessa comparação, determina-se a sensibilidade e a especificidade do novo teste.

O delineamento em questão pode favorecer o viés de verificação, de duas formas possíveis: apenas alguns participantes recebem o teste de referência (**parcial**) ou indivíduos recebem testes de referência diferentes (**diferencial**). Certas vezes, é financeiramente inaplicável usar testes de referência em todos (pelo seu alto custo) e até mesmo antiético, pois muitos são invasivos.[13]

Para exemplificar, imagine que um estudo testa a acurácia do d-dímero para diagnóstico de trombose venosa profunda (TVP). Pacientes com d-dímero positivo fariam ultrassonografia (exame de referência 1), enquanto os pacientes que tivessem d-dímero negativo seriam encaminhados para uma consulta de rotina 3 meses após (exame de referência 2). Assim, pacientes com TVP que, por acaso, tiveram d-dímero falso-negativo podem ter passado despercebidos porque, após 3 meses, a doença pode ter se resolvido espontaneamente (história natural da doença). Um estudo com uma metodologia como essa subestima os falsos-negativos, portanto superestima a sensibilidade.[30]

Viés do voluntário

Também conhecido como **viés de não resposta**, é um fenômeno presente nos mais variados tipos de pesquisa, mas é mais evidente em questionários. Nesse caso, surge quando há uma diferença relevante entre quem responde e quem não responde à pesquisa.[1,31]

Pense no exemplo hipotético de um questionário sobre o uso de drogas em estudantes universitários. Caso a pesquisa seja aberta, os voluntários que a respondem podem ser diferentes dos que não respondem, pois os que não respondem podem, por exemplo, ser usuários e ter medo de ser expostos.

Viés de resposta

Apesar de parecer uma antítese ao viés de não resposta, esse viés adquire um sentido diferente. O **viés de resposta** ocorre quando os sujeitos respondem de maneira irrealista às perguntas, em outras palavras, mentem (não necessariamente de forma intencional). Por sua vez, o **viés de não resposta** surge quando há uma diferença relevante entre as pessoas que respondem e as pessoas que não respondem ao questionário.[31]

Como ilustração, pense novamente no questionário sobre o uso de drogas em estudantes universitários. Sujeitos que usam drogas podem escolher responder à pesquisa, mas, mesmo sabendo do anonimato, omitir informações por medo de serem expostos (**viés de resposta**). Igualmente, os usuários podem escolher não participar da pesquisa pelo mesmo medo, reservando-a aos não usuários (**viés da não resposta**).

Neste tópico, também vale citar o **viés da obsequiosidade**, que se refere a uma alteração voluntária das respostas na direção do desejo do pesquisador.[1]

Viés de proficiência

Quando há uma diferença entre os grupos em virtude da diferença de habilidades ou de treinamento dos técnicos que estão aplicando a intervenção.[16] Por exemplo, se você fizer um estudo comparando a acurácia diagnóstica em exames de imagem por radiologistas e médicos generalistas, o resultado vai claramente favorecer os radiologistas, profissionais com maior treinamento.

VIESES NA ANÁLISE DE DADOS

Vieses de prevalência-incidência e sobrevivência

Esse merece certo destaque, não exatamente por sua definição, mas por ter sido gerado em um artigo escrito pelo cientista Jerzy Neyman (razão pelo qual também pode ser chamado de **viés de Neyman**), intitulado como "Estatística: a serva de todas as ciências".[32] Ora, é isso que temos tentado demonstrar por aqui.

Em um estudo observacional, casos incidentes fornecem dados mais confiáveis que prevalentes, pois é possível acompanhar a doença desde o início, sem que os indivíduos tenham passado por tratamentos ou progredido com sua doença. Pacientes com doenças antigas com progressão de gravidade terão maior severidade, podendo não ser hábeis a entrarem no estudo.[33,34] Quando a doença leva à morte, pode-se originar o **viés de sobrevivência**: apenas indivíduos que sobrevivem são incluídos, **subestimando** a gravidade da doença.[35] Por sua vez, pacientes com doenças antigas que já passaram por tratamento podem já estar melhores a ponto de não serem incluídos no estudo, reservando a amostra a casos mais graves e, desse modo, **superestimando** a gravidade.[37]

Um exemplo clássico do viés de sobrevivência, de que você já deve ter ouvido falar, é o trabalho da equipe do estatístico Abraham Wald durante a Segunda Guerra Mundial.[38] Após analisar os pontos mais atingidos por projéteis de aviões que voltavam de batalhas, ele concluiu que essas estruturas deveriam ser reforçadas. No entanto, os aviões continuaram sendo abatidos na mesma frequência. O motivo é que os aviões atingidos nas estruturas que Wald observou não caíram, ou seja, eram sobreviventes. Aviões atingidos em pontos vitais caíram no campo de batalha, então não foram incluídos na amostra estudada (Figura 2).

Viés do tratamento de sobreviventes

Apesar de ter nome parecido e ser aplicado a estudos observacionais, adquire um sentido distinto do já mencionado **viés de sobrevivência**. Um sujeito que sobrevive por mais tempo e fez uso de um medicamento pode ter facilmente a sobrevida associada ao seu consumo. No entanto, o próprio fato de haver mais tempo de vida predispõe ao uso mais longo e frequente do medicamento. A sobrevida, portanto, ao invés de consequência, é a causa, podendo gerar inferências erradas acerca de tratamentos que, na realidade, são ineficazes.[39]

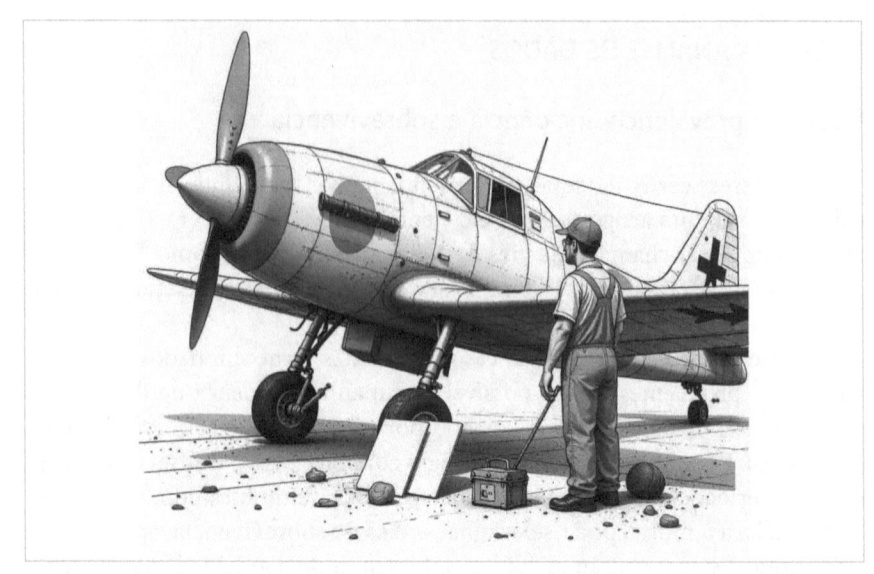

FIGURA 2   Viés do sobrevivente. Na Segunda Guerra Mundial, os militares aliados quiseram reforçar as áreas em que os aviões mais frequentemente eram atingidos para melhorar sua robustez nos embates contra os nazistas. Mas o matemático húngaro Abraham Wald apontou que, na verdade, como esses pontos foram estudados de aviões que conseguiram retornar à base (sobreviventes), os dados dos aviões que, de fato, sofreram danos graves estão faltando na amostra, pois não foram colhidos. Segundo ele, os pontos com menos balas é que deveriam ser reforçados.

Como exemplo, considere um certo tipo de câncer cuja taxa de progressão varia entre extremamente lenta e extremamente rápida, mas a medicina ainda não sabe disso. Os pacientes com progressão extremamente rápida nem sequer tiveram tempo de procurar o serviço e morreram muito antes. Então, os que recebem tratamento são os que, naturalmente, têm maior sobrevida. Seria melhor eliminar esse viés caso existisse um estudo controlado e randomizado; porém, em um estudo observacional (especialmente, caso-controle), a chance de uma conclusão equivocada é maior.

VIESES NA INTERPRETAÇÃO E NA COMUNICAÇÃO DOS RESULTADOS

Escolha de cerejas (*cherry-picking*)

Este viés merece menção honrosa. Ele é tão importante que foi a capa da primeira edição deste livro, lembra?

A atitude se define como uma falácia de atenção e ocorre quando um pesquisador escolhe seletivamente os dados que mais lhe convêm naquele conjunto de dados apresentados e deixa de lado aqueles que negam sua hipótese ou narrativa (Figura 3). Além do terreno de pesquisa, esse viés é muito comum no cotidiano, por exemplo, quando um jornal decide apresentar apenas notícias negativas sobre uma pessoa ou quando um médico decide compartilhar apenas estudos positivos sobre um medicamento.

Viés do franco-atirador texano

Talvez você já tenha ouvido falar desse viés, mas não com esses termos. Trata-se de uma analogia descrevendo um atirador que desfere vários disparos contra um objeto plano e só depois de ter feito vários buracos desenha cuidadosamente linhas ao redor deles, como se elas fossem o verdadeiro alvo (Figura 4). O exemplo ilustra o problema de análises *a posteriori*, ao invés de *a*

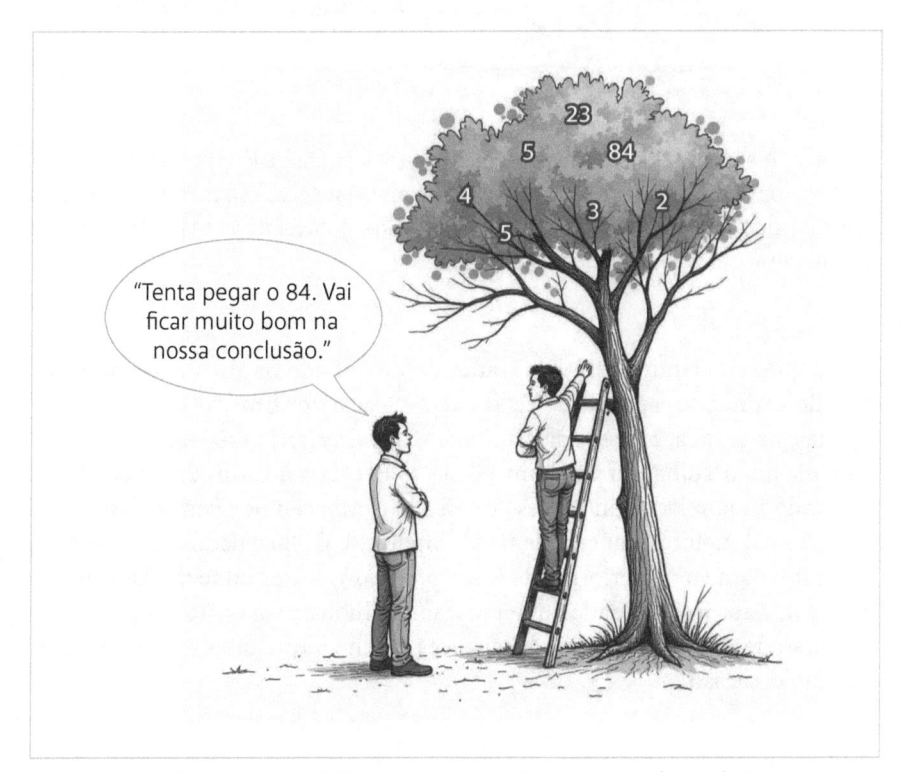

FIGURA 3   Escolha de cerejas. Não é assim que se faz pesquisa de verdade.

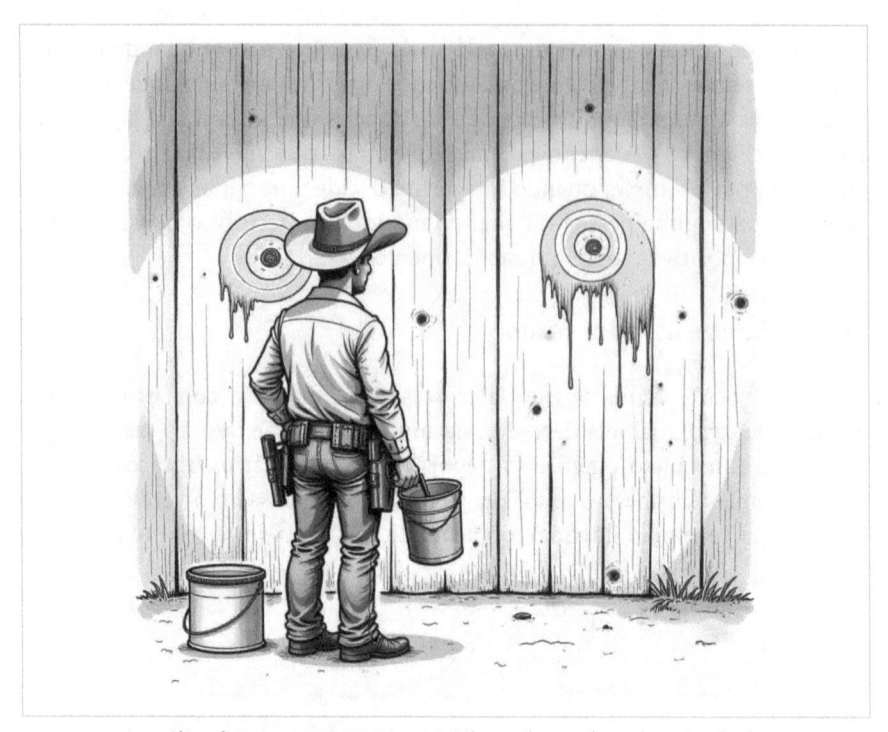

FIGURA 4   A análise feita *a posteriori* é muito bem ilustrada pelo viés do franco-atirador texano. A atitude de procurar por associações estatísticas espúrias apenas depois que o pesquisador já tem os dados é uma fonte inesgotável de vieses e tão confiável quanto desenhar o alvo apenas após o tiro.

priori, que seria equivalente ao atirador ter desenhado os alvos antes de atirar, método realmente capaz de detectar a real eficácia dos tiros.[40]

Mas, na prática, o que seria uma análise *a posteriori*? Seria equivalente a ficar o dia inteiro olhando para uma tabela do Excel com vários dados coletados buscando uma relação entre eles. Todos nós conhecemos quem faz isso, mas essa não é a melhor maneira de testar hipóteses. Colher dados sem nenhum propósito para só posteriormente (ou *a posteriori*) testar ou formular uma hipótese ou "aproveitar" dados que já foram colhidos para outro propósito são atitudes que aumentam muito as chances de encontrar uma relação espúria, produto do acaso.

Viés da taxa de admissão

Também conhecido como **viés ou paradoxo de Berkson**, em homenagem ao primeiro que o descreveu, em 1946.[41] Refere-se a conclusões espúrias em estudos observacionais com população hospitalar ao tentar relacionar duas condições que ocorrem de maneira independente, mas, pela metodologia do estudo, casos em que nenhuma das condições ocorre foram excluídos da análise.[1,41]

Um exemplo disso é o clássico estudo de MacMahon, que concluiu que a ingesta de café era um fator de risco para câncer de pâncreas. O que se descobriu depois é que um dos fatores que levaram MacMahon a fazer essa conclusão espúria foi que o grupo-controle (isto é, os pacientes sem câncer observados nesse estudo para comparação) continha pacientes internados pela equipe de gastroenterologia do hospital. Por essa razão, essa era uma população com alta incidência de doença gastrointestinal, o que fazia os médicos aconselharem a não beber café. Naturalmente, pois, haveria uma diferença significante no consumo de café entre os dois grupos sendo comparados.[42]

Um exemplo mais atual pôde ser visto na busca por grupos de risco durante a pandemia de covid-19. Muitas das análises que definiram esses grupos podem ter sido enviesadas pelo desenho do estudo se, por acaso, tiveram metodologia similar. Comparar pacientes hospitalizados por covid-19 *versus* hospitalizados por outras causas exclui os pacientes não hospitalizados por covid-19 e pelas outras causas (Figura 5).

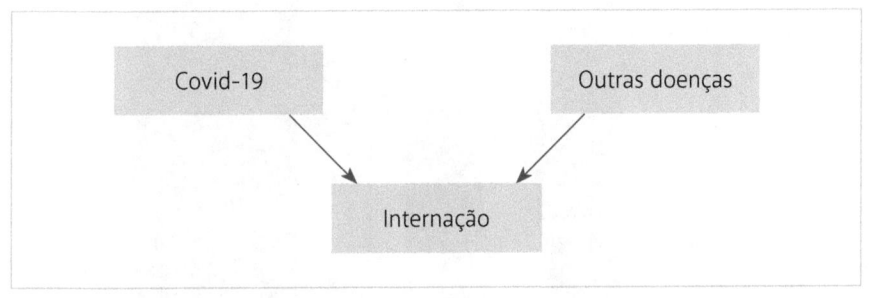

FIGURA 5   O paradoxo de Berkson ocorre quando, por meio da metodologia de um estudo, se excluem pacientes que não apresentam as duas condições estudadas. Muito comum em estudos de pacientes hospitalizados, porque são excluídos os pacientes não hospitalizados (portanto, de melhor prognóstico) de ambas as condições estudadas, restando apenas aqueles com pior prognóstico e facilitando a criação de conclusões espúrias sobre essa comparação.

Um viés que segue a mesma linha é a **heurística de colisão**. Existe uma variável (chamada, nesse caso, de **variável de colisão**) comum entre pessoas hospitalizadas por qualquer razão, que é o fato de estar hospitalizado. Quando estudos são condicionados por essa variável (hospitalizados), há grandes chances de associações espúrias.[43]

Viés de publicação

Ocorre quando pesquisas não publicadas não são incluídas em revisões pelo simples fato de não serem conhecidas e o fato de não ter havido publicação tem relação direta com as conclusões produzidas (Figura 6).[44,45]

Estudos com resultados significativos têm mais chances de serem publicados.[45] Então, quando um pesquisador faz um compilado dos trabalhos para sua metanálise, é provável que ache mais resultados que se distanciam da hipótese nula (uma vez que os que se aproximam não foram publicados).

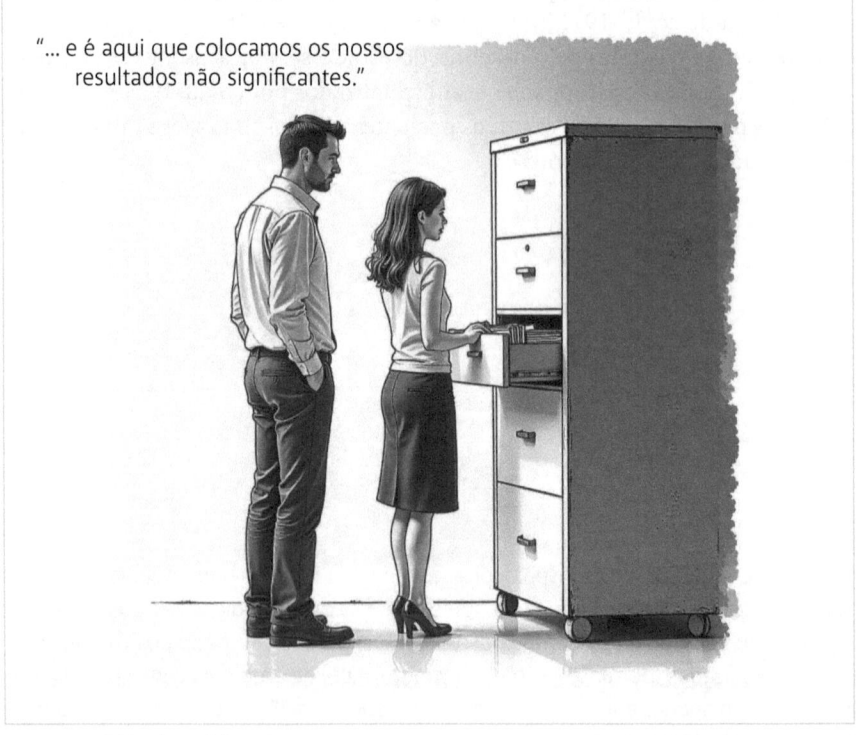

FIGURA 6 Viés de publicação.

Viés do relato de desfecho

Acontece quando trialistas escolhem voluntariamente quais resultados devem ou não ser expostos em sua pesquisa.[46] Geralmente o fenômeno acontece quando os desfechos são indesejáveis ou não cumprem as expectativas do pesquisador, o que pode gerar, por exemplo, um sub-relato de efeitos adversos ou, se envolver desfechos primários, resultados incompletos.[45,46] De todo o grupo dos vieses de relato, os de publicação e relato de desfecho merecem maior destaque, mas quase todo o grupamento pode ser resumido em uma citação do grupo Cochrane:

> "Estudos com resultados positivos, estatisticamente significantes, que indicam que uma intervenção funciona, têm mais chance de serem publicados [**viés de publicação**], mais chance de serem publicados rapidamente [**viés de atraso**], mais chances de serem publicados em inglês [**viés de linguagem**], mais chances de serem publicados mais de uma vez [**viés de múltipla publicação**], mais chances de serem publicados em jornais de alto impacto [**viés de localização**] e, com base no último ponto, mais chances de serem citados por outros [**viés de citação**]".[44]

Viés de acesso ao diagnóstico

Certas pessoas, em virtude de discrepâncias temporais, espaciais ou econômicas, têm mais acesso a testes diagnósticos do que outras. Isso pode gerar uma falsa sensação de que uma doença é mais prevalente em determinado grupo de pessoas em comparação a outro grupo que, por acaso ou por tais discrepâncias, não está sendo testado na mesma proporção.[1,47]

Viés de suspeita diagnóstica

Saber sobre o histórico de um paciente pode induzir a uma investigação mais ou menos intensa acerca de determinado diagnóstico.[1] Esse é um viés perigoso e difícil de lidar, pois pode gerar tanto sub quanto sobrediagnóstico, a depender da subjetividade que for lançada por um paciente no seu médico. Um bom exemplo é a coleta diária de exames de sangue e eletrólitos em pacientes internados imaginando que, apenas por estarem no hospital (independentemente de suas doenças), as chances de desenvolverem distúrbios sanguíneos ou hidroeletrolíticos é maior.

FERRAMENTAS PARA ANÁLISE DE VIESES

Os artigos mais confiáveis não são aqueles com ausência de vieses (inexistentes), mas os que tentam minimizá-los (ou, ao menos, os que são honestos ao apresentá-los). Para simplificar essa análise, a Cochrane Library desenvolveu a ferramenta RoB (*Risk of Bias*) 2 para avaliar o risco dos vieses mais importantes.[48]

Usada em ensaios clínicos randomizados, a RoB2 é uma evolução de uma primeira versão publicada em 2008. Para utilizá-la, os pesquisadores precisam selecionar os resultados mais importantes do estudo em questão e especificar se este foi delineado com análise "por protocolo" ou por "intenção de tratar". Depois disso, terão acesso a cinco domínios, cada qual devendo ser explorado com uma série de perguntas objetivas, para obter informações sobre características do ensaio relevantes no risco de viés, além de opções para justificar as escolhas e tentar sugerir as direções dos vieses (distanciam-se ou aproximam da hipótese nula).

Para cada um dos domínios, a ferramenta, com base nas respostas e utilizando um algoritmo predeterminado, sugere um julgamento do risco de viés, que pode ou não ser aceito. No final, o pesquisador deverá dar um julgamento completo do estudo (Quadro 1), classificando-o em baixo risco, com algumas preocupações e alto risco. É importante ressaltar que, se determinado domínio tem certo nível de viés, necessariamente o estudo como um todo terá um desvio ao menos da mesma gravidade.

QUADRO 1 Risco geral de vieses segundo a ferramenta RoB-2

Baixo risco	Todos os domínios foram interpretados como sendo de baixo risco
Com algumas preocupações	Houve algumas preocupações em ao menos um domínio
Alto risco	Houve alto risco em ao menos um viés ou algumas preocupações em múltiplos domínios de maneira a diminuir a confiança do pesquisador

Fonte: Magnus.[33]

Além da RoB2, outras ferramentas foram desenvolvidas pela Cochrane para acessar riscos em outros tipos de estudos, como:

- ROB-ME (*Risk Of Bias due to Missing Evidence*, que busca por viés de relato em sínteses de evidências).
- ROBINS-I (*Risk Of Bias In Non-randomized Studies – of Interventions*),[49] usada em estudos intervencionais não randomizados.
- robvis (*Risk-Of-Bias VISualization*),[50] usada para visualização do risco de vieses em revisões sistemáticas. Essa ferramenta, por exemplo, ajuda na criação de gráficos de semáforo, onde as cores vermelho, amarelo e verde indicam os níveis de risco de vieses, similar a um semáforo de trânsito (Figura 7).

Domínios de viés

Estudo	D1	D2	D3	D4	D5	Geral
Estudo 1	⊕	⊕	⊕	⊕	⊕	⊕
Estudo 2	⊖	⊕	⊕	⊕	⊕	⊕
Estudo 3	⊖	⊕	⊖	⊕	⊕	⊖
Estudo 4	⊕	⊕	⊗	⊕	⊖	⊗
Estudo 5	⊗	⊗	⊕	⊕	⊖	⊕
Estudo 6	⊕	⊗	⊖	⊕	⊕	⊖
Estudo 7	⊕	⊖	⊖	⊗	⊕	⊖
Estudo 8	⊕	⊖	⊕	⊕	⊕	⊕
Estudo 9	⊕	⊕	⊗	⊕	⊕	⊗

Domínios:
D1: Viés decorrente de randomização.
D2: Viés decorrente de desvios da intervenção pretendida.
D3: Viés decorrente de ausência de dados.
D4: Viés decorrente de mensuração dos resultados.
D5: Viés decorrente de seleção do resultado relatado.

Julgamento:
⊗ Alto
⊖ Alguma preocupação
⊕ Baixo

FIGURA 7   Exemplo de gráfico de semáforo criado pela ferramenta robvis.
Fonte: robvis.[52]

REFERÊNCIAS

1. Sackett DL. Bias in analytic research. J Chronic Dis. 1979;32(1-2):51-63.
2. Kohn MA, Carpenter CR, Newman TB. Understanding the direction of bias in studies of diagnostic test accuracy. Acad Emerg Med. 2013;20(11):1194-206.
3. Smith MK. Common mistakes in using statistics: spotting and avoiding them. 2012. Biased Sampling and Extrapolation. Disponível em: https://web.ma.utexas.edu/users/mks/statmistakes/biasedsampling.html. Acesso em: 17 maio 2025.
4. Sedgwick P. What is sampling error? BMJ. 2012 Jun 27;344(jun27 1):e4285-e4285.
5. Attia A. Bias in RCTs: confounders, selection bias and allocation concealment. 2005;10(3).
6. Sedgwick P. Selection bias versus allocation bias. BMJ. 2013 May 24;346(May24 4):f3345-f3345.
7. Nunan D, Heneghan C, Spencer EA. Catalogue of bias: allocation bias. BMJ Evid-Based Med. 2018;23(1):20-1.
8. Schulz KF. Empirical evidence of bias: dimensions of methodological quality associated with estimates of treatment effects in controlled trials. JAMA. 1995;273(5):408.
9. Paludan-Müller A, Teindl Laursen DR, Hróbjartsson A. Mechanisms and direction of allocation bias in randomised clinical trials. BMC Med Res Methodol. 2016;16(1):133.
10. Shuhaiber J, Reston J. Time to intervention during cardiac interventions. are we forgetting a confounder? Asian Cardiovasc Thorac Ann. 2008;16(1):1-3.
11. Matts JP, McHugh RB. Analysis of accrual randomized clinical trials with balanced groups in strata. J Chronic Dis. 1978;31(12):725-40.
12. Rückbeil MV, Hilgers RD, Heussen N. Randomization in survival studies: an evaluation method that takes into account selection and chronological bias. PloS One. 2019;14(6):e0217946.
13. Porta M (ed.). A dictionary of epidemiology. 6.ed. Oxford: Oxford University Press; 2014 (Oxford quick reference).
14. Tierney JF. Investigating patient exclusion bias in meta-analysis. Int J Epidemiol. 2004;34(1):79-87.
15. Packer DL, Mark DB, Robb RA, Monahan KH, Bahnson TD, Poole JE, et al. Effect of catheter ablation vs antiarrhythmic drug therapy on mortality, stroke, bleeding, and cardiac arrest among patients with atrial fibrillation: The CABANA randomized clinical trial. JAMA. 2019;321(13):1261-74.
16. Krishna R, Maithreyi R, Surapaneni K. Research bias: a review for medical students. J Clin Diagn Res. 2010;4:2320-4.
17. Sackett DL. Clinician-trialist rounds: 5. Cointervention bias: how to diagnose it in their trial and prevent it in yours. Clin Trials Lond Engl. 2011;8(4):440-2.
18. Murray DM. Statistical models appropriate for designs often used in group-randomized trials. Stat Med. 2001;20(9-10):1373-85.
19. Simmons N, Donnell D, Ou SS, Celentano DD, Aramrattana A, Davis-Vogel A, et al. Assessment of contamination and misclassification biases in a randomized controlled trial of a social network peer education intervention to reduce HIV risk behaviors among

drug users and risk partners in Philadelphia, PA and Chiang Mai, Thailand. AIDS Behav. 2015;19(10):1818-27.

20. Department of Sociology at UNC-Chapel Hill. Sociology. The University of North Carolina at Chapel Hill. 2017. Henry Landsberger 1926-2017. Disponível em: https://sociology. unc.edu/henry-landsberger-1926-2017/. Acesso em: 17 maio 2025.

21. Sedgwick P, Greenwood N. Understanding the Hawthorne effect. BMJ. 2015;351:h4672.

22. Deshpande S, Ostapenko L, Englesbe M. Chapter 13 – Threats to experimental hygiene. In: Markovac J, Kleinman M, Englesbe M (eds.). Medical and scientific publishing. Academic Press; 2018. p.121-9. Disponível em: https://www.sciencedirect.com/science/article/pii/B9780128099698000139. Acesso em: 17 maio 2025.

23. Mansournia MA, Higgins JPT, Sterne JAC, Hernán MA. Biases in randomized trials: a conversation between trialists and epidemiologists. Epidemiol Camb Mass. 2017;28(1):54-9.

24. Higgins JPT, Thomas J, Chandler J, Cumpston M, Li T, Page M, et al. Cochrane Handbook for Systematic Reviews of Interventions. 2.ed. Chichester: John Wiley & Sons; 2019 (Cochrane book series).

25. Page LA, Henderson M. Appraising the evidence: what is measurement bias? Evid Based Ment Health. 2008;11(2):36-7.

26. Grimes DA, Schulz KF. Bias and causal associations in observational research. The Lancet. 2002;359(9302):248-52.

27. Coughlin S. Recall bias in epidemiologic studies. J Clin Epidemiol. 1990;43(1):87-91.

28. Morgenstern J. First10EM. 2018. Recall bias. Disponível em: https://first10em.com/ebm/recall-bias/. Acesso em: 17 maio 2025.

29. Mahtani K, Spencer EA, Brassey J, Heneghan C. Catalogue of bias: observer bias. BMJ Evid-Based Med. 2018;23(1):23-4.

30. O'Sullivan JW, Banerjee A, Heneghan C, Pluddemann A. Verification bias. BMJ Evid--Based Med. 2018;23(2):54-5.

31. Sedgwick P. Non-response bias versus response bias. BMJ. 2014;348(apr09 1):g2573-g2573.

32. Neyman J. Statistics: servant of all science. Science. 1955;122(3166):401-6.

33. Magnus M. Essentials of infectious disease epidemiology. Sudbury, Mass: Jones and Bartlett Publ; 2008 (Essential public health).

34. Streiner DL, Norman GR. PDQ Epidemiology. 3.ed. Shelton: PMPH USA; 2009.

35. Anderson CD, Nalls MA, Biffi A, Rost NS, Greenberg SM, Singleton AB, et al. The effect of survival bias on case-control genetic association studies of highly lethal diseases. Circ Cardiovasc Genet. 2011;4(2):188-96.

36. Ho AMH, Dion PW, Yeung JHH, Joynt GM, Lee A, Ng CSH, et al. Simulation of survivorship bias in observational studies on plasma to red blood cell ratios in massive transfusion for trauma. Br J Surg. 2012;99(Suppl 1):132-9.

37. Norman GR, Streiner DL. PDQ Epidemiology. B.C. Decker; 1998.

38. Mangel M, Samaniego FJ. Abraham Wald's work on aircraft survivability. J Am Stat Assoc. 1984;79(386):259-67.

39. Glesby MJ, Hoover DR. Survivor treatment selection bias in observational studies: examples from the aids literature. Ann Intern Med. 1996;124(11):999-1005.

40. Grufferman S. Clustering and aggregation of exposures in Hodgkin's disease. Cancer. 1977;39(S4):1829-33.
41. Berkson J. Limitations of the application of fourfold table analysis to hospital data. Int J Epidemiol. 2014;43(2):511-5.
42. MacMahon B, Yen S, Trichopoulos D, Warren K, Nardi G. Coffee and cancer of the pancreas. N Engl J Med. 1981;304(11):630-3.
43. Catalogue of bias collaboration, Lee H, Aronson JK, Nunan D. Collider bias. In: Catalogue of bias. Disponível em: https://catalogofbias.org/biases/collider-bias/. Acesso em: 17 maio 2025.
44. Sterne JAC, Egger M, Moher D. Addressing reporting biases. In: Cochrane Handbook for Systematic Reviews of Interventions. 5.1.0. Julian PT Higgins and Sally Green; 2011. Disponível em: https://handbook-5-1.cochrane.org/chapter_10/10_addressing_reporting_biases.htm. Acesso em: 17 maio 2025.
45. Sedgwick P. What is publication bias in a meta-analysis? BMJ. 2015;351:h4419.
46. Sedgwick P. Meta-analysis: testing for reporting bias. BMJ. 2015;350:g7857.
47. Hennessy TW, Ballard DJ, Deremee RA, Chu CP, Melton LJ. The influence of diagnostic access bias on the epidemiology of sarcoidosis: a population-based study in Rochester, Minnesota, 1935-1984. J Clin Epidemiol. 1988;41(6):565-70.
48. Sterne JAC, Savović J, Page MJ, Elbers RG, Blencowe NS, Boutron I, et al. RoB 2: a revised tool for assessing risk of bias in randomised trials. BMJ. 2019;366:l4898.
49. Sterne JA, Hernán MA, Reeves BC, Savović J, Berkman ND, Viswanathan M, et al. Robins-I: a tool for assessing risk of bias in non-randomised studies of interventions. BMJ. 2016;355:i4919.
50. McGuinness LA, Higgins JPT. Risk-of-bias VISualization (robvis): an R package and Shiny web app for visualizing risk-of-bias assessments. Res Synth Methods. 2021;12(1):55-61.
51. Altman DG. Comparability of randomised groups. J R Stat Soc Ser Stat. 1985;34(1):125-36.
52. Risk of bias tools. 2024. robvis (visualization tool). Disponível em: https://www.riskofbias.info/welcome/robvis-visualization-tool. Acesso em: 17 maio 2025.

A análise bayesiana dos estudos científicos

José Nunes de Alencar

COM ESTE CAPÍTULO VOCÊ VAI...

- Refletir sobre o fato de que a ciência, por mais bela e fascinante que seja, não é imune às limitações do pensamento humano – e que reconhecer essas limitações é o primeiro passo para superá-las.
- Enxergar na análise bayesiana uma ferramenta poderosa para integrar evidências novas e antigas, permitindo interpretações mais realistas e alinhadas ao mundo real.
- Compreender que a maioria dos estudos científicos é, inevitavelmente, falsa em função de limitações intrínsecas como vieses, baixa plausibilidade prévia e métodos frequentistas desconectados do contexto maior.

INTRODUÇÃO

Imagine a seguinte situação: você aprende, durante a graduação, que determinado remédio está contraindicado em uma doença porque o mecanismo farmacológico dele tem um efeito que, aparentemente, não combina bem com a fisiopatologia daquela condição. Com o diploma na mão, você critica os colegas que, na sua opinião, desconhecem ou negligenciam o que considera ser um conhecimento farmacológico básico, algo que aprendeu logo nas primeiras aulas de farmacologia. Parece óbvio, quase intuitivo: se o mecanismo diz que não funciona, não funciona. Ponto-final.

Agora, imagine que, um dia, você está tranquilamente checando seus e-mails e se depara com um estudo novo, recém-publicado, que afirma exatamente o oposto. Contra todas as expectativas, aquele medicamento, que você tinha como contraindicado, não só não faz mal como parece fazer bem para a população estudada. Os números estão lá, reluzentes, com um valor de p abaixo de 0,05, indicando significância estatística. O que fazer agora? Devemos abandonar o mecanismo fisiopatológico e acreditar cegamente no novo estudo? Ou ignorar as evidências por que contradizem o que parecia óbvio?

A questão é que, muitas vezes, nos encantamos com valores de p significativos, como se fossem uma verdade absoluta. Veja, por exemplo, uma manchete fictícia: "Estudo revela que comer chocolate aumenta a inteligência". Parece absurdo? Mas suponha que o estudo apresenta um $p < 0,05$, o que, na cabeça de muitos (mas não na realidade), indicaria que há menos de 5% de chance de aquele achado ser um falso-positivo. Isso seria suficiente para você acreditar que ser um consumidor assíduo de chocolates vai aumentar seu QI?

Outro exemplo, agora na prática médica: imagine um estudo afirmando que o uso de trombolíticos em pacientes com oclusão coronária aguda não tem eficácia para salvar vidas. Nesse caso, o valor de p não foi significativo. A implicação, se a sociedade tomar esse dado isoladamente, seria devastadora: diretrizes mudariam. Mas, antes de saltarmos a essas conclusões, é fundamental nos perguntarmos: como o estudo foi desenhado? Qual era a população-alvo? E, acima de tudo, qual era a probabilidade prévia de que essa hipótese fosse verdadeira?

Esses exemplos ilustram como um número aparentemente incontestável – o $p < 0,05$ – pode nos enganar se não analisarmos os resultados de forma criteriosa. Não basta olhar para os números. Precisamos entender o contexto, o desenho do estudo e a plausibilidade biológica. É aí que entra o pensamento crítico e, mais especificamente, o bayesiano, que ajuda a enxergar além da superfície e a interpretar os resultados à luz do conhecimento prévio.

Assim, antes de se impressionar com valores significativos ou de desprezar completamente dados que desafiem sua intuição, é necessário refletir: o que esse achado realmente significa? O que ele adiciona ao que já sabemos? E, finalmente, como interpretar esses resultados no mundo real? É essa jornada que nos propomos a seguir ao longo deste capítulo, com o objetivo de oferecer ferramentas práticas e reflexivas para a análise crítica de evidências científicas.

ERRO TIPO I E TIPO II

Concordamos que a terminologia estatística pode ser um tanto árida, especialmente para quem não lida com esses conceitos no dia a dia. Mas não se preocupe, porque vamos simplificar as coisas. Para começar, é preciso entender o que são os erros tipo I e tipo II inerentes a pesquisas.

Erro tipo I, também chamado de α, ocorre quando afirmamos que algo existe ou funciona, mas, na verdade, isso não é real. Em outras palavras, é um **falso-positivo**. Imagine, por exemplo, que um estudo conclui que um novo medicamento é eficaz no tratamento da hipertensão, porque apresentou um valor de $p < 0,05$. No entanto, na realidade, o medicamento não tem efeito algum. Esse é o erro tipo I: publicar um resultado que não reflete a verdade. Erro tipo II, por sua vez, é chamado de β e representa o oposto: ocorre quando falhamos em identificar algo que realmente existe, o que equivale a um **falso-negativo**. Um exemplo seria um estudo que conclui que uma nova terapia para insuficiência cardíaca não é eficaz quando, na verdade, ela é. Esse erro acontece quando a pesquisa não tem poder suficiente para detectar uma diferença real.

Esses conceitos podem ser mais bem compreendidos por meio de uma analogia com o diagnóstico médico. Pense em um exame para detectar tromboembolismo pulmonar. Se o exame diz que um paciente tem tromboembolismo, mas ele não tem, isso é um falso-positivo, equivalente ao erro tipo I. Agora, se o exame não detecta a condição em um paciente que, de fato, apresenta tromboembolismo, temos um falso-negativo, ou erro tipo II. Na prática, sensibilidade é a capacidade de identificar corretamente os verdadeiros positivos (analogamente, o poder de um estudo), enquanto especificidade mede a capacidade de identificar os verdadeiros negativos $(1 - α)$.

É importante destacar a relação entre α, β e o tamanho da amostra do estudo. O poder $(1 - β)$ aumenta com o tamanho da amostra, pois um maior número de participantes reduz a variabilidade estatística, tornando mais fácil detectar diferenças reais. O poder usual de estudos clínicos fica entre 80 e 90%, ou seja, aceita-se um β de 10 a 20%. Já α, representado pelo nível de significância, é uma escolha arbitrária feita pelo pesquisador e está frequentemente associado ao valor de $p < 0,05$, uma convenção amplamente adotada na literatura científica. Essa convenção estabelece que aceitamos até 5% de probabilidade de cometer um erro tipo I em uma análise. Por outro lado, quando dizemos que α é 0,05, isso implica que temos 95% de confiança de que rejeitar a hipótese nula não é um falso-positivo.[1]

A compreensão dessa relação nos ajuda a interpretar resultados de estudos científicos com maior criticidade. Imagine que um pesquisador tolera um α de 30% em vez de 5%, como é habitual – isso seria semelhante a ter um teste pouco específico e com alta chance de erros tipo I, falsos-positivos. Da mesma forma, um estudo com baixo poder $(1 - \beta)$ está mais propenso a cometer erros tipo II, falsos-negativos, subestimando o efeito de uma intervenção potencialmente eficaz. Seria semelhante a um teste pouco sensível.

Esses erros têm implicações diretas na interpretação dos resultados de estudos científicos. Um estudo com baixo poder, por exemplo, está mais propenso a cometer erros tipo II, o que pode levar a subestimar o efeito de uma intervenção. Já um estudo com análise estatística inadequada ou vícios metodológicos aumenta o risco de erros tipo I, fazendo com que aceitemos como verdadeiros resultados que, na realidade, não correspondem à eficácia ou segurança de uma terapia (Quadro 1).

QUADRO 1

Conclusão do estudo	Hipótese verdadeira na realidade	Hipótese falsa na realidade
Rejeitou a hipótese nula (achou uma diferença)	Verdadeiro positivo (o estudo detectou corretamente o efeito)	Falso-positivo (erro tipo I ou α, detectou um efeito inexistente)
Aceitou a hipótese nula (não achou diferença)	Falso-negativo (erro tipo II ou β, não detectou um efeito existente)	Verdadeiro negativo (o estudo concluiu corretamente que não há efeito)

Este quadro resume as possibilidades de um estudo ao avaliar uma hipótese. Quando um estudo rejeita a hipótese nula e a diferença realmente existe, temos um verdadeiro positivo, o melhor cenário possível. Por outro lado, se a hipótese nula é rejeitada, mas não existe diferença, ocorre um erro tipo I, também chamado de falso-positivo. Se o estudo aceita a hipótese nula (não encontrou diferença), mas na realidade há uma diferença, temos um erro tipo II, ou falso-negativo. Por fim, quando o estudo aceita a hipótese nula e não existe mesmo uma diferença, temos um verdadeiro negativo.

Assim como nos exames diagnósticos, o objetivo em pesquisa é minimizar tanto os erros tipo I quanto os do tipo II. Isso reforça a importância de estudos com metodologias robustas, amostras adequadas e análises críticas que vão além de aceitar resultados apenas com base em um valor de p significativo. Afinal, cada célula deste quadro representa um cenário que pode ter implicações diretas na prática médica, seja validando intervenções eficazes ou evitando erros que podem comprometer o cuidado ao paciente.

O PENSAMENTO FREQUENTISTA

O pensamento frequentista é a abordagem estatística que considera a probabilidade algo intrinsecamente relacionado à frequência de eventos ao longo de muitas repetições. Em outras palavras, as conclusões são baseadas na ideia de que os dados observados representam apenas um entre vários conjuntos de dados hipotéticos que poderiam ter sido coletados em circunstâncias semelhantes. A incerteza, para os frequentistas, surge exclusivamente de erros amostrais. Por exemplo, ao lançar uma moeda, sabemos que, no longo prazo, o resultado "cara" ocorrerá em 50% das vezes. Contudo, se lançarmos a moeda apenas algumas vezes, poderemos observar distribuições diferentes, como 100% de "caras", apenas em razão do acaso.

No pensamento frequentista, começa-se assumindo que a hipótese nula é verdadeira antes da coleta de dados. A hipótese nula geralmente sugere que não há efeito, como no caso de um tratamento que não tem impacto sobre a sobrevida dos pacientes. Depois que os dados são coletados e analisados, a pergunta central é: "Quão surpreendente seria esse resultado se, de fato, a hipótese nula fosse verdadeira?". A ideia é determinar se os dados observados são consistentes com o que esperaríamos sob a hipótese nula ou se são tão extremos que indicam que algo mais está em jogo.

A ferramenta central do pensamento frequentista para responder a essa pergunta é o valor de p. Ele representa a probabilidade de observar um conjunto de dados tão extremo quanto o obtido, ou mais extremo, assumindo que a hipótese nula seja verdadeira. Por exemplo, suponha que um estudo sobre um novo tratamento produza um valor de p de 0,001. Isso significa que, se a hipótese nula for verdadeira, há apenas 0,1% de chance de obter um conjunto de dados tão extremos quanto o observado. Isso torna os resultados "surpreendentes" sob a hipótese nula, levando à rejeição dela. No entanto, um p de 0,34 indicaria que há 34% de chance de obter dados igualmente extremos, o que não seria surpreendente, e a hipótese nula não seria rejeitada. É importante notar que um p elevado não é evidência de ausência de efeito; apenas reflete que os dados são consistentes com a hipótese nula.[2]

Essa abordagem, apesar de amplamente utilizada, tem limitações importantes. O valor de p, frequentemente mal interpretado, não é medida da veracidade de uma hipótese nem do tamanho ou relevância de um efeito.[3,4] Um valor de p significativo não garante que o efeito observado seja importante clinicamente. Da mesma forma, um p não significativo não prova que não há efeito, apenas indica que os dados não fornecem evidência suficiente para rejeitar a hipótese nula.[5]

Os frequentistas também utilizam intervalos de confiança para complementar a interpretação dos resultados.[6] Um intervalo de confiança de 95%, por exemplo, indica que, se o experimento fosse repetido inúmeras vezes, 95% dos intervalos calculados conteriam o verdadeiro valor do parâmetro estimado. Isso não significa que há 95% de chance de o verdadeiro valor estar dentro do intervalo calculado, porque o pensamento frequentista não atribui probabilidades a parâmetros fixos. O valor verdadeiro ou está dentro do intervalo ou não está, mas essa frequência de 95% reflete o comportamento esperado ao longo de múltiplas repetições do experimento.

Outro ponto importante a e considerar, já mencionado no Capítulo 10 – "Estatística na prática médica", é que os testes de hipóteses frequentistas não foram feitos para analisar fraudes ou detectar erros nos dados. Pelo contrário, se houve manipulação dos dados, isso tende a produzir resultados que parecem surpreendentes sob a hipótese nula, reduzindo o valor de p de forma artificial. Ironicamente, quanto maior a fraude, menor será o valor de p, aproximando-o da significância estatística. O teste de hipóteses, nesse caso, não apenas falha em detectar a fraude como pode validá-la superficialmente. Essa limitação é epistemológica: o frequentista parte do princípio de que os dados refletem um processo aleatório genuíno, e, quando isso é violado, ele se torna inválido.[7]

Embora o pensamento frequentista tenha sido a base da estatística moderna e continue amplamente utilizado na medicina, ele tem limitações notáveis. Uma das mais significativas é o fato de que ignora o conhecimento prévio e a probabilidade condicional. Ele trata cada estudo como um evento isolado, desconectado do corpo de evidências acumulado. Isso pode levar à aceitação ou à rejeição de hipóteses com base em dados limitados, sem considerar se os resultados são plausíveis no contexto do conhecimento existente. Essa desconexão pode levar a interpretações precipitadas e, às vezes, erradas. Afinal, a plausibilidade de uma hipótese não surge do nada; ela é construída a partir de dados acumulados, conhecimento biológico e consistência entre estudos. Ignorar esses aspectos é como interpretar uma peça de um quebra-cabeça sem considerar o todo. Sem a integração do contexto, o pensamento frequentista se torna vulnerável a falsos-positivos ou a resultados isolados que não se sustentam no tempo.

INTRODUÇÃO AO PENSAMENTO BAYESIANO

O pensamento bayesiano representa uma mudança de paradigma na análise de dados e no raciocínio médico. Em vez de tratar cada estudo como um evento isolado, ele propõe uma abordagem dinâmica, baseada na integração entre o que já sabemos (conhecimento prévio) e as novas evidências. Essa ideia, fundamentada no teorema de Bayes, permite que atualizemos as probabilidades à medida que novos dados se tornam disponíveis, transformando a prática científica em um processo iterativo e progressivo.

O teorema de Bayes foi introduzido por Thomas Bayes, um matemático e pastor presbiteriano do século XVIII, em sua obra póstuma *An Essay towards Solving a Problem in the Doctrine of Chances* (1763).[8] Esse teorema descreve uma fórmula matemática que calcula a probabilidade de uma hipótese ser verdadeira, dado um conjunto de novas evidências. Em termos práticos, esse raciocínio transforma nossas crenças iniciais (as chamadas probabilidades prévias ou *"priors"*) em probabilidades atualizadas, chamadas de probabilidades posteriores, levando em consideração a força das novas evidências.[9]

No raciocínio bayesiano, a probabilidade é vista como uma medida da crença em uma hipótese, e essa crença deve ser constantemente ajustada à luz de novas informações. O teorema de Bayes tem a seguinte fórmula:

$$P(H|E) = \frac{P(E|H) \cdot P(H)}{P(E)}$$

Nesta equação:

- $P(H|E)$ probabilidade posterior da hipótese H, dado o conjunto de evidências E.
- $P(E|H)$: probabilidade de observar as evidências E se a hipótese H for verdadeira.
- $P(H)$: probabilidade prévia da hipótese H, ou seja, o que acreditávamos antes de ver os novos dados.
- $P(E)$: probabilidade de as evidências E ocorrerem sob todas as hipóteses possíveis.

A seguir, as partes da fórmula são explicadas de maneira mais didática:

- $P(H|E)$: isso é o que você quer descobrir. É a probabilidade de uma hipótese (H) ser verdadeira depois de ver uma evidência (E). Por exemplo: "Qual a chance de estar chovendo agora, dado que vi pessoas com guarda-chuvas?".
- $P(E|H)$: é a probabilidade de ver essa evidência (E) caso a hipótese (H) seja verdadeira. No exemplo: "Se realmente está chovendo, qual a chance de eu ver pessoas com guarda-chuvas?".
- $P(H)$: é a probabilidade da hipótese (H) antes de ver qualquer evidência. Chamamos isso de probabilidade prévia ou *prior*. No exemplo: "Qual a chance de chover hoje, com base na previsão do tempo?".
- $P(E)$: é a probabilidade de ver a evidência (E), independentemente de a hipótese (H) ser verdadeira ou não. No exemplo: "Qual a chance de eu ver

pessoas com guarda-chuvas, seja porque está chovendo ou porque é moda andar com guarda-chuvas?".

A fórmula ficaria assim:

$$Probabilidade\ pós\text{-}teste = \frac{(Evidência\ observada \cdot Probabilidade\ pré\text{-}teste)}{(Probabilidade\ de\ se\ observar\ a\ evidência)}$$

Não sei se ajudei ou piorei tudo mostrando essa fórmula. Mas calma que vai fazer sentido. Por enquanto, entenda que o que torna o pensamento bayesiano único é a forma como incorpora o conhecimento prévio ao processo de análise – "Qual a chance de chover hoje, dado que é mês de fevereiro em São Paulo?"[10] Por exemplo, ao avaliar a eficácia de um novo medicamento, o bayesiano não considera apenas o estudo mais recente, mas integra esses dados ao corpo de evidências prévias. Assim, mesmo que o novo estudo apresente resultados aparentemente surpreendentes, a interpretação final dependerá da plausibilidade da hipótese com base no conhecimento acumulado.

Essa abordagem contrasta com o pensamento frequentista, que considera os dados observados parte de um conjunto hipotético maior de dados possíveis, ignorando o contexto mais amplo. Para o frequentista, a probabilidade é uma frequência relativa que emerge ao longo de inúmeras repetições do experimento. Já o bayesiano utiliza as probabilidades para expressar incertezas e crenças, permitindo maior alinhamento com a forma natural como pensamos sobre riscos e evidências no dia a dia.

A probabilidade condicional é o cerne do pensamento bayesiano. Enquanto os frequentistas avaliam se os dados são consistentes com a hipótese nula, os bayesianos perguntam: "Dado o que já sabemos, o quanto as novas evidências mudam a probabilidade de que essa hipótese seja verdadeira?". Por exemplo, se um estudo sugere que um novo medicamento reduz a mortalidade em pacientes com insuficiência cardíaca, o bayesiano analisará a plausibilidade biológica dessa hipótese, os resultados de estudos anteriores e a qualidade do novo estudo antes de aceitar ou rejeitar os achados. Essa capacidade de integrar novas evidências ao contexto prévio evita conclusões precipitadas e torna o pensamento bayesiano particularmente valioso em medicina, na qual as decisões frequentemente dependem de múltiplas camadas de informações. Além disso, o uso de probabilidades condicionais permite ao médico avaliar não apenas se uma intervenção funciona, mas também o quanto ela é provável de funcionar em uma situação específica.

Um ponto central que diferencia o pensamento bayesiano do frequentista é como o bayesiano apresenta seus resultados. Enquanto o frequentismo utiliza os intervalos de confiança, na abordagem bayesiana se trabalha com intervalos de credibilidade, derivados da distribuição posterior. Esses dois conceitos podem parecer semelhantes à primeira vista, mas refletem abordagens profundamente diferentes à inferência estatística.

O intervalo de credibilidade, usado no raciocínio bayesiano, expressa o intervalo em que há determinada probabilidade de o verdadeiro valor de um parâmetro estar contido, considerando tanto os dados observados quanto a probabilidade prévia. Por exemplo, um intervalo de credibilidade de 95% indica que, dadas as evidências e as *priors*, há 95% de probabilidade de o parâmetro estar dentro daquele intervalo.[11] Essa interpretação é intuitiva e está alinhada com a forma como médicos e pesquisadores geralmente pensam sobre probabilidade: "Qual a chance de o verdadeiro valor estar entre esses limites?".

Em contraste, o intervalo de confiança frequentista não oferece essa probabilidade direta. Um intervalo de confiança de 95% significa que, se repetíssemos o experimento inúmeras vezes, 95% dos intervalos calculados conteriam o verdadeiro valor do parâmetro. Isso reflete a filosofia frequentista de considerar dados parte de múltiplas amostras hipotéticas.[12] No entanto, essa interpretação frequentemente é mal compreendida, sendo confundida com o conceito bayesiano de probabilidade.

Essa diferença é mais do que apenas semântica. No pensamento bayesiano, a probabilidade posterior permite cálculos adicionais, como estimar diretamente a chance de uma intervenção ser superior a outra ou o grau em que ela melhora um desfecho clínico. Isso confere ao intervalo de credibilidade uma aplicabilidade prática que pode ser particularmente útil na tomada de decisões clínicas, especialmente quando se lida com incertezas complexas.

Por exemplo, em um estudo avaliando se um novo anticoagulante é superior ao padrão de tratamento, o frequentista poderia relatar um intervalo de confiança de 95%, como "o intervalo para a diferença média no desfecho vai de -0,5 a 1,2". Já o bayesiano forneceria um intervalo de credibilidade com uma interpretação mais prática: "Há 95% de probabilidade de que a diferença verdadeira esteja entre -0,5 e 1,2". Mais importante, o bayesiano pode calcular diretamente a probabilidade de o novo tratamento ser melhor que o padrão, como "há 80% de chance de que o novo medicamento seja mais eficaz".[13]

Apesar de suas vantagens, o pensamento bayesiano também apresenta desafios, como a necessidade de estabelecer probabilidades prévias. Essas *priors* podem ser baseadas em dados históricos, opiniões de especialistas ou ambas, mas sua escolha deve ser transparente para evitar viés ou manipulação. Em situações de grande incerteza, *priors* não informativas podem ser utilizadas, embora isso não elimine completamente as dificuldades. Ainda assim, a flexibilidade do método e sua capacidade de lidar com incertezas tornam o raciocínio bayesiano uma ferramenta indispensável na medicina baseada em evidências.

TEOREMA DE BAYES: FUNDAMENTOS E APLICAÇÕES

Imagine que você é membro do júri em um tribunal. O caso que está sendo julgado é de assassinato. O réu foi visto na cena do crime usando uma blusa azul e, segundo uma testemunha, o assassino usava uma blusa azul. Essa é a única evidência direta que conecta o réu ao crime. Imediatamente, você pensa: "Se ele estava de blusa azul, deve ser culpado!" Afinal, parece um detalhe incriminador.

Mas o julgamento deve ir além de impressões iniciais, e o raciocínio bayesiano é a ferramenta ideal para isso. Antes de condenar o réu, você decide examinar as informações disponíveis com mais cuidado. Aqui está o que foi apresentado no tribunal:

1. **Probabilidade prévia [P(H)]:** apenas 1 em cada mil pessoas na cidade comete assassinatos. Portanto, antes de qualquer evidência, a probabilidade de o réu ser culpado é de apenas 0,1%.
2. **Probabilidade de observar a evidência caso a hipótese seja verdadeira [P(E|H)]:** se o réu for realmente culpado, a chance de ele estar usando uma blusa azul é alta – 98% – e não 100%. Vai que na verdade a blusa era verde e o policial que o rendeu era daltônico...
3. **Probabilidade de observar a evidência – P(E):** a probabilidade de qualquer pessoa estar usando uma blusa azul, seja culpada ou não. Isso é uma combinação das chances de culpados e inocentes usarem blusas azuis: 5% das pessoas usam blusa azul.

Agora, aplicamos o teorema de Bayes para calcular a probabilidade posterior de o réu ser culpado, dado que ele estava usando uma blusa azul (P(H|E)). Substituindo os valores:

$$P(H|E) = \frac{P(E|H) \cdot P(H)}{P(E)} = \frac{0,98 \cdot 0,001}{0,05} = 0,0196 \ (1,96\%)$$

Ou seja, mesmo com a evidência da blusa azul, a probabilidade de o réu ser culpado apenas pela questão da blusa azul é de apenas **1,96%**. Em outras palavras, a probabilidade de prender injustamente um inocente, com essas informações passadas até aqui, é de aproximadamente 98%. Melhor pedir por mais provas, concorda?

Agora, vamos a um problema ainda mais intrigante, o famoso problema da porta dos desesperados (ou **Monty Hall problem**).[14] Imagine que você participa de um programa de TV. Há três portas à sua frente. Atrás de uma delas está um carro, o prêmio que você deseja ganhar; atrás das outras duas estão bodes. Você escolhe uma das portas. O apresentador, que sabe o que está atrás de cada porta, abre uma das outras duas, revelando um bode. Ele então pergunta: **"Você quer trocar de porta ou manter sua escolha?"**.

A intuição nos diz que, como agora restam apenas duas portas fechadas, as chances devem ser iguais: 50% para cada porta. Afinal, parece que o apresentador apenas eliminou uma possibilidade e que agora você está jogando cara ou coroa. Contudo, essa lógica intuitiva está errada, e é aqui que entra o raciocínio bayesiano, desafiando o que parece óbvio.

Com o teorema de Bayes, podemos perceber que, na verdade, **trocar de porta aumenta suas chances de ganhar o carro para 2/3**. Isso pode parecer contraintuitivo, mas é perfeitamente lógico quando analisamos o problema de forma cuidadosa. Quando você escolhe uma porta pela primeira vez, a probabilidade de o carro estar atrás dela é de apenas **1/3** (ou seja, 33,3%). Isso significa que há **2/3 de chance (66,6%)** de o carro estar em uma das outras duas portas. Nesse momento, a escolha é um tiro no escuro, mas essas probabilidades são bem claras. Agora, entra o papel do apresentador, Monty Hall. Ele sabe onde está o carro e, ao abrir uma das portas restantes, elimina uma opção errada (ou seja, uma porta com um bode). Isso não muda a probabilidade inicial de 1/3 de sua escolha original estar correta. Porém, o fato de ele ter revelado um bode significa que toda a probabilidade de 2/3 que antes estava distribuída entre as duas portas restantes **se concentra agora na única porta que ele não abriu**.[15]

O PENSAMENTO BAYESIANO NA ANÁLISE DE ESTUDOS CIENTÍFICOS

Quando avaliamos um estudo científico, frequentemente enfrentamos a tentação de confiar apenas nos resultados brutos apresentados, como o valor de p ou os intervalos de confiança. Contudo, o pensamento bayesiano nos convida a dar um passo além, integrando as novas informações ao que já sabemos sobre o tema. Assim, a crítica de um estudo não é apenas uma avaliação isolada, mas uma análise contextualizada e contínua, que se alimenta de conhecimentos prévios e novas evidências.

Para aplicar o raciocínio bayesiano à crítica de um estudo, devemos começar pela **determinação da probabilidade pré-teste**. Essa probabilidade inicial reflete nossa crença na plausibilidade de uma hipótese antes de avaliarmos os dados do estudo. Essa crença pode ser informada por fatores como **plausibilidade biológica**, consistência com a literatura prévia e critérios como os de Bradford Hill. Depois vem a integração dos novos dados ao **corpo de evidências existente**. Suponha que o estudo apresente um valor de $p < \alpha$, sugerindo uma diferença estatisticamente significativa (lembre-se que α geralmente é 0,05). O frequentista pode interpretar isso como evidência sólida de que a intervenção funciona. O bayesiano, no entanto, pergunta: "Como esses novos dados interagem com as evidências prévias?". Se a plausibilidade inicial era muito baixa (p. ex., uma hipótese completamente nova e sem suporte biológico prévio), mesmo um valor de $p < 0,05$ pode não ser suficiente para mudar substancialmente a probabilidade posterior de que a hipótese seja verdadeira.

Aqui entra outro aspecto crítico: o impacto dos vieses, do power $(1 - \beta)$ e do valor de α na interpretação bayesiana. Um estudo metodologicamente fraco, com vieses significativos ou baixa potência estatística, pode ser interpretado de forma mais cética por um bayesiano. Enquanto o frequentista pode considerar um $p < \alpha$ como "prova suficiente", o bayesiano levará em conta se os vieses podem ter inflado os resultados e quão robusta é a evidência na alteração da probabilidade posterior. A força de uma evidência está diretamente ligada à qualidade do estudo, algo que o pensamento bayesiano incorpora de forma explícita.

Vamos aplicar essa lógica a um exemplo detalhado. Imagine que você está avaliando um estudo sobre uma nova terapia, o "NovoTrata", para pacientes com hipertensão resistente. A probabilidade prévia de que o "NovoTrata" seja eficaz foi estimada em 20%, com base em plausibilidade biológica e dados de fases iniciais. O novo estudo foi randomizado, controlado por placebo, e encontrou uma redução estatisticamente significativa da pressão arterial, com $p = 0,03$, ou seja, menor que o α estimado pelos pesquisadores, e um intervalo de confiança que sugere uma redução média de 10 mmHg.

O frequentista poderia parar por aí, considerando que os resultados provam a eficácia do "NovoTrata". O bayesiano, no entanto, faz o seguinte cálculo:

- **Probabilidade pré-teste** [P(H)]: 20% (hipótese inicial baseada no conhecimento existente).
- **Evidência observada** [P(E|H)]: dados do estudo sugerem que, se o "NovoTrata" for eficaz, há alta probabilidade de observar um resultado significa-

tivo com os resultados relatados. O **poder** do estudo, que é a probabilidade de encontrar um resultado verdadeiro positivo no estudo, foi de 80%.

- **Evidência geral** [P(E)]: aqui, combinamos as chances de obter os dados observados tanto sob a hipótese de que o "NovoTrata" funciona (ou seja, **poder** α probabilidade pré-teste) quanto de que não funciona (ou seja, α · contrário da probabilidade pré-teste – lembre que α é a probabilidade de um resultado falso). Esse é o denominador do teorema de Bayes.

Vamos à fórmula:

$$Probabilidade\ pós\text{-}teste = \frac{(Evid\hat{e}ncia\ observada \cdot probabilidade\ pr\acute{e}\text{-}teste)}{(Probabilidade\ total\ de\ se\ observar\ a\ evid\hat{e}ncia)}$$

$$Probabilidade\ pós\text{-}teste = \frac{(Poder \cdot probabilidade\ pr\acute{e}\text{-}teste)}{((poder \cdot prob\ pr\acute{e})) + ((\alpha \cdot 1 - prob\ pr\acute{e}))}$$

$$Probabilidade\ pós\text{-}teste = \frac{(0{,}8 \cdot 0{,}2)}{((0{,}8 \cdot 0{,}2)) + ((0{,}05 \cdot 0{,}8))} = \frac{0{,}16}{0{,}2} = 0{,}8$$

Após os cálculos, a probabilidade posterior pode mostrar que, mesmo com o novo estudo, a chance de o "NovoTrata" ser eficaz subiu para algo em torno de 80%. Um avanço significativo, mas perceba a incerteza ainda existente. Esse raciocínio pode ser essencial para guiar decisões clínicas: será que já temos evidência suficiente para adotar essa terapia amplamente ou precisamos de mais estudos antes de mudar a prática?

O pensamento bayesiano também é poderoso para identificar casos em que resultados não significativos não são prova de ausência de efeito. Por exemplo, se um estudo tem baixa potência estatística, o bayesiano pode argumentar que a ausência de significância estatística não elimina completamente a hipótese. Em vez disso, a probabilidade posterior de eficácia pode ser ajustada, mas não necessariamente reduzida a zero.

No caso do "NovoTrata", se tivermos um segundo estudo com resultados neutros, mas de menor qualidade metodológica, o frequentista poderia interpretar isso como uma refutação. O bayesiano, no entanto, integraria esses novos dados à análise existente, ponderando sua força e a maneira como eles impactam a probabilidade posterior. O resultado seria uma visão mais equilibrada, considerando a incerteza e o peso relativo de cada evidência.

Ensaios clínicos podem ser planejados com base na análise bayesiana desde o início, o que oferece uma abordagem flexível e adaptativa para a coleta e interpretação dos dados. Diferentemente do paradigma frequentista, que fixa o tamanho da amostra e utiliza regras rigorosas para análises interinas, o modelo bayesiano permite a atualização contínua da probabilidade com base nos dados acumulados durante o estudo.[16] Isso significa que decisões como interromper o recrutamento de participantes ou concluir o estudo antecipadamente podem ser tomadas assim que houver evidência suficiente para confirmar ou rejeitar uma hipótese. Essa abordagem se alinha ao princípio da verossimilhança, que estabelece que as informações obtidas dependem apenas dos dados coletados, e não de regras predefinidas pelos investigadores. Conforme o número de participantes aumenta, a incerteza na estimativa do resultado diminui, trazendo maior probabilidade posterior de que a intervenção seja eficaz ou ineficaz.[17]

Além disso, a análise bayesiana permite calcular intervalos de credibilidade em vez de valores de p ou intervalos de confiança.[18] Esses intervalos refletem diretamente a probabilidade de que o verdadeiro efeito do tratamento esteja dentro de determinado intervalo, considerando tanto as evidências do estudo quanto o conhecimento prévio.

A MAIORIA DOS ESTUDOS CIENTÍFICOS É FALSA

A afirmação de que a maioria dos estudos científicos é falsa pode soar alarmante, mas ela está agora embaixo do nariz de cada leitor deste capítulo. É só continuar usando essa fórmula em outros exemplos. Suponha que estamos avaliando um estudo com um *power* de 80% (β = 20%) e um α de 0,05, valores padrão na maioria das pesquisas médicas. Além disso, a probabilidade pré-teste – ou seja, a plausibilidade inicial da hipótese com base na literatura prévia – é de 10%. Aplicando a fórmula bayesiana:

$$\textit{Probabilidade pós-teste} = \frac{(\textit{Poder} \cdot \textit{probabilidade pré-teste})}{((\textit{poder} \cdot \textit{prob pré}) + (\alpha \cdot 1 - \textit{prob pré}))}$$

$$\textit{Probabilidade pós-teste} = \frac{(0,8 \cdot 0,1)}{((0,8 \cdot 0,1) + (0,05 \cdot 0,9))} = \frac{0,08}{0,125} = 0,64$$

Ou seja, mesmo em um estudo com poder adequado e valor de p significativo, a probabilidade de o achado ser falso é de 36% (100 – 64%). Esse cálculo demonstra o impacto do conhecimento prévio: quanto menor a plausibilidade inicial, maior a incerteza sobre a validade dos achados, mesmo diante de um p significativo (Tabela 1). Isso reflete a importância de considerar a probabilidade condicional em vez de confiar exclusivamente no valor de p.

Agora, acrescente a esse cenário a presença de vieses. Estudos com falhas metodológicas, como seleção inadequada de participantes ou controle insuficiente de variáveis de confusão, potencializam os erros tipo 1 (falsos-positivos) e tipo 2 (falsos-negativos), reduzindo o poder e aumentando a especificidade efetiva da pesquisa. Além disso, quando múltiplos estudos são conduzidos sobre um mesmo tema, o acaso também se torna um fator relevante. Em um universo de muitas hipóteses sendo testadas simultaneamente, a probabilidade de pelo menos um resultado significativo surgir por puro acaso aumenta.

Vamos aplicar a mesma lógica para um exemplo em que há um viés que impacta a pesquisa, aumentando o valor de α (erro tipo 1) e, consequentemente, a probabilidade de falsos-positivos. Suponha um estudo sobre um novo medicamento, "CuraRápida", que promete reduzir significativamente o risco de infecções pós-operatórias. No entanto, o estudo apresenta um viés de seleção, no qual os participantes do grupo intervenção foram selecionados de uma população com menor risco basal de infecção em comparação ao grupo controle. Esse viés, ao introduzir diferenças não atribuíveis à intervenção em si, aumenta a probabilidade de que um resultado falso-positivo seja interpretado como significativo. Vamos assumir que esse viés eleva α de 0,05 (5%) para 0,10 (10%).

$$Probabilidade\ pós\text{-}teste = \frac{(Poder \cdot probabilidade\ pré\text{-}teste)}{((poder \cdot prob\ pré) + (\alpha \cdot 1 - prob\ pré))}$$

$$Probabilidade\ pós\text{-}teste = \frac{(0,8 \cdot 0,1)}{((0,8 \cdot 0,1) + (0,1 \cdot 0,9))} = \frac{0,08}{0,17} = 0,47$$

John Ioannidis, em seu clássico artigo *"Why Most Published Research Findings Are False"*, demonstrou matematicamente que, diante de vieses, poder limitado e excesso de estudos com hipóteses exploratórias, a maioria das pesquisas pode, de fato, produzir conclusões falsas.[19] A Tabela 2, adaptada de seu artigo, apresenta diferentes cenários com probabilidades pré-teste e pós-teste, incorporando o impacto dos vieses. Essa análise ressalta que o pensamento crítico, aliado a uma abordagem bayesiana, é essencial para interpretar a validade de um estudo no contexto clínico.

TABELA 1

α	Pré	Pós	Pré	Pós	Pré	Pós	Pré	Pós	Pré	Pós	Pré	Pós
0,1	5%	30%	10%	47%	20%	67%	30%	77%	40%	84%	50%	89%
0,05	5%	46%	10%	64%	20%	80%	30%	87%	40%	91%	50%	94%
0,01	5%	81%	10%	90%	20%	95%	30%	97%	40%	98%	50%	99%
0,005	5%	89%	10%	95%	20%	98%	30%	99%	40%	> 99%	50%	> 99%
0,001	5%	98%	10%	99%	20%	> 99%	30%	> 99%	40%	> 99%	50%	> 99%
0,0001	5%	> 99%	10%	> 99%	20%	> 99%	30%	> 99%	40%	> 99%	50%	> 99%
0,00001	5%	> 99%	10%	> 99%	20%	> 99%	30%	> 99%	40%	> 99%	50%	> 99%

Probabilidade pós-teste após cruzar o valor de p com a probabilidade pré-teste de uma pesquisa com 80% de *power* (sensibilidade). Se a pesquisa tinha apenas 5% de probabilidade pré-teste, mesmo com um valor de $p < 0,05$, a chance de esse resultado ser real não é de 95%, mas de 46%. Mais uma consequência disso é a de que estudos muito plausíveis continuam com alta probabilidade pós-teste mesmo depois de estudos em que o valor de p é "não significativo" (em medicina > 0,05): por exemplo: 50% de probabilidade pré-teste com p de 0,1 ainda tem 89% de chance de ser verdadeiro.

TABELA 2

α	Pré	Viés	Pós	Viés	Pós	Pré	Viés	Pós	Viés	Pós
0,1	10%	10%	30%	30%	14%	50%	10%	79%	30%	60%
0,05	10%	10%	36%	30%	16%	50%	10%	83%	30%	63%
0,01	10%	10%	42%	30%	17%	50%	10%	87%	30%	65%
0,005	10%	10%	43%	30%	17%	50%	10%	87%	30%	65%
0,001	10%	10%	44%	30%	17%	50%	10%	88%	30%	65%

Probabilidade pós-teste após cruzar o valor de α com a probabilidade pré-teste de uma pesquisa e também acrescentando o peso de viés que reduzirá em 10% ou em 30% o *poder* e a especificidade da pesquisa (incidindo igualmente nas duas para fins de cálculos). Observe que mesmo uma pesquisa com *p* significativo, mas com 10% de vieses, chega a uma probabilidade pós-teste de apenas 36%, tendo ainda 64% de chance de resultados falsos-positivos.

No mesmo artigo, Ioannidis destacou os "corolários da ciência falsa", que ajudam a entender situações em que a probabilidade de vieses aumenta consideravelmente, comprometendo a validade dos estudos. Primeiro ele aponta que estudos com amostras pequenas são mais suscetíveis a conclusões falsas, pois têm menor poder estatístico. Da mesma forma, áreas que investigam efeitos muito pequenos tendem a apresentar maior proporção de resultados falsos, dado que a detecção de pequenos efeitos exige grande rigor metodológico e alta potência estatística. Além disso, ele alerta que o excesso de hipóteses testadas, típico de abordagens exploratórias como pesquisas genômicas ou uso de *big data*, reduz a chance de resultados verdadeiros, já que o número de falsos-positivos cresce exponencialmente quando múltiplas análises são realizadas.

Outro ponto crítico é a flexibilidade metodológica, como a falta de padronização em definições de desfechos e análises estatísticas, que aumenta o risco de manipulação e viés. Ioannidis também destaca que conflitos de interesse financeiros ou pessoais, comuns em pesquisas patrocinadas ou em ambientes competitivos, podem distorcer os achados, priorizando resultados mais impressionantes. Por fim, áreas "quentes", com muitas equipes competindo, tendem a amplificar os vieses pela pressão de publicar rapidamente, muitas vezes resultando em descobertas iniciais superestimadas, seguidas por refutações subsequentes – um fenômeno que ele denominou "fenômeno de Proteus". O Quadro 2 demonstra estudos diferentes, com poderes e vieses incidindo de maneira realista, segundo Ioannidis.

QUADRO 2

Power (1 − β)	Probabilidade pré-teste	Viés	Exemplo prático	Probabilidade pós-teste
80%	50%	10%	Ensaio clínico randomizado com *power* adequado, pouca incidência de viés e uma probabilidade pré-teste de 50%	85%
95%	66%	30%	Metanálise confirmatória usando estudos de boa qualidade de uma boa hipótese (probabilidade pré-teste de 66%)	85%
80%	25%	40%	Metanálise de pequenos estudos inconclusivos de uma hipótese moderada (25% de probabilidade pré-teste)	41%
20%	16%	20%	Ensaio clínico de fase I ou II com pouco *power*, mas com boa metodologia de uma hipótese em ascensão (16% de probabilidade pré-teste)	23%

Probabilidade pós-teste de várias combinações de estudos com seus *powers* estimados, vieses e probabilidades pré-teste. O valor de probabilidade pré-teste indica a chance de aquele resultado ser um verdadeiro positivo.

LIDANDO COM DADOS SUBJETIVOS NA ESTIMATIVA DE PROBABILIDADES

Você percebeu a importância da probabilidade pré-teste na análise. Sem ela, o resultado simplesmente não chega, pois o teorema depende dela. Mas como podemos estimar essa probabilidade? Essa questão é central no pensamento bayesiano, e, ao mesmo tempo, uma de suas críticas mais comuns: a subjetividade que pode envolver a escolha da probabilidade pré-teste. Estimar a probabilidade pré-teste exige uma combinação de bom senso, conhecimento prévio e, sempre que possível, evidências científicas robustas.

Por exemplo, imagine que estamos analisando um estudo sobre uma nova terapia para uma doença rara. A plausibilidade biológica pode ser derivada de estudos iniciais, como aqueles baseados em modelos animais ou dados mecanicistas. Contudo, se os dados prévios forem escassos ou conflitantes, a estimativa da probabilidade pré-teste pode variar significativamente. Para lidar com essa subjetividade, é comum usar análises de sensibilidade, nas quais diferentes *priors* são aplicadas para avaliar como essas escolhas influenciam os resultados. Por exemplo, uma *prior* entusiástica pode presumir que a nova terapia tem alta chance de funcionar, enquanto uma *prior* cética assume o contrário. O resultado é que as diferenças no impacto da *prior* no resultado ajudam a calibrar melhor a interpretação da evidência.

Além disso, métodos como os Bayes *factors* fornecem ferramentas mais formais para comparar hipóteses, superando a rigidez dos limiares de valor de *p* usados na estatística frequentista. Esses fatores avaliam diretamente a relação entre a probabilidade de uma hipótese ser verdadeira em comparação com uma alternativa, permitindo inferências mais contextuais. Em última análise, a integração de *priors* no pensamento bayesiano não é um ponto fraco, mas uma vantagem, pois força o cientista a considerar explicitamente o contexto prévio e a interpretar resultados de maneira integrada ao corpo de evidências existente.

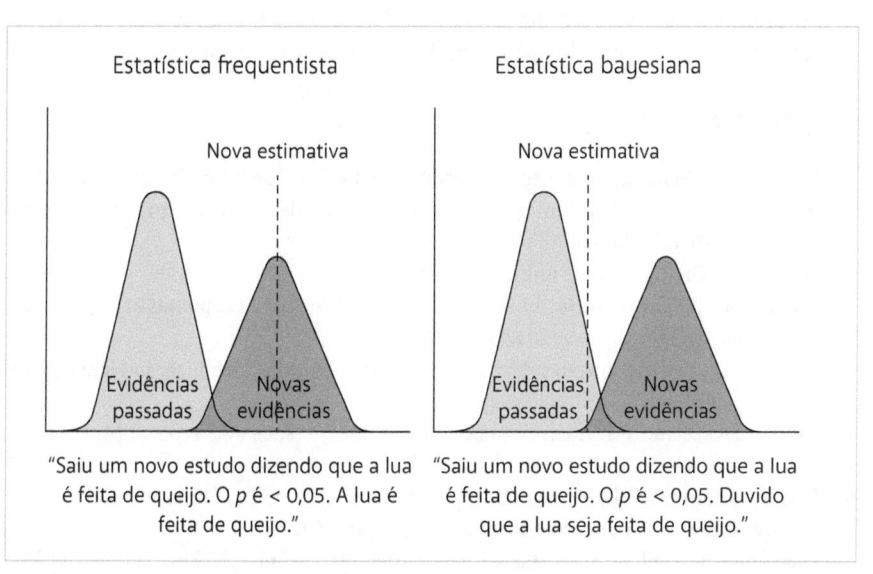

FIGURA 1 Comparação entre modelo frequentista e modelo bayesiano de interpretação de evidências. Perceba que o modelo frequentista tende a aceitar a nova evidência como verdadeira, enquanto o modelo bayesiano usa o conhecimento prévio sobre aquele tema (probabilidade pré-teste quase nula de que a lua seja feita de queijo) para definir se a probabilidade pós-teste é suficientemente alta para acreditar naquela evidência.

CONCLUSÃO

Este capítulo é um convite à reflexão sobre os limites e as possibilidades da interpretação de estudos científicos. Vimos que a abordagem frequentista, apesar de amplamente utilizada, apresenta problemas importantes, principalmente por desconsiderar o conhecimento prévio e tratar cada estudo como um evento isolado. A análise bayesiana, por outro lado, oferece uma perspectiva integrada, contextualizando novas evidências no corpo de conhecimento já existente e permitindo que probabilidades sejam continuamente ajustadas à luz de novos dados.

Ao longo deste capítulo, ficou claro que, matematicamente, a maioria dos estudos científicos é falsa, especialmente em cenários de baixa plausibilidade prévia, vieses significativos ou excesso de hipóteses testadas. O pensamento bayesiano, ao incorporar esses elementos em sua análise, reflete melhor o mundo real e oferece ferramentas práticas para evitar conclusões precipitadas e aprimorar a medicina baseada em evidências.

Se há uma mensagem principal deste capítulo, é que interpretar estudos vai muito além de valores de p ou intervalos de confiança: requer análise crítica, contextualizada e, acima de tudo, guiada por incertezas bem quantificadas.

REFERÊNCIAS

1. Greenland S, Senn SJ, Rothman KJ, Carlin JB, Poole C, Goodman SN, et al. Statistical tests, P values, confidence intervals, and power: a guide to misinterpretations. Eur J Epidemiol. 2016;31:337-50.
2. O'Hagan T. Dicing with the unknown. Significance. 2004;1(3):132-3.
3. Colquhoun D. The reproducibility of research and the misinterpretation of p-values. Royal Society Open Science. 2017;4(12):171085.
4. Goodman S. A dirty dozen: twelve P-value misconceptions. Seminars in Hematology. 2008;45(3):135-40.
5. Altman DG, Bland JM. Absence of evidence is not evidence of absence. BMJ (Clinical research ed). 1995;311(7003):485.
6. Hoekstra R, Morey RD, Rouder JN, Wagenmakers EJ. Robust misinterpretation of confidence intervals. Psychon Bull Rev. 2014;21(5):1157-64.
7. Amrhein V, Greenland S, McShane BB. Statistical significance gives bias a free pass. Eur J Clin Investigation. 2019;49(12):e13176.
8. Dale AI. Thomas Bayes, an essay towards solving a problem in the doctrine of chances (1764). In: Grattan-Guinness I, Cooke R, Corry L, Crépel P, Guicciardini N (orgs.). Landmark writings in Western mathematics 1640-1940. Amsterdam: Elsevier Science; 2005. p.199-207. Disponível em: https://www.sciencedirect.com/science/article/pii/B9780444508713500966. Acesso em: 21 maio 2025.

9. Fornacon-Wood I, Mistry H, Johnson-Hart C, Faivre-Finn C, O'Connor JPB, Price GJ. Understanding the differences between Bayesian and frequentist statistics. International Journal of Radiation Oncology, Biology, Physics. 2022;112(5):1076-82.

10. Good IJ, Hacking I, Jeffrey RC, Törnebohm H. The estimation of probabilities: an essay on modern Bayesian methods. Synthese. 1966;16(2):234-44.

11. Hespanhol L, Vallio CS, Costa LM, Saragiotto BT. Understanding and interpreting confidence and credible intervals around effect estimates. Braz J Phys Ther. 2019;23(4):290-301.

12. Sim J, Reid N. Statistical inference by confidence intervals: issues of interpretation and utilization. Phys Ther. 1999;79(2):186-95.

13. Rice K, Ye L. Expressing regret: a unified view of credible intervals. Am Stat. 2022;76(3):248-56.

14. Saenen L, Heyvaert M, Van Dooren W, Schaeken W, Onghena P. Why humans fail in solving the monty hall dilemma: a systematic review. Psychol Belg. 58(1):128-58.

15. Li JJ. How the Monty Hall problem is similar to the false discovery rate in high-throughput data analysis. Nat Biotechnol. 2023;41(6):754-5.

16. Lee JJ, Yin G. Principles and reporting of Bayesian trials. J Thorac Oncol. 2021;16(1):30-6.

17. Goligher EC, Heath A, Harhay MO. Bayesian statistics for clinical research. The Lancet. 2024;404(10457):1067-76.

18. Bland JM, Altman DG. Bayesians and frequentists. BMJ. 1998;317(7166):1151-60.

19. Ioannidis JPA. Why most published research findings are false. PLoS Medicine. 2005;2(8):e124-e124.

Como interpretar um teste diagnóstico?

José Nunes de Alencar

COM ESTE CAPÍTULO VOCÊ VAI...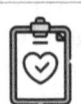

- Refletir sobre como as métricas amplamente aceitas, como sensibilidade e especificidade, podem se tornar armadilhas cognitivas se usadas de forma isolada.
- Compreender por que a interpretação de testes diagnósticos exige uma visão crítica e contextualizada.
- Descobrir que o raciocínio bayesiano é a ferramenta indispensável para integrar probabilidades, testes e contextos clínicos, permitindo ao médico investigar hipóteses com rigor e precisão.
- Entender que o verdadeiro valor de um teste diagnóstico não está em seus números brutos, mas em sua capacidade de alterar probabilidades prévias de forma significativa.

INTRODUÇÃO

Durante a pandemia de covid-19, Júlia, uma jovem de 28 anos, enfrentou um dilema comum à época: fazer ou não uma visita à sua avó. Dona Lúcia, uma senhora de 82 anos, vivia isolada para se proteger do vírus. Júlia, levemente resfriada, queria garantir que não seria portadora silenciosa da doença antes de se aproximar da avó. Decidida, comprou um teste rápido em uma farmácia e realizou o exame em casa. Quando o resultado apareceu como negativo, sentiu-se aliviada e correu para compartilhar a boa notícia com a família. Mas aí veio a dúvida: será que aquele teste realmente provava que ela não estava infectada? E se fosse um falso-negativo?

Esse cenário, que foi a realidade de milhões de pessoas, ilustra perfeitamente a complexidade de interpretar testes diagnósticos. A expectativa de Júlia era simples: um resultado negativo significava segurança e um positivo representava risco. No entanto, a realidade não é tão linear. Qual a probabilidade de o teste rápido, mesmo com resultados "confiáveis", apresentar falhas? O que realmente significa um teste negativo ou positivo?

Estas perguntas, que parecem até ingênuas à primeira vista, revelam a profundidade necessária para interpretar adequadamente qualquer exame. Em medicina, um resultado nunca é apenas um "sim" ou "não". Ele está inserido em um contexto clínico, dependente de fatores como a prevalência da doença, o quadro sintomático do paciente e as características intrínsecas do exame utilizado. Sensibilidade, especificidade, valores preditivos, razões de verossimilhança – conceitos que muitos profissionais de saúde acreditam dominar, mas que, na prática, são frequentemente mal compreendidos.

Este capítulo foi escrito para desfazer equívocos, desmistificar conceitos e transformar a maneira como você, leitor, entende e aplica testes diagnósticos na prática clínica. Interpretar exames não se trata apenas de saber o momento certo de visitar a avó. Trata-se de algo muito maior: realizar um dos pilares mais importantes da profissão médica, que é o diagnóstico. Por meio dele, guiamos nossas condutas, asseguramos tratamentos corretos e evitamos erros que podem custar caro aos nossos pacientes. Se você chegou até aqui, prepare-se. Vamos construir um raciocínio que combina ciência, lógica e o compromisso ético com a prática médica. E o melhor: isso será feito de forma clara e direta, sem atalhos que comprometam o entendimento. Afinal, não estamos apenas interpretando exames – estamos cuidando de vidas.

Agora, volte ao caso de Júlia. Ela deveria visitar a avó ou não? Isso é algo que você responderá ao longo deste capítulo.

ESTUDOS DE ACURÁCIA DIAGNÓSTICA E A TABELA DE CONTINGÊNCIA

Para compreender como os testes diagnósticos são avaliados, é fundamental entender os estudos de acurácia. Eles têm como objetivo medir o desempenho de um teste ao compará-lo com um padrão-ouro – a referência considerada a mais precisa disponível para identificar a presença ou ausência de uma condição. O padrão-ouro pode variar conforme a doença e o contexto.[1] Para o diagnóstico de doenças infecciosas, muitas vezes é a cultura microbiológica. Contudo, um padrão-ouro ideal é aquele que identifica a condição com o menor número de erros possível, sendo universalmente aceito e replicável.[2]

Na prática, padrões ouro nem sempre são perfeitos, mas funcionam como a melhor referência possível.

Os estudos de acurácia podem ser conduzidos de diferentes formas, sendo os dois tipos mais comuns os estudos transversais e os de caso-controle. Nos estudos transversais, os pesquisadores observam uma população inteira, o resultado do teste índex (aquele que está sendo estudado) e o padrão-ouro de forma simultânea, garantindo que os resultados reflitam o cenário real. No capítulo dos *icebergs*, demonstramos que este é o estudo ideal, pois permite avaliar o desempenho do teste em populações semelhantes às que encontraremos na prática clínica. Já os estudos de caso-controle, frequentemente utilizados por razões de custo e viabilidade, comparam pessoas sabidamente doentes (casos) com pessoas sabidamente saudáveis (controles), utilizando tanto o teste em questão quanto o padrão-ouro. O problema com os estudos de caso-controle é que eles partem de uma população truncada – ou seja, a proporção de doentes e não doentes é artificialmente criada, o que não reflete o que acontece no mundo real.[3]

Depois de realizado o estudo, os dados obtidos são organizados em estudos de acurácia, utilizando a tabela de contingência.[3] Ela é composta por quatro quadrantes que classificam os resultados em verdadeiros positivos (VP), falsos-positivos (FP), verdadeiros negativos (VN) e falsos-negativos (FN). O quadrante de VP reúne os pacientes que têm a doença e cujo teste corretamente identificou a condição. Já os FP são aqueles sem a doença, mas que tiveram um resultado positivo errôneo. No lado oposto, os VN representam os indivíduos sem a doença que foram corretamente identificados como negativos, enquanto os FN correspondem aos pacientes com a doença que tiveram um resultado negativo incorreto (Quadro 1).

QUADRO 1 Tabela de contingência que se gera em estudos de acurácia diagnóstica

	Doença presente (padrão-ouro)	Doença ausente (padrão-ouro)	Total
Teste positivo	Verdadeiro positivo (VP)	Falso-positivo (FP)	VP + FP
Teste negativo	Falso-negativo (FN)	Verdadeiro negativo (VN)	FN + VN
Total	VP + FN	FP + VN	População total

SENSIBILIDADE E ESPECIFICIDADE: A ARMADILHA *A POSTERIORI*

Sensibilidade e especificidade são, indiscutivelmente, as métricas mais discutidas e ensinadas na avaliação de testes diagnósticos.[4] Muitos de nós fomos introduzidos a esses conceitos ainda na faculdade de medicina, com ênfase universal sobre sua importância. O que significam?

A **sensibilidade** de um teste é sua capacidade de identificar corretamente aqueles que têm a doença, ou seja, os verdadeiros positivos. Matematicamente, podemos expressar assim:

$$\text{Sensibilidade} = \frac{\text{Verdadeiro positivos}}{\text{Doentes}}$$

Já a **especificidade** refere-se à capacidade do teste de identificar corretamente os indivíduos saudáveis, ou seja, os verdadeiros negativos. Sua fórmula é:

$$\text{Especificidade} = \frac{\text{Verdadeiro negativos}}{\text{Sadios}}$$

Essas definições são amplamente aceitas e aparecem em qualquer manual de medicina baseada em evidências (MBE) ou epidemiologia. No entanto, seu cálculo e interpretação estão intrinsecamente ligados ao contexto de estudos de acurácia, nos quais já se conhece, previamente, quem é doente e quem não é. Ou seja, são **métricas *a posteriori*** ou *post-hoc*.[5]

Observe de novo a definição de cada um deles. Veja que "sadios" e "doentes" fazem parte do denominador de ambas as fórmulas. Ou seja, você só pode aplicar a sensibilidade quando já sabe se o indivíduo é doente; e só pode aplicar a "especificidade" quando já sabe se o indivíduo é sadio. Ora, meu caro, se você pediu um exame para investigar uma doença, você simplesmente não sabe se a pessoa é doente ou sadia. Aliás, foi justamente com esse objetivo que você pediu o exame, em primeiro lugar.

Isso é o que eu chamo de **"armadilha *a posteriori*"**, ou, no artigo original, "armadilha *post-hoc*", por não saber se a pessoa é doente ou sadia, você, médico, não sabe (e não tem como saber) se deve usar nela a sensibilidade ou a especificidade.[5]

Considere um exemplo clássico: um teste diagnóstico com sensibilidade e especificidade de 90%. A intuição de muitos médicos seria assumir que, se o teste resultar positivo, a probabilidade de o paciente ter a doença seria também de 90%. Essa linha de raciocínio, embora comum, está profundamente equivocada. Sensibilidade e especificidade simplesmente não são projetadas para cenários clínicos no qual não se sabe o resultado do teste, mas para estudos onde o desfecho do paciente já é conhecido – um ambiente totalmente diferente do que encontramos na prática clínica, em que usamos o teste justamente para esclarecer o diagnóstico.

Essa desconexão tem implicações práticas graves. Isso pode ser demonstrado matematicamente com um cenário hipotético. Suponha uma população de 10 mil pessoas, onde 1% (cem pessoas) tem a doença:

1. Com sensibilidade de 90%, o teste identificará corretamente 90 dos 100 doentes como verdadeiros positivos, mas deixará 10 com falsos negativos.
2. Com especificidade de 90%, o teste identificará corretamente 8.910 dos 9.900 indivíduos saudáveis como verdadeiros negativos, mas gerará 990 falsos positivos.

Quando analisamos o resultado, percebemos que, dentre os 1.080 testes positivos (90 VP + 990 FP), apenas 90 são verdadeiros positivos. Isso significa que, mesmo com altas sensibilidade e especificidade, a probabilidade de o paciente estar doente (o valor preditivo positivo) é de apenas 8,3% – um número muito distante dos 90% que se poderia imaginar ao olhar isoladamente para as métricas de sensibilidade e especificidade.[6,7]

Essa discrepância ilustra o grave problema que enfrentamos quando nos baseamos exclusivamente nessas medidas. Na prática clínica, o médico precisa de ferramentas que o ajudem a pensar prospectivamente, partindo de uma incerteza inicial e atualizando probabilidades com base em novos achados. Sensibilidade e especificidade, por serem retrospectivas, falham em cumprir esse papel. Elas são úteis para descrever o desempenho de um teste em condições de pesquisa, quando o pesquisador já tem a tabela de contingência desenhada, mas não foram projetadas para responder à pergunta que realmente importa ao médico: "Qual é a probabilidade de meu paciente ter essa doença, dado esse resultado?".

Além da desconexão conceitual entre sensibilidade, especificidade e a prática clínica, existe um aspecto ainda mais preocupante: os vieses cognitivos que emergem quando esses conceitos são mal compreendidos ou aplicados de maneira inadequada. O uso equivocado de métricas como sensibilidade e especificidade pode acentuar esses vieses, comprometendo a elaboração do diagnóstico e, consequentemente, a segurança do paciente.

O **viés de disponibilidade** é um exemplo clássico. Médicos frequentemente superestimam a probabilidade de doenças que vêm facilmente à mente, talvez por experiências recentes ou casos emblemáticos. Ao interpretar um teste diagnóstico, isso pode significar que o profissional atribua importância desproporcional a um resultado baseado em memórias vívidas, ignorando a probabilidade real de a doença estar presente. Por exemplo, ao relembrar um paciente recente com tromboembolismo pulmonar confirmado, um resultado de teste positivo pode ser imediatamente associado à mesma condição, mesmo em um paciente cujo quadro clínico seja pouco compatível.

Outro viés relevante é o **viés de ancoramento**, no qual o médico se fixa em uma informação inicial e negligencia outros dados que surgem posteriormente. Isso ocorre frequentemente com a sensibilidade e a especificidade. Muitos médicos são ensinados a confiar cegamente em valores como "sensibilidade de 90%" ou "especificidade de 90%", sem considerar a relevância dessas métricas no contexto do paciente. Uma vez que essas porcentagens são internalizadas, elas se tornam um ponto de ancoragem que dificulta a consideração de outras informações, como a probabilidade pré-teste ou os sinais clínicos do paciente.

A **negligência da taxa-base**, ou negligência da probabilidade pré-teste, é talvez o viés mais diretamente relacionado ao uso inadequado de sensibilidade e especificidade. Essa negligência ocorre quando o médico ignora a plausibilidade da doença antes mesmo de realizar o teste. Ao não considerar que a probabilidade pré-teste de uma condição pode ser extremamente baixa em determinado cenário clínico, é fácil cair na ilusão de que um teste positivo significa quase certeza diagnóstica. Como vimos no exemplo anterior, um teste com alta sensibilidade e especificidade pode gerar mais falsos-positivos do que verdadeiros positivos em populações com baixa probabilidade, mas, ao ignorar a taxa-base, esse dado é instintivamente negligenciado.[9]

O **viés de confirmação** também é exacerbado pela interpretação errada de sensibilidade e especificidade. Esse viés ocorre quando o médico busca ativamente informações que sustentem sua hipótese inicial e desconsidera evidências contrárias. Imagine um clínico que acredita firmemente que seu paciente está com apendicite. Um teste positivo, mesmo com sensibilidade e especificidade inadequadas para aquele contexto, pode ser usado para confirmar essa hipótese, enquanto resultados negativos ou evidências de outras condições são desvalorizados.

Por fim, o **fechamento prematuro** é uma consequência direta de todos os vieses anteriores. Uma vez que o médico interpreta erroneamente as propriedades do teste e se convence de um diagnóstico com base em sensibilidade e especificidade mal aplicadas, ele pode encerrar sua investigação diagnóstica precocemente. Essa atitude não apenas aumenta o risco de diagnósticos errados, mas também pode levar a tratamentos desnecessários ou atrasos no manejo de condições potencialmente graves.[9]

Todos esses vieses têm em comum o fato de estarem, de alguma forma, relacionados ao **desconhecimento das reais propriedades da sensibilidade e da especificidade.** Quando essas métricas são usadas isoladamente, sem levar em conta a probabilidade pré-teste ou outras ferramentas diagnósticas, elas se tornam armadilhas cognitivas perigosas. Aqui reside a essência do problema: **sensibilidade e especificidade são inúteis para o médico clínico que investiga doenças.** Essas métricas não respondem às perguntas fundamentais da prática clínica, como "Qual a chance de meu paciente ter essa doença dado esse resultado?" ou "Esse teste confirma ou descarta minha hipótese?"[5]

VALORES PREDITIVOS: SERIA ESSA A ALTERNATIVA?

Os valores preditivos – tanto o positivo quanto o negativo – são frequentemente apresentados como alternativas práticas para a interpretação de testes diagnósticos. A promessa de simplicidade e aplicabilidade é tentadora: o valor preditivo positivo (VPP) indica a proporção de pacientes com um teste positivo que realmente têm a doença, enquanto o valor preditivo negativo (VPN) representa a proporção de pacientes com teste negativo que realmente não têm a condição.[10] Essas definições, embora matematicamente corretas, escondem limitações que podem comprometer sua utilização no cenário clínico.

Matematicamente, o VPP é calculado pela fórmula:

$$\text{Valor preditivo positivo} = \frac{\text{Verdadeiro positivos}}{\text{Todos os positivos}}$$

Já o VPN é dado por:

$$\text{Valor preditivo negativo} = \frac{\text{Verdadeiro negativos}}{\text{Todos os negativos}}$$

Essas métricas parecem, à primeira vista, resolver a principal limitação da sensibilidade e especificidade: o fato de estas serem medidas *a posteriori*. Os valores preditivos consideram o resultado do teste (ou seja, o dado que o médico agora tem) no denominador, conectando diretamente o desfecho clínico à probabilidade de o paciente estar ou não doente. Isso torna o VPP e o VPN mais intuitivos, mas há um problema crucial: eles são altamente dependentes da prevalência da doença na população estudada.

Essa dependência significa que, em populações onde a prevalência é baixa, mesmo um teste com alta sensibilidade e especificidade pode ter um VPP muito baixo. Essa relação direta com a prevalência é ainda mais problemática em estudos de caso-controle. Nesses estudos, como já discutido, os pesquisadores partem de uma população truncada, composta deliberadamente por grupos de casos (pessoas sabidamente doentes) e controles (pessoas sabidamente saudáveis). Nesse cenário, a prevalência é artificialmente manipulada – muitas vezes igualando o número de casos e controles –, o que resulta em VPP e VPN que não refletem a realidade clínica.[11] Em uma população real, a prevalência da doença pode ser muito menor, tornando os valores preditivos derivados de estudos caso-controle inadequados para generalização.

Imagine um teste estudado em um contexto em que metade dos participantes é doente e metade é saudável. A sensibilidade e a especificidade são, ambas, de 92%. Nesse caso, o VPP e o VPN serão calculados com base em uma prevalência de 50%, o que é uma situação completamente irrealista para a maioria das doenças. Vejamos como fica o VPP, por exemplo:

$$\text{Valor preditivo positivo} = \frac{\text{Verdadeiro positivos}}{\text{Todos os positivos}}$$

$$\text{Valor preditivo positivo} =$$

$$= \frac{\text{Sensibilidade} \cdot \text{Prevalência}}{((\text{Sensibilidade} \cdot \text{Prevalência})) + ((1 - \text{especificidade}) \cdot (1\text{-prevalência}))}$$

$$\text{Valor preditivo positivo} = \frac{0{,}92 \cdot 0{,}5}{((0{,}92 \cdot 0{,}5)) + ((0{,}08 \cdot 0{,}5))} = 0{,}92$$

Agora imagine que, em vez de um estudo caso-controle, o pesquisador fez uma pesquisa com o mesmo teste índex e o mesmo padrão-ouro, mas do tipo "estudo de prevalência", em que ele não manipulou a amostra. Esse estudo obteve os mesmos resultados de sensibilidade e especificidade: 92% ambos. Só que, por ser um estudo de prevalência, dessa vez a prevalência obtida foi mais parecida com a do mundo real: 10%. Olhe o que acontece:

$$\text{Valor preditivo positivo} = \frac{\text{Verdadeiro positivos}}{\text{Todos os positivos}}$$

Valor preditivo positivo =

$$= \frac{\text{Sensibilidade} \cdot \text{Prevalência}}{((\text{Sensibilidade} \cdot \text{Prevalência}))+((1 - \text{especificidade}) \cdot (1\text{-prevalência}))}$$

$$\text{Valor preditivo positivo} = \frac{0,92 \cdot 0,1}{(0,92 \cdot 0,1)+(0,08 \cdot 0,9)} = 0,56$$

As duas pesquisas geraram os mesmos resultados para a tabela de contingência, tinham a mesma sensibilidade e especificidade. Mas o tipo de pesquisa, sozinho, influenciou completamente a VPP, que caiu de 92% no primeiro cenário para 56% no segundo. "Mas isso é preciosismo", você deve estar pensando. Será? Você por acaso já viu essa informação em livros de semiologia: "O achado de S1Q3T3 veio de estudos de caso-controle e seu VPP é de 32%, mas, por ter sido extraído de estudos de caso-controle, recomendamos cautela em sua análise"? Acho que não. O valor preditivo, muitas vezes, é dado pelo próprio pesquisador no resultado de pesquisas que, na verdade, eram inapropriadas para isso.

Mas o problema não termina aí. A dependência dos valores preditivos em relação à prevalência também pode gerar erros graves no raciocínio clínico. Ao interpretar um VPP elevado, o médico pode assumir que o teste é altamente confiável, ignorando que esse resultado pode ser um artefato da prevalência específica da população estudada.[12] Da mesma forma, um VPN baixo pode levar ao descarte precipitado de diagnósticos importantes, mesmo quando a doença é plausível no contexto clínico do paciente.

Portanto, embora os valores preditivos sejam úteis em estudos populacionais bem desenhados, eles não são a solução para as limitações da sensibilidade e especificidade no cenário clínico. A dependência da prevalência e a incapacidade de generalizar resultados de estudos do tipo caso-controle tornam essas métricas insuficientes para embasar decisões diagnósticas sólidas na prática médica diária.

A MEDIDA JUSTA: RAZÕES DE VEROSSIMILHANÇA

As razões de verossimilhança (*likelihood ratios*) representam uma evolução conceitual e prática em relação às métricas tradicionais de sensibilidade e especificidade. Diferentemente dessas medidas, que são retrospectivas e vinculadas ao contexto dos estudos de acurácia, as razões de verossimilhança oferecem uma abordagem prospectiva, permitindo ao clínico atualizar probabilidades diagnósticas com base nos resultados dos testes.[5] Essa característica faz delas a ferramenta mais justa e aplicável ao raciocínio diagnóstico no dia a dia.

A razão de verossimilhança positiva (RV+) é definida como a probabilidade de um teste ser positivo em um paciente doente dividida pela probabilidade de um teste ser positivo em um paciente não doente – ou, em outras palavras, a taxa de verdadeiros positivos e falsos-positivos.[13,14] Matematicamente, expressa-se como:

$$RV+ = \frac{Sensibilidade}{(1 - Especificidade)} = \frac{Verdadeiros\ positivos}{Falsos\text{-}positivos}$$

Já a razão de verossimilhança negativa (RV–) reflete a probabilidade de um teste ser negativo em um paciente não doente dividida pela probabilidade de um teste ser negativo em um paciente doente – ou, em outras palavras, a taxa entre falsos-negativos e verdadeiros negativos.[13,14] Sua fórmula é:

$$RV- = \frac{(1 - Sensibilidade)}{Especificidade} = \frac{Falsos\text{-}negativos}{Verdadeiros\ negativos}$$

Essas fórmulas demonstram que as razões de verossimilhança derivam diretamente da sensibilidade e da especificidade, mas apresentam uma diferença fundamental: elas mudam a perspectiva do clínico. Enquanto sensibilidade e especificidade são calculadas com base em populações em que o *status* da doença já é conhecido, as razões de verossimilhança ajudam o médico a responder às perguntas mais pertinentes no contexto clínico: "Dado que o teste é positivo, quanto aumenta a chance de o paciente ter a doença?" ou "Se o teste é negativo, quanto essa chance diminui?".

Perceba que a palavra "chance" agora está incluída na jogada. E essa pequena palavra pode ter poder para mitigar os vieses que já citei, nomeadamente o viés da negligência da taxa-base. Ora, a taxa-base está no cerne do uso clínico das razões de verossimilhança.

Tomemos um exemplo ilustrativo: um teste com sensibilidade de 20% e especificidade de 90%. À primeira vista, esses números podem parecer pouco informativos. Um médico desavisado poderia supor que, dado um teste positivo, a chance de o paciente estar doente seria de 90%. No entanto, isso não é verdade. Aplicando a fórmula da RV+, temos:

$$RV+ = \frac{Sensibilidade}{(1 - Especificidade)} = \frac{0,2}{1 - 0,9} = 2$$

Isso significa que um resultado positivo dobra a chance de o paciente ter a doença. Por outro lado, para a RV–, temos:

$$RV- = \frac{(1 - \text{Sensibilidade})}{\text{Especificidade}} = \frac{0,8}{0,9} = 0,88$$

Ou seja, um resultado negativo reduz ligeiramente a chance de o paciente estar doente. A magnitude dessas razões indica a força do teste em modificar probabilidades diagnósticas.

Um ponto crucial aqui é que as razões de verossimilhança operam como razões de chances, e não de probabilidades.[15] Por serem baseadas em chances, elas são independentes da prevalência da doença na população estudada. Isso significa que as RV+ e RV– podem ser aplicadas universalmente, independentemente do contexto populacional. Essa independência da prevalência resolve uma das maiores limitações dos valores preditivos, que são altamente dependentes da composição da população.

Para demonstrar isso, vamos tomar como exemplo o mesmo caso que já usamos para mostrar que os valores preditivos dependem da prevalência. A sensibilidade e a especificidade eram, ambas, 92%, e calculamos uma vez com prevalência de 50% (era um estudo de caso-controle) e outra vez com prevalência de 10% (simulando um estudo de prevalência). Como ficam as RV+ em ambos os cenários?

Cenário 1: Prevalência de 50%. Em 1.000 pessoas, há 500 doentes e 500 sadios. Há 460 verdadeiros positivos (92% de sensibilidade) e 460 verdadeiros negativos (92% de especificidade). A RV+ seria:

$$RV+ = \frac{\text{Sensibilidade}}{(1 - \text{Especificidade})} = \frac{0,92}{1 - 0,92} = 11,5$$

Cenário 2: Prevalência de 10%. Em 1.000 pessoas, há 100 doentes e 900 sadios. Há 92 verdadeiros positivos (92% de sensibilidade) e 828 verdadeiros negativos (92% de especificidade). A RV+ seria:

$$RV+ = \frac{\text{Sensibilidade}}{(1 - \text{Especificidade})} = \frac{0,92}{1 - 0,92} = 11,5$$

Isso ocorre porque RV é uma razão de chances. Ela não tem relação com a prevalência.[15] Por isso, seu uso é mais universal que o dos valores preditivos:

qualquer pesquisa, seja caso-controle, seja de prevalência, gera razões de verossimilhanças confiáveis, desde que não haja fraudes ou vieses graves.

APLICANDO O RACIOCÍNIO BAYESIANO NA PRÁTICA CLÍNICA

O teorema de Bayes é a ferramenta que nos permite atualizar a probabilidade de uma hipótese diagnóstica à luz de novos dados.[16] Em termos práticos, ele conecta a probabilidade pré-teste – ou seja, a plausibilidade inicial de um diagnóstico – ao resultado de um teste diagnóstico, levando em conta a sensibilidade e a especificidade do exame.[17] É como se cada nova evidência ajustasse o nosso julgamento, refinando a hipótese inicial.

A fórmula que rege o teorema de Bayes no contexto de testes diagnósticos é a seguinte:

$$P(H|E) = \frac{P(E|H) \cdot P(H)}{P(E)}$$

Probabilidade pós-teste =
$$= \frac{\text{Sensibilidade} \cdot \text{Prob pré}}{((\text{Sensibilidade} \cdot \text{Prob pré})) + ((1 - \text{especificidade}) \cdot (1 - \text{Prob pré}))}$$

É importante notar que, se o leitor voltar algumas páginas e observar a fórmula do valor preditivo positivo (VPP), perceberá que ela é matematicamente idêntica à fórmula do teorema de Bayes. A única diferença é o contexto: enquanto o VPP assume que a probabilidade pré-teste é exclusivamente a prevalência da doença e que veio de testes transversais, o raciocínio bayesiano permite integrar outras fontes de informação, sobretudo os dados clínicos, na estimativa da probabilidade inicial. Além disso, é mais democrática: tem o resultado inalterado seja uma pesquisa transversal (mais cara e trabalhosa), seja caso-controle.

Agora imagine que está diante de uma pessoa assintomática que fez um eletrocardiograma de rotina. Seu exame tem o sinal S1Q3T3. A sensibilidade desse sinal para tromboembolismo pulmonar é de 12% e a especificidade é de 97%.[18,19] A probabilidade pré-teste do paciente estimada, nesse caso, é de 0,5% – de maneira muito benevolente, suponhamos que 1 em cada 200 pessoas assintomáticas podem ter um tromboembolismo pulmonar.

Probabilidade pós-teste =

$$= \frac{\text{Sensibilidade} \cdot \text{Prob pré}}{((\text{Sensibilidade} \cdot \text{Prob pré})) + ((1 - \text{especificidade}) \cdot (1 - \text{Prob pré}))}$$

$$\text{Probabilidade pós-teste} = \frac{(0,12 \cdot 0,005)}{((0,12 \cdot 0,005)) + (0,03 \cdot 0,995)} = 0,02$$

Isso significa que, mesmo com um resultado positivo de um exame "altamente específico", a probabilidade de o paciente ter tromboembolismo pulmonar é de apenas 2%. Em outras palavras, a probabilidade de não haver tromboembolismo pulmonar, mesmo com o sinal S1Q3T3 presente, é de 98%. Esse cálculo deixa evidente que as métricas isoladas de sensibilidade e especificidade podem induzir a erros graves se aplicadas fora do contexto adequado. Interpretando apenas pelas métricas tradicionais, o médico poderia concluir, equivocadamente, que o exame confirma o diagnóstico e, consequentemente, tratar uma doença inexistente.

É aqui que fica claro que a frase frequentemente ouvida nos hospitais – "este exame é o mais específico para uma doença" – não significa absolutamente nada no cenário investigativo.[20] Essa é uma afirmação vazia porque a especificidade, sozinha, não responde à pergunta que realmente importa ao médico: "Qual é a probabilidade de meu paciente ter a doença dado este resultado?". Além disso, lembre-se de que uma especificidade de 97% é, na verdade, a probabilidade de encontrar verdadeiros negativos entre os indivíduos sadios – mas esses indivíduos foram definidos com base em um padrão-ouro. E se o padrão-ouro não for perfeito? Nesse caso, os 97% são, na verdade, 97% de uma base que pode já estar contaminada por erros.[2]

Para ilustrar melhor essa limitação, retornemos ao caso de Júlia, que queria visitar sua avó Lúcia e decidiu fazer um teste rápido para covid-19. Esse caso nos permite introduzir outra ferramenta útil no raciocínio bayesiano: o nomograma de Fagan.[21]

O nomograma é uma ferramenta gráfica que facilita cálculos ao conectar três escalas diferentes: probabilidade pré-teste, razões de verossimilhança e probabilidade pós-teste. Essa conexão é importante porque, ao contrário do que muitos pensam, multiplicar a probabilidade pré-teste pela razão de verossimilhança positiva (RV+) nem sempre produz resultados exatos, especialmente em probabilidades pré-teste mais elevadas. Isso ocorre porque o raciocínio bayesiano opera com chances, não diretamente com probabilidades.

Agora vejamos o caso de Júlia. O teste rápido que ela utilizou tinha sensibilidade de 90% e especificidade de 98%.[22] No entanto, sabemos que o padrão-ouro para covid-19, o RT-PCR, apresenta sensibilidade de apenas 70% e especificidade de 95%.[23] Isso significa que o teste rápido, ajustado à realidade do padrão-ouro, tinha sensibilidade real de 63% e especificidade real de 90% – viu só? O S1Q3T3 não é o exame mais específico para TEP, apesar de você ser obrigado a marcar isso em provas de residência. Mas voltemos ao caso da neta e da avó: como Júlia estava levemente resfriada, podemos atribuir uma probabilidade pré-teste de 50% para covid-19.

O teste de Júlia foi negativo, o que a fez visitar sua avó. Mas qual é a probabilidade pós-teste? Para isso, precisamos da razão de verossimilhança negativa (RV–). A fórmula para RV– é:

$$RV- = \frac{(1-0,63)}{0,9} = \frac{0,37}{0,9} = 0,41$$

Agora, cruzamos a linha do meio no nomograma, conectando a probabilidade pré-teste de 50% à RV– de 0,41, para encontrar a probabilidade pós-teste. O resultado revela que, mesmo com o teste negativo, Júlia ainda tinha cerca de 29% de probabilidade de estar infectada,[24] uma probabilidade que deveria ser cuidadosamente ponderada antes de expor sua avó (Figura 1).

Outra maneira de aplicar o raciocínio bayesiano e chegar ao mesmo resultado é por meio das árvores de frequências naturais. Esse método visual e intuitivo ajuda a organizar a probabilidade pré-teste, a sensibilidade e a especificidade de forma clara, permitindo ao clínico enxergar as proporções de verdadeiros positivos, falsos-positivos, verdadeiros negativos e falsos-negativos dentro de um grupo de pacientes hipotético.[25,26] Vamos usar um exemplo para ilustrar.

Considere um paciente com dor torácica anginosa, para quem estimamos uma probabilidade pré-teste de 80% de oclusão coronária aguda (OCA). Esse paciente realizou um eletrocardiograma, que não mostrou supradesnivelamento do segmento ST. De acordo com uma metanálise conduzida pelo nosso grupo, sabemos que a sensibilidade do supradesnivelamento para diagnosticar OCA é de 43,6% e a especificidade é de 96,5%.[27] Agora veja a árvore desenhada na Figura 2.

Isso significa que, apesar de um ECG sem supradesnivelamento, o paciente ainda tem aproximadamente 70% de probabilidade de estar sofrendo de OCA. A árvore de frequências naturais permite que o clínico visualize esse raciocínio de maneira concreta, mostrando a importância de considerar a probabilidade pré-teste e as características do teste para interpretar os resultados.

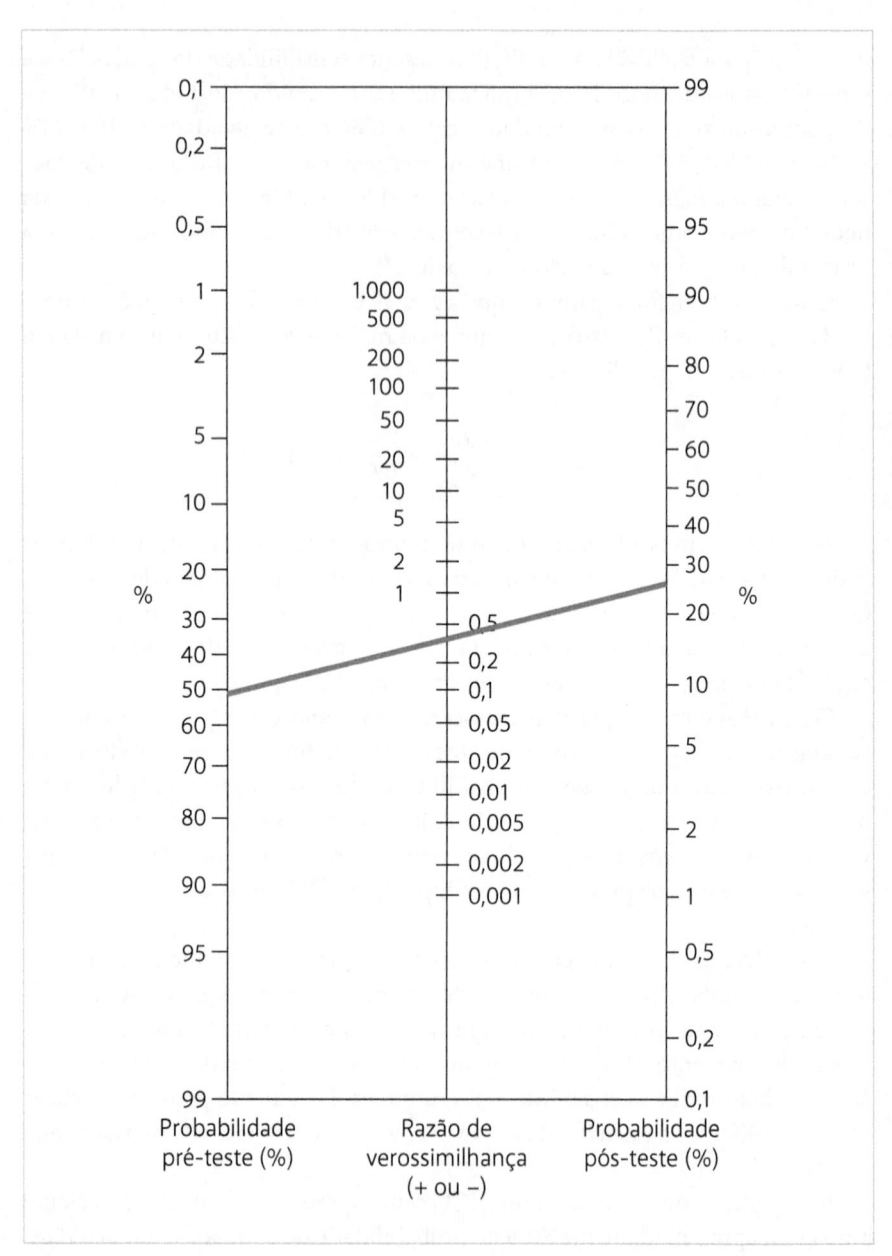

FIGURA 1   O nomograma de Fagan alerta: "Júlia, talvez não seja hora de visitar a sua avó".

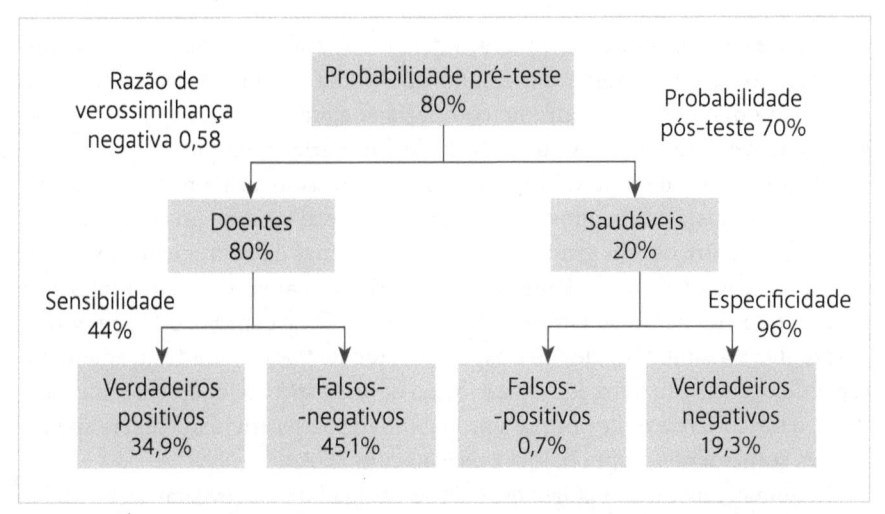

FIGURA 2 Árvore de frequências naturais ou, como eu gosto de chamar, "árvore de Bayes". Dado que o teste foi negativo, precisamos confirmar quantos falsos-negativos existem no universo dos negativos. É dividir 45,1/45,1 + 19,3. O resultado é que no universo dos pacientes com testes negativos, que é onde o paciente se encontra agora, existe 70% de probabilidade de ele estar do lado dos doentes.

ESTUDOS COM SENSIBILIDADE + ESPECIFICIDADE = 1 SÃO INÚTEIS?

Estão preparados para ir ainda mais longe na toca do coelho? Imagine que, lendo um livro de semiologia, você se depara com a frase "o teste de Brudzisnki é altamente específico para meningite bacteriana". Bom, a esta altura você já entendeu que essa frase é vazia de significado. Mas o pior está por vir: vou provar que um exame com 98% de especificidade, por exemplo, pode até mesmo ser inútil matematicamente.

Se um teste tem 98% de especificidade e 2% de sensibilidade, ele é inútil. O problema dos testes diagnósticos cuja sensibilidade e especificidade somam 1 é um fenômeno matemático. Para entender a gravidade dessa questão, precisamos explorar o fundamento teórico por trás dessas métricas. Quando a soma de sensibilidade e especificidade é exatamente 1 (ou 100%), isso implica que as razões de verossimilhança positiva (RV+) e negativa (RV−) também serão iguais a 1. E o que isso significa na prática? Um teste com RV+ e RV− igual a 1 não altera a probabilidade pré-teste de uma doença, seja ele positivo ou negativo, tornando-se incapaz de confirmar ou excluir qualquer diagnóstico.[28] Mas você nunca ouviu falar disso, ouviu?

A base científica que sustenta essa conclusão pode ser exemplificada com um caso extremo. Imagine um estudo que avalia a utilidade de culturas de urina para diagnosticar síndrome coronariana aguda (SCA). Aqui, os "casos" são pacientes internados em uma unidade coronariana, enquanto os "controles" são pacientes de uma UTI geral. Como culturas de urina não têm nenhuma relação causal ou diagnóstica com SCA, a prevalência de positividade será equivalente entre os dois grupos, dependendo apenas de fatores externos como infecções urinárias em pacientes hospitalizados em áreas de terapia intensiva – são o que eu chamo de fatores "coincidentes". Nesse cenário, o teste poderia apresentar sensibilidade de 5% e especificidade de 95% – "um teste altamente específico", diria seu livro. Isso cria a ilusão de alta especificidade, mas, na realidade, o teste é irrelevante porque a probabilidade de positividade reflete apenas fatores coincidentes, sem qualquer relação com SCA.

Matematicamente, essa irrelevância se torna clara ao revisitar as fórmulas das razões de verossimilhança. Para um teste com sensibilidade (x) e especificidade (y) que resultam em 1 quando são somadas porque são complementares, teríamos que especificidade é o oposto de sensibilidade, logo, y = 1 – x. Desse modo, as fórmulas ficam assim:

$$RV+ = \frac{x}{1 - (1 - x)} = \frac{x}{x} = 1,0$$

$$RV- = \frac{1 - x}{1 - x} = \frac{y}{y} = 1,0$$

Isso demonstra que, independentemente do resultado do teste, ele não altera a probabilidade da doença – multiplica a chance por 1 sendo positivo ou sendo negativo –, e o que é multiplicar por 1? Portanto, qualquer utilidade clínica atribuída ao teste seria completamente ilusória.

Sempre que a sensibilidade e a especificidade forem complementares (ou seja, somadas, resultem em 100%), o resultado do teste é, na verdade, um fator coincidente: ele apareceu na mesma frequência entre sadios e doentes. Que tal dar uma olhadinha agora em seu livro de semiologia? Que tal procurar pelo teste de Brudzisnki? Não sei por que me lembrei desse nome. Isso me ocorreu agora.

Esses exemplos ressaltam que testes com sensibilidade e especificidade, apesar de serem tudo que se ensina em graduações de medicina, não oferecem informações diagnósticas relevantes para a prática clínica. Pior ainda, a confiança equivocada nesses testes pode levar a decisões clínicas inadequadas, como tratar doenças inexistentes ou descartar condições graves sem justificativa sólida. É assim que todos saímos da graduação: despreparados para avaliar um simples exame.

Para evitar essas armadilhas, propusemos que estudos de acurácia diagnóstica forneçam intervalos de confiança para as razões de verossimilhança. Como ocorre com *odds ratios*, quando o intervalo de confiança cruza 1, isso indica que o teste não tem capacidade significativa de alterar a probabilidade de uma doença, colocando-o na zona nula diagnóstica. Além disso, sugerimos um índice prático: somar os limites inferiores dos intervalos de confiança para sensibilidade e especificidade. Se o resultado for menor ou igual a 1, o teste pode ser considerado clinicamente irrelevante.[28]

Portanto, estudos com sensibilidade e especificidade que somam 1 não apenas são inúteis, como também perigosos, pois criam uma falsa percepção de confiabilidade. A capacidade de um teste de modificar probabilidades é essencial para sua aplicação clínica, e isso deve ser avaliado criticamente, evitando interpretações superficiais que comprometem a qualidade do cuidado ao paciente.

CONCLUSÃO

Exploramos em profundidade os desafios e armadilhas na interpretação de testes diagnósticos. Discutimos porque métricas *a posteriori*, como sensibilidade e especificidade, são inúteis para o cenário clínico, enfatizamos as limitações dos valores preditivos e destacamos as vantagens das razões de verossimilhança, que permitem um raciocínio prospectivo mais robusto. Por meio de exemplos práticos, métodos gráficos como o nomograma de Fagan e a árvore de frequências naturais, mostramos como essas ferramentas podem transformar a análise diagnóstica em um processo lógico, preciso e confiável. A cereja no bolo foi que demonstrei a inutilidade de testes com sensibilidade e especificidade complementares, alertando para o impacto de erros metodológicos na prática clínica.

O diagnóstico é um dos pilares mais fundamentais da medicina, e o raciocínio bayesiano é a única arma que permite ao médico navegar com segurança pelo mar de incertezas que caracteriza o atendimento clínico. É por meio dessa abordagem que o profissional atualiza hipóteses, mitiga vieses cognitivos e utiliza os testes como instrumentos que verdadeiramente modificam probabilidades e guiam condutas.

REFERÊNCIAS

1. Greenhalgh T. How to read a paper: papers that report diagnostic or screening tests. BMJ. 1997;315(7107):540-3.
2. Valenstein PN. Evaluating diagnostic tests with imperfect standards. Am J Clin Pathol. 1990;93(2):252-8.
3. Kohn MA, Newman TB (orgs.). Critical appraisal of studies of diagnostic tests. In: Evidence-based diagnosis. Cambridge: Cambridge University Press; 2009. p.94-115. Disponível em: https://www.cambridge.org/core/books/evidencebased-diagnosis/critical-appraisal-of-studies-of-diagnostic-tests/3AD6A6088B8DE1323788FB15A7A233B7. Acesso em: 22 maio 2025.
4. Altman DG, Bland JM. Diagnostic tests. 1: Sensitivity and specificity. BMJ. 1994;308(6943):1552.
5. de Alencar JN, Santos-Neto L. The Post hoc pitfall: rethinking sensitivity and specificity in clinical practice. J Gen Intern Med. 2025;40(4):947.
6. Cahan A, Gilon D, Manor O, Paltiel O. Probabilistic reasoning and clinical decision-making: do doctors overestimate diagnostic probabilities? QJM: An International Journal of Medicine. 2003;96(10):763-9.
7. Eddy DM. Probabilistic reasoning in clinical medicine: problems and opportunities. In: Tversky A, Kahneman D, Slovic P (orgs.). Judgment under uncertainty: heuristics and biases. Cambridge: Cambridge University Press; 1982; p.249-67.
8. Esteban-Zubero E, Valdivia-Grandez MA, Alatorre-Jimenez MA, La Torre LDCRD, Marin-Medina A, Alonso-Barragan SA, et al. Diagnosis bias and its revelance during the diagnosis process. In: Archives of clinical and medical case reports. 2017. p.24-30.
9. Van Den Berge K, Mamede S. Cognitive diagnostic error in internal medicine. Eur J Intern Med. 2013;24(6):525-9.
10. Altman DG, Bland JM. Diagnostic tests 2: Predictive values. BMJ. 1994;309(6947):102.
11. Leeflang MMG, Bossuyt PMM, Irwig L. Diagnostic test accuracy may vary with prevalence: implications for evidence-based diagnosis. J Clin Epidemiol. 2009;62(1):5-12.
12. Dixon T. Diagnostic testing: the problem of prevalence. Canadian family physician Medecin de famille canadien. 1988 Feb 1. Disponível em: https://www.semanticscholar.org/paper/Diagnostic-testing%3A-the-problem-of-prevalence.-Dixon/491578e577fdd-8fbdd2a51838c225bda177e74d4. Acesso em: 22 maio 2025.
13. Deeks JJ, Altman DG. Diagnostic tests 4: likelihood ratios. BMJ. 2004;329(7458):168-9.
14. Akobeng AK. Understanding diagnostic tests 2: likelihood ratios, pre- and post-test probabilities and their use in clinical practice. Acta Paediatr. 2007;96(4):487-91.
15. Murray JF, Bergus G. Using data from epidemiologic studies to revise probabilities. Primary Care. 1995. Disponível em: https://www.semanticscholar.org/paper/Using-data-from-epidemiologic-studies-to-revise-Murray-Bergus/05c21ac98ed8349295281f3fa-dfdeb7eaf200f10. Acesso em: 22 maio 2025.
16. Dale AI. Thomas Bayes, an essay towards solving a problem in the doctrine of chances (1764). In: Grattan-Guinness I, Cooke R, Corry L, Crépel P, Guicciardini N (orgs.).

Landmark writings in Western mathematics 1640-1940. Amsterdam: Elsevier Science; 2005. p.199-207.

17. Fornacon-Wood I, Mistry H, Johnson-Hart C, Faivre-Finn C, O'Connor JPB, Price GJ. Understanding the differences between Bayesian and frequentist statistics. Int J Radiat Oncol Biol Phys. 2022 Apr 17;112(5):1076-82.

18. Sinha N, Yalamanchili K, Sukhija R, Aronow WS, Fleisher AG, Maguire GP, et al. Role of the 12-lead electrocardiogram in diagnosing pulmonary embolism. Cardiology in Review. 2005;13(1):46-9.

19. Alencar Neto JN. Tratado de ECG. Sanar; 2022.

20. Pewsner D, Battaglia M, Minder C, Marx A, Bucher HC, Egger M. Ruling a diagnosis in or out with "SpPIn" and "SnNOut": a note of caution. BMJ. 2004;329(7459):209-13.

21. Fagan TJ. Letter: Nomogram for Bayes theorem. N Engl J Med. 1975;293(5):257.

22. Van Honacker E, Coorevits L, Boelens J, Verhasselt B, Van Braeckel E, Bauters F, et al. Sensitivity and specificity of 14 SARS-CoV-2 serological assays and their diagnostic potential in RT-PCR negative covid-19 infections. Acta Clin Belg. 2020;1-6.

23. Watson J, Whiting PF, Brush JE. Interpreting a covid-19 test result. BMJ. 2020;369:m1808.

24. Revista Crescer [Internet]. 2022 [citado 29 de dezembro de 2024]. Menina que teve teste rápido de Covid-19 negativo contaminou 11 parentes. Revista Crescer. 2022. Disponível em: https://revistacrescer.globo.com/Saude/noticia/2020/10/menina-que-teve-teste-ra-pido-de-covid-19-negativo-contaminou-11-parentes.html. Acesso em: 22 maio 2025.

25. McDowell M, Jacobs P. Meta-analysis of the effect of natural frequencies on Bayesian reasoning. Psychol Bull. 2017;143(12):1273-312.

26. Binder K, Krauss S, Schmidmaier R, Braun LT. Natural frequency trees improve diagnostic efficiency in Bayesian reasoning. Adv Health Sci Educ Theory Pract. 2021;26(3):847-63.

27. de Alencar JN, Scheffer MK, Correia BP, Franchini KG, Felicioni SP, Marchi MFND. Systematic review and meta-analysis of diagnostic test accuracy of ST-segment elevation for acute coronary occlusion. Int J Cardiol. 2024;0(0). Disponível em: https://www.internationaljournalofcardiology.com/article/S0167-5273(24)00335-8/abstract. Acesso em: 22 maio 2025.

28. de Alencar JN, da Costa GG, de Souza VBP, Barbara FN, Gonzaga Y, Migowski A. Evaluating clinical utility in diagnostic tests: likelihood ratios confidence intervals and proposal of a simple index. J Evid Based Med. 2024;17(3):477-9.

Semiologia baseada em evidências

Vitor Borin P. de Souza

COM ESTE CAPÍTULO VOCÊ VAI...

- Familiarizar-se com os empecilhos impostos ao raciocínio clínico por heurísticas e uma semiologia romântica.
- Entender o exame clínico dentro de sua função como ferramenta diagnóstica da forma como realmente deveria ser interpretado: com base em dados.
- Aprender a interpretar e utilizar esses dados para realizar diagnósticos mais precisos e acurados e tomar decisões (testar *versus* tratar) mais racionais.

INTRODUÇÃO

Pedro, estudante do quarto ano de medicina, estava debruçado sobre um dos livros clássicos de semiologia, revisando os achados para a prática do dia seguinte. Em meio às páginas amareladas de um livro antigo e às anotações rabiscadas dos seus veteranos e dos veteranos dos seus veteranos, leu sobre o sinal de Murphy, descrito como positivo quando, durante a palpação profunda do hipocôndrio direito, o paciente interrompe abruptamente a inspiração em razão de dor – um achado, segundo o livro, fortemente sugestivo de colecistite aguda. A descrição era clara, definitiva, como todo bom livro de semiologia é. Após horas de estudo e vários sinais e manobras decorados, Pedro fechou o livro com a sensação de estar preparado para o dia seguinte.

Na manhã seguinte, estagiando na enfermaria de clínica médica, e tendo que examinar diversos pacientes, Pedro lembrou-se do que havia estudado e encontrou vários deles com sinal de Murphy. O médico assistente chegou e, durante o *round* clínico, Pedro falou, com aquela confiança característica de quem não sabe o que não sabe: "O paciente apresenta dor no hipocôndrio direito e sinal de Murphy positivo, logo, tem colecistite aguda". O silêncio que se seguiu durou mais do que ele esperava. O chefe ergueu a sobrancelha e perguntou, com um tom calmo, mas incisivo: "Mas você já parou para pensar no que realmente significa esse sinal? Você tem ideia da precisão ou da acurácia dele? Ou está apenas repetindo o que leu no livro?". Pedro hesitou. "Você vai confirmar com algum exame ou podemos chamar a equipe de cirurgia agora mesmo?". Nunca ninguém havia questionado se um sinal semiológico tão frequentemente citado realmente tinha valor diagnóstico relevante. "Uma pneumonia em lobo inferior direito, exatamente o caso desse paciente, não poderia causar esse sinal? Vamos operar uma pneumonia?". As perguntas ficaram ecoando em sua mente pelo resto do dia, enquanto percebia que talvez estivesse baseando suas hipóteses em algo mais próximo de tradição do que de ciência verdadeira.

A SEMIOLOGIA ROMÂNTICA

O exame clínico, que consiste na junção entre a entrevista clínica (ou **anamnese**) e o exame físico, é uma das ferramentas de trabalho mais importantes dos profissionais da área da saúde, afinal é ele que nos permite iniciar (e dar continuidade a) qualquer processo diagnóstico por meio da estimativa da probabilidade pré-teste. Essa etapa do processo vai delinear a probabilidade de sucesso de tudo que virá a seguir, inclusive das intervenções, afinal não temos como tratar adequadamente aquilo que não conseguimos diagnosticar acuradamente.

Dentro da história da medicina, o exame clínico tem seu surgimento estimado com Hipócrates, na Grécia antiga, seguido de uma lenta (mas em constante aceleração) jornada de sistematização e incorporação de novos conhecimentos anatômicos, fisiológicos, bioquímicos e de múltiplas outras disciplinas que caminharam em conjunto com o desenvolvimento do conhecimento médico ao longo dos 2.500 anos seguintes.[1]

O curioso é o fato de que um dos problemas que permeiam o ensino e a estruturação do raciocínio clínico atual é explicitado por esse processo de evolução no qual o exame clínico surge da observação empírica associada a relatos não controlados. Diferentemente de outras áreas que evoluíram em conjunto com o progresso científico (como terapêutica), ele se mantém estático: um compilado de descrições sobre alterações subjetivamente associadas a alguma condição encontradas em algum momento no passado – mas será que isso é suficiente para os dias atuais?

Para ilustrar o problema, pegaremos como exemplo uma equimose periumbilical (Figura 1), um sinal do exame físico descrito em 1918 por um ginecologista chamado Thomas S. Cullen em um relato de gestação ectópica rota[2] e posteriormente nomeado sinal de Cullen. Este sinal é ensinado até hoje em cursos de medicina e até mesmo em livros renomados de medicina interna e semiologia como sugestivo de pancreatite severa, apesar de ter sido descrito originalmente em uma gestação ectópica e posteriormente, em casos de rotura do baço, abscesso hepático, linfoma e outras condições, além de ter sua acurácia simplesmente desconhecida.[3]

E uma dúvida que frequentemente paira sobre a mente de quem lê esse exemplo é: como pode um sinal descrito há mais de um século e com acurácia desconhecida ser ensinado em fontes que são referência na formação de profissionais da área da saúde?

A explicação é simples, e essa prática não é exceção: apesar de o exame clínico se comportar de maneira extremamente similar aos testes diagnósticos[4] citados no capítulo anterior, na semiologia existe algo que podemos chamar de **semiologia romântica**, um modelo de ensino e raciocínio clínico que per-

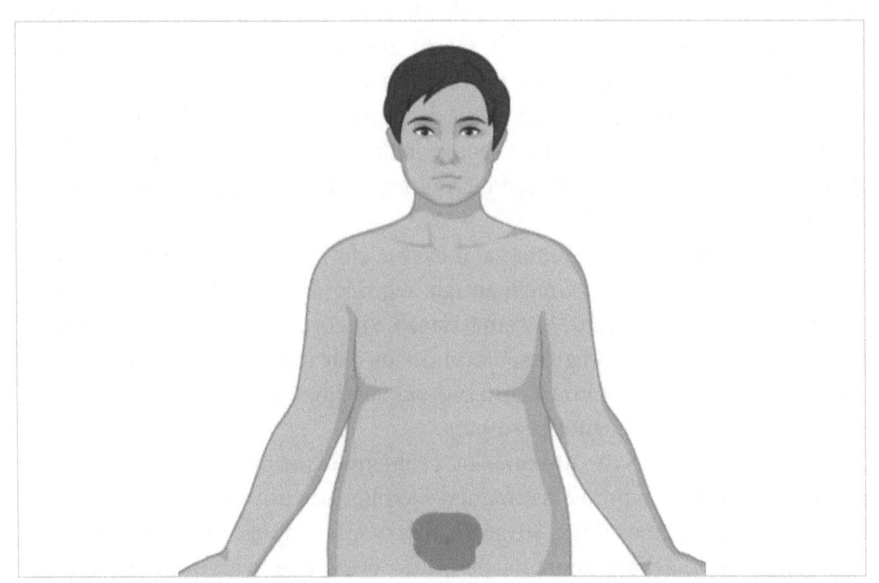

FIGURA 1   Equimose periumbilical, também conhecida como sinal de Cullen.

petua a ideia de que os achados do exame físico, mesmo quando descritos há mais de um século e com acurácia desconhecida, são suficientes para sustentar decisões diagnósticas e terapêuticas. A persistência desse modelo está ancorada em uma abordagem subjetiva, em que os achados são transmitidos por tradição e autoridade, não por validação científica rigorosa. Essa forma de pensar, herdada de uma era em que a medicina se desenvolvia mais pela observação empírica e relatos não sistematizados, continua influenciando a prática atual de maneira preocupante.[5]

Falta responder às perguntas fundamentais: em que grau examinadores distintos percebem o mesmo achado da mesma forma? Qual o impacto real de um sinal ou sintoma na probabilidade de determinada condição estar presente? Ignorar essas questões e seguir utilizando o exame clínico como um conjunto de símbolos interpretados fora do contexto probabilístico é o que caracteriza a semiologia romântica – uma abordagem que, ao confiar excessivamente na tradição e no reconhecimento intuitivo de padrões, negligencia a necessidade de evidências objetivas e mensuráveis. É essa mentalidade que perpetua o uso acrítico de achados clínicos e a geração de rótulos diagnósticos que, embora frequentemente utilizados para guiar condutas, podem não só ser irrelevantes como potencialmente prejudiciais ao paciente e ao sistema de saúde. Urge uma mudança de paradigma.

RECONHECIMENTO DE PADRÕES E O MODELO HIPOTÉTICO-DEDUTIVO

O processo de alcançar um diagnóstico consiste em atualizações subsequentes das hipóteses com base na aquisição de informações imperfeitas (evidência clínica), e, apesar de esse ser um processo que se enquadra muito bem no uso da probabilidade condicional, ainda nos fixamos demasiadamente no reconhecimento de padrões.[6]

O reconhecimento de padrões se apoia na ideia de que a similaridade subjetiva entre casos evocados pela memória de situações distintas traria uma probabilidade diagnóstica que permitiria a você tomar uma de duas decisões (testar *versus* tratar).[7] Não interprete equivocadamente: existem situações em que essa ideia é verdadeira, porém com certeza não são todas e muito provavelmente não são a maioria.

Isso é um problema, porque o reconhecimento de padrões é a forma de raciocínio que conta menos com reflexão e *feedback* e mais com atalhos mentais chamados de heurísticas (Quadro 1), que podem introduzir erros sistemáticos no processo de raciocínio por múltiplas razões.

QUADRO 1 Lista com exemplos vieses cognitivos no processo diagnóstico e suas definições

Viés	Definição	Exemplo
Disponibilidade	Diagnósticos vistos ou estudados recentemente são favorecidos por facilidade de memória e percepção incorreta de importância	Diagnóstico recente de embolia pulmonar resulta em solicitação excessiva de angiotomografia em pacientes de baixo risco
Negligência da taxa-base	Condições mais incidentes, prevalentes ou dados relevantes para a população são ignorados como se não se aplicassem àquele paciente	Um teste de estresse positivo em uma mulher jovem resultando em uma cinecoronarioangiografia mesmo que a incidência da doença seja tão baixa que esse teste provavelmente reflete a um resultado falso-positivo
Confirmação	Examinadores tendem a interpretar achados como compatíveis como suas hipóteses ao invés do contrário	Ao suspeitar de que um paciente tem uma infecção, uma leucocitose no hemograma é utilizada para "confirmar" a suspeita em vez de levantar a dúvida: "por quais razões esse paciente poderia ter leucocitose?"
Enquadramento	Tendência a valorizar determinada informação a depender da forma como ela foi apresentada	Podemos perceber que o diagnóstico X apresentado com uma probabilidade de 80% pode aparentar ser mais provável que como tendo uma probabilidade de falso-positivo de 20%

Fonte: adaptado de Sullivan et al.[24]

Para exemplificar que existem situações em que o reconhecimento de um padrão pode conferir uma probabilidade clínica tão alta de doença e aquele padrão é tão único e exclusivo que o simples vislumbre dele confere uma "certeza" diagnóstica suficiente para permitir a tomada de decisão, podemos utilizar algumas lesões de pele (Figura 2) como a do herpes-zóster.[8]

Porém, a maioria dos casos clínicos tem variáveis demais para ser simplesmente encaixada em um padrão subjetivo mental, o que nos leva à necessi-

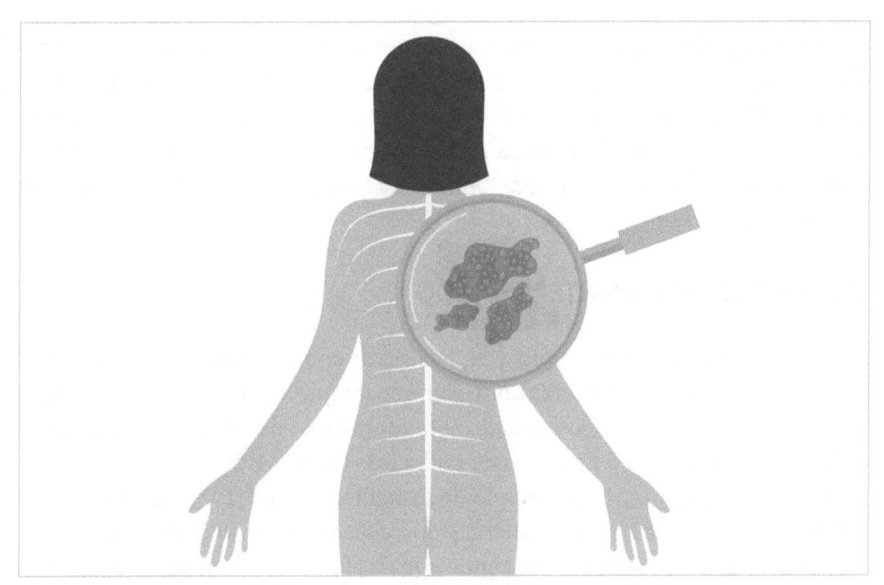

FIGURA 2   Lesões vesicobolhosas, características de herpes-zóster.

dade da formulação e hierarquização de hipóteses, resultando na busca por informações adicionais que nos permitem elevar ou rebaixar cada uma dessas hipóteses a ponto de chegar a uma dedução diagnóstica. Essa é a base de um modelo subjetivo de raciocínio, amplamente utilizado denominado hipotético-dedutivo: formulação de hipóteses e busca por informações adicionais que permitem deduções lógicas. Aqui temos raciocínio, argumentação, debate e não só reconhecimento de padrões.

E aqui também é onde entramos em um dos maiores problemas encontrados nesse modelo de raciocínio: probabilidade não vem naturalmente para os seres humanos. Esse problema faz com que nossa estimativa mental da probabilidade de uma hipótese diagnóstica ser verdadeira não seja semelhante a estimar pelos melhores dados disponíveis. Isso é recorrentemente demonstrado na literatura; por exemplo, em um estudo que sugeriu que diversos profissionais estimassem a probabilidade de doença antes e após um teste diagnóstico comum em cinco cenários frequentes na prática clínica (pneumonia, câncer de mama, infarto e infecção do trato urinário) você viu que a média dos participantes superestimava a probabilidade de doença em todas as condições e após todos os resultados (positivos ou negativos) de todos os testes avaliados.[9]

É nesse problema que se ancora a necessidade de reinterpretar o exame clínico, afinal o problema não está somente na interpretação dos exames complementares. Tomamos decisões todos os dias que vão culminar em um rótulo atrelado a diversas condutas para nossos pacientes: esse rótulo não pode ser definido exclusivamente com base em nossa intuição – nossos pacientes merecem mais.

O EXAME CLÍNICO REINTERPRETADO

Antes de prosseguirmos com a explicação de como seria o novo paradigma, vale a pena reforçar o problema com exemplo do motivo de a simples descrição de frequência (mesmo a objetiva, levantando dados) de um achado não auxiliar significativamente o processo de raciocínio diagnóstico.

E para isso pegaremos o exemplo da insuficiência cardíaca descompensada. Aproximadamente 81% dos pacientes que chegam à emergência com insuficiência cardíaca descompensada têm dispneia (falta de ar) aos esforços, porém um paciente chegar com falta de ar aos esforços na sua sala de emergência aumenta em praticamente nada (aproximadamente 5 a 10%) a probabilidade de seu paciente ter insuficiência cardíaca descompensada.[10]

Como assim? Eu explico: a probabilidade de um paciente com dispneia na emergência ter insuficiência cardíaca descompensada gira em torno de 20 a 25%.[11] Essa probabilidade parte do pressuposto que eu não tenho nenhuma informação adicional sobre o paciente além da epidemiologia de "causas de dispneia na emergência" – essa probabilidade é conhecida como prevalência da doença ou problema, que nesse caso servirá como "probabilidade pré-teste".

O fato de o meu paciente apresentar dispneia aos esforços aumenta essa probabilidade de 25% para o valor nada impressionante de aproximadamente 30%. Mesmo que eu detecte, no meu exame físico, crepitações inspiratórias (sinal frequente e sugestivo de insuficiência cardíaca descompensada),[12] a probabilidade de doença segue em torno de 50% (semelhante a jogar uma moeda).

E essa é a pedra angular do raciocínio: entender que, apesar de a maioria dos pacientes com insuficiência cardíaca descompensada apresentar dispneia aos esforços, ela não é um sinal (ou mesmo um sintoma) que aumenta significativamente a probabilidade de seu paciente ter essa condição. Esse erro deriva de uma falha em entender que a probabilidade de testar positivo em um doente não é igual à probabilidade de estar doente, dado que seu teste veio positivo,[13] ou, em palavras mais literais, a probabilidade de ter dispneia em quem tem insuficiência cardíaca descompensada não é igual à probabilidade de ter insuficiência cardíaca descompensada em quem tem dispneia.

Isso porque sensibilidade e especificidade não são sinônimos de resultado verdadeiro ou falso (Figura 3), e os dados reais que queremos utilizar em conjunto com a prática clínica para interpretar adequadamente os achados de testes diagnósticos são as razões de verossimilhança, propriedades obtidas a partir da sensibilidade e especificidade de maneira que seja possível o uso em conjunto com a probabilidade pré-teste para, só assim, obter a probabilidade pós-teste para o resultado de seu teste no paciente que está a sua frente.

Isso resulta em situações em que mesmo um sinal que aumenta modestamente a probabilidade, como as crepitações, pode não ser suficiente para chegar a uma probabilidade de doença que justifique uma intervenção, mas sim a busca por mais dados, recalibrando a probabilidade de doença até chegar a um limiar que permita descartar ou tratar a condição clínica, algo basicamente infactível subjetivamente.

Podemos pegar também o exemplo da febre na dengue. Dengue é uma doença causada pela infecção pelo vírus DENV, da família *Flaviviridae*, que cursa com febre em aproximadamente 90% dos casos.[14] Agora, o dado de que 90% dos pacientes com dengue apresentam febre não me diz nada sobre qual a probabilidade de dengue em um paciente com febre; esse dado é simplesmente desconhecido.

Teste	Padrão-ouro		
	Doente	Saudável	
Positivo	Verdadeiro positivo (VP)	Falso-positivo (FP)	– Razão de Verossimilhança positiva: (Sensibilidade/1 – Especificidade)
Negativo	Falso-negativo (FN)	Verdadeiro negativo (VN)	– Razão de Verossimilhança negativa: (1 – Sensibilidade/ Especificidade)
	– Sensibilidade: (VP/doentes)	– Especificidade: (VN/saudáveis)	

FIGURA 3   Tabela 2x2 classicamente representada em estudos de acurácia que visam comparar um teste index com um padrão-ouro para obter dados de sensibilidade e especificidade. Tal qual as fórmulas utilizadas para calcular essas propriedades e as razões de verossimilhança.

É exatamente essa confusão, representada pela interpretação equivocada da sensibilidade e especificidade (explicada no capítulo anterior), que leva à conclusão inapropriada de que simplesmente algo ter sido descrito em uma associação subjetiva agrega valor diagnóstico a esse algo. E isso faz com que até hoje o exame clínico seja ensinado de maneira impossível de ser interpretado de forma racional – ou seja, conhecendo acurácia e precisão do que você está buscando para decidir não somente se determinado sinal ou sintoma é útil como também **quão** útil ele é no paciente que está à sua frente.

Para responder a essas perguntas e utilizar as ferramentas do exame clínico da melhor maneira possível, precisamos não só refletir sobre os construtos chamados de diagnósticos e os padrões ouro utilizados para defini-los, como também de estudos bem delineados de acurácia e precisão diagnóstica, tal qual de profissionais aptos a interpretá-los (Quadro 2).

QUADRO 2 Quesitos que devem ser avaliados ao ler um estudo sobre a precisão e acurácia do exame clínico

Guia para leitores sobre o que avaliar em um estudo sobre testes diagnósticos
Foi realizada uma comparação cega e independente do teste em questão com um padrão-ouro?
1. O teste diagnóstico foi avaliado em uma amostra que incluiu um espectro amplo da doença (contendo de casos leves a graves e condições similares que frequentemente se manifestam com a mesma queixa)?
2. O cenário da avaliação e como ela foi realizada foram descritos adequadamente?
3. A reprodutibilidade do teste e a confiabilidade interexaminador foram determinados?
4. O termo "normal" foi definido apropriadamente na interpretação desse teste?
5. A acurácia do teste foi determinada?
6. O teste é clinicamente significativo (boa acurácia) e estatisticamente significativo?

Fonte: adaptado de Sackett et al.[4]

Precisão

Antes de entender e adentrar a acurácia dos achados do exame clínico, temos que entender a precisão dos métodos utilizados para obtê-la quando consideramos os achados do exame físico. Isso porque semiologia não é um método ou um teste, mas sim uma disciplina; e a semiotécnica consiste em um compilado de múltiplas habilidades que visam detectar fenômenos que, não obrigatoriamente, têm uma interpretação trivial como positivo *versus* negativo.

Precisão (Figura 4), no contexto do exame clínico, é a capacidade de diferentes examinadores detectarem o mesmo achado na mesma situação. Isso é o reflexo da complexidade da semiologia; afinal, ao contrário do que muitos pensam, se um sinal é muito difícil de ser detectado por uma técnica, não é o examinador que o detecta que é bom, mas sim a técnica que é imprecisa.

É aí que entramos no conceito de confiabilidade interexaminador, que é o conceito que vai determinar o grau de concordância entre examinadores distintos tentando detectar o mesmo fenômeno (com o mesmo teste) no mesmo paciente. Esse conceito pode não ser tão importante para testes dicotômicos em que a interpretação é clara mas, para exames de imagem, como em uma

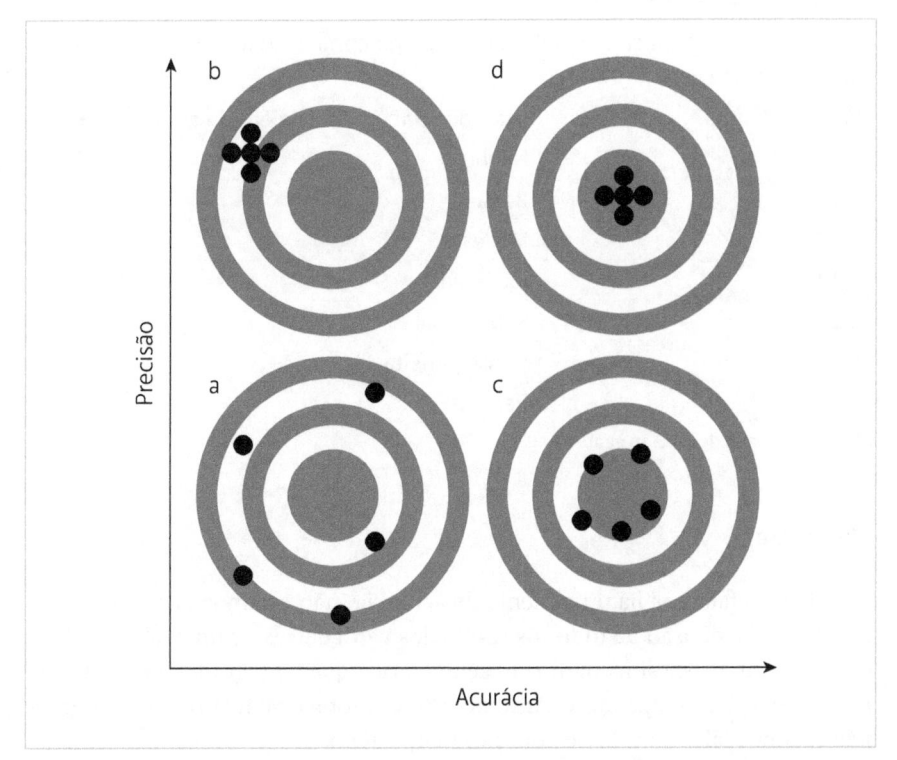

FIGURA 4 Diferenças entre precisão e acurácia. a: baixa precisão e baixa acurácia. b: alta precisão e baixa acurácia. c: baixa precisão e alta acurácia. d: alta precisão e alta acurácia.

radiografia de tórax visando diagnosticar uma pneumonia[15] ou até mesmo um cateterismo cardíaco tentando estimar o grau de obstrução de uma coronária,[16] existe uma variabilidade significativa.

Agora, imagine a concordância de dois examinadores tentando detectar palidez na mucosa ocular pensando em modificar a probabilidade de seu paciente ter anemia. Ou melhor, nem precisa imaginar – esses dados existem e nos mostram uma concordância baixa.[17]

Além disso, não é suficiente saber o quanto examinadores diferentes concordam; nós ainda temos que isolar o efeito do acaso. Afinal, dois examinadores podem concordar simplesmente por coincidência, e é daí que vem a confiabilidade do examinador além da chance, que pode ser representada pelo valor de kappa (Quadro 3) ou outras ferramentas estatísticas que visam isolar a concordância apenas pelo acaso.[18]

QUADRO 3 Interpretação do valor de kappa na confiabilidade Inter examinador além do acaso

Valor de kappa	Grau de concordância além do acaso
0	Nenhum
0-0,2	Baixa
0,2-0,4	Modesta
0,4-0,6	Moderada
0,6-0,8	Substancial
0,8-0,99	Quase perfeita
1	Perfeita

Fonte: adaptado de McGinn et al.[17]

"Acurácia"

Quando falamos habitualmente de acurácia, não estamos falando no sentido literal (a divisão de todos os resultados verdadeiros de um teste pelo total de resultados), mas sim em um conceito teórico que tenta traduzir quão bom é aquele teste. É por essa razão que o nome desse tópico vem entre aspas, porque não estamos falando sobre o conceito matemático.

A acurácia de achados do exame clínico funciona da mesma maneira que a de teste diagnósticos – na mesma tabela 2x2 (Quadro 2), em comparação do teste *index* com o padrão-ouro da mesma forma – porém tem algumas particularidades que costumam causar confusão.

Em primeiro lugar, "acurácia" é uma propriedade relativa que só pode ser obtida a partir da comparação (tal qual eficácia). E, quando vamos comparar algo para obter um dado, temos que ser bem específicos na nossa pergunta para podermos obter uma resposta por meio de uma análise controlada da realidade (em outras palavras, um estudo científico). Isso significa que não existe a "acurácia" do exame físico. Na semiotécnica de determinado órgão ou sistema, teremos achados bons, ruins e irrelevantes.

Em segundo lugar, temos de lembrar que as propriedades que nós vamos calcular para determinar o "valor" de um teste diagnóstico (sensibilidade, especificidade e razão de verossimilhança) são produtos do resultado desse teste. Isso significa que não faz sentido perguntarmos a "acurácia" da ausculta pulmonar ou da palpação do abdome; cada achado presente ou ausente vai ter seus próprios dados (tenham sido eles estudados ou não), e esses dados, por sua vez, vão modificar a probabilidade de doença de maneiras diferentes (Quadro 4).

É por isso que a mesma modalidade semiotécnica, como a ausculta pulmonar, pode produzir achados que aumentem bem a probabilidade de doença, como a redução do murmúrio vesicular em base pulmonar para um derrame pleural e achados que modificam pouco a probabilidade de doença, como crepitações inspiratórias para pneumonia.[19]

E aqui que vamos ter os dados que nos permitem modificar sequencialmente a probabilidade de doença a ponto de atualizar nossas hipóteses de maneira racional, contanto que esses dados tenham sido estudados da maneira apropriada (como vimos no capítulo anterior) e que consigamos detectá-los com precisão.

QUADRO 4 Interpretação dos valores das razões de verossimilhança positiva e negativa

Efeito na probabilidade	Razão de verossimilhança positiva	Razão de verossimilhança negativa
Grande	> 10	< 0,1
Moderado	5-10	0,1-0,2
Baixo	2-5	0,2-0,5
Nulo	1	1

Fonte: adaptado de Sackett et al.[25]

E, diferentemente de boa parte dos exames laboratoriais, os testes diagnósticos do exame clínico (perguntas da anamnese, manobras do exame físico) costumam modificar a probabilidade de doença em magnitude menor. Isso faz com que tenhamos poucas razões de verossimilhança positivas maiores que 10 ou negativas menores que 0,1 no exame clínico – e isso ressalta uma cautela: cuidado ao acreditar que sinais e sintomas são patognomônicos, pois dificilmente algum deles vai ser diagnóstico a ponto de permitir uma conduta sem levar em consideração o contexto.

Limiar de teste e limiar de decisão

Agora que já estabelecemos o problema, suas raízes e entendemos as ferramentas que visam minimizá-lo, vamos ao mais importante e à razão pela qual este capítulo existe: como tudo o que foi falado pode fazer você tomar decisões diagnósticas melhores?

Para isso, precisamos mesclar a probabilidade diagnóstica e o pensamento bayesiano com limiares de decisão.[20,21] Limiares de decisão são limites teóricos e variáveis de probabilidade que demandariam mudança da conduta, classicamente temos dois:

1. Limiar de teste: é a probabilidade mínima que seu paciente precisa ter para valer a pena fazer um teste diagnóstico. Isso porque tudo que se encontra abaixo dessa probabilidade é tão improvável que mesmo um teste positivo não modificaria sua conduta e tudo que se encontra acima desse limite (e abaixo do próximo limiar) ainda não é tão provável a ponto de te autorizar a tratar empiricamente.

Esse limiar serve tanto para descartar clinicamente doenças extremamente improváveis sem pedir testes desnecessários com resultados que quando positivos provavelmente seriam falsos quanto para proteger o paciente contra diagnósticos empíricos em cenários de incerteza considerável. Porém, há um detalhe específico desse limiar dentro da semiologia que esquecemos: não, você não precisa buscar todos os sinais em todos os pacientes (somente aqueles que vão te mover por meio desses limiares).

Aqui temos uma situação em que a reinterpretação do exame clínico te poupa tempo. Se o seu paciente tem uma probabilidade ínfima de ter uma obstrução intestinal (sem dor, hábito intestinal normal), você não precisa auscultar o abdome dele, pois mesmo uma alteração te manteria abaixo do limiar de teste para pedir uma radiografia, por exemplo.

Logicamente, a condição clínica vai influenciar no limiar, principalmente pelo fato de doenças mais graves permitirem menos falsos-negativos e requererem mais testes.

2. Limiar de decisão: é a probabilidade mínima necessária que seu paciente precisa ter para fazer sentido tratar sem realizar nenhum teste. Aqui é onde vamos chamar os diagnósticos de clínicos. Isso porque, a partir desse limiar, um teste positivo seria redundante e um teste negativo não seria suficiente para reduzir a probabilidade de doença a ponto de uma incerteza que modificaria a conduta.

Um ponto importante de ressaltar é que os únicos diagnósticos verdadeiramente clínicos são aqueles que não existem exames complementares validados para auxiliar. E não, não estou dizendo que precisamos solicitar exames para todos os pacientes; somente que o que vai condicionar se um diagnóstico (seja cistite ou apendicite) pode ser feito de maneira clínica: vai ser muito mais quem seu paciente é (epidemiologia) e como ele se apresentou (exame clínico) do que a sua hipótese.

Dessa forma, os potenciais danos do tratamento em contrapartida à condição clínica vão influenciar o limiar. Claramente tratamentos cirúrgicos e com alta morbimortalidade exigem uma probabilidade de doença maior para serem implementados.

Esses limiares (Figura 5) frequentemente são subjetivos e utilizados subconscientemente, porém eles podem ser calculados[20] e muitas vezes trazem à tona decisões habitualmente tomadas de maneira equivocada pelo desconhecimento dos dados que as norteiam.

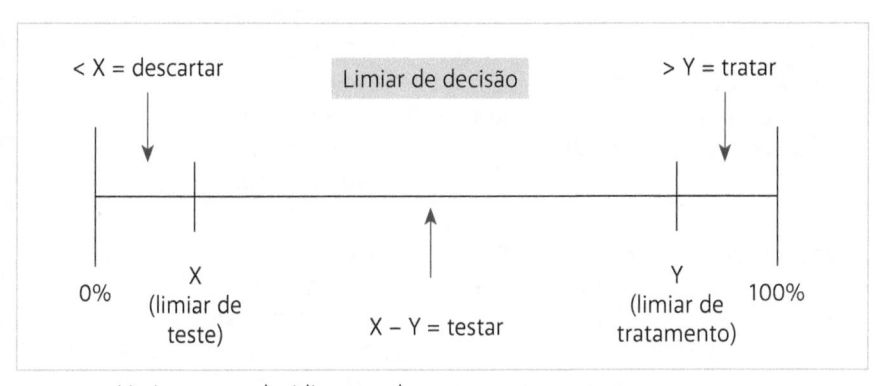

FIGURA 5   Limiares para decidir entre descartar, testar ou tratar.

DADOS DE INTERESSE SOBRE O EXAME CLÍNICO

Para demonstrar categoricamente que esse capítulo não passa de uma ilusão do autor, afinal nunca vemos ninguém utilizar os dados do exame clínico da maneira sugerida, temos aqui uma tabela referenciada que mostra que dados sobre precisão e acurácia do exame clínico não só existem como frequentemente têm seu valor super ou subestimado.

Enquanto sinais clássicos ensinados como fortemente sugestivos podem ser praticamente nada úteis ou bem pouco expressivos (como o sinal de Kernig para meningite ou a percussão em semicírculo para ascite), temos sinais extremamente úteis que são subutilizados (como a ausência de edema de membros inferiores, praticamente descartando ascite) (Quadro 5).

QUADRO 5   Exemplos de sinais, sintomas, suas razões de verossimilhança com respectivos intervalos de confiança, o padrão-ouro utilizado para obter os dados e o kappa para os achados semiológicos

Sinal/ sintoma doença	RV+	RV–	Padrão-ouro	Kappa
Palidez da mucosa conjuntiva para anemia[25]	4,49 (IC95% 1,8-11)	0,61 (IC95% 0,44-0,8)	Hemograma com hemoglobina < 9	0,54-0,75
Descompressão brusca positiva para apendicite[26,27]	2,05 (IC95% 1,1-6,3)	0,5 (IC95% 0-0,85)	Confirmação histológica ou acompanhamento sem necessidade de cirurgia	0,25
Migração da dor abdominal para apendicite[26]	3,56 (IC95% 2,4-4,2)	0,5 (0,42-0,59)	Confirmação histológica ou acompanhamento sem necessidade de cirurgia	–
Macicez móvel para ascite[28,29]	2,7 (IC95% 1,9-3,9)	0,3 (IC95% 0,2-0,6)	Ultrassonografia, tomografia computadorizada ou paracentese diagnóstica	0,75 (combinação de achados para ascite)

(continua)

QUADRO 5   Exemplos de sinais, sintomas, suas razões de verossimilhança com respectivos intervalos de confiança, o padrão-ouro utilizado para obter os dados e o kappa para os achados semiológicos (continuação)

Sinal/ sintoma doença	RV+	RV−	Padrão-ouro	Kappa
Sinal do piparote para ascite[28,29]	6 (IC95% 3,3-11)	0,4 (IC95% 0,3-0,6)	Ultrassonografia, tomografia computadorizada ou paracentese diagnóstica	0,75 (combinação de achados para ascite)
Percussão em semicírculo para ascite[28,29]	2 (IC95% 1,5-2,9)	0,3 (IC95% 0,1-0,7)	Ultrassonografia, tomografia computadorizada ou paracentese diagnóstica	0,75 (combinação de achados para ascite)
Aumento do volume abdominal para ascite[28]	4,2 (IC95%?)	0,17 (IC95%?)	Ultrassonografia, tomografia computadorizada ou paracentese diagnóstica	–
Edema de tornozelos para ascite[28]	2,8 (IC95%?)	0,1 (IC95%?)	Ultrassonografia, tomografia computadorizada ou paracentese diagnóstica	–
Sibilos para doença pulmonar obstrutiva[30-32]	4,4 (IC95% 1,6-12)	0,88 (IC95% 0,84-0,92)	Espirometria	0,51
Maços-ano para doença pulmonar obstrutiva[30]	10 (> 55) 3,5[30-55]	0,23 (< 30)	Espirometria	–
Turgência jugular para insuficiência cardíaca descompensada[11,33]	5,1 (IC95% 3,2-7,9)	0.66 (IC95% 0,55-0,77)	Medida objetiva de disfunção sistólica por ecocardiografia, cintilografia ou cineangiocoronariografia	0,69

(continua)

QUADRO 5   Exemplos de sinais, sintomas, suas razões de verossimilhança com respectivos intervalos de confiança, o padrão-ouro utilizado para obter os dados e o kappa para os achados semiológicos (*continuação*)

Sinal/ sintoma doença	RV+	RV–	Padrão-ouro	Kappa
Terceira bulha para insuficiência cardíaca descompensada[11,33]	11 (IC95% 4,9-25)	0,88 (IC95% 0,83-0,94)	Medida objetiva de disfunção sistólica por ecocardiografia, cintilografia ou cineangiocoronariografia	0,6
Refluxo hepato-jugular para insuficiência cardíaca descompensada[11,33]	6,4 (IC95% 0,81-51)	0,79 (IC95% 0,62-1)	Medida objetiva de disfunção sistólica por ecocardiografia, cintilografia ou cineangiocoronariografia	0,92
Crepitações inspiratórias para insuficiência cardíaca descompensada[11,33]	2,8 (IC95% 1,9-4,1)	0,51 (IC95% 0,37-0,7)	Medida objetiva de disfunção sistólica por ecocardiografia, cintilografia ou cineangiocoronariografia	0,65
Edema de membros inferiores para insuficiência cardíaca descompensada[11,33]	2,7 (IC95% 2,2-3,5)	0,41 (IC95% 0,3-0,57)	Medida objetiva de disfunção sistólica por ecocardiografia, cintilografia ou cineangiocoronariografia	0,67
Dispneia paroxística noturna para insuficiência cardíaca descompensada[11]	2,6 (IC95% 1,5-4,5)	0,7 (IC95% 0,54-0,91)	Medida objetiva de disfunção sistólica por ecocardiografia, cintilografia ou cineangiocoronariografia	–

(continua)

QUADRO 5   Exemplos de sinais, sintomas, suas razões de verossimilhança com respectivos intervalos de confiança, o padrão-ouro utilizado para obter os dados e o kappa para os achados semiológicos (*continuação*)

Sinal/ sintoma doença	RV+	RV–	Padrão-ouro	Kappa
Ortopneia para insuficiência cardíaca descompensada[11]	2,2 (IC95% 1,2-3,9)	0,65 (IC95% 0,45-0,92)	Medida objetiva de disfunção sistólica por ecocardiografia, cintilografia ou cineangiocoronariografia	–
Sinal de Murphy para colecistite[34]	2,8 (IC95% 0,8-8,6)	0,5 (IC95% 0,2-1)	Achados cirúrgicos combinados com patologia ou acompanhamento nos pacientes não operados	–
Sinais de Kernig e Brudzinski para meningite aguda[35,36]	0,97	1	Análise da celularidade no liquor (cultura microbiológica seria ideal)	0,76 (dados disponíveis somente para irritação meníngea por hemorragia subaracnóidea)

CONCLUSÃO

Boa parte dos profissionais da área da saúde, provavelmente a maioria, trabalha com diagnósticos mais intuitivos,[22] e dentro da forma particular e individual do processo de raciocínio existe um espectro de quão baseado em dados ou quão intuitivo você vai ser. O maior problema é acreditar que qualquer extremo desse espectro vai ser suficiente para se adaptar a todas as situações.

Derivando a conclusão da famosa frase de William Osler "A medicina é a ciência da incerteza e a arte da probabilidade",[23] que habitualmente é utilizada para enfeitar *slides* sem muita consideração acerca de uma reflexão profunda sobre o que é arte e o que é ciência, faz sentido refletirmos sobre os dois componentes dentro do raciocínio clínico:

- A arte pode representar a intuição provinda da experiência, que ainda hoje é insubstituível por não temos dados para estimar a probabilidade clínica de boa parte das doenças (principalmente as mais raras).

- Além disso, dentro do reconhecimento de padrões, há tanto aqueles tão clássicos em situações em que a apresentação habitual da doença (ou *illness script*) torna algo extremamente provável, por exemplo, uma mulher jovem e sexualmente ativa com disúria (dor ao urinar) e sem corrimento vaginal pode ter um diagnóstico subjetivo de cistite com segurança (leia-se: ultrapassando o limiar de tratamento), quanto profissionais tão experientes que conseguem reconhecer subjetivamente padrões complexos. Isso é a arte do diagnóstico, o *feeling*, o *gestalt* clínico.

O problema é que a intuição funciona bem para algumas situações e em outras é muito insuficiente (provavelmente a maioria das que nos deparamos cotidianamente). E utilizá-la como única ferramenta para nortear seus diagnósticos como se fosse a melhor ou mesmo suficiente para maioria dos casos é não entregar o melhor para o seu paciente.

É aí que entra a ciência, a probabilidade. Apesar de não termos a) dados de qualidade para tudo; b) tempo para buscar os dados à beira-leito e c) treinamento formal para buscar e interpretar os dados existentes, nenhuma dessas afirmações é justificativa plausível para não utilizarmos a evidência científica para aprimorar nosso raciocínio clínico e fazer diagnósticos mais precisos e acurados.

Utilizar os termos "sensível" e "específico" sem conhecer os dados é tão racional quanto estimar a probabilidade clínica pela sua impressão pessoal de incidência/prevalência, chamar diagnósticos de clínicos independentemente de quem é a pessoa que está na sua frente ou confirmar hipóteses por achados espúrios do exame físico supostamente patognomônicos.

Então sim, você tem que conhecer a probabilidade das doenças mais incidentes/prevalentes, os dados dos testes (incluindo do exame físico) que você busca/solicita ou como interpretar esses achados perante esses dados. Ao mesmo tempo que não, experiência clínica sem *feedback* ou base científica não suplanta esse problema, sensibilidade e especificidade isoladas não vão responder suas perguntas e alguém ter relatado um sinal cem anos atrás não faz dele uma ferramenta diagnóstica útil.

E essa é a conclusão deste capítulo: você pode sim ser mais intuitivo do que baseado em dados, mas trabalhar sob o extremo de que somente a intuição é suficiente resulta em negligenciar ferramentas imprescindíveis para beneficiar quem você jurou proteger.

REFERÊNCIAS

1. Walker HK. The origins of the history and physical examination. In: Walker HK, Hall WD, Hurst JW (orgs.). Clinical methods: the history, physical, and laboratory examinations. 3.ed. Boston: Butterworths; 1990.
2. Cullen TS. A new sign in ruptured extrauterine pregnancy. Am J Obstet. 1918;78:457-60.
3. Wright WF. Cullen sign and Grey Turner sign revisited. J Am Osteopath Assoc. 2016;116(6):398-401.
4. Sackett DL. The rational clinical examination: a primer on the precision and accuracy of the clinical examination. JAMA. 1992;267(19):2638-44.
5. Alencar JN de, Silva PHB da, Borin V. Romanticised semiology. BMJ Evid-Based Med [Internet]. 28 de maio de 2025 [citado 4 de junho de 2025]; Disponível em: https://ebm.bmj.com/content/early/2025/05/28/bmjebm-2025-113664.
6. Elstein AS, Schwartz A. Clinical problem solving and diagnostic decision making: selective review of the cognitive literature. BMJ. 2002;324(7339):729-32.
7. Richardson WS, Wilson MC. The process of diagnosis. In: Guyatt G, Rennie D, Meade MO, Cook DJ (orgs.). Users' guides to the medical literature: a manual for evidence-based clinical practice. 3.ed. New York: McGraw-Hill Education; 2015. Disponível em: jamaevidence.mhmedical.com/content.aspx?aid=1183877015. Acesso em: 22 maio 2025.
8. Brooks LR, Norman GR, Allen SW. Role of specific similarity in a medical diagnostic task. J Exp Psychol Gen. 1991;120(3):278-87.
9. Morgan DJ, Pineles L, Owczarzak J, Magder L, Scherer L, Brown JP, et al. Accuracy of practitioner estimates of probability of diagnosis before and after testing. JAMA Intern Med. 2021;181(6):747-55.
10. Dao Q, Krishnaswamy P, Kazanegra R, Harrison A, Amirnovin R, Lenert L, et al. Utility of B-type natriuretic peptide in the diagnosis of congestive heart failure in an urgent-care setting. J Am Coll Cardiol. 2001;37(2):379-85.
11. Laribi S, Keijzers G, van Meer O, Klim S, Motiejunaite J, Kuan WS, et al. Epidemiology of patients presenting with dyspnea to emergency departments in Europe and the Asia-Pacific region. Eur J Emerg Med Off J Eur Soc Emerg Med. 2019;26(5):345-9.
12. Wang CS, FitzGerald JM, Schulzer M, Mak E, Ayas NT. Does this dyspneic patient in the emergency department have congestive heart failure? JAMA. 2005 Oct 19;294(15): 1944-56.
13. Gonzaga YB de M, Bacchi AD, Souza VBP de. When math legitimizes knowledge: a step by step approach to Bayes' rule in diagnostic reasoning. J Evid-Based Healthc. 2024;6:e5903-e5903.
14. Cobra C, Rigau-Pérez JG, Kuno G, Vorndam V. Symptoms of dengue fever in relation to host immunologic response and virus serotype, Puerto Rico, 1990-1991. Am J Epidemiol. 1995;142(11):1204-11.
15. Albaum MN, Hill LC, Murphy M, Li YH, Fuhrman CR, Britton CA, et al. Interobserver reliability of the chest radiograph in community-acquired pneumonia. PORT Investigators. Chest. 1996;110(2):343-50.

16. Herrman JP, Azar A, Umans VA, Boersma E, von Es GA, Serruys PW. Inter- and intra--observer variability in the qualitative categorization of coronary angiograms. Int J Card Imaging. 1996;12(1):21-30.
17. Gjørup T, Bugge PM, Hendriksen C, Jensen AM. A critical evaluation of the clinical diagnosis of anemia. Am J Epidemiol. 1986;124(4):657-65.
18. McGinn T, Guyatt G. Kappa statistic. CMAJ Can Med Assoc J. 2005;173(1):17.
19. Arts L, Lim EHT, van de Ven PM, Heunks L, Tuinman PR. The diagnostic accuracy of lung auscultation in adult patients with acute pulmonary pathologies: a meta-analysis. Sci Rep. 2020;10(1):7347.
20. Pauker SG, Kassirer JP. The threshold approach to clinical decision making. N Engl J Med. 198;302(20):1109-17.
21. Ebell MH, Locatelli I, Senn N. A novel approach to the determination of clinical decision thresholds. Evid Based Med. 2015;20(2):41-7.
22. Norman GR, Brooks LR. The non-analytical basis of clinical reasoning. Adv Health Sci Educ Theory Pract. 1997;2(2):173-84.
23. Osler SW, Bean RB. Sir William Osler aphorisms: from his bedside teachings and writings. Thomas; 1961.
24. O'Sullivan ED, Schofield SJ. Cognitive bias in clinical medicine. J R Coll Physicians Edinb. 2018;48(3):225-32.
25. Sackett DL. Evidence-based Medicine: how to practice & teach EBM. Churchill Livingstone; 1998.
26. Sheth TN, Choudhry NK, Bowes M, Detsky AS. The relation of conjunctival pallor to the presence of anemia. J Gen Intern Med. 1997;12(2):102-6.
27. Wagner JM, McKinney WP, Carpenter JL. Does this patient have appendicitis? JAMA. 1996;276(19):1589-94.
28. Bjerregaard B, Brynitz S, Holst-Christensen J, Jess P, Kalaja E, Lund-Kristensen J, et al. The reliability of medical history and physical examination in patients with acute abdominal pain. Methods Inf Med. 1983;22(1):15-8.
29. Williams JW, Simel DL. The rational clinical examination: does this patient have ascites? How to divine fluid in the abdomen. JAMA. 1992;267(19):2645-8.
30. Espinoza P, Ducot B, Pelletier G, Attali P, Buffet C, David B, et al. Interobserver agreement in the physical diagnosis of alcoholic liver disease. Dig Dis Sci. 1987;32(3):244-7.
31. Holleman DR, Simel DL. Quantitative assessments from the clinical examination: how should clinicians integrate the numerous results? J Gen Intern Med. 1997;12(3):165-71.
32. Holleman DR, Simel DL. Does the clinical examination predict airflow limitation? JAMA. 1995;273(4):313-9.
33. Spiteri MA, Cook DG, Clarke SW. Reliability of eliciting physical signs in examination of the chest. Lancet Lond Engl. 1988;1(8590):873-5.
34. Butman SM, Ewy GA, Standen JR, Kern KB, Hahn E. Bedside cardiovascular examination in patients with severe chronic heart failure: importance of rest or inducible jugular venous distension. J Am Coll Cardiol. 1993;22(4):968-74.

35. Trowbridge RL, Rutkowski NK, Shojania KG. Does this patient have acute cholecystitis? JAMA. 2003;289(1):80-6.
36. Thomas KE, Hasbun R, Jekel J, Quagliarello VJ. The diagnostic accuracy of Kernig's sign, Brudzinski's sign, and nuchal rigidity in adults with suspected meningitis. Clin Infect Dis Off Publ Infect Dis Soc Am. 2002;35(1):46-52.
37. Lindsay KW, Teasdale GM, Knill-Jones RP. Observer variability in assessing the clinical features of subarachnoid hemorrhage. J Neurosurg. 1983;58(1):57-62.

Introdução à economia da saúde e à farmacoeconomia

Otavio Clark

COM ESTE CAPÍTULO VOCÊ VAI...

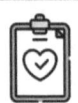

- Compreender os fundamentos da modelagem matemática em saúde e os desafios associados às incertezas e às suposições necessárias para sua construção.
- Analisar as dificuldades na mensuração de benefícios em saúde, especialmente quando envolvem aspectos subjetivos como qualidade de vida e dados de longo prazo.
- Aplicar conceitos de farmacoeconomia para interpretar modelos econômicos, estimar custos e avaliar o impacto orçamentário de doenças e intervenções no sistema de saúde.

INTRODUÇÃO

A economia da saúde, com destaque para a farmacoeconomia, é uma das áreas mais desafiadoras e essenciais dentro do campo da medicina baseada em evidências (MBE). Sua complexidade está justamente no fato de que as análises econômicas em saúde se baseiam em projeções de longo prazo, frequentemente apoiadas em dados que podem ser limitados ou indisponíveis. Isso leva à necessidade de utilizar suposições para construir modelos que tentam prever o futuro, sendo, portanto, inerentemente sujeitos a vieses e impreciso em algum grau.[1,2]

Desafios e incertezas dos modelos econômicos

Um ponto que não pode ser ignorado é que, independentemente de quão robusto seja o modelo desenvolvido, a certeza é que ele terá erros. Afinal, a tentativa de projetar o impacto econômico de intervenções em saúde no futuro é uma tarefa repleta de incertezas. No entanto, apesar dessas limitações, as análises farmacoeconômicas fornecem informações fundamentais para a sustentabilidade financeira dos sistemas de saúde, ajudando a direcionar a alocação de recursos de maneira mais eficiente.[3,4]

A complexidade da avaliação de benefícios

Uma das questões mais complicadas é que a aceitabilidade de um custo associado a uma intervenção em saúde geralmente está relacionada ao benefício que ela oferece. No entanto, a mensuração desse benefício é difícil, pois envolve aspectos subjetivos, como a qualidade de vida, que não são facilmente quantificáveis. Além disso, muitas vezes não se dispõe de dados de eficácia a longo prazo, o que acrescenta mais incertezas às projeções.[3,4]

Uso de suposições e limitações dos modelos

A construção de modelos econômicos exige uma série de *suposições* para preencher lacunas de dados, especialmente quando se trata de prever como os pacientes evoluem ao longo do tempo e como suas terapias mudam (p. ex., transição de tratamentos de primeira linha para segunda linha). Outro ponto crítico é a dificuldade em obter um panorama realista de como os pacientes respondem ao tratamento quando precisam arcar com os custos de medicamentos ou procedimentos por conta própria.[1,3-5]

Como se realiza uma avaliação econômica?

Idealmente, uma avaliação econômica deveria se basear em dados reais coletados de pacientes em estudos clínicos projetados especificamente para essa finalidade ou como um complemento a ensaios clínicos já existentes. No entanto, essa abordagem é rara pelas dificuldades envolvidas – os custos variam significativamente entre regiões, mesmo dentro de um único país, e nem sempre é possível prever o comportamento dos pacientes em contextos de mercado.[1,3-5]

Utilização de dados secundários

Diante dessas dificuldades, o que se faz na prática é utilizar dados secundários de fontes como prontuários eletrônicos, contas médicas, registros de pacientes e outras bases de dados. Esses dados são então combinados com informações extraídas da literatura médica e, em alguns casos, com *inputs* de especialistas no tratamento da doença em questão.[1,3-5]

Modelagem matemática e análise econômica

O objetivo final desse processo é alimentar um modelo matemático que contabilize os recursos utilizados para tratar os pacientes, incluindo medicamentos, exames, hospitalizações e reabilitação. Dependendo do tipo de análise econômica a ser conduzida, podem ser incorporados também os custos indiretos, como despesas relacionadas à pensão por afastamento do trabalho, produtividade perdida, entre outros.

Para construir um modelo econômico eficaz, é necessário um conjunto detalhado de informações que abrange tanto os recursos utilizados e seus respectivos custos quanto dados epidemiológicos e clínicos. Esse processo é notoriamente complexo, exigindo um esforço conjunto de diversas fontes de dados e *expertise* para criar projeções que sejam, ao mesmo tempo, realistas e úteis para a tomada de decisão em saúde.[3,5,6]

MODELOS ECONÔMICOS: CRIANDO UM CENÁRIO HIPOTÉTICO

Imaginemos um cenário hipotético de um sistema de saúde com 1 milhão de pessoas, uma doença D que tem incidência de 1 caso para cada 10 mil pessoas em 2023. A doença D tem evolução longa, é crônica, não fatal. O tratamento inclui uso de medicamento M, que tem eficácia em 50% dos casos. Os pacientes que não respondem ao medicamento M têm a opção de usar um medicamento N, que tem eficácia em 70% desses casos refratários ao medicamento M. Ambos os medicamentos podem perder a eficácia após 3 anos de tratamento. O uso de ambos os medicamentos requer acompanhamento médico, e aproximadamente 10% dos afetados precisem de cuidados hospitalares.

Estimando o custo da doença: um modelo simplificado de impacto orçamentário

Para estimar o custo de uma doença em um contexto prático, o primeiro passo é obter dados epidemiológicos sobre a condição em estudo. Embora essa tarefa possa parecer simples, nem sempre é fácil encontrar essas informações, especialmente quando precisamos de detalhes mais específicos, como subtipos da doença ou diferentes estágios de gravidade. No nosso caso, para simplificar, vamos assumir que a doença D não tem subtipos nem variações de gravidade.

Passo 1: estimativa do número de casos anuais

- Incidência da doença: 1 caso por 10 mil pessoas.
- População total: 1 milhão de habitantes.
- Número de casos estimados em um ano: 100 casos.

Passo 2: determinando o custo do tratamento com medicamentos

Após determinar o número de casos, precisamos estimar o uso de recursos, começando pelo medicamento M utilizado pelos pacientes. Nesse ponto, surge uma questão essencial: qual custo usar?

Aqui entra em cena a questão do ponto de vista adotado no estudo. Podemos analisá-la a partir de diferentes perspectivas, por exemplo:

- Gestor de saúde pública ou privada.
- Perspectiva da sociedade ou do paciente.

Os custos a serem considerados variam conforme o ponto de vista escolhido. Por exemplo, podemos utilizar o custo do medicamento nas farmácias locais (quando é o paciente que arca com a compra) ou o preço de aquisição por uma entidade central (no caso de compras governamentais em grande escala). No Brasil, os preços dos medicamentos são regulados pela Câmara de Regulação do Mercado de Medicamentos (CMED), que define o preço máximo de venda.[7] Esse preço é frequentemente usado em avaliações econômicas, mas há uma distorção: o preço de lista geralmente sofre descontos significativos, que aumentam conforme competidores chegam ao mercado – é importante ter isso em mente na hora de analisar um modelo econômico, pois os chamados preço de lista frequentemente superestimam custos.

Para nosso exemplo, vamos adotar a perspectiva de um gestor público de saúde, na qual:

- Custo do medicamento M: R$ 30,00 por mês.
- Custo do medicamento N: R$ 80,00 por mês.

Passo 3: cálculo do custo do medicamento M

Considerando que o medicamento M tem eficácia de 50% após 6 meses de uso, o custo por paciente seria:

- Custo por paciente em 6 meses: $6 \times 30 = R\$ 180,00$.
- Custo total para 100 pacientes: $100 \times 180 = R\$ 18.000,00$.

Passo 4: introduzindo um segundo medicamento (N)

Após 6 meses, 50% dos pacientes que não responderam ao medicamento M iniciam o tratamento com o medicamento N. Aqui, o modelo começa a se ramificar, necessitando de uma estrutura de árvore de decisão para organizar os diferentes braços de tratamento.

- Eficácia do medicamento N: 30% nos pacientes que não responderam ao medicamento M, medida após 4 meses de uso.

Contudo, a perda de eficácia do medicamento N não é imediata; ela ocorre gradualmente ao longo dos 4 meses. Idealmente, precisaríamos saber a taxa de perda de eficácia mês a mês, mas os estudos originais muitas vezes não fornecem essa granularidade. Diante dessa limitação, temos algumas opções:

1. Assumir uma perda constante ao longo dos meses (p. ex., 25% por mês).
2. Consultar especialistas para obter estimativas, embora isso introduza vieses.
3. Procurar dados em bases de mundo real, como prontuários eletrônicos, ou conduzir um estudo retrospectivo.

Para nosso modelo, vamos assumir que fizemos um estudo retrospectivo e que a perda de eficácia é de 25% ao mês.

Passo 5: cálculo do custo do medicamento N

Após os primeiros 6 meses:

- 50 pacientes continuam usando o medicamento M.
- Para o medicamento N:
  - 50 pacientes usam por 1 mês = $50 \times 1 \times 80 = 4$ mil.

- 40 pacientes usam por 2 meses = $40 \times 2 \times 80 = 6.400$.
- 30 pacientes usam por 3 meses = $30 \times 3 \times 80 = 7.200$.
- 15 pacientes usam continuamente (assumimos 12 meses) = $15 \times 12 \times 80 = 14.400$.
- Custo total de uso do medicamento N = R$ 32.000,00.

Passo 6: adicionando os custos de hospitalização

Além dos custos dos medicamentos, precisamos considerar que 10% dos pacientes necessitaram de hospitalização. A estimativa desses custos depende novamente da perspectiva do estudo. Para a maioria dos casos, não é possível simplesmente transferir os custos de um contexto (p. ex., Europa) para outro (p. ex., Brasil) pelas diferenças regionais.

No nosso cenário, vamos utilizar um valor agregado de internação para um gestor público de saúde:

- Custo de internação por paciente: R$ 500,00.
- Total de pacientes internados: $10\% \times 100 = 10$ pacientes.
- Custo total de internação: $10 \times 500 = $ R$ 5.000,00.

Passo 7: estimativa final do modelo

Somando os custos:

- Custo total com o medicamento M: R$ 18.000,00.
- Custo total com o medicamento N (considerando o tempo de uso): cálculo detalhado necessário com base na distribuição de uso ao longo dos meses.
- Custo total de internação: R$ 5.000,00.

Mesmo em um modelo simplificado como esse, podemos perceber a complexidade envolvida ao estimar os custos totais de uma doença, considerando diferentes tratamentos e intervenções. À medida que incorporamos mais variáveis, como custos indiretos (p. ex., afastamento do trabalho), a modelagem se torna ainda mais complexa, exigindo ajustes contínuos para se aproximar da realidade.

INTRODUÇÃO AO USO DE MODELOS DE MARKOV PARA SIMPLIFICAR ÁRVORES DE DECISÃO

Após determinarmos os custos iniciais com base no uso de medicamentos e hospitalizações, é necessário abordar um ponto fundamental: qual será o horizonte temporal do nosso estudo? Em outras palavras, por quanto tempo acompanharemos os pacientes para avaliar o impacto orçamentário?[1,3]

Definindo o horizonte temporal

Nos cálculos iniciais, consideramos aproximadamente um ano de tratamento.[1,3] No entanto, é importante destacar que houve uma suposição implícita: assumimos que todos os cem pacientes foram tratados ao longo de um único ano (p. ex., 2023). Na realidade, esses pacientes foram diagnosticados em momentos diferentes ao longo do ano, portanto não iniciaram o tratamento simultaneamente.

Isso levanta outra questão importante: o que acontece nos anos subsequentes? Em 2024, 2025 e além, a doença continuará a evoluir, com novos pacientes sendo diagnosticados e tratados a cada ano. Para um estudo econômico mais completo, precisamos definir um horizonte temporal adequado.

- Doenças crônicas: tipicamente, análises são feitas para um horizonte de 5 anos, permitindo uma projeção realista sem extrapolar demasiadamente o cenário.
- Modelos de longo prazo (20 a 30 anos): embora possam parecer abrangentes, esses modelos muitas vezes se tornam descolados da realidade em razão de mudanças nos tratamentos, populações e evolução da própria doença, tornando as projeções incertas e menos confiáveis.

No nosso exemplo, percebemos que adicionar mais um ano de tratamento (Figura 1) já complicaria significativamente o modelo, pois precisaríamos:

- Projetar a evolução dos pacientes diagnosticados em 2023 para os anos seguintes.
- Incorporar os novos pacientes diagnosticados em 2024, que seguiriam um percurso semelhante ao dos pacientes de 2023.
- Considerar pacientes que podem falecer de outras causas (assumindo que a doença D não é fatal), além de contabilizar aqueles que deixam de receber tratamento (seja o medicamento M ou N).

Com essa complexidade crescente, a estrutura de árvore de decisão torna-se cada vez mais difícil de gerenciar à medida que adicionamos novos "galhos" para cada ano adicional.

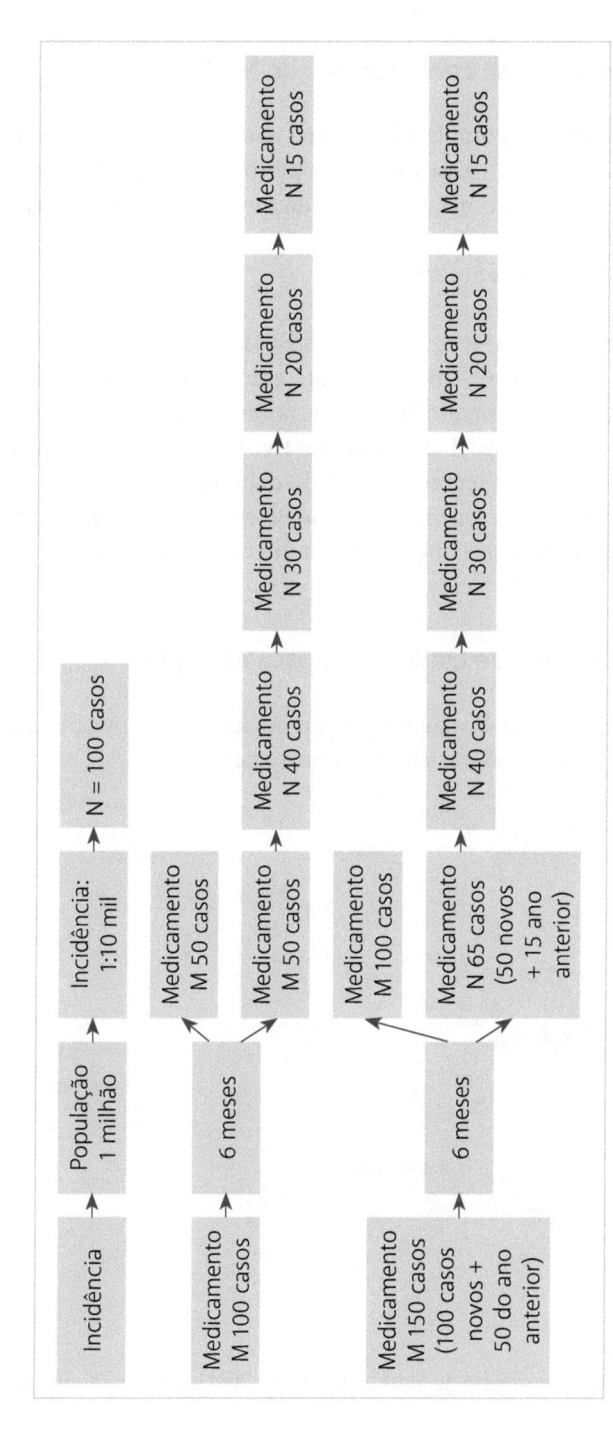

FIGURA 1 Modelo de árvore de decisão simplificado.

Simplificando a análise com modelos de Markov

Para lidar com essa complexidade, uma abordagem mais eficiente é o uso de modelos de Markov.[1,3] Esses modelos permitem simplificar as árvores de decisão, facilitando o acompanhamento da evolução dos pacientes ao longo do tempo.

O que é um modelo de Markov?

- Em um modelo de Markov, os pacientes são categorizados em diferentes estados de saúde (p. ex., em tratamento com o medicamento M, em tratamento com o medicamento N ou sem tratamento).
- O modelo calcula as probabilidades de transição dos pacientes entre esses estados ao longo de intervalos de tempo definidos.
- A estrutura é baseada em ciclos, e a cada ciclo uma proporção de pacientes pode permanecer no mesmo estado ou migrar para outro, dependendo das probabilidades estabelecidas.

Aplicando o modelo de Markov ao nosso exemplo

Na Figura 2, podemos visualizar um modelo de Markov simplificado que representa a evolução dos pacientes em nosso cenário:

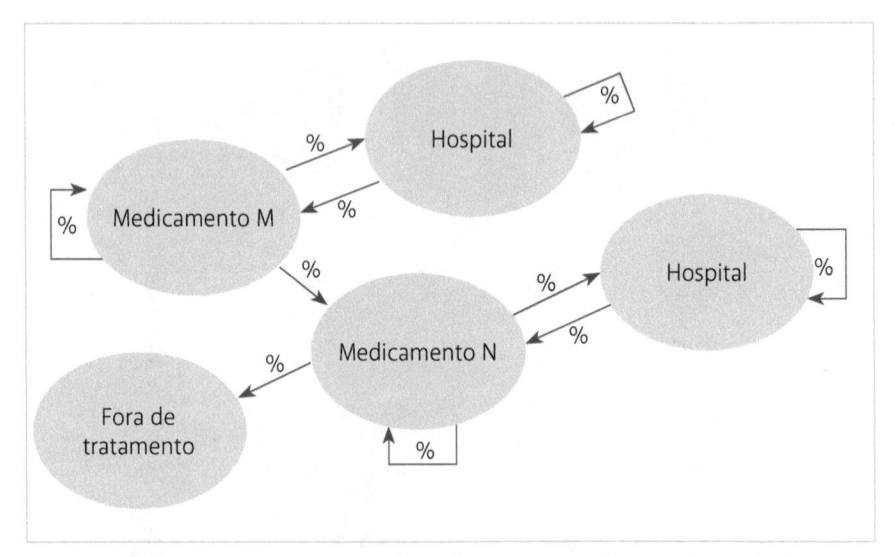

FIGURA 2 Exemplo de modelo de Markov para a evolução do tratamento da doença D.

- Estado 1: pacientes usando o medicamento M:
  - Uma porcentagem continua utilizando o medicamento M.
  - Outra porcentagem migra para o medicamento N após 6 meses de tratamento sem eficácia.
- Estado 2: pacientes usando o medicamento N:
  - Uma parte continua usando o medicamento N.
  - Outra parte interrompe o tratamento pela perda de eficácia ao longo dos meses.
- Estado 3: pacientes fora de tratamento:
  - Pacientes que não responderam ao tratamento com M ou N.
  - Em ambos os estados (M e N), um percentual dos pacientes pode necessitar de hospitalização e, após a alta, retornar ao estado de uso do medicamento.

Utilizando essa estrutura de Markov, podemos realizar os mesmos cálculos que fizemos com a árvore de decisão, mas de forma mais simplificada e eficiente. O modelo permite ajustar dinamicamente as transições de estado, incorporando novos ciclos (anos) de maneira mais fluida, sem a necessidade de expandir a árvore de forma exponencial.

São vantagens do modelo de Markov:[1]

- Simplificação da complexidade: reduz a necessidade de adicionar múltiplos "galhos" a árvores de decisão, tornando a análise mais gerenciável à medida que o horizonte de tempo aumenta.
- Flexibilidade: permite ajustar rapidamente mudanças nos dados epidemiológicos ou nos custos ao longo do tempo.
- Transparência: facilita a visualização das transições entre estados de saúde e o impacto dos tratamentos no decorrer do tempo.

No decorrer do capítulo, vamos explorar em mais detalhes como construir um modelo de Markov.

CUSTOS DIRETOS × INDIRETOS

Há diferentes tipos de custos a serem considerados nos modelos econômicos, e seu uso depende do objetivo do estudo.[1,3,7] O custo mais utilizado é o direto, por ser o de maior interesse.

TIPOS DE AVALIAÇÕES ECONÔMICAS

Podemos dividir as análises econômicas em dois tipos principais:[3,5,7]

1. Modelos de impacto orçamentário (*budget impact models* – BIM).
2. Análises econômicas completas, como análises de custo-efetividade, custo--utilidade e custo-benefício.

A principal diferença entre os BIM e as análises econômicas completas reside no foco e no objetivo de cada abordagem. Enquanto as análises econômicas completas visam avaliar a relação entre custos e benefícios em saúde, como anos de vida ajustados pela qualidade (QALY) ou ganhos em bem-estar, os BIM se concentram exclusivamente no impacto financeiro que uma nova intervenção terá no orçamento de um sistema de saúde.

Em resumo:

- Análises econômicas completas: avaliam o valor clínico e a eficiência no uso de recursos. O objetivo é determinar se uma intervenção vale o investimento com base em sua eficácia relativa.
- BIM: avaliam a **sustentabilidade financeira** da introdução de uma nova intervenção no curto e médio prazo, sem considerar diretamente os benefícios clínicos ou de saúde.

Os BIM, por sua vez, são geralmente mais simples e apresentam menos incertezas do que modelos mais complexos, como os que envolvem a análise de custo-benefício e custo-utilidade. No início deste capítulo, o modelo que construímos é um exemplo de BIM.

Modelos de impacto orçamentário

BIM são ferramentas cruciais na economia da saúde, especialmente no contexto da avaliação farmacoeconômica.[1,3,7,8] Esses modelos ajudam a prever o impacto financeiro de incorporar novas tecnologias, medicamentos ou tratamentos em um sistema de saúde específico, considerando um horizonte temporal definido e uma população-alvo.

Objetivo e importância dos modelos de impacto orçamentário

O objetivo principal dos BIM é responder à seguinte pergunta: o sistema de saúde pode sustentar financeiramente a nova intervenção? Em caso afirmativo, quais ajustes precisam ser feitos para acomodá-la sem comprometer outras áreas de atendimento?

- Tomadores de decisão: agências reguladoras, planos de saúde, hospitais e gestores de políticas públicas utilizam BIM para prever e planejar o impacto financeiro de novas tecnologias.
- Foco prático: ao contrário das análises de custo-efetividade, que focam o valor clínico, os BIM se concentram nas questões financeiras, oferecendo uma visão de curto e médio prazo.

Estrutura básica de um modelo de impacto orçamentário
Um BIM geralmente segue estas etapas:

1. Definição da população-alvo:
   - Especifica o número de pacientes que poderiam receber a intervenção dentro de determinado sistema de saúde. Inclui tanto pacientes atuais quanto novos diagnosticados ao longo do tempo.
2. Horizonte temporal:
   - O período de análise pode variar entre 1 e 5 anos, com foco em projetar os custos anuais e cumulativos.
3. Taxas de penetração e adoção da intervenção:
   - Estima o ritmo de adoção pelo mercado, considerando a aceitação clínica e políticas de reembolso.
4. Estimativa dos custos diretos:
   - Inclui todos os custos relacionados ao tratamento: preço do medicamento, administração, monitoramento, tratamento de efeitos colaterais e custos hospitalares.
5. Impacto em outros custos de saúde:
   - Avalia se a nova intervenção pode reduzir outros custos, como internações ou tratamentos preventivos.
6. Resultado (incremento orçamentário):
   - O BIM calcula o impacto financeiro total, indicando o aumento anual no orçamento em termos absolutos e percentuais.

Vantagens e desvantagens dos modelos de impacto orçamentário

Vantagens:

- Facilidade de implementação: os BIM são relativamente simples de entender e focam diretamente os custos, facilitando a comunicação com gestores que necessitam de respostas claras e diretas sobre o impacto financeiro.
- Adaptação ao contexto específico: os BIM podem ser facilmente ajustados para refletir dados locais, tornando as estimativas mais realistas e úteis para decisões regionais.
- Suporte para decisões de reembolso e financiamento: amplamente usado para informar políticas de reembolso, justificando decisões financeiras ao integrar novas tecnologias.

Desvantagens:

- Foco no curto prazo: os BIM muitas vezes desconsideram os benefícios de longo prazo que uma intervenção pode trazer, o que pode levar a decisões subótimas.
- Estimativas incertas: pequenas variações em dados como a população-alvo ou taxas de adoção podem alterar significativamente os resultados.
- Limitação na avaliação de valor: os BIM não consideram diretamente o valor clínico ou a qualidade de vida, concentrando-se apenas na viabilidade financeira.

Aplicações práticas dos modelos de impacto orçamentário

Os BIM desempenham um papel crucial no planejamento financeiro e na sustentabilidade do sistema de saúde, especialmente em sistemas públicos como o SUS (Sistema Único de Saúde) no Brasil. Antes de adotar novas tecnologias, essas análises ajudam os gestores a:

- Planejar a alocação de recursos de forma mais eficiente.
- Prever os custos adicionais associados à introdução de novas intervenções.
- Assegurar que inovações em saúde sejam acessíveis sem comprometer o orçamento para outras áreas prioritárias.

Por exemplo, no Brasil, para que um novo medicamento seja incorporado à lista de fornecimento gratuito do SUS, é necessário realizar uma análise de impacto orçamentário que justifique sua inclusão com base na sustentabilidade financeira.[7]

Os BIM são ferramentas estratégicas que, quando utilizadas com dados precisos, oferecem o equilíbrio essencial entre inovação e sustentabilidade financeira. Combinados com outras análises, como análises de custo-efetividade (ACE) e custo-utilidade (ACU), os BIM permitem que tomadores de decisão encontrem um ponto de equilíbrio entre os custos imediatos e os benefícios potenciais de longo prazo para a saúde da população.

Entendendo a relação entre custo e efeitos

Para iniciarmos a discussão, vamos partir de um gráfico (Figura 3) que ilustra as quatro possibilidades de relação entre o efeito e o custo de alguma tecnologia em saúde, quando comparada a outra (ou não fazer nada, em alguns casos).[1,3,5,7] O ponto onde cruzam os eixos X e Y representa a tecnologia padrão adotada para comparação.

Observamos que a Figura 3 tem quadrantes assim analisados:

- Quadrante I: quando a relação entre o custo e o efeito da tecnologia proposta encontra-se neste quadrante, significa que o efeito é maior que o da alternativa usada como padrão, bem como os custos associados a ela. Em suma, a tecnologia proposta custa mais e é melhor em efeito.

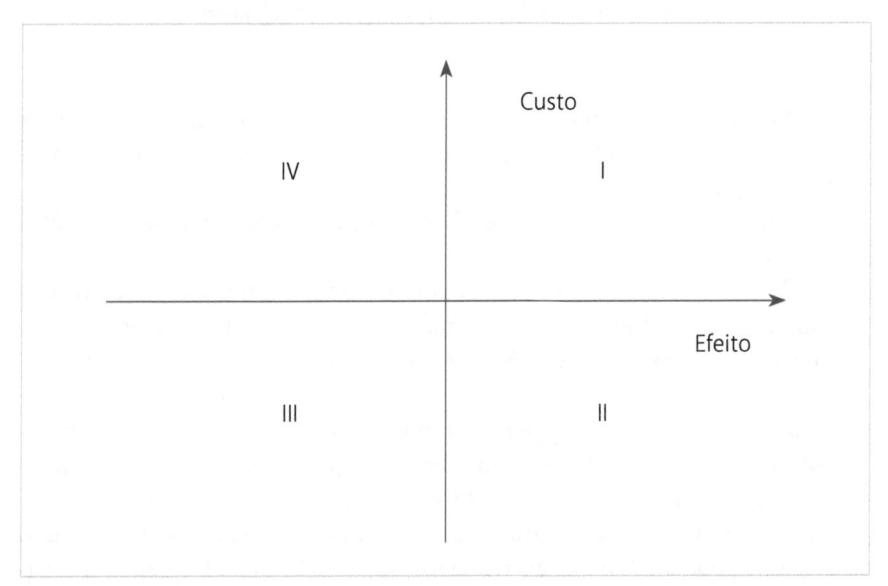

FIGURA 3   Relação entre custo e efeito.

- Quadrante II: quando a reta se dirige a este quadrante, o efeito da tecnologia proposta é maior, mas o custo segue em direção contrária, ou seja, a tecnologia proposta é mais barata e melhor (a "nova" tecnologia é considerada dominante sobre a outra).
- Quadrante III: quando a reta se dirige para este quadrante, tanto o efeito quanto o custo são menores que o padrão adotado para avaliação. O efeito é menor – e o custo também.
- Quadrante IV: uma reta neste quadrante significa que para um efeito menor da tecnologia avaliada associa-se um custo maior. Nesse caso, diz-se que a tecnologia usada como padrão domina a tecnologia em avaliação.

Intuitivamente, os quadrantes II e IV não deixam margem a dúvidas: no quadrante II, opta-se pela tecnologia proposta (porque é melhor em efeito e mais barata), e no quadrante IV pelo padrão (porque a tecnologia proposta é pior e mais cara). Mas e quando a droga (ou procedimento, ou exame) for melhor e mais custosa – quadrante I do nosso gráfico –, como optar?

Os tipos de estudos econômicos completos

Classicamente, temos quatro tipos de estudos econômicos completos, diferenciados pelo método em que identificam as consequências (efeito) e como essas consequências são valoradas para avaliação[1,3,7,8] (Quadro 1).

Análise de custo-benefício (ACB)
- Vantagens: permite comparar diretamente custos e benefícios em termos monetários, facilitando a tomada de decisão ao colocar tudo em uma mesma unidade.
- Desvantagens: a monetização dos benefícios de saúde é complexa e muitas vezes controversa.
- Implicações: esse modelo é útil em políticas de saúde que exigem comparação direta entre diferentes setores, mas pode ser limitado em contextos em que o valor da vida e saúde não é fácil de quantificar.

Habitualmente conduzido por economistas, este tipo de estudo converte os efeitos de determinado procedimento em valores monetários, e, comparando então "dinheiro com dinheiro" – custos e efeitos na mesma unidade –, é possível encontrar uma relação pura, adimensional. Um tipo de viés desse estudo (importante, por sinal) é que ele tende a avaliar positivamente apenas alternativas que promovam economia (redução de custos). Alternativas que agregam

QUADRO 1   Tipos de estudos econômicos completos e suas características

Tipo de estudo	Medida ou valoração dos custos nas alternativas estudadas	Identificação das consequências	Medida ou valoração das consequências nas alternativas estudadas
Análise de custo-efetividade	Unidades monetárias	Um único efeito de interesse entre as alternativas, mas alcançado em diferentes níveis.	Unidades naturais como anos de vida ganhos, redução na pressão arterial etc.
Análise de custo-utilidade	Unidades monetárias	Efeito único (ou múltiplos) não necessariamente comuns às alternativas	Habitualmente anos de vida ajustado a qualidade (QALY)
Análise de custo-benefício	Unidades monetárias	Efeito único (ou múltiplos) não necessariamente comuns às alternativas convertidos em unidades monetárias	Unidades monetárias
Análise de custo-minimalização	Unidades monetárias	Efeito único (ou múltiplos) comuns às alternativas. Parte do pressuposto que os efeitos são praticamente idênticos entre elas	Unidades monetárias

valor no efeito, mas são mais caras (em uma CEA por exemplo, estariam no quadrante I da Figura 3) seriam descartadas por apresentarem uma relação custo-benefício desfavorável. Entretanto, em um cenário de decisão onde se discutem orçamentos globais, como todos os comparativos estão em valores monetários é possível escolher entre alternativas de investimento totalmente diversas (comparando o custo-benefício de aumentar números de leitos de UTI para trauma com o de investir em segurança nas estradas, por exemplo).

Análise de custo-efetividade (ACE)

Este é o tipo mais comum e utilizado de análise econômica completa, e busca fornecer informações úteis a tomadores de decisão sobre, como o nome aponta, a relação entre o custo de uma intervenção em saúde e a efetividade desta. Seria um estudo sobre o custo x o benefício, mas formalmente a análise de custo-benefício tem outra definição, como visto anteriormente.

- Vantagens: avalia o custo de uma intervenção em relação ao seu impacto em unidades de saúde (como anos de vida ganhos). É intuitivo e facilita a comparação entre tratamentos com objetivos semelhantes.
- Desvantagens: não permite comparações entre intervenções com diferentes objetivos de saúde, pois não traduz os resultados em uma unidade monetária.
- Implicações: a ACE é amplamente usada em decisões sobre oferecer ou não uma intervenção em saúde, seja um exame ou medicamento, baseando a análise em "eficácia por unidade de custo".

O tipo clássico de estudo de custo-efetividade compara um único desfecho (*end-point*) e os custos para obtê-lo. Por exemplo, custo por ano de vida salvo. O resultado costuma ser expresso como razão de custo-efetividade (*cost-effectiveness ratio*). Um resultado típico desse estudo seria, por exemplo, mostrar que, ao adotar uma nova terapia, ela custa US\$ 10.000,00 por ano de vida ganho na população.

Intuitivamente, estamos habituados a avaliar a relação entre custo e efeito. No entanto, é importante salientar que o importante é avaliar se o **benefício extra** corresponde ao **custo extra**. Vamos analisar o seguinte exemplo para compreender melhor do que se trata. Um exemplo clássico de análise de custo-efetividade é o estudo a seguir, sobre o número de amostras que se deve analisar em testes de pesquisa de sangue oculto nas fezes para detecção de câncer de colon.[9-11]

Tome como exemplo o *screening* para câncer de cólon pela pesquisa de sangue oculto nas fezes.[9-11] A Tabela 1 mostra os valores, os casos detectados e os custos. Cada teste detecta 91,67% dos casos da população. Assim, em uma população hipotética de 10 mil pessoas, das quais 72 têm câncer:

- O primeiro teste detecta 91,67% dos casos existentes.
- O segundo teste detecta 91,67% dos 8,33% dos casos que não foram detectados no primeiro teste (ou 7,64% do total original de casos).
- Depois de 6 testes, quase 100% dos casos foram detectados, o que era a recomendação na época.

TABELA 1 Número de casos detectados na população *versus* custos de testes sequenciais

Teste	Expectativa de casos detectados	Custos totais	Custo médio por caso detectado
1	65,9669	77.511	1.175
2	71,4424	107.650	1.507
3	71,9003	130.199	1.811
4	71,9385	148.115	2.059
5	71,9417	163.141	2.268
6	71,9420	176.331	2.451

Ao final de 6 exames seriados, detectaremos quase todos os pacientes com câncer (71,9420 dos 72 na nossa população hipotética), ao custo médio de $ 2.451,00 por caso detectado. Parece razoável, considerando a gravidade da doença e a possibilidade de tratamento precoce, não? Então vejamos quanto custa o benefício adicional de cada exame sequencial (Tabela 2).

Será que é de alguma forma justificável empregar 43 milhões de dólares para detectar um novo caso de câncer de cólon usando o sexto exame? Claro que nesse montante não resta dúvida de que há melhor emprego desses recursos em outras áreas. Mas, então, quanto é razoável gastar por um benefício adicional? Quando se comparam **benefícios adicionais** com **custos adicionais** para esse benefício, encontra-se uma razão conhecida como ICER (*incremental cost-effectiveness ratio*, ou razão de custo-efetividade incremental, que traduz

TABELA 2 Número de casos detectados na população *versus* custos por caso extra detectado (efeito)

Teste	Número de casos extra detectados pelo exame	Custo incremental	Custo por caso extra detectado
1	65,9669	77.511	1.175
2	5,4956	30.179	5.492
3	0,4580	22.509	49.146
4	0,0382	17.917	469.031
5	0,0032	15.024	4.695.000
6	0,0003	13.190	43.966.666

exatamente quanto custa o incremento no benefício). No nosso caso, o ICER do sexto exame realizado é de 43 milhões de dólares para cada paciente extra com câncer identificado. Será este um custo aceitável para a sociedade e que ela pode pagar? Essa decisão envolve um conceito que veremos mais adiante de propensão para pagar (*willingness to pay*).

Análise de custo-utilidade (ACU)

Neste tipo de estudo, as consequências de uso de tecnologias a serem comparadas são ajustadas diante de estados de saúde preferenciais das pessoas, relacionadas à maneira como elas percebem sua qualidade de vida. A qualidade de vida das pessoas precisa ou deve ser incorporada às análises, pois nem sempre aumentar o tempo de vida é um benefício absoluto – pense na situação extrema de um tratamento que pode aumentar em 5 anos a vida de uma pessoa. O impacto de seu uso seria completamente diferente em uma pessoa de meia-idade, relativamente saudável e ativa que em uma pessoa da mesma idade, mas que tem outras comorbidades e é, por exemplo, restrita ao leito.

Por isso, essas análises que incorporam qualidade de vida são particularmente úteis para avaliar doenças cujo tratamento prolonga a vida à custa de efeitos colaterais significativos (quimioterapia, por exemplo); ou tratamentos em que há mudança na morbidade, mas não na mortalidade. A medida mais comumente encontrada nesses estudos é anos de vida ajustada à qualidade – QALY. Alguns autores consideram CUA variantes de CEA.

- Vantagens: usa medidas como o QALY para combinar quantidade e qualidade de vida, sendo particularmente útil na avaliação de intervenções que afetam a qualidade de vida.
- Desvantagens: como no caso do ACE, a interpretação dos QALY pode ser subjetiva e não traduz facilmente a utilidade em valores monetários.
- Implicações: esse modelo é especialmente relevante na avaliação de medicamentos para doenças crônicas e tratamentos de longo prazo.

Análise de custo-minimização (ACM)

Estes estudos partem do pressuposto que as alternativas têm efeitos tão similares que basta avaliar as diferenças entre os custos para tomar uma decisão.

- Vantagens: simples e direta, é aplicável quando duas intervenções têm eficácia comprovadamente semelhante, permitindo escolher a opção de menor custo.

- Desvantagens: sua aplicabilidade é limitada, pois exige a comprovação de eficácia equivalente.

- Implicações: muito usada em decisões rápidas de substituição de uma terapia por onde a eficácia já é estabelecida (caso básico de substituição de medicamento referência por medicamento genérico).

QALY e propensão para pagar (*willingness to pay*)

O QALY é uma medida usada na economia da saúde para avaliar o impacto de uma intervenção médica tanto em quantidade quanto em qualidade de vida.[1,3,7] Ele é particularmente útil para comparar diferentes tratamentos e determinar quais proporcionam o melhor retorno em saúde pelo investimento feito. O conceito combina a expectativa de vida com a qualidade de vida, cada ano de vida adicional podendo ser ajustado entre 0 e 1, dependendo da qualidade de vida experimentada: um valor de 1 representa 1 ano de vida em saúde perfeita, enquanto 0 indica uma condição comparável à morte.

Para calcular o QALY, considera-se:

- Quantidade de vida: o número de anos de vida que a intervenção pode proporcionar.
- Qualidade de vida: a qualidade desses anos, medida em uma escala de 0 a 1.

Para um exemplo real, imagine um paciente com doença renal crônica que precisa de diálise. A diálise pode estender a vida do paciente em 5 anos, mas com uma qualidade de vida estimada em 0,6 (pelo impacto físico e psicológico do tratamento). O cálculo do QALY para esses 5 anos seria:

- Tempo de vida = 5 anos.
- Qualidade de vida média nesses 5 anos – 60% da qualidade de uma pessoa saudável (0,6).
- QALY = 5 anos × 0,6 (qualidade de vida) = 3 QALY.
- Isso significa que, embora o paciente viva 5 anos a mais, a qualidade de vida reduzida resulta em apenas 3 anos de vida ajustados pela qualidade.

Quanto à aplicação em decisões de saúde,[1,3,7,12] o QALY é amplamente usado para avaliar se um novo tratamento vale o custo. Por exemplo, se um novo medicamento para câncer custa R$ 300.000,00 e proporciona um ganho de 1 QALY, o custo por QALY seria R$ 300.000,00. Em muitos sistemas de saúde, incluindo o SUS, existe um valor limiar para o custo aceitável por QALY; se o custo do tratamento ultrapassa esse valor, ele pode não ser financiado pelo sistema público.

No Brasil e em outros países em desenvolvimento, esse limiar geralmente é estimado entre 1 e 3 vezes o PIB *per capita* (R$ 70.000,00 a R$ 210.000,00 por QALY). Assim, se um novo tratamento custa R$ 150.000,00 e proporciona um ganho de 1 QALY, ele pode ser considerado "custo-efetivo" para o sistema de saúde brasileiro e, portanto, justificado em termos de alocação de recursos.[7]

Exemplo real: considere um medicamento inovador para um tipo específico de câncer. Este tratamento pode estender a vida dos pacientes em 2 anos com uma qualidade de vida de 0,8.

O cálculo seria: QALY = 2 anos × 0,8 (fator qualidade) = 1,6 QALY.

Se o tratamento custa R$ 120.000,00, o custo por QALY é = 120.000,00/0,6 = R$ 75.000,00.

Como o custo por QALY (R$ 75.000,00) está dentro do limiar de 1 a 3 vezes o PIB *per capita*, o medicamento pode ser considerado custo-efetivo no Brasil. Isso poderia justificar sua inclusão no SUS ou nos planos de saúde.

O QALY, portanto, fornece uma maneira objetiva de comparar o valor de diferentes intervenções em saúde, levando em conta tanto a extensão da vida quanto a qualidade, e é amplamente utilizado em decisões de políticas de saúde e avaliação de tecnologias médicas.

Qual então o valor adicional que devemos ou podemos pagar para ter um benefício adicional?

O conceito de propensão para pagar (ou *willingness to pay*, WTP) é fundamental na economia da saúde e refere-se ao valor máximo que indivíduos, governos ou sistemas de saúde estão dispostos a pagar para obter uma melhoria específica na saúde, seja por uma nova tecnologia, medicamento ou intervenção. Esse conceito é usado para estabelecer o valor econômico de benefícios em saúde e determinar se uma intervenção é considerada "valiosa" ou justifica o investimento, especialmente em análises de custo-efetividade.

A propensão para pagar é medida em estudos por meio de métodos diretos, como questionários, nos quais as pessoas indicam quanto estariam dispostas a pagar, ou indiretos, que inferem esse valor com base no comportamento econômico, como decisões de compra de seguros de saúde. Na saúde pública, um critério comum para avaliar a propensão para pagar é o valor por ano de vida ajustado pela qualidade (QALY) ou ano de vida ajustado pela incapacidade (Daly), representando uma forma de quantificar o valor atribuído ao ganho de saúde.[1,3,7]

No Brasil, estudos apontam que a propensão para pagar pode variar significativamente dependendo da condição econômica, do tipo de intervenção e da área da saúde. Para tratamentos de alto custo, como medicamentos para doenças raras ou câncer, há um aumento na disposição pública de financiamento, mas essa disposição enfrenta limitações orçamentárias. Algumas estimativas sugerem que o valor aceitável de WTP por QALY no Brasil fica em torno de uma a três vezes o PIB *per capita* por ano de vida ganho ajustado pela qualidade. Esse parâmetro é importante em decisões de incorporação de novas tecnologias pelo SUS, que busca avaliar a efetividade e a viabilidade econômica de cada intervenção perante o orçamento público e a realidade socioeconômica do país.[7]

Há muito debate sobre a adequação dos métodos usados para estimar e quantificar a qualidade de vida das pessoas, o que tem influência direta em seu uso nas análises que usam QALY. Porém, esse debate foge aos nossos objetivos.

O QUE SÃO ÁRVORES DE DECISÃO E MODELOS DE MARKOV?

Árvores de decisão

As árvores de decisão[1,2,6,7] são modelos que representam a história natural de uma doença, suas possíveis consequências e os impactos das intervenções médicas ao longo do tempo. Esses modelos são visualmente semelhantes a uma árvore, cujos nós representam pontos de decisão e eventos de chance, que se desdobram em "galhos" para diferentes desfechos (Figura 3).

Como funcionam as árvores de decisão:

- Nós de decisão: representam escolhas entre diferentes tratamentos (p. ex., tratamento A ou B).
- Nós de chance: representam as possíveis consequências de cada escolha (p. ex., cura, complicações, morte), associadas a probabilidades.
- Cada "galho" da árvore está associado a um custo e a um desfecho clínico.

Exemplo: imagine que temos uma árvore de decisão para escolher entre dois tratamentos (A e B) para determinada doença.

- Para o tratamento A:
  - Pa1 – probabilidade de cura, a um custo Ca1.
  - Pa2 – probabilidade de sequela, a um custo Ca2.
  - Pa3 – probabilidade de morte, a um custo Ca3.
  - A soma de Pa1, Pa2 e Pa3 é sempre igual a 1.

- A soma (Pa1 × Ca1) + (Pa2 × Ca2) + (Pa3 × Ca3) é igual ao custo total do tratamento A, consideradas todas as suas consequências.
- Para o tratamento B:
  - Pb2 – probabilidade de cura, a um custo Cb1.
  - Pb2 – probabilidade de sequela, a um custo Cb2.
  - Pb3 – probabilidade de morte, a um custo CB3.
  - A soma de Pb1, Pb2 e Pb3 é sempre igual a 1.
  - A soma (Pb1 × Cb1) + (Pb2 × Cb2) + (Pb3 × Cb3) é igual ao custo total do tratamento B, consideradas todas as suas consequências

Análise de sensibilidade:
- Como há incertezas nas probabilidades e nos custos, é comum realizar uma análise de sensibilidade, na qual se testam cenários extremos (pior e melhor caso) para entender o impacto dessas variações nos resultados.

Cálculo do ICER (*incremental cost-effectiveness ratio*):

- Após a simulação, é possível calcular o ICER para determinar se o tratamento A é custo-efetivo em relação ao tratamento B.
- Por exemplo: "No modelo adotado, o tratamento A é custo-efetivo em relação ao B, com um ICER de Y, considerando um limite de US$ 50.000,00 por QALY (*quality-adjusted life year*) ganho".

Modelos de Markov

Os modelos de Markov[3,13,14] são uma forma mais avançada de simulação, e lidam com cenários mais dinâmicos e complexos. Em vez de representar uma série de eventos fixos como nas árvores de decisão, os modelos de Markov descrevem a evolução dos pacientes por meio de diferentes estados de saúde ao longo do tempo (Figura 4).

Como funcionam os modelos de Markov:

- Os pacientes podem transitar entre diferentes estados de saúde (p. ex., saudável, doente, em tratamento, complicações, morte).
- A única transição irreversível é para o estado de morte.
- Cada transição entre estados tem uma probabilidade associada e pode ocorrer a cada ciclo (p. ex., mensal ou anual).

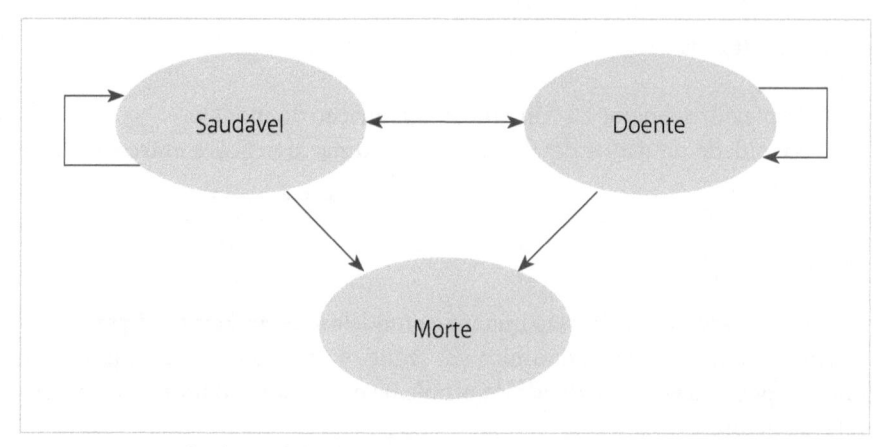

FIGURA 4   Exemplo de modelo de Markov.

- Os custos e os desfechos são acumulados ao longo dos ciclos, permitindo que o modelo capture a progressão da doença e o impacto de intervenções ao longo do tempo.

Exemplo simplificado:

- Estados de saúde:
  - Saudável.
  - Doente.
  - Hospitalizado.
  - Morto (estado terminal).
- Transições possíveis:
  - Um paciente pode melhorar (sair do estado "doente" para "saudável").
  - Pode haver uma piora (migração para "hospitalizado").
  - Em casos mais graves, o paciente pode falecer.

Vantagens dos modelos de Markov:

- Flexibilidade para lidar com condições que evoluem ao longo do tempo.
- Capacidade de incorporar ciclos repetidos, permitindo análises de longo prazo.
- Facilita a modelagem de eventos recorrentes (p. ex., hospitalizações).

Desvantagens:

- Complexidade maior na construção e validação do modelo.
- Necessidade de dados detalhados para estimar transições entre estados e custos.

Dedução

Tanto as árvores de decisão quanto os modelos de Markov são ferramentas essenciais para a análise econômica em saúde. A escolha entre um modelo ou outro depende da complexidade do problema em estudo, do horizonte temporal e da natureza da doença.

- Árvores de decisão são mais indicadas para decisões simples e de curto prazo.
- Modelos de Markov são mais adequados para condições crônicas ou quando é necessário considerar vários ciclos de tratamento e evolução da doença.

PONTOS IMPORTANTES AO LER E ANALISAR ESTUDOS ECONÔMICOS

Roteiro para análise crítica de um estudo econômico

Uma avaliação econômica robusta depende não apenas da qualidade dos dados clínicos subjacentes, mas também da metodologia usada para mensurar custos e consequências.[1,3,8] A seguir, apresentamos um roteiro prático com 11 pontos essenciais que você deve considerar ao ler e avaliar criticamente um estudo econômico.

Pontos para avaliação crítica:

1. A questão de pesquisa está claramente definida?
   - O estudo estabelece uma pergunta específica que pode ser respondida pelos métodos empregados? A questão deve ser clara o suficiente para que os objetivos do estudo sejam compreendidos desde o início.
2. Há uma descrição detalhada das alternativas avaliadas?
   - O estudo descreve de forma clara quem fez o quê, a quem, quando e com qual frequência? A transparência sobre os tratamentos ou intervenções comparados é essencial para entender as diferenças de custos e efeitos.
3. A eficácia das alternativas foi bem estabelecida?

- Os métodos utilizados para avaliar a eficácia das intervenções são confiáveis? É importante verificar se a análise foi baseada em dados robustos, como ensaios clínicos randomizados ou revisões sistemáticas.
4. Todos os custos e consequências relevantes foram incluídos?
   - O estudo identificou e incluiu todos os custos (diretos, indiretos) e consequências (benefícios clínicos, efeitos colaterais) relevantes para a análise? Uma omissão pode comprometer a validade das conclusões.
5. Os custos e consequências foram medidos de forma consistente?
   - As medidas utilizadas para avaliar custos e benefícios foram aplicadas de maneira uniforme? A consistência garante que as comparações sejam justas e significativas.
6. Os custos e consequências foram avaliados de forma confiável?
   - O estudo utilizou fontes confiáveis para os dados de custos e consequências? É essencial verificar se as informações são baseadas em dados recentes e em contextos aplicáveis à população estudada.
7. Os custos e consequências foram ajustados para o valor do tempo (descontados)?
   - Desconto refere-se ao ajuste do valor do dinheiro e dos benefícios ao longo do tempo. O valor de R$ 100,00 hoje não é equivalente ao valor de R$ 100,00 daqui a 5 anos, assim como uma QALY hoje pode ser mais valiosa do que uma no futuro.
   - Geralmente, utiliza-se uma taxa anual de 5% tanto para custos quanto para benefícios:
     » Exemplo: R$ 100,00 gastos em 5 anos equivalem a R$ 78,35 hoje (usando uma taxa de desconto de 5%).
     » Da mesma forma, 10 QALY obtidos após 5 anos equivalem a 7,84 QALY hoje.
8. Foi realizada uma análise incremental dos custos e consequências?
   - O estudo calculou o ICER para comparar os custos adicionais por unidade de benefício (como QALY) entre as alternativas? Isso é fundamental para determinar se uma intervenção é custo-efetiva em relação a outra.
9. A análise considerou incertezas (análise de sensibilidade)?
   - Foi realizada uma análise de sensibilidade para testar o impacto de variações nas principais suposições do modelo (p. ex., pior e melhor cenário)? Isso é essencial para avaliar a robustez das conclusões.
10. A interpretação dos resultados levou em conta o impacto na adoção da tecnologia?

- O estudo discutiu implicações práticas e considerações sobre como a intervenção afetará o sistema de saúde? É importante que a análise inclua uma discussão sobre a viabilidade de implementação.
11. O modelo utilizado é transparente e acessível?
   - O modelo matemático ou computacional utilizado é aberto, permitindo acesso aos números e às fontes de dados? A transparência é crucial para que os resultados sejam verificáveis e replicáveis.

CONCLUSÃO

A análise crítica de estudos econômicos vai além da avaliação dos custos e dos resultados clínicos. É fundamental entender como os dados foram obtidos, quais suposições foram feitas e como essas escolhas podem impactar a interpretação dos resultados. Ao seguir esse roteiro, você estará mais bem equipado para avaliar a qualidade e a confiabilidade de análises econômicas e, assim, tomar decisões mais informadas no contexto de políticas de saúde e gestão de recursos.

REFERÊNCIAS

1. Drummond M, Sculpher M, Torrance G, Stoddart G. Methods for the economic evaluation of health care programmes. 4.ed. Oxford: Oxford University Press; 2015.
2. Husereau D, Drummond M, Augustovski F, de Bekker-Grob E, Briggs AH, Carswell C, et al. Consolidated Health Economic Evaluation Reporting Standards 2022 (Cheers 2022) statement: updated reporting guidance for health economic evaluations. Eur J Health Econ. 2022;23(8):1309-17.
3. Muennig P, Bounthavong M. Cost-effectiveness analysis in health: a practical approach. 3.ed. Jossey-Bass; 2016.
4. Catalá-López F, Ridao M, Tejedor-Romero L, Caulley L, Hutton B, Husereau D, et al. Transparency, openness, and reproducible research practices are frequently underused in health economic evaluations. J Clin Epidemiol. 2024;165:111208.
5. Drummond M, Phill D, Com M, Grubert NMA. International trends in the use of health technology assessment. Spectrum Pharmacoeconomics Pricing Reimburse. 2007;(Dec. 7):35.
6. Heggie R, Boyd K, Kamaruzaman H, Wu O. What methods are currently available for incorporating implementation considerations within the economic evaluation of health technologies? A scoping review. Health Res Policy Syst. 2024;22(1):134.
7. Brasil. Ministério da Saúde. Secretaria de Ciência Tecnologia e Insumos Estratégicos. Diretrizes metodológicas: Diretriz de Avaliação Econômica. 2.ed. Brasília: Ministério da Saúde; 2014. 132 p.

8. Partington A, Crotty M, Laver K, Greene L, Haji Ali Afzali H, Karnon J. Preparing early economic evaluations for the development and management of health service interventions. Int J Technol Assess Health Care. 2024;40(1):e47.

9. Neuhauser D, Lewicki AM. National health insurance and the sixth stool guaiac. Policy Anal. 1976;2(2):175-96.

10. Neuhauser D, Lweicki AM. What do we gain from the sixth stool guaiac? N Engl J Med. 1975;293(5):226-8.

11. Gatsonis C. The long debate on the sixth guaiac test: time to move on to new grounds. J Health Econ. 1990;9(4):495-7.

Como interpretar artigos sobre terapias?

José Nunes de Alencar

COM ESTE CAPÍTULO VOCÊ VAI...

- Entender como distinguir o efeito real de uma terapia em meio aos muitos fatores que influenciam o efeito percebido, como o curso natural da doença, o efeito contextual e o viés de obsequiosidade.
- Aprender a interpretar intervalos de confiança e valores de p de maneira crítica, indo além da estatística básica para avaliar a relevância clínica dos resultados.
- Dominar os conceitos de redução do risco absoluto (RAR), redução do risco relativo (RRR) e número necessário para tratar (NNT), utilizando-os para mensurar o impacto de uma intervenção na prática clínica.
- Compreender a importância de desfechos clinicamente relevantes e como desfechos substitutos podem influenciar interpretações equivocadas.
- Ser capacitado a identificar os vieses potenciais que podem comprometer a validade de um estudo.

INTRODUÇÃO

Você está sentado no consultório, finalizando um plantão movimentado, quando um paciente entra, segurando a cabeça e descrevendo um quadro típico de sinusite. Ele diz, sem hesitar: "Doutor, minhas sinusites só melhoram com antibiótico". É uma frase que todos nós já ouvimos. E, de fato, como sempre acontece, ele volta 2 semanas depois, melhor, agradecido, certo de que o antibiótico foi a solução. Você sente aquele alívio de missão cumprida, mas pare um instante para refletir: será que foi mesmo o antibiótico? Ou o paciente teria melhorado de qualquer forma, pelo curso natural da doença?

A sinusite é um exemplo clássico para entendermos o impacto de tratamentos sobre doenças autolimitadas. Sabemos que, ao final de 2 semanas, sem qualquer intervenção, 66 em cada 100 pacientes estarão curados (Figura 1). O que isso significa? Que os outros fatores que compõem o efeito percebido de um tratamento – como o curso natural da doença, as cointervenções, a regressão à média, o efeito contextual e até mesmo o viés de obsequiosidade – precisam ser levados em conta. O paciente, querendo agradar o médico, talvez nem sequer mencione que teve uma diarreia como efeito colateral do antibiótico. E, ainda que mencione, será que associará isso ao medicamento? Ou lembrará apenas da melhora que ele acredita que ocorreu por conta do que foi prescrito?

Agora imagine um estudo clínico. De um lado, um grupo de pacientes com sinusite tratados com um novo antibiótico. Do outro, um grupo-controle, sem antibiótico, mas composto por indivíduos semelhantes em todos os aspectos

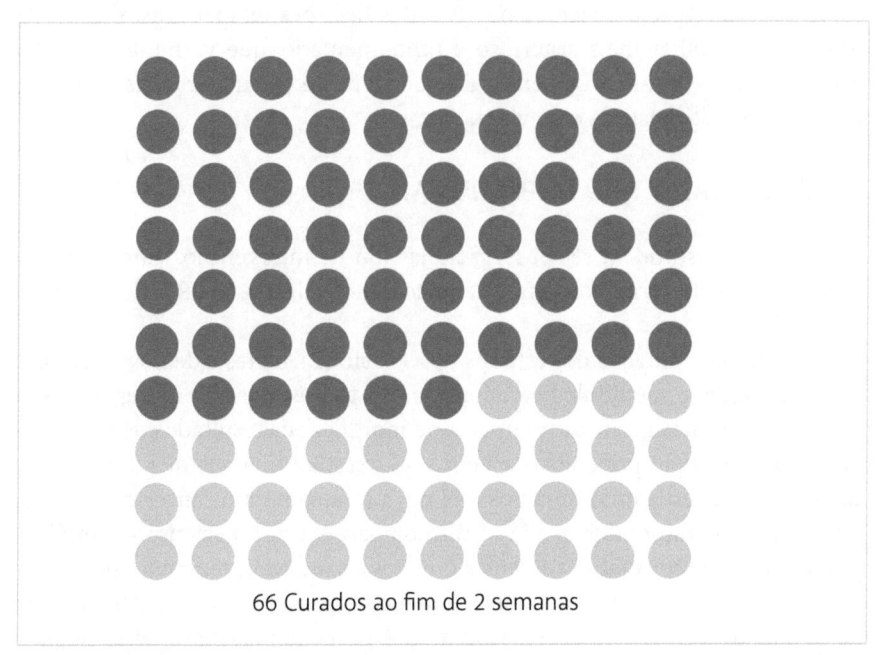

66 Curados ao fim de 2 semanas

FIGURA 1   A história natural da sinusite aguda é que, sem medicamento, 66 pacientes sejam curados ao final de 2 semanas.

relevantes. No final das 2 semanas, constatamos que, no grupo sem antibiótico, 34 em cada 100 pacientes ainda não se curaram. No grupo tratado, esse número cai para 18. Isso significa que o antibiótico, sozinho, levou à cura de 16 pacientes em cada 100. É aqui que a ciência nos ajuda a responder algo que nossa observação individual, por mais experiência clínica que tenhamos, jamais seria capaz de determinar com precisão.

É para isso que servem os estudos sobre terapias: para separar o impacto real do tratamento de tudo aquilo que compõe o efeito percebido. Sem eles, ficamos à mercê de narrativas, anedotas e vieses, incapazes de julgar, com rigor, o valor de uma intervenção. E, claro, sem estudos, também não conseguimos identificar o que realmente importa: a relação entre benefícios e danos. Se a letalidade de uma doença é praticamente nula, como no caso da sinusite, qual o valor de um antibiótico que cura 16 a mais por 100, mas pode causar eventos adversos em 10, como diarreias ou reações alérgicas graves?

Neste capítulo, vamos mergulhar na análise crítica de estudos sobre terapias, explorando como identificar quais intervenções realmente fazem diferença na prática clínica e, mais importante, como fazer isso de forma sistemática, sem nos deixarmos enganar por impressões isoladas. Prepare-se para reavaliar como você interpreta a ciência por trás das decisões terapêuticas. É hora de construir um olhar mais criterioso e fundamentado, que vá muito além do *p* significativo e alcance a essência do que significa tratar pacientes de forma verdadeiramente baseada em evidências.

PASSO 1: QUAL O TIPO DE PESQUISA?

As pesquisas podem ser observacionais ou de intervenção, sendo este último o chamado "*trial*" ou ensaio clínico randomizado (ECR). Comecemos pelos observacionais.

A principal limitação dos estudos observacionais no teste de novas terapias é a incapacidade metodológica de afastar os fatores confundidores, que são variáveis presentes na amostra capazes de modificar os resultados de uma pesquisa. Um exemplo pode ilustrar bem essa questão: imagine que um pesquisador esteja investigando uma possível nova terapia para o câncer de pulmão, sendo que essa mesma terapia já é utilizada para tratar hipertensão arterial. O pesquisador, então, analisa pacientes doentes e saudáveis, tentando identificar quantos deles usaram ou não o medicamento no passado. Esse seria um estudo do tipo caso-controle, no qual o pesquisador parte do presente e busca no passado dos indivíduos associações relevantes. Apesar de parecer uma ideia promissora, esse desenho não tem força para confirmar uma hipótese, justamente porque não consegue isolar os fatores confundidores.

Pense que, ao final desse estudo, o pesquisador descobre que, entre os pacientes sem câncer de pulmão, há uma proporção maior de usuários do anti-hipertensivo investigado. Contudo, ao mesmo tempo, percebe-se que o grupo sem câncer também apresenta uma prevalência muito menor de fumantes. E aqui está o problema: o tabagismo é um fator de risco clássico para câncer de pulmão. Se o grupo-controle tem menos fumantes, essa diferença, por si só, pode explicar o achado. Esse é um exemplo de um fator confundidor conhecido. Agora imagine que existam fatores confundidores ainda desconhecidos, como uma mutação genética que só será identificada em estudos futuros. O que fazer com algo que nem sequer sabemos que existe? Eis o limite dos estudos observacionais (Figura 2).[1]

Já os *trials* têm o potencial de confirmar hipóteses, desde que bem planejados e com o menor número possível de vieses. O grande trunfo dos ensaios clínicos randomizados é a randomização, isto é, a alocação aleatória dos pacientes entre o grupo que receberá a intervenção e o grupo-controle, que não a receberá. Esse sorteio reduz, ainda que não elimine, a probabilidade de que fatores confundidores – conhecidos ou desconhecidos – distorçam os resultados da pesquisa.[2] Além disso, os *trials* frequentemente utilizam placebos para assegurar o cegamento dos participantes e dos pesquisadores, minimizando a

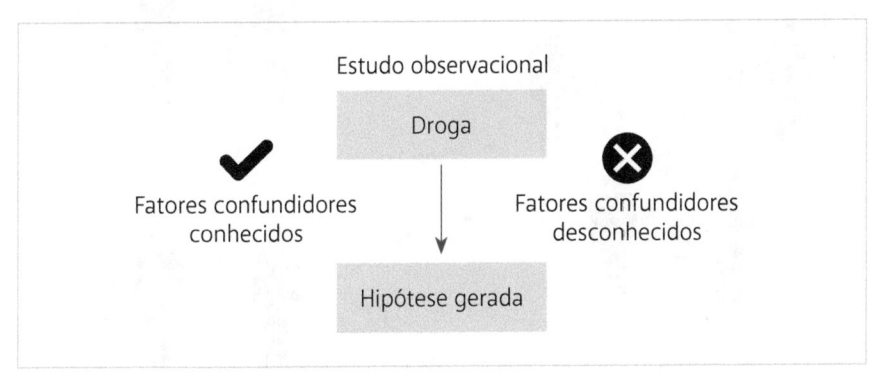

FIGURA 2 Os estudos observacionais são capazes de gerar ou fortalecer hipóteses porque, pela presença dos fatores confundidores conhecidos (possíveis de se controlar, mas por "possíveis" não entenda "fáceis") e, nomeadamente, pela presença dos fatores confundidores desconhecidos, é impossível que se afaste a presença do acaso na amostra. Em uma análise bayesiana, esse seria um estudo com índice alto de vieses (Capítulo 5 – "Ciências básicas baseadas em evidências: o mecanicismo não morreu").

influência do chamado **efeito contextual**, no qual o simples fato de ser bem cuidado pode alterar desfechos subjetivos. É claro que nem sempre é possível cegar um estudo, como em especialidades cirúrgicas, em que seria inviável e antiético simular incisões em pacientes sem realizar o procedimento de fato (Figura 3).

O estudo *EMPA-REG Outcome* mostrou que a empagliflozina reduziu a probabilidade de desfechos cardiovasculares e renais em pacientes com diabetes *mellitus* tipo 2 (DM2) e doença cardiovascular estabelecida.[3] O estudo *EMPA-REG Outcome* é um marco na pesquisa da empagliflozina. Por se tratar de um estudo do tipo **ensaio clínico randomizado** ou *trial*, esse estudo foi concebido para ter poder suficiente para confirmar a hipótese estudada, sendo esse tipo de estudo considerado o padrão-ouro em pesquisa clínica desde que minimize os possíveis vieses.

Os *trials* podem ser desenhados para diferentes propósitos, como avaliar a superioridade de uma nova terapia em relação ao placebo ou a outra terapia, ou ainda para verificar a não inferioridade de uma intervenção. Nos estudos de não inferioridade, o objetivo é demonstrar que a nova intervenção não é significativamente pior do que a terapia-padrão, dentro de uma margem pre-

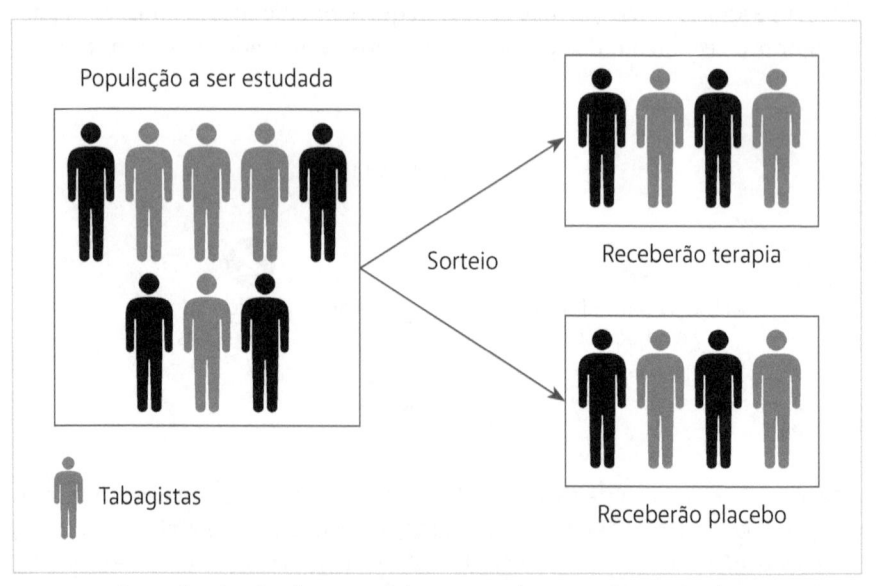

FIGURA 3 A randomização (ou sorteio) em estudos experimentais deixa iguais as chances de que alguém com alguma comorbidade ou fator confundidor (mesmo que desconhecido) caia no grupo-terapia ou no grupo-controle.

viamente definida. Essa abordagem é útil em casos em que a nova terapia oferece vantagens práticas evidentes, como menor custo, maior conveniência ou menos efeitos adversos, sem que necessariamente supere a eficácia da terapia consolidada (Figura 4).

Um exemplo muito claro são os estudos com os anticoagulantes diretos (rivaroxabana,[4] edoxabana,[5] apixabana[6] e dabigatrana[7]) na fibrilação atrial testados *versus* varfarina (a terapia já consolidada). No caso dos anticoagulantes diretos, a vantagem óbvia que eles apresentam sobre a varfarina é que com eles não é necessário realizar periodicamente o teste do INR, um teste de coagulabilidade sanguínea. Em outros casos, podem existir vantagens como: ser mais barato, mais conveniente, menos invasivo.[8]

Existem ainda, mas são menos comuns, os estudos de equivalência. A margem de equivalência, fundamental nesse tipo de estudo, é definida com base

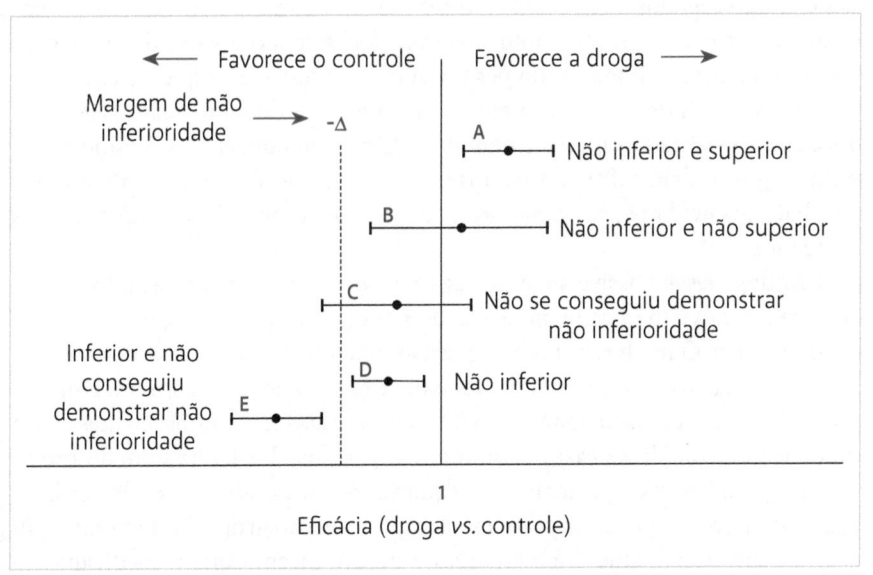

FIGURA 4 Gráfico do tipo *forest-plot* que representa os intervalos de confiança 95% de diferentes estudos – esses desenhos que mais parecem *TIE fighters* de *Star Wars* representam isso: se a asa ultrapassar a linha do 1, então não houve superioridade. O *TIE fighter* A, por exemplo, não cruza a linha do 1, então ela foi superior; já o B cruza, não atingindo superioridade. A novidade, nos estudos de não inferioridade, é que se desenha uma nova linha preestabelecida (a margem de não inferioridade) e, se o intervalo de confiança não a cruzar, então se pode afirmar que a terapia é não inferior: os *TIE fighters* B e D, por exemplo, são não inferiores.

em critérios clínicos e estatísticos, considerando o que os especialistas julgam como aceitável em termos de eficácia para que a nova intervenção possa substituir a terapia vigente. É importante destacar que a margem deve ser estabelecida antes do início do estudo, evitando qualquer possibilidade de manipulação dos resultados. Assim, o desenho estatístico é realizado de forma a provar que a nova intervenção não é nem superior nem inferior à terapia-padrão dentro dessa margem predefinida.[9]

PASSO 2: QUAL FOI A METODOLOGIA DA PESQUISA?

Os estudos duplo-cegos e randomizados são considerados o padrão-ouro para a medicina investigativa, quando nenhum dos envolvidos é informado sobre as terapias ou placebo recebidos pelo paciente; e devem ser sempre preferidos em detrimento de estudos do tipo *open label* ou não cegos. Estima-se que estudos não cegados tiveram *odds ratios* exagerados em torno de 36%, porém esses números podem ser muito maiores, dependendo apenas das variações por viés ou por má intenção do pesquisador.[10,11] Outro fator que o médico leitor de pesquisas deve ter em mente é que apenas a denominação "cego" não deve ser considerada suficiente para determinar qualidade, pois mesmo os estudos cegos podem sofrer vieses, aos quais o leitor deve se manter atento, seja pela heterogeneidade dos avaliadores, quanto a inclusão e alocação dos sujeitos estudados.

Um dos vieses possíveis é o de **cegamento**.[12-15] Imagine um estudo clínico em que um novo medicamento é testado para tratar uma condição que afeta o trato urinário. O medicamento em questão tem um efeito colateral comum: ele muda a cor da urina dos participantes para uma tonalidade incomum. Durante o estudo, tanto os participantes quanto os pesquisadores estão cientes dessa mudança de cor. Nesse caso, mesmo que o pesquisador tenha tomado providências para cegar os pacientes e pesquisadores, o estudo não é, de verdade, cego. Isso porque apenas os participantes que estão no grupo "tratamento" têm a urina com tonalidade diferente. Desse modo, mesmo que o medicamento não tenha nenhum efeito real no tratamento da condição em questão, a simples observação da mudança de cor da urina pode influenciar a percepção dos participantes e dos pesquisadores sobre a eficácia do medicamento. Uma análise de 250 estudos demonstrou que 80% tiveram ocultação de alocação pouco clara. Esse viés pode ser responsável por um aumento das estimativas de tamanho do efeito da ordem de 7 a 40%.[16] Uma alocação ideal passa pela randomização, prevenindo diferenças sistemáticas entre os grupos, e pela ocultação dos resultados dessa randomização, evitando alterações voluntárias e conflituosas, como a troca de pacientes entre os grupos ou a exclusão de pacientes em virtude de suas particularidades, visando a um resultado específico.[14] Isso pode levar a uma interpretação equivocada dos resultados e introduzir um viés de cegamento. Este é o **efeito contextual**: o paciente se sente melhor apenas pelas suas expectativas e crenças.[17]

O *EMPA-REG Outcome* foi um estudo duplo-cego, em que nenhum dos grupos tinha conhecimento do tratamento utilizado. Isso reduz sobremaneira o risco de viés.[3]

PASSO 3: QUAL A INTERVENÇÃO PROPOSTA?

O estudo pode comprar terapia *versus* ausência de terapia ou terapia *versus* outra terapia. Se o estudo for cego, a comparação terapia *versus* ausência de terapia precisa ser feita com o uso de um placebo, algo que se pareça visualmente com a terapia em teste e que tem o intuito de fazer o paciente e/ou o médico não perceberem a qual grupo pertencem. O grupo-controle deve usar uma terapia quando essa já for comprovadamente eficaz e quando se queira testar uma substituta a ela.[18]

No *EMPA-REG Outcome*, a comparação foi feita entre empagliflozina nas doses de 10 ou 25 mg ao dia e placebo, uma substância inerte e sem efeito, que tem o papel de reduzir variáveis de confusão.

PASSO 4: QUAL A PLAUSIBILIDADE DA HIPÓTESE?

Quando se trata de entender qual a probabilidade de um resultado ser falso, devemos primeiramente avaliar a plausibilidade do que se propõe a ser estudado. Em seguida, o estudo será analisado, levando em conta os passos que aprendemos a avaliar neste capítulo. Por exemplo, imagine que um estudo está testando a hipótese de que beber água da torneira aumenta o risco de desenvolver superpoderes. Dada a nossa compreensão atual da biologia humana e a falta de evidências anteriores para essa ideia, a probabilidade pré-teste dessa hipótese seria extremamente baixa. Portanto, mesmo que o estudo encontrasse uma associação estatisticamente significativa entre beber água da torneira e desenvolver superpoderes, ainda teríamos razões para ser céticos.

Para avaliar a plausibilidade da hipótese, é útil considerar a probabilidade pré-teste – isto é, quão provável pensamos que a hipótese seja verdadeira antes de considerar os resultados do estudo. Se a probabilidade pré-teste é baixa, então mesmo um resultado estatisticamente significativo pode não ser suficiente para nos convencer de que a hipótese é verdadeira.

No *EMPA REG Outcome*, a pergunta principal a ser respondida pelos pesquisadores foi: "Entre os doentes com diabetes *mellitus* tipo 2 e doença cardiovascular instalada, a empagliflozina em doses diárias de 10 ou 25 mg reduz a mortalidade cardiovascular, o infarto miocárdico não fatal ou os acidentes vasculares cerebrais não fatais quando comparados com o placebo?".

A hipótese de que um antidiabético como a empagliflozina poderia reduzir o risco cardiovascular em diabéticos com doença cardiovascular preestabelecida é plausível pelo mecanismo de ação da droga e pela conhecida interseção entre diabetes e doença cardiovascular. A empagliflozina é um inibidor do cotransportador de sódio-glicose 2 (SGLT2), que promove a excreção de glicose na urina, reduzindo os níveis de glicose no sangue. Além disso, a empagliflozina tem efeitos diuréticos osmóticos e natriuréticos, contribuindo para a contração do volume plasmático e diminuição da pressão arterial.[19] Além disso, estudos pré-clínicos sugeriam que a empagliflozina poderia ter efeitos diretos no coração e nos vasos sanguíneos, possivelmente melhorando a função cardíaca e reduzindo a inflamação vascular.[20]

A avaliação da probabilidade pré-teste se faz baseada na visão bayesiana do mundo, onde um cientista sempre renova e recalibra suas hipóteses baseado nos resultados que encontra.[21]

PASSO 5: O ESTUDO TEVE PODER ADEQUADO?

Para que um estudo clínico tenha poder estatístico adequado – ou seja, a capacidade de detectar uma diferença real entre grupos quando ela de fato existe na população –, é necessário um tamanho de amostra suficientemente grande. O conceito de poder estatístico, frequentemente referido como *power* ou sensibilidade, está diretamente relacionado à probabilidade de evitar um erro tipo II (falso-negativo), ou seja, concluir que não há efeito quando ele realmente existe. Em estudos médicos, o poder estatístico geralmente buscado varia entre 80 e 90%, o que significa que, se o efeito realmente existir, o estudo terá de 80 a 90% de chance de detectá-lo. O tamanho da amostra é calculado com base em alguns parâmetros fundamentais: o nível de significância estatística (α), o poder desejado ($1 - \beta$), a magnitude do efeito esperado e a variabilidade dos dados. Existem calculadoras online para fazer isso. Mas, para seu maior conhecimento, trago aqui a fórmula básica para o cálculo do tamanho da amostra em estudos comparativos de dois grupos independentes (como em ensaios clínicos):[21]

$$n = \frac{(Z(\frac{\alpha}{2}) + Z\beta) \times (p1(1 - p1) + p2(1 - p2))}{(p1 - p2)^2}$$

Cada componente dessa fórmula tem um significado importante e impacta diretamente o tamanho da amostra:

1. **n:** tamanho necessário da amostra por grupo. Se o estudo for balanceado, o número total de participantes será o dobro desse valor.
2. **$Z\alpha/2$:** valor crítico de Z correspondente ao nível de significância estatística desejado. Para um nível de significância de 5% (p < 0,05), o valor é aproximadamente 1,96, representando o erro tipo I (falso-positivo).
3. **$Z\beta$:** valor crítico de Z correspondente ao poder estatístico desejado. Para 80% de poder, o valor de Z é aproximadamente 0,84, enquanto para 90% é aproximadamente 1,28.
4. **p_1 e p_2:** proporções estimadas de eventos nos grupos intervenção e controle, respectivamente. Esses valores refletem a expectativa de ocorrência do desfecho no grupo tratado e no grupo-controle.
5. **$(p_1 - p_2)$:** diferença mínima clinicamente relevante a ser detectada entre os grupos (delta do efeito). Quanto menor a diferença esperada, maior o tamanho da amostra necessária.
6. **$p_1(1 - p_1) + p_2(1 - p_2)$:** representa a variância combinada das proporções esperadas em cada grupo.

O importante não é entender a fórmula ou mesmo seus componentes e símbolos. Concentre-se mais aqui em entender qual efeito no tamanho da amostra terá cada decisão de um pesquisador. Se o valor do numerador aumenta (p. ex., aumentando o poder ou reduzindo o nível de significância), o tamanho da amostra cresce. Se o denominador aumenta (ou seja, a diferença esperada entre os grupos é maior), o tamanho da amostra diminui. Vejamos isso mais detalhadamente:

- **Aumento de $Z\alpha$ (nível de significância mais rígido):** reduzir o valor de p (p. ex., de 0,05 para 0,01) implica aumentar o valor crítico de Z e, consequentemente, o tamanho da amostra, pois será mais difícil considerar um resultado estatisticamente significativo. Se um pesquisador fizer isso, tem que se preparar para ter uma pesquisa muito mais cara.
- **Aumento de $Z\beta$ (elevar o poder estatístico de 80% para 90%):** elevar o poder significa reduzir a chance de erro tipo II, mas isso também eleva o valor crítico de Z e exige amostra maior e, de novo, mais trabalho.
- **Redução da diferença esperada entre os grupos ($p_1 - p_2$):** quando se espera uma diferença pequena entre os grupos, o tamanho da amostra deve

ser aumentado para garantir que essa diferença seja detectável com significância estatística.

• **Aumento da variabilidade dos dados:** se a variância dos eventos for alta, o tamanho da amostra também aumentará, pois há mais incerteza envolvida na estimativa da diferença entre os grupos.

Estudos com poder estatístico inadequado (*underpowered*) são um problema crítico em pesquisa clínica. Se o tamanho da amostra for insuficiente, o risco de um erro tipo II aumenta consideravelmente, ou seja, o estudo pode concluir que não há diferença entre os grupos mesmo quando ela existe na realidade. Isso pode levar à rejeição de intervenções eficazes. Em contrapartida, o excesso de poder estatístico, com amostras excessivamente grandes, pode tornar diferenças clinicamente irrelevantes estatisticamente significativas, o que também é problemático do ponto de vista clínico e ético, pois expõe mais pacientes ao risco de eventos adversos sem benefício claro.

O estudo *EMPA-REG Outcome* foi desenhado com um poder estatístico adequado. O cálculo do tamanho da amostra foi baseado na suposição da ocorrência de 691 eventos para o desfecho primário para ter 90% de poder para detectar uma redução de risco relativo de 20% com empagliflozina, com nível de significância de 0,05. O estudo acabou por incluir 7.020 pacientes e teve um total de 772 eventos entre os braços do estudo, o que resultou em um poder estatístico robusto para avaliar o desfecho primário.[3]

PASSO 6: O QUE OS DESFECHOS PESQUISADOS MUDAM NA PRÁTICA DO CLÍNICO?

Você já parou para pensar por que nós, profissionais de saúde, fazemos o que fazemos? O que nos move? Qual o nosso objetivo? Resumindo em poucas palavras, estamos aqui para **aumentar a qualidade ou a quantidade de dias vividos** pelas pessoas. Esses são os desfechos realmente importantes da medicina baseada em evidências.

O ideal em uma pesquisa clínica é que se busque um desfecho clinicamente relevante, isto é, que essa nova terapia aumente a qualidade de vida ou a quantidade de dias vividos. Por mais que você tenha aprendido na graduação que determinado medicamento é bom porque "melhora os valores de qualquer exame que seja (p. ex., TSH, hemoglobina glicada, testosterona, valor de pressão arterial etc.)", a partir de agora você precisa treinar seu cérebro para fazer a seguinte pergunta: "Sim, mas qual o benefício *clínico* desse paciente?".

Exatamente porque valores de exames são **"desfechos substitutos"** ou, em inglês, *"surrogate outcomes"*.[22] Um desfecho substituto é algum marcador (laboratorial ou clínico) que substitua o desfecho relevante porque reflete a doença em si ou algum fator de risco da doença em si. Observe o Quadro 1 para entender.

Os desfechos substitutos são frequentemente usados em pesquisas clínicas porque podem ser medidos ou encontrados em fases mais precoces da doença (mas isso leva ao problema do *overdiagnosis*, porque, como vimos no Quadro 1, o desfecho substituto não necessariamente levará ao desfecho clínico final e verdadeiro); são mais convenientes e reduzem o tamanho das amostras necessárias para obter sensibilidade, especificidade e significância estatística, reduzindo também o tamanho da amostra; e podem servir para pavimentar o caminho de uma terapia até sua aprovação como tratamento adequado para aquela condição.

Por exemplo, o grupo dos inibidores da proteína SGLT2 são antidiabéticos que tem, consistentemente, demonstrado benefício de seu uso também em doentes com insuficiência cardíaca e doença renal crônica. O estudo *Dapa--CKD* demonstrou que a dapagliflozina (um dos medicamentos dessa classe de

QUADRO 1 Lista de desfechos substitutos em diversas áreas

Condição pesquisada	Desfecho substituto	Desfecho clínico significativo a ser evitado
Hipertensão	Valor da pressão arterial	Infarto, AVC ou morte
Hipercolesterolemia	Valor do painel lipídico	Infarto, AVC ou morte
Câncer	Existência e tamanho do tumor e marcadores tumorais	Morte
Diabetes	Glicemia e hemoglobina glicada	Infarto, AVC, morte ou outros desfechos cardiovasculares
Doença de Alzheimer	Exames de imagem	Disfunção funcional e morte
Vacinas	Resposta sorológica	Proteção à doença
Doenças renais	Valor da creatinina	Evolução para hemodiálise

AVC: acidente vascular cerebral.
Observe que, apesar de sabidamente eles serem um reflexo ou um prenúncio do desfecho clínico, não significam necessariamente que o paciente vai evoluir daquilo para o desfecho clínico.

drogas) reduziu o declínio da taxa de filtração glomerular (medida por meio dos valores da creatinina) dos pacientes em relação ao placebo.[23] O leitor precisa ficar atento ao fato de que não está, ainda (não por esse estudo), comprovado que dapagliflozina reduz o desfecho "evolução para hemodiálise", esse sim clinicamente relevante, mas abriu espaço para um estudo mais robusto com esse desfecho.

Além dessa avaliação, o pesquisador deve se perguntar se o desfecho estudado foi um desfecho duro (*hard endpoints*) ou mole (*soft endpoints*). Os desfechos duros são aqueles claramente definidos e mensuráveis como morte, e os desfechos moles são aqueles menos tangíveis e mais subjetivos como melhora de sintomas.[24,25] Pela sua subjetividade e pela variabilidade na interpretação desses resultados, os desfechos moles estão mais predispostos a sofrer com fraudes e erros em pesquisas: um pesquisador pode se aproveitar dessa subjetividade para reportar resultados mais favoráveis ao grupo que recebe terapia do que o grupo que recebeu placebo. O Quadro 2 lista desfechos duros e desfechos moles.

QUADRO 2　Lista de desfechos duros e desfechos moles em pesquisas clínicas

Desfechos duros	Desfechos moles
Morte por qualquer causa	Morte por uma causa específica
Sinais clínicos inequívocos, como sangramento	Incidência de algum diagnóstico como "infarto"
Fechamento completo de lesão	Redução de hospitalizações
Contagem de lesões	Redução de complicações, como acidentes vasculares, cicatrizes
	Graduação de sinais clínicos, mesmo que inequívocos, como classificar "flacidez" em "flacidez maior" ou "flacidez menor"
	Resultados de exames laboratoriais ou de imagem (sujeitos a erros – nenhum exame é 100% acurado)
	Sintomas referidos pelos pacientes (como "melhora")
	Investigator Global Assessment [IGA] score

Mesmo que se estudem desfechos duros (não sujeitos à interpretação dos médicos – nenhum médico discorda se alguém está morto ou não), o ideal é que, sempre que factível, os estudos sejam duplo-cegos, porque é preciso lembrar que "números não mentem, mas pessoas sim".

Em *trials*, os pesquisadores listam os desfechos primários e secundários que buscaram. Desfecho primário é aquele que foi a premissa do pesquisador – todo o desenho do estudo e a quantidade de participantes na pesquisa foi baseada nele. Desfechos secundários são resultados adicionais, também pré-especificados, que podem adicionar conhecimento ou ajudar a interpretar os dados do desfecho primário.[26] Se o desfecho primário for negativo e o desfecho secundário positivo, deve-se considerar aquele achado como "gerador de hipóteses" e conduzir um novo *trial* com aquele desfecho secundário sendo o novo desfecho primário. Por exemplo, o estudo *ASCOT*, negativo em seu desfecho primário "redução de mortalidade", mas positivo no desfecho secundário "redução de AVC, eventos cardiovasculares totais, morte por qualquer causa e diabetes de diagnóstico recente" quando comparava amlodipino *versus* atenolol para hipertensão arterial, dando vantagem ao amlodipino.[27] Sendo bem criterioso, um novo *trial* deveria ter sido realizado para testar essa hipótese, visto que, possivelmente, testar "redução de mortalidade" foi muito ambicioso da parte dos pesquisadores – poucos medicamentos na medicina chegam a esse patamar.

Ao avaliar múltiplos desfechos em um estudo clínico, como ocorre em desfechos compostos e em desfechos secundários, um problema estatístico relevante surge: o aumento do risco de erros tipo I, ou falso-positivos. Isso ocorre porque, ao realizar múltiplas comparações estatísticas dentro do mesmo conjunto de dados, a probabilidade de encontrar ao menos um resultado significativo por puro acaso aumenta substancialmente. É como jogar uma moeda várias vezes e esperar que, por mera sorte, em algum momento, ela caia repetidamente em cara.

Para corrigir esse problema, uma abordagem comumente utilizada é o ajuste de Bonferroni. A lógica por trás desse método é simples, porém rigorosa: ele divide o valor de p originalmente estabelecido para significância (tipicamente 0,05 em medicina) pelo número total de comparações realizadas no estudo. Por exemplo, se um estudo testa 10 desfechos independentes, o novo valor de p necessário para significância seria $0,05/10 = 0,005$. Essa abordagem protege contra falsos-positivos ao exigir uma evidência estatística mais robusta para considerar um resultado significativo.[28] No entanto, o ajuste de Bonferroni é criticado por ser excessivamente conservador, especialmente em estudos que testam múltiplos desfechos correlacionados, pois pode aumentar o risco de erro tipo II, ou falso-negativos, ao tornar mais difícil atingir significância estatística mesmo para efeitos reais.[29]

Outras abordagens mais flexíveis e menos conservadoras também são utilizadas. O método de Holm-Bonferroni, por exemplo, ajusta o valor de p de maneira sequencial e progressiva, testando primeiro o menor valor de p entre os múltiplos testes. Se o valor for significativo após o ajuste ($p < 0,05/n$, em que n é o número total de comparações), o segundo menor valor de p é então testado com um denominador ajustado ($p < 0,05/(n - 1)$) e assim sucessivamente. Essa abordagem mantém o controle do erro tipo I de forma mais equilibrada e menos rígida que o ajuste tradicional de Bonferroni.[30]

Outra atenção que o leitor precisa ter é que, às vezes, para reduzir o tamanho da amostra necessária (com isso o custo e a dificuldade logística), os pesquisadores podem criar um **desfecho composto**. Muito comum na cardiologia, desfecho composto é a soma de diversos desfechos duros ou moles, e às vezes até substitutos, por exemplo: os MACE (*Major Adverse Cardiac Events*), que incluem insuficiência cardíaca, reinfarto não fatal, dor anginosa recorrente, re-hospitalização por causas cardíacas, necessidade de repetição de intervenção coronária percutânea, realização de cirurgia de revascularização miocárdica e morte por causas cardíacas.[31] Um exemplo disso é o estudo *COMPLETE*, não cego, que randomizou pacientes tratados nas últimas 72 horas de infarto com supradesnivelamento do segmento ST para receber *stents* nas outras coronárias não culpadas pelo infarto que, por acaso, tivessem lesões ocupando > 70% de sua luz *versus* nada. O desfecho primário foi um composto de morte por causas cardiovasculares (desfecho mole) ou novo infarto do miocárdio (desfecho ainda mais mole, pois pode várias muito conforme a taxa de falsos-positivos da troponina), obtendo diferença significativa (7,8% × 10,5%, *p*: 0,004, IC95%: 0,6-0,91) a favor da estratégia de implantar *stents* em todas as coronárias doentes, não só na que era culpada pelo infarto. Os problemas: (a) sendo um estudo não cego, dever-se-ia evitar os desfechos moles; (b) do desfecho composto, apenas "novo infarto do miocárdio" foi estatisticamente significativo, um desfecho muito mole.[32]

Os desfechos compostos podem ser muito problemáticos especialmente pela falácia do "*cherry picking*", que, neste cenário, ocorre quando um pesquisador, diante de uma pesquisa que foi negativa, escolhe, entre todos os seus dados, aquele que teve um resultado positivo e o inclui na análise *post-hoc*, modificando, de última hora, o desfecho primário estudado. O leitor deve lembrar que isso não é correto porque, para calcular o tamanho amostral e a sensibilidade da amostra, o pesquisador tinha que predefinir quais desfechos ele esperava encontrar e quantos desfechos esperava encontrar (normalmente, isso se faz baseando-se na literatura prévia). Outra forma de cair na falácia do *cherry picking* é usar de exemplos individuais para provar um ponto sobre algo, enquanto ignora, seletiva e convenientemente, os dados gerais à disposição.

PASSO 7: OS RESULTADOS ENCONTRADOS SÃO SIGNIFICATIVOS E RELEVANTES?

Uma das falhas mais comuns na análise de um artigo científico é a confiança exagerada no valor de p. O valor de p é a probabilidade de que aquele dado encontrado seja tão extremo ou ainda mais extremo na natureza, fora do estudo. Em outras palavras, **o valor de p é uma métrica para informar se foi atingida a especificidade requerida pelos pesquisadores**. Mas a especificidade do estudo, em isolado, não é suficiente para sua interpretação, assim como a especificidade de um exame também não: é importante que seja avaliada a probabilidade pré-teste. Se a probabilidade for baixa, mesmo p significativos podem ser falsos.

O valor de p é calculado em função da (a) magnitude do efeito, (b) do tamanho da amostra e (c) da variabilidade dos achados. Ou seja, não é porque um valor de p foi muito baixo (digamos < 0,001) que isso signifique que a magnitude do efeito é alta (na verdade pode ter sido bem marginal, da ordem de 0,1%, caso a amostra seja grande o suficiente) e muito menos sobre sua relevância (valor de p < 0,001 não transforma um desfecho substituto em um desfecho clínico relevante). Também não é porque o valor de p foi > 0,05 que a nova terapia se provou ineficaz: pode ter havido uma amostra não suficientemente grande para demonstrar a variabilidade real da droga.

Mas essa análise só fala a respeito da significância estatística frequentista. Não fala nada sobre sua relevância clínica. Em relação à significância clínica, deve-se ter especial atenção à redução de risco relativo ou ao *hazard ratio* dos desfechos estudados. E aí entra o cálculo do NNT. O NNT – número necessário para tratar – é uma medida essencial na interpretação de pesquisas clínicas, pois expressa o número de pacientes que precisam ser tratados para evitar um único evento adverso ou alcançar um benefício específico. Ele é calculado como o inverso da redução absoluta do risco (RAR), sendo este o resultado da diferença direta entre os riscos absolutos nos grupos controle e intervenção. Por exemplo, se o risco no grupo-controle for de 10% e o risco no grupo intervenção for de 5%, a RAR será de 5% (0,1 – 0,05), o que nos dá um NNT de 20 (1/0,05). Isso significa que precisamos tratar 20 pacientes para prevenir um único evento.

No estudo *EMPA-REG Outcome*, o risco absoluto no grupo-controle foi de 12,1% e, no grupo intervenção, de 10,5%. A diferença absoluta entre os grupos é de 1,6%, o que nos dá um NNT de aproximadamente 62,5 (100/1,6). Isso significa que, para prevenir um evento do desfecho composto avaliado no estudo, seria necessário tratar cerca de 63 pacientes com empagliflozina.[3]

E aqui surge uma pergunta inevitável: um NNT de 62,5 é bom ou ruim? A resposta a essa pergunta depende do contexto clínico e do desfecho avaliado. No caso de um desfecho grave, como morte cardiovascular, um NNT de 62,5 pode ser considerado favorável, especialmente se o tratamento for seguro, acessível e amplamente aplicável. Em outras palavras, salvar uma vida em cada 63 pacientes tratados pode ser um resultado altamente significativo em termos clínicos, particularmente quando lidamos com populações de alto risco, como os pacientes com diabetes *mellitus* tipo 2 e doença cardiovascular estabelecida incluídos no *EMPA-REG Outcome*. Além disso, a interpretação do NNT deve sempre levar em conta o panorama mais amplo da pesquisa: os eventos adversos associados ao tratamento, a relação custo-benefício e as preferências do paciente.

Por outro lado, se o desfecho avaliado for menos grave ou se o tratamento acarretar efeitos colaterais significativos, um NNT elevado pode ser motivo de preocupação. Por exemplo, um medicamento que previna eventos relativamente benignos, como resfriados ou espirros, mas que exija tratar dezenas de pacientes para alcançar um único benefício, dificilmente justificaria seu uso amplo, especialmente se a relação custo-benefício for desfavorável.

É importante também reconhecer que o valor do NNT pode variar conforme a população estudada e o risco basal dos participantes. Em populações de risco mais alto, onde o risco absoluto de eventos é maior, a RAR tende a aumentar, reduzindo assim o NNT.

A seção "Resultados" de um *trial* é, tipicamente, regida pelas regras do consenso *CONSORT*, atualizado pela última vez em 2022.[33,34] Basicamente, você encontrará as informações nesta ordem:

1. Fluxograma ilustrando o progresso da pesquisa e seus dois grupos – quantos pacientes foram incluídos e excluídos, como foi sua alocação, quantos perderam *follow-up* e como foi a sua análise (Figura 5).
2. Recrutamento: em que mês e ano se iniciou o recrutamento de pacientes? Quando terminou? Quando terminou o acompanhamento? O estudo foi finalizado antes de que toda a amostra prevista fosse recrutada? Por quê?
3. Tabela de *baseline*. Esta, provavelmente, será a Tabela 1 do artigo que você está lendo. Ela ilustra os dados demográficos e clínicos dos participantes prévios à intervenção. Quantos eram hipertensos? Quantos diabéticos? É importante para que o leitor veja se a amostra está homogênea, isto é, se, estatisticamente, os pacientes dos dois grupos se parecem, evitando o impacto dos fatores confundidores. Às vezes, e de maneira inadequada, os *trialistas* colocam o valor de *p* para cada comparação. Aqui se espera um valor

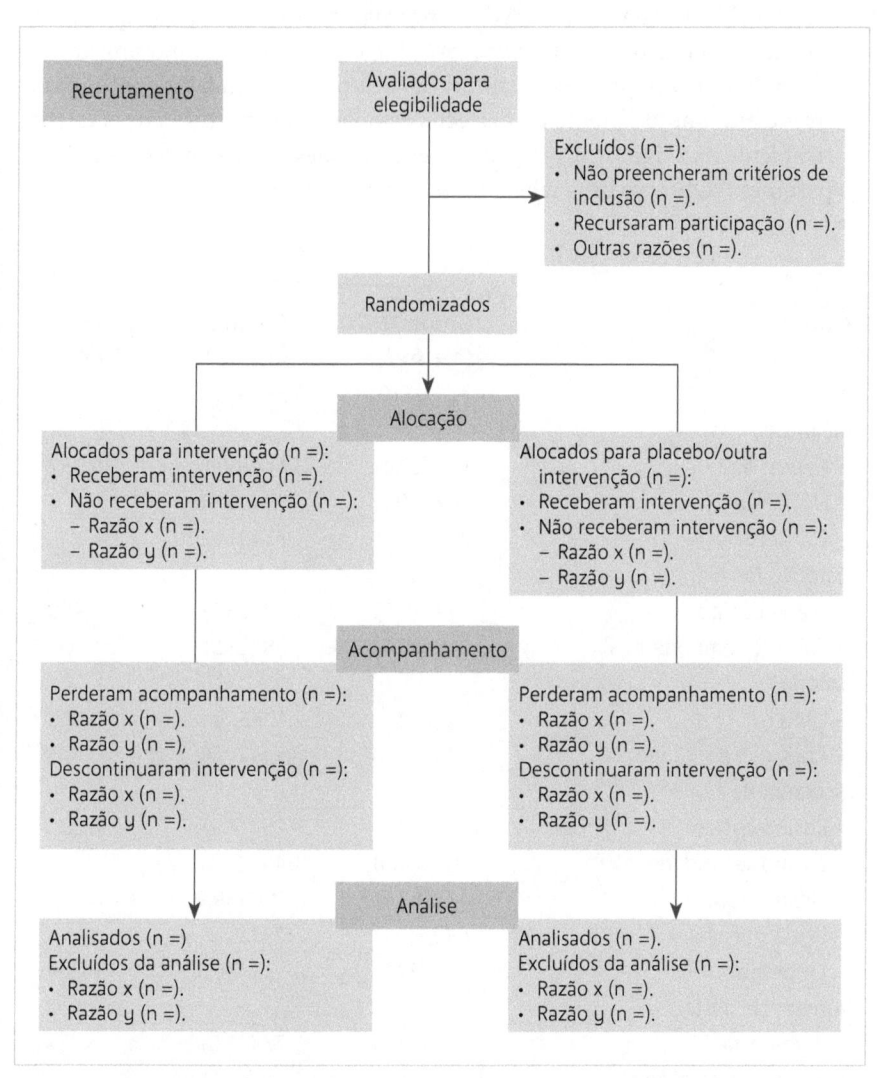

FIGURA 5 Fluxograma de fases do estudo conforme sugerido pelo consenso CONSORT. Este gráfico provavelmente será a Figura 1 do *trial* que você está lendo. É importante, aqui, ficar atento a possíveis vieses: se foram excluídos muitos pacientes, será que os pesquisadores estavam selecionando pacientes ideais (apenas aqueles nos quais eles já achavam que a terapia testada teria efeito)? Se muitos pacientes perderam o acompanhamento, então o estudo perdeu seu poder, tendo menor sensibilidade.

de $p > 0,05$ (pois não se deseja diferença significativa entre os grupos). Mas cuidado: (a) o uso dessa ferramenta é ilógico, visto que a randomização é, por definição, um processo realizado ao acaso; (b) se um fator confundidor tiver efeito muito potente no desfecho estudado, mesmo diferenças estatisticamente não significativas podem ser relevantes e enviesar o resultado da pesquisa.[35] Observe uma tabela desse tipo na Figura 6.

Variável	Grupo TNG (n = 697)	Grupo DMG (n = 177)	Valor de p
Idade (anos)	32,7±5,10	33,4±5,28	0,111
Raça/etnia			
- Caucasiana	470 (67,4)	117 (66,1)	0,032
- Hispânica	207 (29,7)	53 (29,9)	
- Outras	20 (2,9)	7 (4,1)	
Histórico familiar			
- Diabetes tipo 2	138 (19,8)	42 (23,7)	0,450
- SM (> 2 componentes)	145 (20,8)	38 (21,5)	
História			
- DMG	15 (2,2)	10 (5,7)	0,043
- Aborto espontâneo	225 (32,3)	53 (29,9)	
Escolaridade			
- Ensino básico	53 (7,6)	25 (14,2)	0,030
- Ensino secundário	167 (24,0)	45 (25,4)	
- Licenciatura	471 (67,6)	106 (59,9)	
- Desconhecida	6 (0,9)	2 (1,2)	
- Emprego	539 (77,3)	135 (76,3)	0,844
Número de gestações			
- Primigesta	301 (43,2)	77 (43,5)	0,857
- Segunda gestação	225 (32,3)	56 (31,6)	
- > 2 gestações	171 (24,5)	44 (25,9)	
Fumante			
- Nunca	384 (55,1)	93 (52,5)	0,786
- Atual	55 (7,9)	17 (9,6)	
Idade gestacional (semanas) na entrada	12,1±1,6	12,1±0,7	0,261

(continua)

Variável	Grupo TNG (n = 697)	Grupo DMG (n = 177)	Valor de p
Peso (kg)			
- Antes da gravidez	59,7±10,2	65,1±12,0	0,0001
- No início	61,8±10,5	67,2±12,3	0,0001
- Peso ganho durante a gravidez	2,0±2,9	2,2±2,9	0,508
IMC (kg/m²)			
- Pré-gravidez	22,6 + 3,5	24,9 + 4,2	0,0001
- No início do estudo	23,4 + 3,6	25,7 + 4,4	0,0001
- Pressão arterial sistólica (mmHg)	106±11	110±10	0,0001
- Pressão arterial diastólica (mmHg)	65±10	67±8	0,063
- Glicemia em jejum (mg/dL)	81±6	83±6	0,0001
- HbA1c % (mmol/mol)	5,2±0,3 (33±0,9)	5,3±0,3 (31±0,9)	0,165
- Colesterol (mg/dL)	173±29	177±31	0,288
- Triglicérides (mg/dL)	80±41	89±37	0,034
- Pontuação MEDAS	4,90±1,73	4,89±1,56	0,931
- Pontuação nutricional	0,37±3,2	0,27±3,16	0,699
- Pontuação de atividade física ≥ 0	80(12,4)	19(10,8)	0,694

Os dados são média ± DP ou número (%).
Pontuação de atividade física ≥ 20: (1) caminhada diária (> 5 dias/semana); pontuação 0: pelo menos 30 min; pontuação +1: se > 60 min; pontuação -1: se < 30 min. (2) subir escadas (andares/dia, > 5 dias por semana): pontuação 0, entre 4 e 16; pontuação +1, > 16; pontuação -1: < 4.
IMC: índice de massa corporal; DMG: *diabetes mellitus* gestacional; HbA1c: hemoglobina A1c; MEDAS: triagem de adesão à dieta mediterrânea; SM: síndrome metabólica; TNG: tolerância normal à glicose.

FIGURA 6   Exemplo de uma tabela de *baseline,* a famosa "Tabela 1". Observe que aqui estão descritos dados demográficos e características clínicas que podem atuar como fatores confundidores em uma pesquisa. Entenda que cada pesquisa pode incluir dados diferentes na Tabela 1 porque as várias doenças têm fatores de risco e confundidores diferentes. Perceba também que os valores de p estão dispostos na última coluna dessa tabela, uma das maneiras encontradas para tentar definir significância estatística nessa diferença (nesse caso, o ideal é que não exista) e passando a ideia de que o sorteio realizado para alocação dos pacientes no estudo não foi suficiente para homogeneizar o IMC pré-gravidez das participantes desse estudo, havendo um valor de p significativo nessa comparação. Se esse fator confundidor for muito fortemente relevante para o desfecho estudado, essa diferença pode enviesar o resultado a ponto de ele ficar desacreditado. Há dois problemas nessa interpretação (a de adicionar valor de p à "Tabela 1"): (a) a randomização é, por definição, um processo realizado ao acaso (sorteio) e, por isso, o valor de p é inútil; (b) mesmo as diferenças não significativas no *baseline* podem gerar vieses importantes nos desfechos estudados.

4. Número de pessoas analisadas e a informação do tipo de análise feita: *intention-to-treat* ou *per-protocol*? Vamos explicar essa diferença adiante.
5. Resultados para cada desfecho primário, composto e secundário em cada grupo seguida da sua significância estatística (valor de p) e do seu intervalo de confiança (IC 95%). Também será analisado adiante.
6. Análises adjuntas: resultados das subanálises que podem **gerar hipóteses** para novos estudos, caso o desfecho primário tenha sido conseguido. Também será analisado adiante.
7. Resultados sobre os danos existentes em cada grupo.

Imagine que um pesquisador quer comprovar o benefício de uma terapia intervencionista *versus* o tratamento farmacológico já existente para uma doença. Ele, com todo o esmero, recruta pacientes e os aloca nos grupos terapia *versus* controle. Só que, depois do acompanhamento, na hora de fazer a análise final do estudo, ele percebe que houve > 25% de migração dos pacientes de um grupo para o outro. Isto é: pacientes que começaram a pesquisa no braço "intervenção" acabaram não fazendo a intervenção, e pacientes que começaram a pesquisa no braço "terapia farmacológica" acabaram fazendo a intervenção. E agora?

Bem, isso existe, não é raro, e o exemplo que eu sei foi real: o estudo *CABANA* teve uma taxa de **crossover** (nome que se dá quando o paciente é alocado para um braço, mas acaba recendo outro tratamento) de 27,5% do braço terapia farmacológica para o braço intervenção (no caso, ablação de fibrilação atrial) e 9,2% do braço intervenção para a terapia farmacológica.[36] Observe a Figura 1 do próprio *CABANA trial* na Figura 7 do nosso capítulo. Agora o pesquisador tem duas opções: fazer a análise do tipo "intenção de tratar (ITT)" ou do tipo "pelo protocolo (PP)".[37]

Intenção de tratar é o modo mais conservador e analisa todos os pacientes no braço em que eles foram incluídos inicialmente, mesmo que acabaram fazendo o *crossover*. É conservador porque preserva o estudo de resultados falsos-positivos, isto é, encontrar, na pesquisa, um resultado positivo que não condiz com a vida real. Ou seja, é interessante quando se quer manter uma alta especificidade no estudo. Já a análise pelo protocolo acaba abrindo mais espaço para o falso-positivo ao reduzir sua especificidade e aumenta sua sensibilidade (ou *power*), analisando cada pessoa de acordo com a terapia que recebeu. A Figura 8 exemplifica essas análises. Esteja atento a alguns detalhes: a homogeneização que havia sido conseguida no sorteio da randomização pode se perder nesse *crossover*.

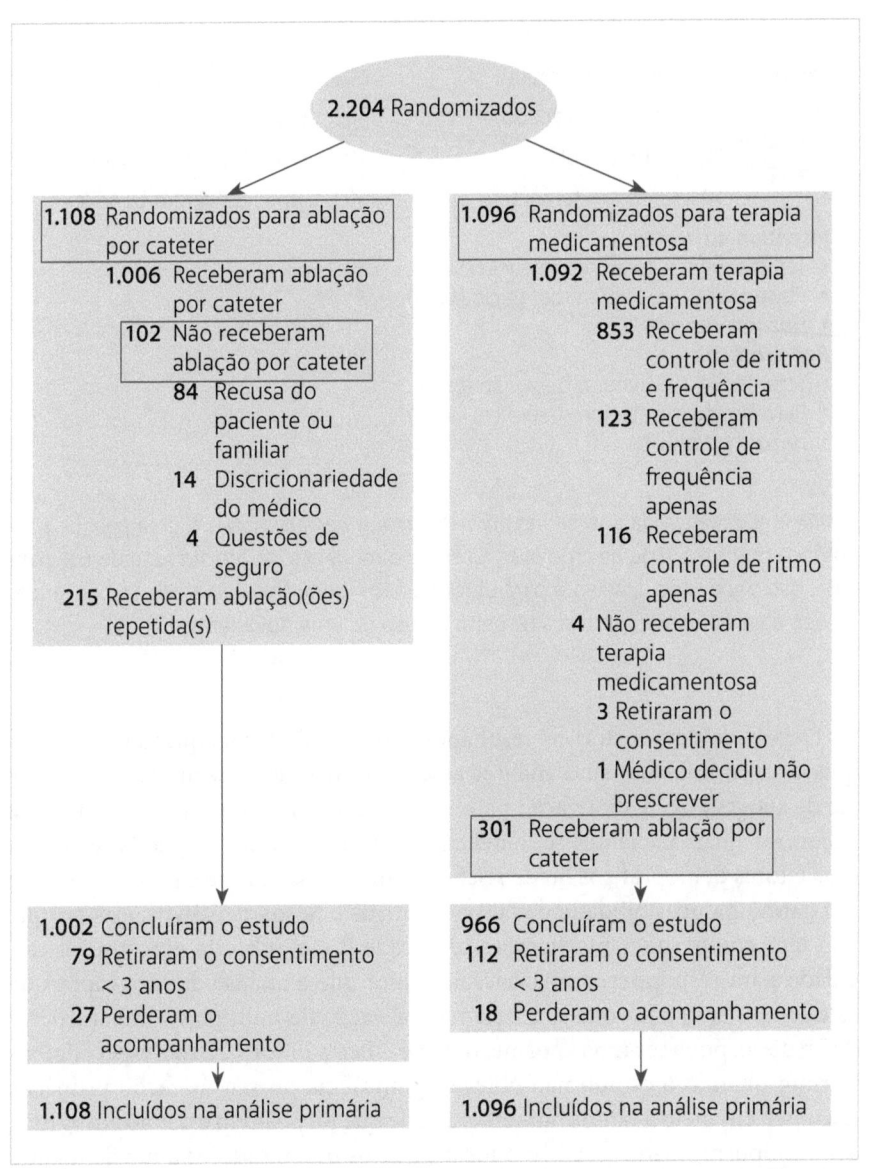

FIGURA 7   A Figura 1 (a do fluxograma de fases do estudo) do *CABANA trial* demonstra imenso peso do *crossover* nessa pesquisa: 9,2% dos pacientes que foram alocados para receber ablação acabaram não recebendo ablação, e 27,5% dos pacientes alocados para receber tratamento farmacológico acabaram recebendo ablação. Isso limita fortemente o *power* e a especificidade do estudo.[21]

Terapia	90 receberam terapia	60%, isto é, 54 tiveram benefício
	10 receberam placebo	40%, isto é, 4 tiveram benefício
	90 receberam placebo	40%, isto é, 46 tiveram benefício
	10 receberam terapia	60%, isto é, 6 tiveram benefício

Intention-to-treat:
- Terapia: 54 + 4 tiveram benefício (58%).
- Placebo: 46 + 6 tiveram benefício (52%).
- *Hazard ratio:* 6%.

Per-protocol:
- Terapia: 54 + 6 tiveram benefício (60%).
- Placebo: 46 + 4 tiveram benefício (50%).
- *Hazard ratio:* 10%.

FIGURA 8 Diferença da análise *intention-to-treat* e *per-protocol* em uma pesquisa hipotética que teve 10% de *crossover*. Observe a mudança no *hazard ratio* de 6% para 10%. Isso pode ser o suficiente para obter ou não significância estatística e convencer ou não a comunidade médica a respeito do uso de uma nova terapia.

Depois de demonstrar os resultados dos seus desfechos primários, o pesquisador vai informar suas análises adicionais: desfechos secundários e análises de subgrupos. A motivação para realizar uma análise de subgrupos é a de encontrar quais pacientes se beneficiaram mais de uma terapia, baseada em seus fatores demográficos ou de risco. Contudo, essa análise é pobre e sofre de um ganho na possibilidade de falsos-positivos e falsos-negativos, isso porque não tem *power* suficiente (lembre-se de que o tamanho da amostra foi calculado para responder a uma questão maior que a análise de subgrupos que está sendo feita) e porque se baseia na realização de múltiplas comparações.[38] Além disso, pode ser uma enorme fonte de *"cherry picking"*. Isso é especialmente ruim quando o estudo não obteve significância no seu desfecho primário. Escolher, em meio a tantos números, aquele que foi positivo é dar ao acaso uma grande oportunidade, por isso o ideal é que os pesquisadores anunciem antes da pesquisa quais serão os subgrupos analisados.

Outra regra importante da análise de subgrupos é que elas são apenas geradoras de hipóteses, especialmente se o estudo teve o desfecho primário significativamente modificado pela terapia. Um exemplo de *trial* em que isso aconteceu foi o *CHARISMA*, que testou 15 mil pacientes que usaram aspirina + clopidogrel ou aspirina + placebo em um estudo duplo-cego e de análise *intention-to-treat* de doentes vasculares ou com múltiplos fatores de risco com o desfecho primário composto tipo MACE negativo (6,8 × 7,3%, CI: 0,83 – 1,05, p: 0,22). A análise de subgrupo nesse estudo, contudo, demonstrou ter havido uma diferença significativa (p: 0,046) beneficiando o grupo que recebeu clopidogrel (e não placebo) quando os pacientes do subgrupo "aterotrombose clínica evidente" foram analisados. Isso está inapropriadamente descrito na conclusão do artigo e também sem seu *abstract*.[39] O editorial do mesmo artigo na revista *New England* foi muito inteligente ao afirmar: "o carisma de extrair resultados de subgrupos favoráveis deve ser evitado".[40]

O desfecho primário falhou – e agora?

Quando o valor de *p* significativo (usualmente < 0,05) não é atingido, significa que não se conseguiu rejeitar a hipótese nula – que era a de que a terapia e o placebo ou nova terapia são iguais. Muitas pessoas confundem isso com "conseguiu se comprovar que não há diferença entre os grupos". Por isso, também porque a análise bayesiana (proposta neste livro) é muito mais complexa que a avaliação do valor isolado de *p*, o leitor precisa entender muito bem o que significa quando um *trial* é negativo.

A primeira pergunta que deve ser feita, antes de sair por aí anunciando que uma terapia é ineficaz, é: o *trial* teve poder suficiente, ou seja, teve amostra suficientemente grande para demonstrar diferença significativa no resultado? Lembre-se de que *power*, ou sensibilidade, é a capacidade de evitar resultados falsos-negativos (ou, como se diz em pesquisas, um erro do tipo 2). Por exemplo, o CIBIS testou se bisoprolol, comparado a placebo, reduzia mortalidade por todas as causas em pacientes com insuficiência cardíaca e teve um resultado negativo (HR: 0,8; p: 0,22; IC 95%: 0,56-1,12 – perceba que o *p* é maior que 0,05 e o IC 95% cruza a linha do 1).[41] Contudo, esse estudo foi considerado *underpowered* (que significa baixa sensibilidade) e, por sorte, os patrocinadores realizaram o CIBIS II, esse sim com *power* adequado, demonstrando uma redução da mortalidade da ordem de 34% ($p < 0,0001$, IC95% 0,54-0,81).[42]

Outra pergunta importante é: os pesquisadores escolheram bem os desfechos primários? No já citado *CABANA trial*, que estudou ablação de fibrilação atrial *versus* medicamentos em um acompanhamento de 4 anos, os desfechos escolhidos não são intuitivos nem representam as expectativas do tratamento: morte, AVC debilitante, sangramento maior ou parada cardíaca.[36] Não se espera redução desses desfechos com a terapia ablativa – não em tão pouco tempo (apenas 4 anos). É por isso que às vezes os desfechos compostos e até mesmo os desfechos substitutos podem servir – quando o desfecho clinicamente relevante for muito raro ou demorar muito tempo para acontecer.

Mais um fator que deve ser levado em consideração: a população estudada é mesmo aquela em que se espera que haja um benefício? Por exemplo, o *SIGNIFY*[43] e o *BEAUTIFUL*[44] *trials* falharam em demonstrar o benefício da ivabradina em pacientes com doença coronária crônica, mas, quando testada em pacientes com insuficiência cardíaca, o *SHIFT trial* conseguiu demonstrar que a ivabradina reduz significativa nos índices do desfecho composto "morte, morte por causas cardiovasculares ou hospitalização por insuficiência cardíaca" (analise isso sob a visão de quem já conhece os desfechos compostos).[45]

O Quadro 3 resume algumas perguntas que um leitor de artigos precisa fazer a si mesmo quando um artigo não atinge significância estatística.[46]

QUADRO 3   Perguntas a fazer quando um estudo falha em atingir significância estatística no desfecho primário

O estudo foi *underpowered*?
O desfecho primário foi bem escolhido?
A população estudada foi aquela em que se esperava mesmo haver benefício?
O regime de tratamento foi apropriado?
Houve deficiências na condução do *trial*?

Além disso, neste passo, o leitor deve listar quais vieses estiveram presentes na análise. Vieses são um processo ocorrido em qualquer estágio da interpretação de dados que tendeu a provocar resultados ou conclusões que diferem sistematicamente da verdade. Eles podem acontecer aleatoriamente, quando não há intenção de fraude por parte dos pesquisadores, ou sistematicamente, quando há essa intenção, normalmente motivada por interesses pessoais financeiros ou políticos.

PASSO 8: O ESTUDO TEM VALIDAÇÃO EXTERNA?

Validação externa é o processo de avaliar se os resultados de um estudo podem ser aplicados de forma confiável a outras populações, contextos clínicos ou cenários do mundo real.[47] Enquanto a validação interna (passos 1 a 7 deste capítulo) assegura que os resultados observados no estudo refletem a realidade dentro daquela amostra específica, a validação externa busca responder se as conclusões podem ser generalizadas para o mundo real, para a dona Maria e o seu João. Ou seja, ela examina a transportabilidade dos achados.

Muitas vezes, um ensaio clínico bem controlado apresenta resultados estatisticamente robustos, mas ainda assim falha ao refletir o impacto em cenários cotidianos. Essa limitação decorre de amostras selecionadas de forma muito restritiva, diferenças nas práticas clínicas reais e características demográficas não representativas.

A avaliação da validação externa começa, então, com a análise da representatividade da amostra. *Trials* frequentemente excluem pacientes com múltiplas comorbidades, idosos frágeis ou populações vulneráveis.[48] Embora essa estratégia seja útil para controlar variáveis de confusão, ela limita a aplicabilidade dos achados fora do ambiente de pesquisa. Um estudo realizado apenas com adultos jovens saudáveis pode não ser relevante para uma população geriátrica polimedicada, mesmo que os resultados estatísticos tenham sido altamente significativos.

Outro aspecto fundamental é o efeito do contexto clínico, que pode variar consideravelmente. Por exemplo, um estudo sobre anticoagulação em fibrilação atrial conduzido em um centro de referência com alto controle de INR pode ter desfechos muito diferentes quando a mesma abordagem é aplicada em um sistema de saúde mais desorganizado, no qual o acompanhamento dos pacientes não seja tão rigoroso. Esse descompasso entre a realidade do estudo e o cotidiano clínico compromete a validação externa.

A validade externa também está intimamente ligada ao conceito de plausibilidade biológica e ao raciocínio bayesiano. O raciocínio bayesiano propõe que a probabilidade pós-teste de uma intervenção ser eficaz depende não apenas dos resultados estatísticos obtidos no estudo, mas também da probabilidade pré-teste – ou seja, do conhecimento prévio sobre a plausibilidade biológica da intervenção. Por exemplo, um novo anti-hipertensivo testado em um estudo de pequeno porte que mostra redução significativa de eventos cardiovasculares deveria ter sua plausibilidade questionada se não há mecanismos fisiopatológicos bem compreendidos que sustentem esse efeito.

Outro conceito importante na validação externa é o de heterogeneidade dos efeitos do tratamento (HET). Em um estudo clínico, a média dos resultados pode ocultar diferenças importantes entre subgrupos.[49] Um medicamento pode ter excelente eficácia em homens jovens, mas nenhum efeito em mulheres idosas, o que não será evidente se os resultados forem apresentados apenas de forma agregada. A análise de subgrupos pré-especificados ajuda a compreender essa variabilidade, mas deve ser interpretada com cautela, pois a multiplicidade de comparações aumenta o risco de achados espúrios.[50]

QUADRO 4 Resumo dos passos sugeridos para análise de um artigo científico sobre uma terapia

Passos	Perguntas	Respostas possíveis	Vantagens e desvantagens	Onde encontrar essas respostas?
1. Qual o tipo de pesquisa?	1.1 Relato de caso, observacional ou *trial*?	1.1.1 Relato de caso 1.1.2 Observacional: gerador de hipóteses 1.1.3 *Trials*: podem confirmar hipóteses	1.1.1 Relato de caso: barato e rápido, mas é incapaz de estabelecer causalidade e não deve ser usado como evidência científica 1.1.2 Observacional: barato e rápido, mas não tem especificidade suficiente para confirmar hipóteses sobre tratamentos 1.1.3 *Trials*: podem confirmar hipóteses, mas nem sempre são factíveis (pode ser antiético testar alguma terapia ou deixar de dar uma terapia a um grupo de pacientes)	Título e metodologia
2. Qual foi a metodologia da pesquisa?	2.1 O estudo foi *open label*, único--cego ou duplo--cego?	2.1.1 *Open label*: não foram cegados nem o pesquisador nem os pesquisados	2.1.1 *Open label*: menor custo, mas muito sujeita à subjetividade dos desfechos, especialmente se os desfechos estudados forem "moles"	Título e metodologia

(continua)

Passos	Perguntas	Respostas possíveis	Vantagens e desvantagens	Onde encontrar essas respostas?
		2.1.2 Único-cego: foram cegados apenas o pesquisador ou o pesquisado	2.1.2 Único cego: menor custo, mas muito sujeita à subjetividade dos desfechos, especialmente se os desfechos estudados forem "moles"	
		2.1.3 Duplo-cego: o pesquisador e o pesquisado estão "cegos"	2.1.3 Duplo-cego: maior custo, mas é o padrão-ouro em termos de pesquisa médica	
3. Qual a intervenção proposta?	3.1 O estudo comparou terapia *versus* placebo ou terapia *versus* outra terapia? Ou mesmo terapia *versus* nada?	3.1.1 Terapia *versus* placebo: é o mais usual – evita o efeito Hawthorne e o efeito das expectativas geradas pela terapia	–	Título e metodologia
		3.1.2 Terapia *versus* outra terapia: pode acontecer se já existir uma terapia comprovadamente eficaz	–	

(*continua*)

QUADRO 4 Resumo dos passos sugeridos para análise de um artigo científico sobre uma terapia (*continuação*)

Passos	Perguntas	Respostas possíveis	Vantagens e desvantagens	Onde encontrar essas respostas?
		3.1.3 Terapia *versus* nada: pode ser dado em estudos em que seja impossível cegar os pacientes (p. ex., pesquisas com técnicas cirúrgicas) e que não existe nenhuma terapia-padrão para aquela doença	–	
4. A hipótese é plausível? Tem boa probabilidade pré-teste?	4.1 Tem boa probabilidade pré--teste?	4.1.1 Sim: a hipótese existe e é forte porque tem plausibilidade, coerência e outros fatores de Bradford Hill	4.1.1 Estudos plausíveis já partem de uma boa probabilidade pré-teste, que vai influenciar na sua probabilidade pós-teste	Introdução e referências bibliográficas
		4.1.2 Não: a hipótese é ruim, já passou por vários estudos que foram negativos, é incoerente, não faz sentido do ponto de vista biológico, é influenciada financeira ou politicamente	4.1.2 Estudos implausíveis partem de uma baixa probabilidade pré-teste e, mesmo que sejam positivos, serão provavelmente falso--positivos	

(continua)

Passos	Perguntas	Respostas possíveis	Vantagens e desvantagens	Onde encontrar essas respostas?
5. O estudo teve *power* adequado?	5.1 O tamanho amostral requerido pela pesquisa para obter resultado significativo foi conseguido?	5.1.1 Sim: os pesquisadores falaram que queriam x pesquisados e conseguiram finalizar a pesquisa analisando esse número de pessoas	–	Metodologia e resultados
		5.1.2 Não: os pesquisadores não conseguiram selecionar pacientes porque eram raros demais, ou porque não queriam participar de pesquisas, ou porque o patrocinador cortou os investimentos	–	
6. O que os desfechos pesquisados mudam na prática do clínico?	6.1 Desfecho clinicamente relevante ou substituto?	6.1.1 Clinicamente relevante: desfecho que significa melhora da qualidade de vida ou aumento da quantidade de dias vividos pelo paciente. 6.1.2 Substituto: um marcador laboratorial ou clínico que seja precoce como prenúncio de que um desfecho relevante possa acontecer no futuro	Usualmente, são preferíveis os desfechos clinicamente relevantes. Mas, em casos de doenças cujo desfecho clínico pode demorar muito para acontecer (o que encareceria a pesquisa), os desfechos substitutos podem ser a única opção	Metodologia e resultados

(*continua*)

QUADRO 4 Resumo dos passos sugeridos para análise de um artigo científico sobre uma terapia (continuação)

Passos	Perguntas	Respostas possíveis	Vantagens e desvantagens	Onde encontrar essas respostas?
	6.2 Desfecho duro ou mole?	6.2.1 Desfecho duro: claramente definido, concreto e facilmente mensurável 6.2.2 Desfecho mole: mais subjetivo, pode estar sujeito à interpretação do avaliador e a diversas nuances	Normalmente, preferem-se os desfechos duros, por serem de mais fácil mensuração e mais difícil fraude Desfechos moles podem ser úteis quando são clinicamente relevantes, mas a pesquisa precisa de estrutura capaz de evitar fraudes	
7. Quais foram os resultados encontrados?	7.1 Os resultados são significativos?	7.3.1 Sim: com p significativo e IC 95% que não cruza a linha do 1 7.3.2 Não: não obteve p significativo e/ou o IC 95% cruza a linha do 1	Significância estatística é diferente de relevância, porque só quer dizer se os dados encontrados naquela pesquisa podem ser falso-positivos naquela pesquisa e não na natureza, ou seja, é a especificidade do estudo em si e não do achado	Metodologia, resultados e discussão
	7.2 Os resultados são clinicamente relevantes?	7.2.1 Sim 7.2.2 Não	Procuramos resultados relevantes: que melhoram a qualidade de vida ou a quantidade de dias vividos pelos pacientes	

(continua)

Passos	Perguntas	Respostas possíveis	Vantagens e desvantagens	Onde encontrar essas respostas?
	7.3 Há vieses?	7.3.1 Sim 7.3.2 Não	Vieses reduzem a sensibilidade e a especificidade das pesquisas	
8. O estudo tem validação externa?	8.1 O estudo será capaz de modificar a prática clínica?	8.1.2 Sim 8.1.3 Não	–	Discussão do artigo e análise realizada pelo próprio leitor (usando este capítulo, p. ex., como referência)
	8.2 A probabilidade pós-teste é alta?	8.2.2 Sim 8.2.3 Não		

Para testar formalmente a validação externa de um estudo, algumas abordagens metodológicas podem ser utilizadas. Uma delas é a replicação externa, na qual um segundo ensaio clínico, idealmente conduzido em uma população distinta e em diferentes centros, testa a mesma intervenção. Se os resultados forem consistentes, há evidências mais fortes de validade externa. Outro método são os estudos de *real-world evidence* (RWE), que exploram o impacto da intervenção fora do ambiente controlado de um ensaio clínico.[51,52] Estudos observacionais baseados em registros de saúde, por exemplo, podem fornecer informações sobre a eficácia e segurança de uma terapia em larga escala, embora estejam mais suscetíveis a vieses de confusão.[53]

Conflitos de interesse também podem impactar a validade externa. Estudos financiados pela indústria farmacêutica podem ser desenhados de forma a selecionar populações com maior probabilidade de resposta positiva, ou podem omitir desfechos negativos em subgrupos menos responsivos. É fundamental que o leitor crítico esteja atento a esses potenciais vieses ao avaliar a aplicabilidade de um estudo para sua prática clínica.[54]

A validação externa também pode ser comprometida pelo tempo e pela evolução do conhecimento médico. Estudos conduzidos há uma década podem ter sua relevância reduzida hoje em razão de avanços em terapias, diagnósticos ou mesmo mudanças no perfil de risco das populações. Esse fenômeno é conhecido como efeito temporal, e o acompanhamento de longo prazo, como em metanálises e estudos de coorte de longa duração, pode ajudar a esclarecer a persistência do benefício de uma intervenção ao longo do tempo.[55]

CONCLUSÃO

Se o leitor seguir cuidadosamente os passos descritos neste capítulo, considerando todas as nuances abordadas – desde a avaliação do tipo de estudo e sua metodologia, até a validação externa e os desafios estatísticos –, estará plenamente capacitado para interpretar criticamente artigos científicos sobre terapias de forma embasada e criteriosa. No entanto, conhecimento sem prática pode se perder. Por isso, recomendo um exercício valioso que sempre proponho aos meus alunos de doutorado: escolha um ensaio clínico de grande impacto, publicado recentemente em sua área de atuação, preferencialmente um estudo controverso ou que tenha gerado discussões, e escreva uma *Letter to the Editor* como se fosse submeter à própria revista que publicou o artigo. Esse tipo de artigo, em geral, tem limite de 500 a 600 palavras e é sempre publicado em inglês. Costuma-se iniciar com: *"Dear Editor, I have read with great interest the article by Fulano et al. published in your journal. While the authors have*

provided valuable insights, I would like to raise some points for consideration".
Em seguida, o autor deve destacar de forma respeitosa e embasada suas críticas
ou questionamentos ao artigo original, apontando, por exemplo, falhas metodológicas, limitações estatísticas ou a necessidade de replicação em populações
mais diversas, sempre oferecendo referências ou raciocínio claro para sustentar os argumentos. É importante concluir com uma síntese das preocupações
apresentadas e, idealmente, com sugestões construtivas (atenção para a ênfase:
construtivas) para futuras investigações ou reinterpretações dos achados. Esse
exercício é uma excelente oportunidade para treinar análise crítica, argumentação científica e comunicação acadêmica. Que tal começar?

REFERÊNCIAS

1. Kahlert J, Gribsholt SB, Gammelager H, Dekkers OM, Luta G. Control of confounding in the analysis phase: an overview for clinicians. Clin Epidemiol. 2017;9:195-204.

2. Kendall JM. Designing a research project: randomised controlled trials and their principles. EMJ. 2003;20(2):164-8.

3. Zinman B, Wanner C, Lachin JM, Fitchett D, Bluhmki E, Hantel S, et al. Empagliflozin, cardiovascular outcomes, and mortality in type 2 diabetes. N Engl J Med. 2015;373(22): 2117-28.

4. Patel MR, Mahaffey KW, Garg J, Pan G, Singer DE, Hacke W, et al. Rivaroxaban versus warfarin in nonvalvular atrial fibrillation. N Engl J Med. 2011;365(10):883-91.

5. Giugliano RP, Ruff CT, Braunwald E, Murphy SA, Wiviott SD, Halperin JL, et al. Edoxaban versus warfarin in patients with atrial fibrillation. New England Journal of Medicine. 2013;369(22):2093-104.

6. Granger CB, Alexander JH, McMurray JJV, Lopes RD, Hylek EM, Hanna M, et al. Apixaban versus warfarin in patients with atrial fibrillation. N Engl J Med. 2011;365(11):981-92.

7. Connolly SJ, Ezekowitz MD, Yusuf S, Eikelboom J, Oldgren J, Parekh A, et al. Dabigatran versus warfarin in patients with atrial fibrillation. N Engl J Med. 2009;361(12):1139-51.

8. Leung JT, Barnes SL, Lo ST, Leung DY. Non-inferiority trials in cardiology: what clinicians need to know. Heart. 2020;106(2):99-104.

9. Treadwell JR, Uhl S, Tipton K, Shamliyan T, Viswanathan M, Berkman ND, et al. Assessing equivalence and noninferiority. Journal of Clinical Epidemiology. 2012;65(11):1144-9.

10. Hróbjartsson A, Thomsen ASS, Emanuelsson F, Tendal B, Hilden J, Boutron I, et al. Observer bias in randomised clinical trials with binary outcomes: systematic review of trials with both blinded and non-blinded outcome assessors. BMJ. 2012;344:e1119.

11. Mahtani K, Spencer EA, Brassey J, Heneghan C. Catalogue of bias: observer bias. BMJ. 201;23(1):23 LP-24.

12. Attia A. Evidence-based medicine corner: bias in RCTs: confounders, selection bias and allocation concealment. Middle East Fertility Society Journal. 2005;10(3):258-61.

13. Nunan D, Heneghan C, Spencer EA. Catalogue of bias: allocation bias. BMJ. 2018;23(1):20 LP-21.

14. Paludan-Müller A, Teindl Laursen DR, Hróbjartsson A. Mechanisms and direction of allocation bias in randomised clinical trials. BMC. 2016;16(1):133.

15. Sedgwick P. Selection bias versus allocation bias. BMJ. 2013;346:f3345-f3345.

16. Schulz KF, Chalmers I, Hayes RJ, Altman DG. Empirical evidence of bias: dimensions of methodological quality associated with estimates of treatment effects in controlled trials. JAMA. 1995;273(5):408-12.

17. Sedgwick P, Greenwood N. Understanding the Hawthorne effect. BMJ. 2015;351:h4672--h4672.

18. Gupta U, Verma M. Placebo in clinical trials. Perspect Clin Res. 2013;4(1):49-52.

19. Valentine V. The role of the kidney and sodium-glucose cotransporter-2 inhibition in diabetes management. Clinical Diabetes. 2012;30(4):151-5.

20. Sattar N, McGuire DK. Pathways to cardiorenal complications in type 2 diabetes mellitus: a need to rethink. Circulation. 2018;138(1):7-9.

21. Alencar Neto JN. Manual de medicina baseada em evidências. Sanar; 2021.

22. Aronson JK. Biomarkers and surrogate endpoints. Br J Clin Pharmacol. 2005;59(5):491-4.

23. Heerspink HJL, Stefánsson BV, Correa-Rotter R, Chertow GM, Greene T, Hou FF, et al. Dapagliflozin in patients with chronic kidney disease. N Eng J Med. 2020;383(15):1436-46.

24. Valentini L. Hard and soft endpoints in interventional trials. Aktuelle Ernährungsmedizin. 2009;34(5):220-5.

25. Lopez-Mattei JC, Palaskas N, Iliescu C. Skip soft definitions and focus on hard endpoints. JACC CardioOncol. 2019;1(2):218-20.

26. Vetter TR, Mascha EJ. Defining the primary outcomes and justifying secondary outcomes of a study: usually, the fewer, the better. Anesth Analg. 2017;125(2):678-81.

27. Dahlöf B, Sever PS, Poulter NR, Wedel H, Beevers DG, Caulfield M, et al. Prevention of cardiovascular events with an antihypertensive regimen of amlodipine adding perindopril as required versus atenolol adding bendroflumethiazide as required, in the Anglo-Scandinavian Cardiac Outcomes Trial-Blood Pressure Lowering Arm (ASCOT). Lancet. 2005;366(9489):895-906.

28. Chen SY, Feng Z, Yi X. A general introduction to adjustment for multiple comparisons. J Thorac Dis. 2017;9(6):1725-9.

29. James S. Approximate multinormal probabilities applied to correlated multiple endpoints in clinical trials. Statistics in Medicine. 1991;10(7):1123-35.

30. Eichstaedt KE, Kovatch K, Maroof DA. A less conservative method to adjust for familywise error rate in neuropsychological research: the Holm's sequential Bonferroni procedure. Greenwald BD, Gurley JM (orgs.). NRE. 2013;32(3):693-6.

31. Poudel I, Tejpal C, Rashid H, Jahan N. Major adverse cardiovascular events: an inevitable outcome of ST-elevation myocardial infarction? A literature review. Cureus. 2019;11(7):e5280-e5280.

32. Mehta SR, Wood DA, Storey RF, Mehran R, Bainey KR, Nguyen H, et al. Complete revascularization with multivessel PCI for myocardial infarction. N Engl J Med. 2019;381(15):1411-21.

33. Schulz KF, Altman DG, Moher D, Group C. Consort 2010 Statement: updated guidelines for reporting parallel group randomised trials. Trials. 2010;11:32-32.

34. Butcher NJ, Monsour A, Mew EJ, Chan AW, Moher D, Mayo-Wilson E, et al. Guidelines for reporting outcomes in trial reports: the Consort-Outcomes 2022 Extension. JAMA. 2022;328(22):2252-64.
35. Altman DG. Comparability of randomised groups. Journal of the Royal Statistical Society: Series D (The Statistician). 1985;34(1):125-36.
36. Packer DL, Mark DB, Robb RA, Monahan KH, Bahnson TD, Poole JE, et al. Effect of catheter ablation vs antiarrhythmic drug therapy on mortality, stroke, bleeding, and cardiac arrest among patients with atrial fibrillation: the Cabana randomized clinical trial. JAMA. 2019;321(13):1261-74.
37. Shah PB. Intention-to-treat and per-protocol analysis. CMAJ. 2011;183(6):696.
38. Brookes ST, Whitley E, Peters TJ, Mulheran PA, Egger M, Davey Smith G. Subgroup analyses in randomised controlled trials: quantifying the risks of false-positives and false-negatives. Health Technology Assessment (Winchester, England). 2001;5(33):1-56.
39. Bhatt DL, Fox KAA, Hacke W, Berger PB, Black HR, Boden WE, et al. Clopidogrel and aspirin versus aspirin alone for the prevention of atherothrombotic events. N Engl J Med. 2006;354(16):1706-17.
40. Pfeffer MA, Jarcho JA. The charisma of subgroups and the subgroups of Charisma. N Engl J Med. 2006;354(16):1744-6.
41. A randomized trial of beta-blockade in heart failure. The Cardiac Insufficiency Bisoprolol Study (Cibis). Cibis Investigators and Committees. Circulation. 1994;90(4):1765-73.
42. The Cardiac Insufficiency Bisoprolol Study II (Cibis-II): a randomised trial. Lancet. 1999;353(9146):9-13.
43. Fox K, Ford I, Steg PG, Tardif JC, Tendera M, Ferrari R. Ivabradine in stable coronary artery disease without clinical heart failure. N Engl J Med. 2014;371(12):1091-9.
44. Fox K, Ford I, Steg PG, Tendera M, Ferrari R. Ivabradine for patients with stable coronary artery disease and left-ventricular systolic dysfunction (Beautiful): a randomised, double--blind, placebo-controlled trial. Lancet. 2008;372(9641):807-16.
45. Swedberg K, Komajda M, Böhm M, Borer JS, Ford I, Dubost-Brama A, et al. Ivabradine and outcomes in chronic heart failure (Shift): a randomised placebo-controlled study. Lancet. 2010;376(9744):875-85.
46. Pocock SJ, Stone GW. The primary outcome fails – what next? N Engl J Med. 2016;375(9):861-70.
47. Sedgwick P. External and internal validity in clinical trials. BMJ. 2012;344.
48. Chen LK, Chen YM, Lin MH, Peng LN, Hwang SJ. Care of elderly patients with diabetes mellitus: a focus on frailty. Ageing Research Reviews. 2010;9:S18-22.
49. Sormani MP, Chataway J, Kent DM, Marrie RA. Assessing heterogeneity of treatment effect in multiple sclerosis trials. Mult Scler. 2023;29(9):1158-61.
50. Chiu Y, Koenig F, Posch M, Jaki T. Design and estimation in clinical trials with subpopulation selection. Statistics in Medicine. 2018;37(29):4335-52.
51. Naidoo P, Bouharati C, Rambiritch V, Jose N, Karamchand S, Chilton R, et al. Real-world evidence and product development: opportunities, challenges and risk mitigation. Wien Klin Wochenschr. 2021;133(15-16):840-6.

52. Sheffield KM, Dreyer NA, Murray JF, Faries DE, Klopchin MN. Replication of randomized clinical trial results using real-world data: paving the way for effectiveness decisions. J Comp Eff Res. 2020;9(15):1043-50.
53. Aboseif A, Roos I, Krieger S, Kalincik T, Hersh CM. Leveraging real-world evidence and observational studies in treating multiple sclerosis. Neurologic Clinics. 2024;42(1):203-27.
54. Jefferson T. Sponsorship bias in clinical trials: growing menace or dawning realisation? J R Soc Med. 2020;113(4):148-57.
55. Willson VL. Time and the external validity of experiments. Evaluation and Program Planning. 1981;4(3):229-38.

O mito do efeito placebo

José Nunes de Alencar

COM ESTE CAPÍTULO VOCÊ VAI...

- Compreender melhor o conceito de placebo, sua origem histórica e seu papel como ferramenta metodológica indispensável na medicina baseada em evidências (MBE).
- Diferenciar claramente o que é placebo do que são os efeitos contextuais, explorando como fatores como ambiente terapêutico e a relação médico-paciente influenciam os desfechos clínicos.
- Identificar as armadilhas e confusões conceituais que levam ao uso inadequado do termo "efeito placebo" e como isso pode alimentar práticas antiéticas ou pseudocientíficas.
- Refletir sobre o impacto do uso de placebos enganosos na confiança médico-paciente e na prática médica, fortalecendo a visão de uma medicina pautada pela transparência, evidências e respeito à autonomia do paciente.

INTRODUÇÃO

Ela saiu do consultório do Dr. Gutierrez com a receita em mãos e a sensação de estar diante de algo grandioso. Afinal, não é todo dia que você é atendida por um médico renomado, com cabelos brancos bem cuidados, jaleco impecável e um brasão verde de uma das universidades mais respeitadas do mundo estampado no peito. Ele atende em uma das mansões mais luxuosas da Avenida Brasil, em São Paulo. Durante a consulta, ele ouviu pacientemente suas queixas – cansaço crônico, imunidade baixa, noites maldormidas – e, no final, revelou o que parecia ser um segredo valioso: "Vou te prescrever um tratamento que, olha, muita gente diz que não funciona. Mas eu acredito que, no mínimo, tem efeito placebo".

A receita era para o famoso "soro da imunidade", um frasco que, segundo ele, poderia ser a resposta para os seus problemas. O preço, claro, não era para qualquer um: cinco mil reais por aplicação. Ele explicou que esse soro ativaria suas "defesas naturais", algo que nenhuma análise de sangue até agora havia comprovado que estavam deficientes, mas, nas palavras dele, "não custa tentar". Afinal, "o efeito placebo já é alguma coisa". A paciente, a confiança no brasão, no luxo da recepção e nas manchetes positivas sobre soroterapia e efeito placebo, decidiu seguir em frente.

Mas, o que exatamente significa essa ideia de "efeito placebo"? A jornada começa aqui, mas o desfecho pode não ser tão simples quanto parece.

O QUE É PLACEBO

A palavra "placebo" tem origem no latim, significando "eu agradarei", e foi inicialmente utilizada em contextos religiosos, como na liturgia católica para designar o canto dos salmos pelos fiéis em memória dos mortos.[1] Na medicina, seu uso remonta ao século XVIII, quando intervenções inertes começaram a ser empregadas para satisfazer as expectativas de pacientes sem acesso a terapias eficazes.[2]

O placebo, em seu sentido correto (e não na definição rasa usada na mídia, nas redes sociais e na academia), é uma ferramenta metodológica indispensável na ciência médica. Sua utilização em ensaios clínicos tem como objetivo fundamental distinguir os efeitos reais de uma intervenção daqueles que poderiam ser atribuídos a fatores externos, como a progressão natural da doença, vieses de observação ou variações individuais. Trata-se, portanto, de um controle técnico, concebido para assegurar que os resultados observados sejam de fato decorrentes da intervenção testada, e não de fatores alheios ao mecanismo terapêutico proposto. O placebo, nesse contexto, não é uma substância dotada de propriedades terapêuticas, mas sim um ponto de comparação para avaliar a eficácia e a segurança de novos tratamentos.[3]

Desde sua formalização como conceito na medicina moderna, especialmente a partir do trabalho seminal de Beecher em 1955, o placebo foi apresentado como algo poderoso, capaz de induzir alívio sintomático em uma parcela significativa de pacientes. A estimativa de Beecher, de que cerca de 35% das melhoras observadas em estudos poderiam ser atribuídas ao efeito placebo, influenciou profundamente a percepção tanto de médicos quanto do público sobre o papel das intervenções inertes nos cuidados de saúde.[4] No entanto, uma análise mais criteriosa revela que essa conclusão era, na verdade, fruto de uma interpretação excessivamente otimista, ignorando elementos como melhora natural da doença, regressão à média e a influência do contexto terapêutico no resultado.[5-7]

Nos ensaios clínicos, a utilização de placebos é projetada para mitigar erros metodológicos e evitar falácias causais, como o viés primordial: *post hoc, ergo propter hoc*.[8] A lógica é clara: se um grupo-controle que recebe uma substância inerte apresenta resultados semelhantes ao grupo que recebe o tratamento ativo, é razoável concluir que o efeito observado não pode ser atribuído à intervenção testada. Isso não significa, contudo, que o placebo em si tenha promovido melhora, mas que os resultados observados no grupo placebo refletem uma combinação de variáveis, incluindo a expectativa do paciente, o viés de observação dos pesquisadores e as mudanças espontâneas no curso da doença.[9]

É importante ressaltar que o papel do placebo em ensaios clínicos não se limita à função de controle. Ele é também uma ferramenta essencial para medir o impacto de fatores contextuais no processo terapêutico. Estudos neurocientíficos demonstraram que o ambiente de cuidado, as interações médico-paciente e as expectativas criadas durante o tratamento podem ativar circuitos neurais associados a analgesia, regulação emocional e até mesmo funções autonômicas.[10] Esses efeitos, que frequentemente são classificados erroneamente como "efeitos placebo", na realidade pertencem ao domínio das respostas contextuais, um fenômeno que transcende a simples administração de uma substância inerte.

A interpretação errônea de que os resultados observados em grupos controle representam um "efeito benéfico" do placebo é um equívoco conceitual que precisa ser combatido.[11] Ao rotular essas mudanças como "efeito placebo", negligencia-se o fato de que o placebo, por definição, é inerte e incapaz de induzir a alterações fisiológicas por si só. Essa confusão semântica não apenas distorce o significado do termo, mas, segundo minha tese, também contribui para o crescimento de terapias não fundamentadas, frequentemente justificadas por uma suposta eficácia baseada no efeito placebo.[12,13]

O QUE NÃO É PLACEBO

A confusão conceitual em torno do termo "placebo" tem amplificado práticas que oscilam entre o ingênuo e o deliberadamente enganoso. O uso de placebos como atalhos no atendimento ao paciente exemplifica uma inversão de prioridades: ao invés de uma abordagem baseada em evidências e respeito à autonomia, opta-se por atalhos de eficácia ilusória.[14] Na prática clínica, isso se manifesta em intervenções que não passam de teatro terapêutico, como a administração de soroterapias apresentadas como "potencialmente úteis" ou prescrições de homeopáticos. Essas práticas, frequentemente justificadas por supostos efeitos placebo, negligenciam os verdadeiros pilares do cuidado: diagnóstico preciso, comunicação clara e intervenção eficaz.[15]

Os exemplos são abundantes, e basta uma hora no Instagram para dar de cara com isso. De um lado, temos profissionais que usam da ideia ingênua do placebo para perpetuar intervenções questionáveis. De outro, temos a ingenuidade mais pura, do leigo e do médico leigo, como quando se faz uma prescrição de antibióticos para quadros virais – um clássico "calmante" –, que revela tanto a ansiedade quanto a ingenuidade dos dois envolvidos. Esses atos corroem a credibilidade da profissão médica como uma profissão científica, dando a ela aparência tecnicista. Ainda contribui para crises como a resistência antimicrobiana ou para a comoção generalizada pelo uso de medicamentos ineficazes na postura de que "vai que..." ou "pelo menos tem o placebo, porque o paciente quer muito usar". No centro de tudo isso está a falácia de que "se faz bem, não importa como", uma postura que transforma o placebo em uma ferramenta de conveniência, ao invés de uma metodologia científica rigorosa.[16]

Até mesmo pesquisadores proeminentes da neurociência dos fatores contextuais admitem que o termo "efeito placebo" pode, mesmo que inconscientemente, amplificar condutas picaretas.[17]

O QUE É EFEITO CONTEXTUAL

O efeito contextual, o verdadeiro efeito que é confundido com o efeito placebo, representa um conceito mais amplo e cientificamente embasado, que se afasta da ideia simplista de que substâncias inertes possam, por si sós, induzir a mudanças terapêuticas. Enquanto o placebo, em ensaios clínicos, é apenas uma ferramenta metodológica para controle, os efeitos contextuais englobam a complexa interação entre o ambiente terapêutico, a relação médico-paciente e as expectativas geradas durante o cuidado.[18] Estudos neurocientíficos têm demonstrado que o contexto em que o tratamento é oferecido pode ativar circuitos cerebrais responsáveis por analgesia, modulação emocional e outras respostas fisiológicas, mesmo na ausência de uma substância ativa.[19] Essas descobertas ressaltam que fatores como empatia, comunicação eficaz e um ambiente acolhedor desempenham um papel crucial na resposta do paciente, reforçando a relevância dos aspectos contextuais no cuidado médico.[20]

Na prática clínica, ignorar os efeitos contextuais equivale a negligenciar uma dimensão essencial do cuidado. Pesquisas utilizando neuroimagem funcional (fMRI) e tomografia por emissão de pósitrons (PET) revelaram que regiões cerebrais como o córtex pré-frontal e a amígdala são altamente sensíveis às expectativas do paciente e às interações interpessoais durante o atendimento.[10] Por exemplo, um paciente que recebe informações claras e um acompanhamento empático pode experimentar redução significativa da dor em virtude da ativação do sistema opioide endógeno, mesmo que o tratamento não envolva analgésicos.[21] Esse impacto clínico dos efeitos contextuais vai além das alterações fisiológicas, influenciando diretamente a adesão ao tratamento, a satisfação do paciente e, em última análise, os desfechos de saúde.

SE O EFEITO DE UM PLACEBO É COMPROVADO, ELE DEIXA DE SER "EFEITO PLACEBO"

O efeito placebo é algo tão incompatível com a realidade que, se o efeito de um placebo for comprovado por meio de metodologias robustas, ele inevitavelmente deixará de ser definido como um "efeito placebo" e passará a integrar o domínio dos tratamentos legítimos, respaldados por evidências.

Por definição, um placebo é uma substância inerte, incapaz de produzir efeitos fisiológicos. No entanto, quando um estudo demonstra que uma intervenção previamente considerada inerte apresenta benefícios clínicos mensuráveis e reproduzíveis, ela se torna uma intervenção terapêutica válida, perdendo, assim, seu estatuto de placebo. Esse reconhecimento implica rigor metodológico para evitar vieses, como regressão à média e melhorias espontâneas, que frequentemente mascaram os verdadeiros mecanismos por trás de observações clínicas.

Em um ensaio clínico randomizado e controlado por placebo, os possíveis desfechos são claros: o tratamento testado pode ser eficaz (risco relativo [RR] do grupo intervenção menor que o do grupo placebo), ineficaz (RR do grupo intervenção igual ao do grupo placebo) ou prejudicial (RR do grupo intervenção maior que o do grupo placebo). Em nenhum desses cenários o placebo é, ele próprio, considerado benéfico, pois o objetivo de seu uso é controlar vieses e distinguir efeitos reais da intervenção de outros fatores como evolução natural da doença, regressão à média e vieses de observação. Assim, atribuir ao placebo um "efeito terapêutico" constitui uma falácia conceitual (Figura 1).

Uma abordagem metodológica para testar os efeitos de um placebo envolveria a comparação de dois grupos que recebem substâncias inertes, diferenciadas apenas por características contextuais ou pela apresentação terapêutica.

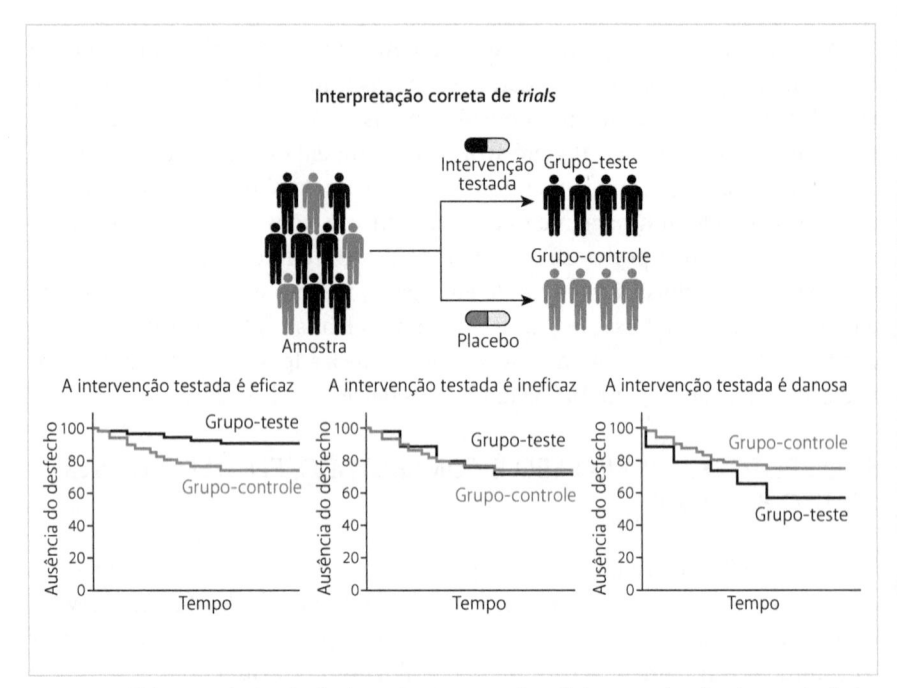

Interpretação correta de trials

Amostra → Intervenção testada → Grupo-teste

Placebo → Grupo-controle

A intervenção testada é eficaz

A intervenção testada é ineficaz

A intervenção testada é danosa

(Eixos: Ausência do desfecho / Tempo)

Grupo-teste, Grupo-controle

FIGURA 1 Três possíveis desfechos de um ensaio clínico randomizado controlado, cujos participantes são divididos aleatoriamente em dois grupos: um grupo-teste, que recebe a intervenção ativa, e um grupo-controle, que recebe um placebo. O objetivo é avaliar se a intervenção testada tem algum efeito específico no desfecho clínico de interesse. No primeiro cenário, a intervenção testada é eficaz, o que é demonstrado por uma curva de sobrevida superior no grupo-teste em comparação ao grupo-controle. Isso indica que o grupo que recebeu a intervenção apresentou menor incidência do desfecho ao longo do tempo, sugerindo benefício real do tratamento ativo. No segundo cenário, a intervenção testada é ineficaz, o que é evidenciado por curvas praticamente sobrepostas entre os grupos teste e controle. Isso indica que não há diferença significativa entre o grupo que recebeu o tratamento e aquele que recebeu o placebo, implicando ausência de benefício terapêutico. No terceiro cenário, a intervenção testada é danosa, o que é mostrado por uma pior evolução no grupo-teste, que apresenta maior incidência do desfecho em comparação ao grupo-controle. Essa situação sugere que o tratamento ativo tenha efeitos adversos ou prejudiciais. É importante enfatizar que, em nenhum dos três cenários, o placebo em si está sendo interpretado como causador de benefício ou prejuízo. O placebo, por definição, é inerte. O que está sendo avaliado em cada caso é o efeito (ou a ausência dele) da substância testada. O uso do grupo-controle com placebo serve exclusivamente para isolar os efeitos do tratamento ativo de outros fatores, como evolução natural da doença, vieses de observação ou efeitos contextuais.

Essa estratégia exige que "Placebo 1" e "Placebo 2" apresentem diferentes componentes inertes, minimizando o risco de confusão com fatores ambientais ou psicossociais. Quando diferenças significativas são identificadas nos desfechos clínicos entre os grupos, aí sim se poderia atribuir ao efeito de um ou outro placebo (Figura 2).[22,23]

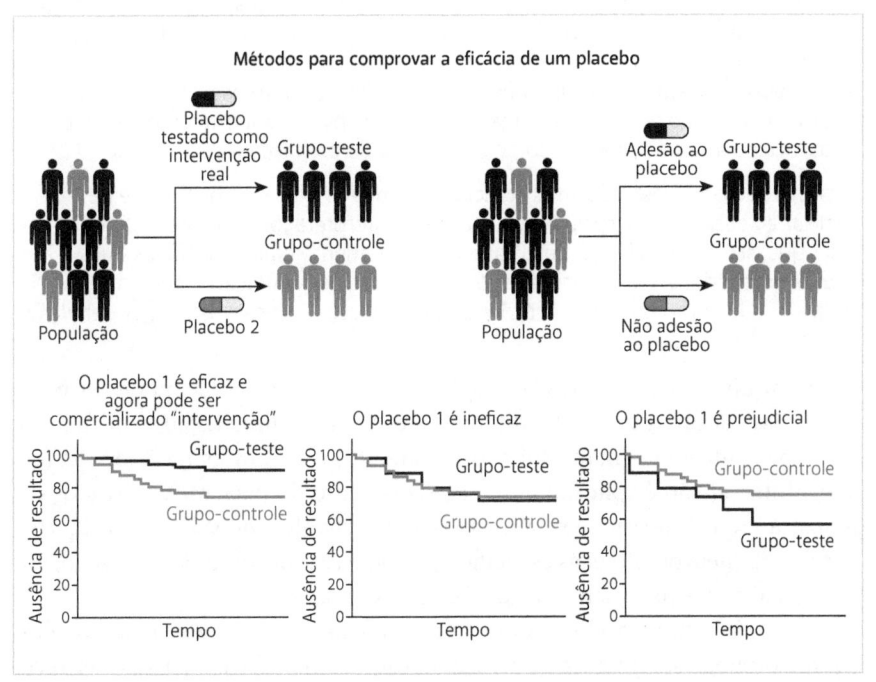

FIGURA 2 Método comparativo para investigar se um placebo pode, de fato, ter algum efeito terapêutico, esclarecendo um dos pontos mais complexos da pesquisa clínica: como diferenciar o efeito real de uma intervenção de substância inerte. No primeiro esquema, uma população é dividida aleatoriamente em dois grupos: o grupo-teste, que recebe o "Placebo 1", considerado uma substância inerte, mas testada como se fosse uma intervenção terapêutica, e o grupo-controle, que recebe um "Placebo 2", também inerte, mas com características diferentes. A intenção é avaliar se há alguma diferença entre os grupos que não possa ser explicada por fatores externos ou aleatórios. O segundo esquema destaca a adesão ao placebo, e nele a população é separada entre participantes aderentes ao "Placebo 1" e não aderentes ao "Placebo 2". Essa abordagem busca identificar se o simples ato de aderir a um tratamento, mesmo que inerte, influencia os desfechos clínicos. (*continua*)

A parte inferior da figura ilustra três cenários de possíveis desfechos:

1. **Placebo 1 é eficaz:** o grupo que recebeu o Placebo 1 apresentou menor incidência do desfecho ao longo do tempo em comparação ao controle. Se essa diferença for estatisticamente significativa e reproduzível, o Placebo 1 deixaria de ser considerado inerte e poderia ser classificado como uma intervenção terapêutica válida.

2. **Placebo 1 é ineficaz:** as curvas de sobrevida entre os grupos teste e controle são praticamente sobrepostas, indicando que o placebo testado não apresentou efeito diferente de outro placebo inerte. Isso confirma a ausência de eficácia do Placebo 1.

3. **Placebo 1 é danoso:** o grupo que recebeu o Placebo 1 apresentou pior evolução em comparação ao controle, sugerindo que a substância inerte ou o contexto associado a sua administração pode ter causado prejuízo clínico.

Essa metodologia destaca a importância de comparar placebos distintos e de analisar a adesão dos participantes para evitar interpretações errôneas. É importante frisar que, se um placebo demonstrar consistentemente efeitos positivos ou negativos, ele deixa de ser classificado como inerte por definição e precisa ser reclassificado como uma intervenção. O efeito placebo nunca existirá, por definição.

Além disso, o uso de metodologias abertas *versus* ocultas pode ser outra saída. Essa abordagem avalia diferenças entre a administração explícita (em que o paciente é informado sobre o tratamento) e a administração oculta (em que a intervenção é aplicada sem o conhecimento do paciente).[24] Estudos demonstram que intervenções "abertas", mesmo envolvendo substâncias inertes, ativam vias neurobiológicas específicas, como o sistema opioide endógeno, que não são ativadas na ausência de expectativa consciente.[25]

Enfatizo: se um placebo demonstrar benefícios comprovados por meio dessas metodologias, ele deixa de ser classificado como inerte e passa a ser reconhecido como uma intervenção ativa. Nesse momento, a comunidade científica reavaliará sua categorização, permitindo que seja corretamente introduzido como tratamento legítimo. O placebo deixa de existir se for comprovado.

COMO DEVERIA SE CHAMAR

Dada a confusão conceitual e as ambiguidades que cercam o termo "placebo", torna-se urgente a reestruturação terminológica que permita categorizações claras e fundamentadas em evidências. Uma nomenclatura mais precisa não apenas evitaria mal-entendidos, mas também facilitaria a distinção entre práticas legítimas, efeitos contextuais e intervenções enganosas, alinhando-se aos princípios éticos e científicos da prática médica. Assim, eu propus uma classificação que contemple as nuances desse tema e esclareça os usos apropriados e inadequados (Quadro 1).

A primeira categoria, os **efeitos contextuais ou neuropsicológicos**, reconhece a relevância dos fatores ambientais, psicológicos e da interação médico-paciente no desfecho terapêutico. Estudos de neuroimagem funcional demonstraram que expectativas, empatia e um ambiente favorável podem ativar vias neurais específicas, como o sistema opioide endógeno, que modulam a percepção de dor e outras respostas fisiológicas. Essa categoria diferencia-se da anterior ao enfatizar que tais efeitos não decorrem da substância administrada, mas de variáveis contextuais que devem ser maximizadas em qualquer prática médica ética e eficaz. Não sei se você percebeu, mas no livro inteiro você leu esse tal "efeito contextual".

A segunda categoria traz os **placebos enganosos** e abrange intervenções que deliberadamente buscam induzir uma resposta terapêutica utilizando substâncias inertes ou tratamentos sem evidência científica válida, apresentando-os ao paciente como eficazes. Exemplos incluem a prescrição de antibióticos para infecções virais, remédios homeopáticos ou procedimentos invasivos, como a debridagem artroscópica em osteoartrite, quando a literatura já demonstra sua ausência de benefício. Essa categoria destaca a natureza antiética dessas práticas, que comprometem a confiança médico-paciente e desviam recursos de intervenções baseadas em evidências.

Por fim, a terceira categoria se refere ao **placebo verdadeiro**, em que a substância inerte desempenha um papel crítico como ferramenta metodológica para controle de vieses. Nesse contexto, a substância inerte é administrada de forma transparente, com consentimento informado e dentro de um protocolo rigoroso que respeita princípios éticos, como os delineados na Declaração de Helsinque. Essa distinção é crucial para evitar a extrapolação indevida do uso de placebos em cenários clínicos cotidianos, na qual o uso fora de contextos controlados pode ser altamente prejudicial.

CONCLUSÃO

Ao longo deste capítulo, você explorou o conceito de placebo de forma crítica e aprofundada, compreendendo suas origens, seu verdadeiro papel metodológico nos ensaios clínicos e as confusões conceituais que levaram ao uso distorcido do termo. Mais do que um simples rótulo para intervenções inertes, o placebo, quando compreendido corretamente, revela-se ferramenta fundamental para distinguir efeitos reais de tratamentos dos inúmeros fatores contextuais e vieses presentes no cuidado de saúde. Você viu que o chamado "efeito

QUADRO 1 Cenários clínicos e a visão de pacientes e médicos a respeito

Cenário	Visão do paciente	Visão do médico	Nomenclatura proposta
Injeção salina administrada com intenção de aliviar a dor em um paciente	Terapia específica	Placebo	Placebo enganoso
Prescrição de antibióticos para infecções virais	Terapia específica	Provavelmente não indicado, mas vou dar pelo efeito placebo	Placebo enganoso
Uso de remédio homeopático para resfriado em uma criança (prescrito por um médico cético, mas incerto)	Terapia específica	(Provavelmente) Placebo	Placebo enganoso
Uso de remédio homeopático para resfriado em uma criança (prescrito por um homeopata)	Terapia específica	Terapia específica	Placebo enganoso
Debridagem artroscópica em osteoartrite de joelho	Terapia específica	Terapia específica	Placebo enganoso
Efeitos de uma boa relação médico-paciente, sem intenção de enganar, baseados em respostas neuropsicológicas genuínas ao contexto	Alívio baseado na relação terapêutica	Interação terapêutica legítima	Efeitos contextuais ou neuropsicológicos
Uso de pílulas inertes em estudos clínicos controlados	Participante do estudo compreende que é controle	Controle técnico (placebo)	Placebo verdadeiro

Fonte: Linde et al.[26]

placebo", frequentemente citado como uma força misteriosa capaz de gerar benefícios clínicos, não resiste a uma análise científica criteriosa, e que, quando há efeito mensurável, já não se trata mais de "efeito placebo", por definição. Proponho um exercício: a partir de agora, observe como o termo "efeito placebo" é utilizado pela mídia, por colegas e mesmo em artigos científicos. Reflita sobre o quanto dessa comunicação está de fato embasado em evidências e o quanto isso perpetua falácias e ajuda o crescimento da picaretagem. A consciência crítica que você aprendeu neste capítulo será essencial para fortalecer o seu raciocínio científico, para que você também possa ajudar a proteger a integridade da prática médica baseada em evidências.

REFERÊNCIAS

1. Jilch S, Sel R, Shariat SF. Medical practice and placebo response: an inseparable bond? Wien Klin Wochenschr. 2020;132(9-10):228-31.
2. Lipton BH. The biology of belief 10th anniversary edition: unleashing the power of consciousness, matter & miracles. Hay House; 2016.
3. Gøtzsche PC. Is there logic in the placebo? Lancet. 1994;344(8927):925-6.
4. Beecher HK. The powerful placebo. JAMA. 1955;159(17):1602-6.
5. Kienle GS, Kiene H. The powerful placebo effect: fact or fiction? J Clin Epidemiol. 1997;50(12):1311-8.
6. Wolf S, Pinsky RH. Effects of placebo administration and occurrence of toxic reactions. J Am Med Assoc. 1954;155(4):339-41.
7. Lasagna L, Mosteller F, Von Felsinger JM, Beecher HK. A study of the placebo response. Am J Med. 1954;16(6):770-9.
8. Cummings L. Post hoc, ergo propter hoc. In: Cummings L (org.). Fallacies in medicine and health: critical thinking, argumentation and communication. Cham: Springer International Publishing; 2020. p.231-70.
9. Ernst E. The "dirty tricks" experience can play on us. Postgraduate Medical Journal. 2007;83(978):287-8.
10. Baliki MN, Petre B, Torbey S, Herrmann KM, Huang L, Schnitzer TJ, et al. Corticostriatal functional connectivity predicts transition to chronic back pain. Nat Neurosci. 2012;15(8):1117-9.
11. Moerman DE. The meaning response and the ethics of avoiding placebos. Eval Health Prof. 2002;25(4):399-409.
12. Annoni M. Better than nothing: a historical account of placebos and placebo effects from modern to contemporary medicine. Int Rev Neurobiol. 2020;153:3-26.
13. Ernst E. How the public is being misled about complementary/alternative medicine. J R Soc Med. 2008;101(11):528-30.
14. Moerman DE, Jonas WB. Deconstructing the placebo effect and finding the meaning response. Ann Intern Med. 2002;136(6):471-6.

15. Barnhill A, Miller FG. Placebo and deception: a commentary. J Med Philos. 2015;40(1):69-82.

16. Fässler M, Meissner K, Schneider A, Linde K. Frequency and circumstances of placebo use in clinical practice: a systematic review of empirical studies. BMC Med. 2010;8:15.

17. Benedetti F. Placebo effects. Oxford: Oxford University Press; 2020.

18. Di Blasi Z, Harkness E, Ernst E, Georgiou A, Kleijnen J. Influence of context effects on health outcomes: a systematic review. Lancet. 2001;357(9258):757-62.

19. Wager TD, Atlas LY. The neuroscience of placebo effects: connecting context, learning and health. Nat Rev Neurosci. 2015;16(7):403-18.

20. Maren S, Phan KL, Liberzon I. The contextual brain: implications for fear conditioning, extinction and psychopathology. Nat Rev Neurosci. 2013;14(6):417-28.

21. Atlas LY, Whittington RA, Lindquist MA, Wielgosz J, Sonty N, Wager TD. Dissociable influences of opiates and expectations on pain. J Neurosci. 2012;32(23):8053-64.

22. Shahar E, Shahar DJ. Causal diagrams, the placebo effect, and the expectation effect. Int J Gen Med. 2013;6:821-8.

23. Murray EJ. Editorial: Demystifying the placebo effect. American Journal of Epidemiology. 2021;190(1):2-9.

24. Kaptchuk TJ, Friedlander E, Kelley JM, Sanchez MN, Kokkotou E, Singer JP, et al. Placebos without deception: a randomized controlled trial in irritable bowel syndrome. Plos One. 2010;5(12):e15591.

25. Benedetti F, Amanzio M, Maggi G. Potentiation of placebo analgesia by proglumide. Lancet. 1995;346(8984):1231.

26. Linde K, Fässler M, Meissner K. Placebo interventions, placebo effects and clinical practice. Philos Trans R Soc Lond B Biol Sci. 2011;366(1572):1905-12.

Como realizar um ensaio clínico

Vitor Augusto Queiroz Mauad

COM ESTE CAPÍTULO VOCÊ VAI...

- Compreender os princípios fundamentais de um ensaio clínico, desde a formulação da pergunta de pesquisa usando o método PICO(T) até a definição de intervenções, desfechos e controles.
- Aprender como a randomização, o cegamento e o cálculo amostral reduzem vieses e garantem a validade científica dos resultados.
- Reconhecer os desafios éticos e logísticos envolvidos na condução de um ensaio clínico, incluindo o papel do consentimento informado e a segurança dos participantes.

INTRODUÇÃO E MENSAGEM DE BOAS-VINDAS

Vamos começar este capítulo com um exercício rápido: imagine-se um médico atuando em pronto atendimento na época da covid-19. Você atende vários pacientes com sintomas suspeitos e até mesmo casos confirmados de covid-19 todo o dia. O sistema de saúde, lotado, dobra sua agenda habitual. Em algum ponto, exausto, você lê, talvez no Instagram, talvez em outro canto sombrio da internet ou até um artigo em alguma revista, sobre uma nova terapia promissora, uma coorte publicada em algum país por algum pesquisador com um nome que soa importante.

Preocupado com a situação dos seus pacientes e da pandemia, e sabendo que se trata de um remédio seguro que já é usado para outras coisas há muito tempo e facilmente disponível, você começa a prescrevê-lo aos seus pacientes. Você vê esses pacientes algumas vezes, mesmo com o cronograma apertado de uma porta de atenção primária. E começa a ver vários desses pacientes, tomando o remédio que você indicou, cada vez melhores. Em contraste, você vê, nas notícias, a alta taxa de mortalidade da covid-19. Então você começa a fazer anotações com os pacientes que estão retornando e percebe que seus resultados estão realmente excelentes! Passa, então, a defender nas redes sociais aquela nova droga, que está sendo criticada por praticantes ou defensores de uma tal de "medicina baseada em evidências (MBE)".

Percebeu os problemas aqui? São alguns. Neste capítulo, vamos usar esse exemplo para debater alguns pontos fundamentais sobre a psique humana e sobre desenhos de estudo. Ao fim, espero conseguir dar a você, que lê estas palavras agora, uma visão sobre o quê, por quê, como e, talvez mais importante, quando a estrutura e a seriedade de um ensaio clínico – em inglês, *clinical trial* – é fundamental para a ciência e a qualidade da evidência sobre terapias.

Começaremos o capítulo com uma frase de um professor, cujo nome se perdeu em minhas memórias, mas que certamente ocupou minha mente por décadas: "Um ensaio clínico é difícil de planejar e executar, mas simples de interpretar; um estudo retrospectivo é fácil de realizar, mas difícil de interpretar". Com isso em mente, convido a você, leitor, para passarmos, juntos, pelos seguintes tópicos:

- Hume, o escocês cético; Karl Popper e o princípio da falseabilidade.
- Definindo a pergunta e os objetivos de estudo: estabelecendo as bases do desenho de ensaio clínico.
- Desenhando a introdução: colocando ideias no papel e definindo seu projeto.
- A metodologia: combinando desfecho, estatística e conceitos.
- Quantos participantes devemos incluir?
- As bases logísticas e estruturais de um estudo: os desafios de um centro de pesquisa
- Trabalhando em um estudo clínico: crônicas de um investigador principal.

HUME, O ESCOCÊS CÉTICO; KARL POPPER E O PRINCÍPIO DA FALSEABILIDADE

Aqueles que chegam aqui como parte da jornada pelo nosso livro já devem ter tomado contato com esses conceitos nos capítulos iniciais, mas a busca da verdade pelo pensamento humano teve várias fases. Do idealismo de Platão ao empirismo de seu discípulo Aristóteles, transferimos a percepção da verdade da imaginação para a observação. Mas, como vimos em nossa discussão no início deste capítulo, a observação tem limites, e nossa interpretação é falha.

Um dos primeiros filósofos a normatizar isso foi David Hume, que ganhou a alcunha de "o escocês cético" e foi um dos pilares do empirismo inglês.[1] Eu poderia me alongar por toda a extensão deste livro falando da filosofia de Hume, mas para fins deste capítulo vamos discutir o "Problema da indução". Deixo minha recomendação de leitura da coleção *Descobrindo a filosofia*, por Gerardo López Sastre, especificamente seu volume 12: "Saber ser cético".[2] Para os adeptos de vídeos, eu sugeriria como ponto de partida os do professor Hand Green no *Crash Course Phylosophy*,[3] disponíveis gratuitamente no YouTube, em particular os oito primeiros vídeos.

Hume desafia diretamente a noção de causalidade e a distinção de raciocínios demonstrativos (dedutivos) e probabilísticos. É importante se munir disso antes de discutir estudos clínicos: nossas impressões são falhas, e nossas percepções são enviesadas por valores que temos no mundo. Isso vale para tudo, de desenhar e planejar até ler e interpretar estudos clínicos.

DEFININDO A PERGUNTA E OS OBJETIVOS DE ESTUDO: ESTABELECENDO AS BASES DO DESENHO DE ENSAIO CLÍNICO

Um dos momentos e desafios mais impactantes de um estudo clínico é, talvez, o mais básico: qual a pergunta que você quer responder? As respostas dessa fase definem o desenho que deve ser seguido, as ferramentas que devem ser implementadas e a validade do seu estudo.

Então, vamos do começo: o que é um ensaio clínico? Um ensaio clínico é, fundamentalmente, um estudo de participação voluntária, prospectivo, no qual é testado um ou mais tratamentos, testes ou procedimentos com o objetivo de diagnosticar, tratar ou manejar doenças e condições de saúde.[4]

Se pensarmos um pouco sobre o caso com que abrimos este capítulo, podemos observar fundamentos desse desenho de estudo: *trials* têm intervenções e priorizam a qualidade dos dados. O desenho prospectivo nos permite coletar dados de maneira consciente e planejada, evitando vieses derivados de dados faltantes, como o viés do sobrevivente, entre tantos outros. Por isso mesmo, algumas coisas são fundamentais aos ensaios clínicos:

- Seu objetivo tem de ser bem definido, de forma que seja simples delimitar quais dados serão coletados para avaliar esse objetivo. Por exemplo, se você está testando um remédio para obesidade, você deve coletar o peso, o índice de massa corporal (IMC) ou a medida de cintura abdominal para seu objetivo, mas também considerar coisas como diário alimentar e frequência de exercício como fatores de confusão potencialmente de valor a serem levantados.
- Os dados devem ser coletados de maneira clara e bem definida. Não adianta estudar termos como "fluxo menstrual aumentado". São necessários critérios que permitam comparações confiáveis e objetivas entre pacientes. Eventos adversos, por exemplo, devem ser reportados de forma padronizada, com base na definição do *Common Terminology Criteria for Adverse Events* (CTCAE),[5] que determina e define os eventos em graus e normatiza sua nomenclatura. Isso é fundamental, por exemplo, para garantir que todos os médicos que forem basear seu tratamento em um estudo clínico saibam manejar ajustes de dose da droga.
- Segurança dos participantes da pesquisa como prioridade absoluta, de forma que se deve reportar e avaliar eventos adversos de modo muito criterioso e transparente. Usualmente, um ensaio clínico é o fim de uma linha de pesquisa que passou por estudos animais e, por vezes, em voluntários saudáveis. Esses estudos de fases anteriores, além do conhecimento farmacológico, nos dão uma ideia do que esperar com a droga, e isso nos permite antever alguns eventos, para montar um esquema clínico e laboratorial padronizado para avaliar esses eventos de maneira clara e objetiva.

Esses motivos levam os ensaios clínicos, em particular aqueles maiores, que envolvem a aprovação de novas drogas, a serem altamente regulamentados, com envolvimento próximo e obrigatório dos comitês de ética em pesquisa (CEP), que avaliam e priorizam a segurança dos participantes e de monitores, usualmente de uma agência contratada, mas não diretamente ligada ao pesquisador ou patrocinador.

Em 1995, Richarson et al.[6] escreveram um artigo muito interessante que estrutura a pergunta de pesquisa no acrônimo PICO, que pode virar "PICOT". Vamos a ele:

- A letra **P** se refere à "população": quem você vai estudar e por quê? Por exemplo, se você vai estudar uma vacina para covid, faz sentido estudar aquelas pessoas que mais se expõem à doença, uma vez que mais rapidamente você terá um número razoável de pessoas que potencialmente teriam pegado covid e, portanto, poderá observar se houve alguma proteção com a nova vacina. Incluir homens em um estudo de câncer de mama, considerando quão raros e potencialmente diferentes são os casos em homens, pode trazer mais confundidores do que adicionar relevância ao seu estudo. Incluir gestantes em estudos de drogas iniciais costuma não ser uma boa ideia do ponto de vista ético.
- A letra **I** é de "intervenção". A intervenção deve ser objetiva e viável para o tempo e o objetivo do seu estudo.
- A letra **C** é de "controle". Nem todo ensaio clínico precisa de um grupo-controle, mas na maioria absoluta das vezes ele está incluído. Se você está tentando demonstrar que seu remédio é superior ao melhor tratamento disponível, é importante ter este como controle, na mesma população. Definir se um controle será usado ou não, sempre devidamente justificado no projeto de pesquisa, é fundamental para decisões metodológicas como randomização e uso do placebo, que discutiremos mais adiante.
- A letra **O** é o "*outcome*" (em português, desfecho), que você vai medir. Os melhores desfechos, como você já viu, são os chamados "desfechos duros". Esse tipo de desfecho é muito pouco sujeito a vieses, tem clara correlação clínica e impacto direto nos participantes, além de permitir desenhos mais simples. No entanto, os desfechos duros demoram mais para acontecer e podem ser mais raros, o que torna um ensaio clínico que o procura infactível. Imagine um estudo de uma medicação para colesterol alto. Os melhores desfechos seriam "eventos cardiovasculares graves" e "morte", que são, no fim das contas, o que queremos prevenir, mas isso pode levar anos ou até décadas. Nessas situações, os pesquisadores podem optar por procurar desfechos menos relevantes, como "nível de HDL", "nível de colesterol", "perda de peso", entre outros.
- A letra **T** é de "tempo". Este item do PICOT está diretamente ligado ao cálculo do tamanho amostral e ao número de eventos necessários para provar sua hipótese.

DESENHANDO A INTRODUÇÃO: COLOCANDO IDEIAS NO PAPEL E DEFININDO SEU PROJETO

Quando era aluno, nas minhas primeiras interações com a pesquisa, eu sempre ouvia duas frases: "Foque na metodologia" e "A introdução você pode pular". Tive maus mentores naquela época. Na verdade, eu diria que o absoluto fundamental de qualquer projeto são as suas bases.

Nesta fase da nossa conversa vou apresentar a você o projeto *Equator network* (*Enhancing the QUAlity and Transparency Of health Research*).[7,12,27] A Equator é uma iniciativa de vários esforços para normatizar a maneira como artigos são escritos para garantir uma régua de qualidade e uma adequada completude de dados, reunindo *guidelines* publicados em vários periódicos com esse intuito.

Dentre esses *guidelines*, Kenneth Schulz et al. publicaram, em 2010, o *CONSORT*.[8] Esta declaração é uma excelente fonte de aprendizado e inspiração para quem está começando a escrever artigos de terapias. Para fins desta nossa conversa, vou focar no *checklist* do CONSORT, uma ferramenta fantástica que serve como um resumo e guia. Vamos também nos basear em um livro chamado *Style: 10 lessons in clarity and grace*, do professor Joseph Willians,[9] um excelente guia de bolso para escrita científica na língua inglesa.

Com as bases desenhadas, uma boa introdução se divide em três partes fundamentais, e uma dica pessoal minha é dividir a escrita da mesma forma: em três parágrafos.

Imagine um muro. Quero que você pense que essa é a evidência já construída. Nesse muro, você vê um buraco, algo faltando: esse é o alvo da sua pesquisa. Forjar o tijolo no tamanho e no material correto para aquele buraco é seu objetivo. Descrever como fazer isso é seu método; demonstrar que ele encaixa é sua discussão. Ver o muro completo e avaliar quão bom ficou o encaixe é sua conclusão.

O primeiro parágrafo da sua introdução representa construir o muro. O segundo, verificar o buraco. Geralmente esse parágrafo começa com "porém", "no entanto", "entretanto". Aqui você justifica sua pesquisa, mostra como ela pode ser relevante. No último parágrafo você sugere como resolver isso. Como uma sugestão, pare sua leitura neste ponto, procure uns três ou quatro artigos de revistas científicas e tente identificar essas partes na introdução. Marque apenas o que se encaixa nessas partes. Se ficarem coisas fora disso, tente ler a introdução apenas com o que você marcou e exclua todo o resto.

Perceba que a introdução define todo o projeto.

Um leitor deve terminar uma introdução sabendo tudo o que esperar de um trabalho, sabendo o objetivo e tendo expectativas quanto à metodologia. Um autor deve ter na introdução seu projeto básico, suas justificativas e motivos de modo objetivo. São ideias traduzidas em texto, algo fundamental para qualquer projeto.

A METODOLOGIA: COMBINANDO DESFECHO, ESTATÍSTICA E CONCEITOS

Como talvez você tenha percebido até agora, ensaios clínicos não são necessariamente estudos com comparador, randomização e cegamento, mas essas são ferramentas importantes para muitos ensaios clínicos. Nesta parte da nossa conversa vemos explorar essas noções, bem como nos desafiar a alguns vieses de pensamento da mente humana. Para isso, vamos passar pelos fluxos do *CONSORT*.[8]

Em primeiro lugar, vamos selecionar nossos participantes. Aqui, nós, pesquisadores, temos uma balança entre a validade interna e a validade externa. A validade interna dita o quanto seus resultados serão confiáveis, e a externa, o quanto eles serão aplicáveis a pacientes fora do seu estudo. A primeira é prioridade para o pesquisador – um estudo não internamente válido não é aplicável a ninguém. Quando decidimos os critérios de seleção de um estudo, devemos selecionar uma população que tenha segurança garantida e que acreditamos poder se beneficiar da intervenção proposta.

Além disso, queremos excluir variáveis de confusão do nosso estudo clínico. Por exemplo, se estivermos testando uma droga para repor ferro em anemia ferropriva, queremos pacientes que tenham anemia ferropriva confirmada, mas que não tenham outras causas de anemia. Usei um exemplo fácil, mas não é sempre assim. Vamos supor que queremos selecionar pacientes com perdas menos intensas – afinal, muita perda atrapalha a reposição –, então excluímos mulheres com fluxo menstrual acima de dez dias ou hipermenorreia por qualquer outro parâmetro. Isso ajudará a nossa pesquisa, mas há dois problemas. Primeiro, limitamos o recrutamento – muitas pacientes têm anemia ferropriva por hipermenorreia.[10] Segundo, talvez ainda pior, limitamos a validade externa do estudo. Mesmo que possamos concluir que a medicação é efetiva, teremos de argumentar que esse resultado não seria válido para uma das populações mais afetadas pela doença, já que não estudamos essas pessoas.

O segundo passo da metodologia é descrever nossa intervenção. A metodologia tem de descrever todos os procedimentos do estudo com uma precisão que permita que eles sejam replicados por outros pesquisadores ou por médicos leitores do artigo. Isso porque replicar um estudo em outras situações, com outra equipe e outra população, é uma das melhores formas de garantir validade externa e assegurar a solidez dos resultados. Além do mais, isso garante transparência metodológica, confiabilidade e credibilidade.[11] Escreva sua descrição de métodos sempre de maneira que um aluno do ensino médio pudesse ler, entender e fazer, dados os recursos, um estudo exatamente igual.

Agora vamos ao terceiro ponto do *CONSORT*, os desfechos. Eles devem ser descritos com a mesma transparência e exatidão e ser mensurados por ferramentas claras, validadas e eficientes. Um ponto aqui: cuidado ao criar ferramentas e critérios para o seu estudo – e certifique-se de ter claro que critério cada estudo usou antes de compará-los. Para criar uma mensuração de desfecho não previamente usada você deve, antes, demonstrar que ela se comporta de modo semelhante a outras comumente usadas ou demonstrar, caso seja nova, a validade dela.

Agora chegamos ao momento de discutir duas ferramentas comumente usadas em ensaios clínicos, mas frequentemente mal-entendidas: randomização e cegamento. Vamos supor um estudo de comparação de duas técnicas cirúrgicas. A ideia é que uma delas seja menos invasiva, tenha menos riscos para o paciente e resultados semelhantes. Você desenha o estudo para que ele seja mais seguro e igualmente eficaz. Dado que o procedimento novo é menos invasivo, pensando como médico, ele deveria, provavelmente, ser direcionado preferencialmente a pessoas mais frágeis, gerando um viés de seleção. Dessa forma, se o desenho não for randomizado, e os médicos puderem selecionar quais pacientes receberão um ou outro procedimento, haverá um viés na seleção desses casos, na melhor das intenções.

Em sua forma mais simples, a randomização tira do pesquisador e do paciente a escolha de qual tratamento o paciente vai receber, deixando essa decisão ao acaso. Esse método tem uma grande vantagem: o controle de variáveis confundidoras. No exemplo da cirurgia, variações anatômicas, comorbidades, idade, peso e tantos outros fatores poderiam intervir no desfecho. Como garantir que o resultado seja puramente relacionado às diferentes técnicas? O ideal seria pegar todas as variáveis possíveis de confusão e as dividir igualmente, uma a uma, entre os dois grupos. Mas isso seria muito difícil.

Mais importante ainda, a randomização funciona não apenas para variáveis conhecidas, mas, pela própria natureza, funciona também para variáveis desconhecidas. Por exemplo, em um estudo para tratamento de câncer podemos descobrir daqui a alguns anos um novo gene que altere prognóstico e ter a segurança de que, em estudos randomizados anteriores, esse gene esteve, em teoria, igualmente distribuído entre os grupos.

Agora falemos do cegamento. Vamos supor que estamos trabalhando em um ensaio clínico para testar uma nova quimioterapia para linfomas. Para garantir que os pacientes estejam seguros, além do desfecho final de eficácia (sobrevida livre de doença), estipula-se outro desfecho, a ser avaliado em 3 meses, de resposta por PET-SCAN. Uma paciente nesse estudo, usando a droga experimental, tem sua massa tumoral reduzida em 25%, mas a captação dela, por PET, aumenta em 20%. Uma situação difícil, que merece interpretação. Como você interpretaria isso? Como uma progressão do tumor ou não?

Parece uma paródia do copo meio cheio e meio vazio, mas é algo fundamental para pesquisadores e pacientes em estudos. Se o estudo não for cego e o desfecho estudado for subjetivo, o efeito contextual fará participantes relatarem melhora do desfecho ao usar a droga nova, em particular se o pesquisador a vender como particularmente revolucionária. Também o pesquisador pode se enviesar. Caso ele acredite muito no estudo que está fazendo, talvez porque os dados anteriores sejam particularmente sólidos ou porque ele está torcendo pelo resultado e não pelo método, pode acabar interpretando desfechos com subjetividade, respondendo de forma diferente a pacientes diferentes. Desfechos complexos e com algum grau de subjetividade são particularmente sujeitos a isso.

Para solucionar esse problema, duas manobras são criadas. A premissa fundamental é que participantes e pesquisadores não saibam qual droga está sendo utilizada. Com o cegamento, medicações são colocadas em embalagens não marcadas e comprimidos e pílulas são feitos sem identificação, a fim de não dar pistas do que está sendo usado.[12]

Mas, para deixar claro: nem todo estudo precisa de grupo-controle, cegamento ou placebo. Como exemplo, vamos ver os estudos *APPLY-PHN* e *APPOINT-PHN*, publicados no mesmo artigo.[13] O desfecho principal foi aumento de 2 pontos de hemoglobina e normalização da hemoglobina, bastante objetivo. Não foi usado cegamento ou placebo. O estudo permitia que participantes que estavam na medicação-padrão fossem transferidos para a medicação nova se a avaliação de resposta inicial fosse positiva – um mecanismo chamado *cross-over* que permite reduzir ao máximo a exposição desnecessária, quando já ficou claro o potencial da alternativa.

QUANTOS PARTICIPANTES DEVEMOS INCLUIR?

A primeira noção importante aqui é a ideia de risco-benefício e a ideia de cálculo de espaço amostral. Basicamente, esse cálculo se presta a determinar o número necessário de participantes em um estudo comparativo para demonstrar um certo efeito dentro de uma certa margem de erro.

Você já viu os detalhes metodológicos desses cálculos, e aqui estão as suas bases:

- Determinar um tamanho de efeito esperado em comparação com um controle. Isso pode ser feito com base em dados de estudos anteriores, coortes, modelos animais. Pode, ainda, ser indireto, talvez um valor que justifique um investimento, ou um risco.
- Determinar as margens aceitáveis de erro tipos I e II.
- Terminar a frequência esperada do desfecho no grupo-controle.

Por exemplo, vamos supor um estudo de quimioterapia para leucemia aguda. O desfecho será óbito em 30 dias – nessa doença, a maioria dos óbitos ocorre no início do tratamento. Primeiro, preciso determinar a mortalidade da doença em nosso país, que é próxima a 30%. Baseado em modelos animais, eu espero uma redução desse valor pela metade: para 15%. O cálculo de tamanho amostral estima quantos eventos você terá de ver nos dois grupos para atingir o α que você deseja (ou limite de erro tipo I), habitualmente convencionado em 5%. A partir daí, estimarei quantas pessoas terão que ser chamadas para participar do estudo.

AS BASES LOGÍSTICAS E ESTRUTURAIS DE UM ESTUDO: OS DESAFIOS DE UM CENTRO DE PESQUISA

Conforme chegamos ao fim de nossa conversa, as duas últimas seções deste capítulo serão mais pessoais. Quero terminar discutindo um pouco do meu dia a dia como pesquisador e das dificuldades em gerir, elaborar e basear um ensaio clínico.

Ensaios clínicos exigem dinheiro, são altamente regrados e demandam uma rede de suporte e estrutura para garantir a segurança dos participantes e a confiabilidade dos resultados.

Em primeiro lugar, um ensaio clínico é, diferentemente de uma coorte, caso-controle ou relato, um desenho experimental. Ensaios clínicos são, por natureza, eticamente complexos, dado que envolvem expor seres humanos a intervenções com resultados e consequências ainda desconhecidos. Não fosse esse cuidado, esses estudos não seriam éticos – não se expõe alguém a um tratamento que sabidamente não funciona ou é inferior, em nenhum dos braços. Isso significa que esses estudos necessitam de cautelosa apreciação pelos CEP, o que, no Brasil, significa submeter os protocolos a apreciação, o que pode ser facilmente realizado no *site* da Plataforma Brasil.

O segundo ponto é que os participantes devem assinar termo de consentimento formal, livre e esclarecido no momento de entrada no estudo e sempre que houver qualquer emenda ao protocolo. Pessoas vulneráveis, menores ou com limitações intelectuais devem ter o termo assinado por um responsável. Pessoas capazes, mas com deficiência visual ou analfabetas devem ter o termo lido para elas por uma testemunha imparcial, não relacionada ao centro de estudo, patrocinador ou pesquisador. Muitos desses experimentos também significam que as participantes e as parceiras dos participantes não podem engravidar enquanto estiverem em uso das medicações experimentais: a segurança gestacional não está sendo avaliada.

Um terceiro ponto importante é o termo de compromisso. Estudos devem ser publicados. Independentemente do resultado. O risco a que os participantes foram submetidos representa essa obrigatoriedade. Por esse motivo, é necessário o cadastro dos estudos em andamento em plataformas como o ClinicalTrials,[14] para que eles sejam acompanhados. É também possível que agências reguladoras como a Food and Drug Administration (FDA) e a Agência Nacional de Vigilância Sanitária (Anvisa) façam vistorias nos centros participantes, em particular de estudos patrocinados, para garantir a qualidade e a idoneidade do andamento dos projetos.

Finalmente, por convenção, os estudos desse tipo devem aderir à Declaração de Helsinque,[15] recentemente atualizada, que tem como prioridade a proteção do indivíduo participante e de sua autonomia em todos os momentos, e o termo de consentimento deve refletir isso. Por isso mesmo, qualquer evento colateral que seja relacionado ao estudo ou à droga estudada deve ter o melhor tratamento e suporte garantidos pela equipe de pesquisa e financiados pelo patrocinador. Um ensaio clínico também não deve gerar custos para o participante. Logo, usualmente, despesas como deslocamento, alimentação, exames e qualquer outra devem ser cobertas pelo estudo.

Em suma, um estudo clínico é caro. Tudo isso também exige uma equipe. Monitores que cuidem da parte de secretariado, revisem prontuários e comunicação com patrocinador e comitê; farmacêuticos, responsáveis pela dispensação, regulação, controle e armazenamento das medicações; enfermeiros, responsáveis pela administração e coleta de exames; e os pesquisadores principais, responsáveis pela vistoria final do estudo, por todos os resultados e procedimentos do estudo e pelo recrutamento de pacientes – podendo delegar formalmente algumas funções, mas nunca se eximir delas.

TRABALHANDO EM UM ESTUDO CLÍNICO: CRÔNICAS DE UM INVESTIGADOR PRINCIPAL

A estrutura de um estudo clínico serve para proteger o participante. O pesquisador principal é um participante do ciclo de pesquisa. Seu objetivo é o sucesso do estudo – independentemente do sucesso do resultado – e o bom acompanhamento dele. O objetivo de um pesquisador não deve ser direcionado ao tratamento do paciente, mas sim à realização do estudo.

Essa mudança de visão entre o médico, que individualiza seu paciente e aplica seu conhecimento visando ao melhor resultado, e o pesquisador, que preza pelo estudo e a segurança dos participantes, é fundamentalmente diferente.

Muitas vezes, um pesquisador principal é chamado a discutir e justificar sua conduta perante o líder do estudo ou uma agência regulatória. Monitores de uma empresa usualmente contratada pelo patrocinador e validada pelas agências reguladoras com frequência revisam prontuários e levantam dúvidas que precisam ser justificadas. Caso o paciente acabe internado em um hospital que não tem nenhuma relação com a pesquisa, por exemplo, cada uma das medicações utilizadas deve ser reportada, mesmo que o pesquisador não concorde com a indicação exatamente. O estudo terá obrigação de tratar efeitos adversos relacionados à droga estudada, mas eventos não relacionados podem acabar sendo tratados em hospitais particulares ou no Sistema Único de Saúde (SUS) – daí a importância de manter um vínculo com o médico assistente.

É um exercício de humildade que força você a justificar condutas, estudar, se aprimorar, mas, ao mesmo tempo, é impessoal. A minha prioridade é com o estudo e a segurança; o resultado é uma dúvida. É também uma grande oportunidade em países como o nosso para pacientes terem acesso a tratamentos novos. Vivemos em uma situação interessante em que, no SUS, muitos tratamentos não são disponíveis e o braço-controle de muitos estudos é superior ao que podemos facilmente fornecer, enquanto o comparador é uma medicação na qual um patrocinador está investindo muitos recursos para demonstrar eficácia. No serviço onde eu atuo, a pesquisa clínica é formalmente oferecida como primeira linha a todos os participantes, se disponível. Mas, ao mesmo tempo, é responsabilidade nossa selecionar participantes para estudo. Gosto de dizer que só devemos colocar alguém em um estudo se fôssemos capazes de colocar neste a nossa mãe, caso ela estivesse na mesma situação – minha mãe não aprecia muito a comparação.

Ao fim, ensaios clínicos são desenhos poderosos para provar hipóteses. É uma arma poderosa, que traz um resultado de interpretação direta, especialmente se bem executado.

Encerro este capítulo como começamos: lembrando a você, leitor, da frase do meu professor: "Um ensaio clínico é difícil de realizar, mas fácil de interpretar; um estudo retrospectivo é fácil de realizar, mas difícil de interpretar". Espero que, ao fim desta conversa, essa frase faça mais sentido.

Fica aqui minha despedida. Espero que você tenha gostado da jornada e aprendido um pouco. Espero, também, que, como eu, você se torne, se já não é, entusiasta do saber e do aprender.

CONCLUSÃO

Realizar um ensaio clínico é mais do que aplicar um protocolo: é entender profundamente por que cada etapa existe, como ela protege o paciente e o conhecimento, e por que não há atalho para boa ciência. Ao longo deste capítulo, discutimos desde a formulação da pergunta com o PICO(T) até os desafios éticos e logísticos do mundo real, com os pés firmes na razão e os olhos atentos aos vieses humanos. O ensaio clínico, bem feito, é o elo entre a dúvida honesta e a resposta confiável. E, como vimos, ele exige não apenas técnica, mas também humildade, rigor e compromisso inegociável com a verdade.

REFERÊNCIAS

1. Scruton R. Hume. São Paulo: Publifolha; 2001.
2. Sastre GL. Hume: saber ser cético. (Descobrindo a Filosofia; v.1). São Paulo: Paulus; 2017.
3. CrashCourse. O que é filosofia? Crash Course Filosofia #1 [Internet]. 2016 [citado em 27 dez. 2024]. Disponível em: https://www.youtube.com/watch?v=1A_CAkYt3GY Acesso em: 30 maio 2025.
4. Clinical trials. Disponível em: https://www.who.int/health-topics/clinical-trials. Acesso em: 23 maio 2025.
5. Common Terminology Criteria for Adverse Events (CTCAE). 2017. Available in: https://www.meddra.org/. Acesso em: 30 maio 2025.
6. Richardson WS, Wilson MC, Nishikawa J, Hayward RS. The well-built clinical question: a key to evidence-based decisions. ACP J Club. 1995;123(3):A12-13.
7. Equator Network. Reporting guidelines [Internet]. Oxford: Equator Network; [data desconhecida] [citado em 27 dez. 2024]. Disponível em: https://www.equator-network.org/. Acesso em: 30 maio 2025.
8. Schulz KF, Altman DG, Moher D, CONSORT Group. CONSORT 2010 statement: updated guidelines for reporting parallel group randomized trials. Ann Intern Med. 2010;152(11): 726-32.

9. Willians JM. Style: 10 lessons on clarity and grace. 7.ed. New York: Longman; 2003.

10. Munro MG, Mast AE, Powers JM, Kouides PA, O'Brien SH, Richards T, et al. The relationship between heavy menstrual bleeding, iron deficiency, and iron deficiency anemia. Am J Obstet Gynecol. 2023;229(1):1-9.

11. Why is replication in research important? AJE. Disponível em: https://www.aje.com/arc/why-is-replication-in-research-important/. Acesso em: 23 maio 2025.

12. Karanicolas PJ, Farrokhyar F, Bhandari M. Blinding: who, what, when, why, how? Can J Surg. 2010;53(5):345-8.

13. Peffault de Latour R, Röth A, Kulasekararaj AG, Han B, Scheinberg P, Maciejewski JP, et al. Oral iptacopan monotherapy in paroxysmal nocturnal hemoglobinuria. N Engl J Med. 2024;390(11):994-1008.

14. Home. ClinicalTrials.gov. Disponível em: https://clinicaltrials.gov/. Acesso em: 27 dez. 2024.

15. The World Medical Association (WMA). Declaration of Helsinki. Disponível em: https://www.wma.net/what-we-do/medical-ethics/declaration-of-helsinki/. Acesso em: 23 maio 2025.

Como ler ou escrever um estudo de acurácia de exames

José Nunes de Alencar

COM ESTE CAPÍTULO VOCÊ VAI...

- Reconhecer vieses metodológicos que comprometem a validade de testes diagnósticos, como viés de incorporação, viés de *workup* e viés de espectro, entendendo seu impacto na prática clínica.
- Aplicar critérios rigorosos para avaliar a qualidade de estudos de acurácia diagnóstica, analisando desde a relevância clínica do teste até a representatividade da população e a escolha adequada do padrão-ouro.
- Interpretar corretamente as métricas de desempenho de um teste, utilizando ferramentas como intervalos de confiança e razões de verossimilhança, para tomar decisões diagnósticas mais seguras e embasadas.

INTRODUÇÃO

Durante uma visita médica na enfermaria, João, um entusiasmado aluno de medicina, destacou com confiança que o dímero-D era um teste altamente sensível para embolia pulmonar e que a troponina ocupava posição semelhante no diagnóstico de infarto. A equipe escutava atenta, até que o chefe, com um leve sorriso, lançou uma pergunta direta: "e se as pesquisas envolvendo o dímero-D e a troponina sofrerem do viés de duplo padrão-ouro e do viés de incorporação?". João hesitou. Ele havia aprendido sobre sensibilidade e especificidade, mas não sabia como as limitações metodológicas poderiam comprometer a confiabilidade de testes tão amplamente usados.

A cena não é incomum. A prática clínica está repleta de decisões baseadas em testes diagnósticos cujas evidências, muitas vezes, não foram devidamente analisadas. A capacidade de interpretar estudos de acurácia diagnóstica vai muito além de compreender tabelas de sensibilidade e especificidade; exige que reconheçamos os vieses que podem afetar os resultados e as conclusões.

Nesta nova edição do *Manual de medicina baseada em evidências*, decidimos dedicar mais atenção a esse tema crucial. Saber avaliar um estudo de acurácia não é apenas uma habilidade técnica, mas uma ferramenta prática para evitar armadilhas diagnósticas e decisões potencialmente prejudiciais aos pacientes. Neste capítulo, apresentaremos um passo a passo para análise e redação de estudos de acurácia diagnóstica. Esse guia é embasado no STARD, um *guideline* de referência para a estruturação de artigos sobre acurácia,[1] e nas principais metodologias empregadas para mitigar os vieses que frequentemente surgem nesse tipo de pesquisa.

Apertem os cintos. Aqui, há muito mais do que fórmulas matemáticas e tabelas de contingência 2x2. Exploraremos os aspectos mais sutis e, ao mesmo tempo, fascinantes da validação diagnóstica, desvendando como um simples viés pode transformar números convincentes em decisões questionáveis. Seja bem-vindo a uma jornada pelo que há de mais rigoroso e essencial na análise de testes diagnósticos.

PASSO 1: QUAL O PROPÓSITO E A RELEVÂNCIA CLÍNICA DO ESTUDO?

A relevância clínica é o ponto de partida essencial para avaliar um estudo de acurácia diagnóstica. Antes mesmo de se aprofundar em metodologias ou resultados, é crucial entender se o teste em questão tem impacto significativo na prática clínica. Imagine um cenário comum: um paciente apresenta sintomas inespecíficos e realiza um exame de biomarcadores para infarto do miocárdio. O teste retorna um resultado positivo, e o paciente é internado, submetido a exames invasivos e medicado, apenas para se descobrir posteriormente que se tratava de um falso-positivo. Esse caso ilustra como a aplicação de um teste inadequado ou mal interpretado pode levar a intervenções desnecessárias, custos elevados e angústia para o paciente e sua família. O exemplo demonstra a importância de responder à pergunta inicial: o exame avaliado é relevante na prática clínica? Isso envolve questões como a identificação de condições tratáveis, a substituição de testes mais invasivos ou ineficazes e o potencial de alterar condutas médicas.

Além disso, é fundamental distinguir entre exames de triagem e diagnósticos definitivos. Testes de triagem, como o PSA para câncer de próstata ou o ECG em avaliações pré-operatórias, são projetados para identificar indivíduos com maior probabilidade de ter uma doença, direcionando-os para investigações mais detalhadas. Em contrapartida, exames diagnósticos definitivos, como a biópsia de próstata ou a coronariografia, têm como objetivo confirmar ou excluir uma condição de maneira mais precisa. Essa diferenciação é essencial, porque as métricas de desempenho, como sensibilidade e especificidade, podem variar significativamente dependendo do papel do teste no fluxo clínico.

Portanto, ao avaliar a relevância clínica de um estudo de acurácia, o leitor ou autor deve se perguntar: este teste é capaz de identificar uma condição tratável? Ele pode substituir métodos menos eficazes ou onerosos? Ele modifica as probabilidades diagnósticas de forma suficiente para alterar a conduta clínica?

PASSO 2: QUAL A METODOLOGIA DO ESTUDO?

A escolha da metodologia é um passo determinante para a validade e aplicabilidade dos resultados. A estrutura do estudo, seu desenho e a seleção do padrão-ouro impactam diretamente na capacidade de obter conclusões confiáveis e relevantes.

No topo visível e factível do *iceberg* das evidências sobre acurácia diagnóstica estão os estudos transversais (*cross-sectional*) que comparam, de forma cega e, aqui, prospectiva, novos testes a padrões-ouro. Depois vêm os estudos transversais que foram analisados retrospectivamente. Estudos transversais têm a vantagem de não ter manipulação do tamanho da amostra pelo pesquisador, permitindo, assim, uma população mais heterogênea. É uma pesquisa com muito mais potencial de simular mais corretamente a vida real.

Os estudos do tipo caso-controle vêm logo depois no *iceberg* das evidências.[2] Esses estudos comparam, retrospectiva ou prospectivamente, grupos sabidamente doentes e saudáveis. O número de pessoas em cada grupo fica a cargo do pesquisador. Embora sejam úteis para avaliar a sensibilidade e a especificidade em condições controladas, eles partem de uma população truncada, com proporções artificiais de casos e controles, o que reduz sua capacidade de representar a realidade clínica. O nível mais baixo do *iceberg* fica com as séries de casos e a opinião de *experts*.

Outro ponto crítico na metodologia é a seleção do padrão-ouro. Idealmente, o padrão-ouro deve ser universalmente aceito, reproduzível e ter a menor margem de erro possível. Contudo, nem sempre essa condição é atingida. Para diagnósticos de infarto, por exemplo, utilizaram-se por muitos anos alguns biomarcadores, como troponinas. O problema dessa atitude, que já virou histórica, é que o paradigma de tratamento não se baseia na elevação de biomarcadores, mas na oclusão coronária por um trombo. O padrão-ouro, nesse caso, falha em determinar a necessidade do tratamento. No infarto, mais especificamente, ocorreu ainda outro viés grave na escolha do padrão-ouro: o viés da incorporação. Aqui, o teste avaliado influencia ou faz parte da definição do padrão-ouro. Isso faz com que um teste "se olhe no espelho", inflando falsamente sua sensibilidade e especificidade (Figura 1). No caso do infarto, essas escolhas inadequadas que fizeram no passado afundaram esse tema em paradoxos tão difíceis de serem percebidos que a maioria dos médicos nem sequer tem noção de que estão sendo "enganados" pelo diagnóstico. A saber, ocorrem com

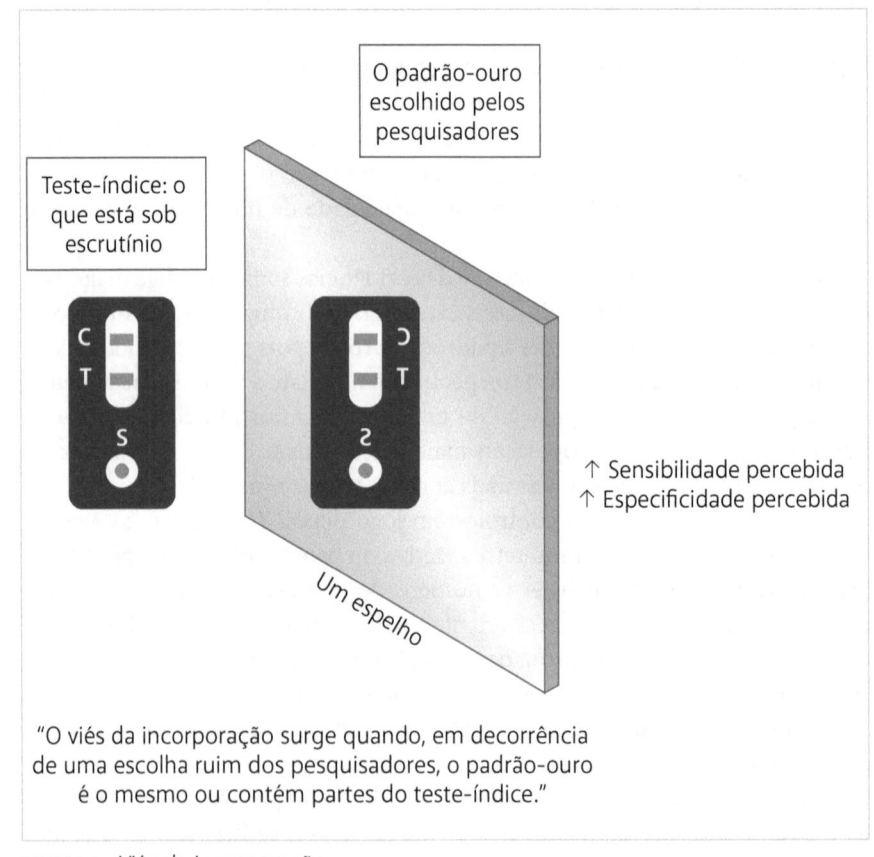

"O viés da incorporação surge quando, em decorrência de uma escolha ruim dos pesquisadores, o padrão-ouro é o mesmo ou contém partes do teste-índice."

FIGURA 1   Viés de incorporação.

essa doença os paradoxos do "falso-negativo inexistente"[3] e do "falso-positivo inexistente",[4] exatamente pela inflação falsa da sensibilidade e especificidade quando ocorre o viés de incorporação.

Há, ainda, cenários nos quais o padrão-ouro é imperfeito, mas funciona como a melhor referência disponível. Um exemplo disso é o RT-PCR para covid. Ele apresenta sensibilidade de apenas 70% e especificidade de 95%.[5] Todo estudo que usar o RT-PCR como padrão-ouro terá sua sensibilidade e especificidade comparadas a esses números. Então, se um estudo "tem 90% de sensibilidade para covid", agora você já sabe: é 90% de 70%. Ou seja, 63%.

PASSO 3: A POPULAÇÃO ESTUDADA É REPRESENTATIVA?

A representatividade da população é um componente central na avaliação de estudos de acurácia diagnóstica, pois determina o quanto os resultados do estudo podem ser aplicados na prática clínica. Critérios de inclusão e exclusão claros são indispensáveis para evitar vieses e garantir que a amostra reflita a diversidade de pacientes encontrados no mundo real. Uma amostra heterogênea, que inclua indivíduos com diferentes graus de gravidade da doença, condições confundidoras e estados intermediários, permite avaliar melhor o desempenho do teste em situações clínicas variadas. Em compensação, populações homogêneas ou artificialmente selecionadas podem gerar estimativas infladas de sensibilidade e especificidade, comprometendo a validade externa do estudo.

Um exemplo prático do viés de espectro pode ser encontrado em estudos que avaliam a eficácia do ecocardiograma de estresse na detecção de doença arterial coronariana.[6] Se o estudo incluir apenas pacientes com sintomas muito claros e história de infarto prévio, comparando-os a indivíduos jovens e saudáveis sem fatores de risco, a sensibilidade e a especificidade do teste serão superestimadas. Estudos assim podem superestimar a eficácia do teste, sugerindo um desempenho que dificilmente será replicado em populações gerais.[7] Esse tipo de viés é particularmente comum em estudos do tipo caso-controle, nos quais as proporções de casos e controles são manipuladas para fins analíticos.

PASSO 4: COMO OS RESULTADOS FORAM INTERPRETADOS?

A qualidade metodológica de um estudo de acurácia diagnóstica depende fortemente do rigor no controle de vieses e da consistência dos resultados entre diferentes avaliadores ou momentos de avaliação. O cegamento e a reprodutibilidade desempenham um papel crucial nesse processo, garantindo que os achados sejam confiáveis e aplicáveis na prática clínica.

O cegamento é fundamental para evitar o viés de expectativa, que ocorre quando os avaliadores, conscientes de informações clínicas ou resultados prévios, são influenciados ao interpretar os dados. Em um estudo de acurácia, isso pode levar à superestimação da sensibilidade ou especificidade do teste avaliado.[8] Um exemplo comum está na interpretação de exames de imagem, como tomografias, em que radiologistas podem ser influenciados ao saber que o paciente apresenta sintomas específicos. A ausência de cegamento, nesses casos, compromete a validade dos resultados e reduz a credibilidade do estudo.[7]

Além do cegamento, a reprodutibilidade é outro aspecto crítico. Ela pode ser avaliada sob dois aspectos: intraobservador, que verifica a consistência dos resultados de um mesmo avaliador ao repetir a análise, e interobservador, que mede a concordância entre diferentes avaliadores. A reprodutibilidade é essencial para consolidar a confiança no teste, especialmente em cenários nos quais a interpretação dos resultados envolve julgamento subjetivo, como em laudos de biópsias ou critérios clínicos compostos.[9] Métodos estatísticos como o coeficiente *kappa* são frequentemente utilizados para quantificar essa concordância, e valores baixos indicam inconsistências que precisam ser abordadas antes que o teste possa ser amplamente utilizado.[10] Imagine um estudo que avalia um novo método para detecção de arritmias em eletrocardiogramas. Se a concordância entre os cardiologistas que analisam os traçados for baixa, isso sugere que o teste não é confiável o suficiente para aplicação rotineira. Em contrapartida, alta reprodutibilidade entre diferentes profissionais fortalece a robustez do método e justifica sua adoção em larga escala.

PASSO 5: QUAIS MÉTRICAS DE ACURÁCIA FORAM DEMONSTRADAS?

As métricas de acurácia diagnóstica, como sensibilidade, especificidade, valores preditivos e razões de verossimilhança, são derivadas diretamente da tabela de contingência 2x2. Essa tabela organiza os resultados do teste em quatro categorias: verdadeiros positivos, falsos-positivos, verdadeiros negativos e falsos-negativos. Embora esses conceitos sejam detalhados no Capítulo 13 – "Como interpretar um teste diagnóstico?", é importante ressaltar que sua utilidade prática depende da confiabilidade das estimativas fornecidas pelos estudos e de como elas são interpretadas no contexto clínico.[11]

Além dos cálculos das métricas, a inclusão de intervalos de confiança (IC) é indispensável para avaliar a precisão dos resultados. Um intervalo de confiança estreito indica que o estudo foi conduzido em uma amostra suficientemente grande, reduzindo a incerteza estatística. Em contrapartida, intervalos largos sugerem que os resultados podem não ser robustos, especialmente em estudos com amostras pequenas.[7] O papel dos IC é prático: eles não apenas informam a confiabilidade dos achados, mas também ajudam a identificar testes com baixa capacidade diagnóstica. Quando o IC de uma métrica, como a razão de verossimilhança, cruza 1, isso indica que o teste não consegue alterar significativamente a probabilidade de uma condição, colocando-o na chamada "zona nula diagnóstica".[12]

Nesse contexto, o Alencar índex surge como uma ferramenta simples e eficaz para avaliar a utilidade clínica de um teste diagnóstico. Ele é calculado somando os limites inferiores dos intervalos de confiança da sensibilidade e da especificidade. Se o resultado for igual ou menor que 1,0 (ou 100%), o teste pode ser considerado clinicamente irrelevante, pois, ao calcular as razões de verossimilhança correspondentes, tanto a RV+ quanto a RV– estarão próximas de 1. Esse índice oferece uma maneira rápida de identificar testes com pouca capacidade de modificar as probabilidades pré-teste. Por exemplo, em um estudo que avaliou a acurácia do bloqueio de ramo esquerdo como marcador de infarto agudo, os limites inferiores dos IC para sensibilidade (24%) e especificidade (57%) somaram 81%, posicionando o teste na zona nula diagnóstica. Isso significa que, mesmo considerando os melhores cenários dentro dos IC, o teste não teria impacto clínico relevante.[12]

A simplicidade do Alencar índex é seu ponto forte, pois permite uma análise preliminar rápida, tanto para testes com desfechos binários quanto contínuos. Sua aplicação pode ser ampliada para selecionar pontos de corte em curvas ROC, rejeitando aqueles cuja soma dos limites inferiores de sensibilidade e especificidade seja menor ou igual a 1,0.

PASSO 6: QUAIS FORAM AS LIMITAÇÕES DO ESTUDO?

Ao avaliar estudos de acurácia diagnóstica, identificar e discutir as limitações metodológicas é essencial para interpretar os resultados com precisão. Entre os vieses mais comuns estão o viés de *workup*, o viés de seleção e o viés de espectro. Esses fatores podem distorcer as estimativas de sensibilidade e especificidade, afetando a aplicabilidade clínica do teste.

O viés de *workup* ou "viés de duplo padrão-ouro" ocorre quando apenas pacientes com resultados positivos no teste-índice são submetidos ao padrão-ouro. Isso cria uma superestimação da sensibilidade ao excluir casos de falsos-negativos que não passam pelo padrão-ouro. Um exemplo ilustrativo é um estudo de diagnóstico de acidente vascular cerebral que inclui apenas pacientes com ressonância magnética confirmando o diagnóstico, deixando de fora aqueles que tiveram resultado negativo no teste-índice, mas que poderiam apresentar a condição.[13]

O viés de espectro é outro problema recorrente, especialmente em estudos que utilizam amostras de conveniência ou delineamentos caso-controle (Figura 2). Nesses casos, a inclusão de pacientes com doenças muito graves ("os mais doentes dos doentes") ou muito saudáveis ("os mais saudáveis dos saudáveis") pode inflar artificialmente tanto a sensibilidade quanto a especificidade. Por exemplo, um estudo que avalia a acurácia da ultrassonografia para trombose venosa profunda, ao incluir apenas pacientes com sinais clínicos clássicos e excluir casos intermediários ou incertos, pode levar à superestimação dos resultados.[6] Também ocorre em estudos que excluem resultados indeterminados ou pacientes difíceis de avaliar. Imagine um estudo de ultrassonografia para edema pulmonar que ignora imagens de baixa qualidade ou resultados *border-line*; isso aumenta a sensibilidade e a especificidade, mas reduz a generalização para a prática clínica.

Além disso, a discussão sobre as limitações do estudo deve abordar a generalização dos resultados. Estudos realizados em populações altamente selecionadas ou em ambientes específicos, como hospitais terciários, podem não refletir a realidade de contextos clínicos mais amplos. Essa falta de representatividade limita a aplicabilidade prática do teste em diferentes cenários, comprometendo sua relevância clínica. Um exemplo clássico de estudo com limitações críticas mal discutidas envolve a avaliação do dímero-D para excluir

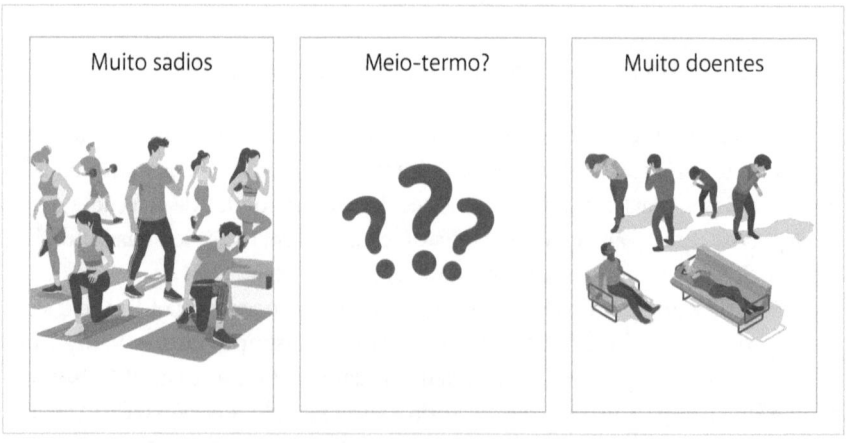

FIGURA 2 Viés do espectro: a inclusão por conveniência apenas de extremos (muito saudáveis e muito doentes) deixa casos duvidosos e indeterminados fora da pesquisa e tende a inflar a sensibilidade e a especificidade.

embolia pulmonar. Em muitos casos, os pacientes com resultados negativos no teste-índice não foram submetidos a angiotomografia de tórax, recebendo apenas acompanhamento clínico. Esse viés de *workup* subestima a prevalência de embolias subsegmentares e eleva artificialmente a sensibilidade e a especificidade do teste.

CONCLUSÃO

Estudos de acurácia diagnóstica são, ao mesmo tempo, indispensáveis e perigosamente enganosos quando malconduzidos. Como vimos, não basta conhecer termos como sensibilidade e especificidade, é preciso entender o contexto em que os números foram gerados, reconhecer os vieses sutis que distorcem resultados e saber distinguir entre testes clinicamente úteis e ilusões estatísticas. A análise crítica de um estudo de acurácia é, acima de tudo, um exercício de lucidez: exige desconfiar do que brilha demais e perguntar sempre se aquele exame, diante do paciente real, melhora a nossa capacidade de decidir com responsabilidade. Afinal, um diagnóstico só é válido se for confiável, aplicável e, sobretudo, relevante.

REFERÊNCIAS

1. Cohen JF, Korevaar DA, Altman DG, Bruns DE, Gatsonis CA, Hooft L, et al. STARD 2015 guidelines for reporting diagnostic accuracy studies: explanation and elaboration. BMJ Open. 2016;6(11):e012799.
2. Kohn MA, Newman TB (orgs.). Critical appraisal of studies of diagnostic tests. In: Evidence-based diagnosis. Cambridge: Cambridge University Press; 2009. p.94-115.
3. Alencar JN de, Meyers HP, McLaren JTT, Smith SW. No false negative paradox in STEMI-NSTEMI diagnosis. Heart. 2024;110(21):1247-9.
4. de Alencar JN. The troponin trap: a deep dive into incorporation and feedback sanction biases in NSTEMI diagnoses. Acta Cardiologica. 2024;79(7):857-9.
5. Watson J, Whiting PF, Brush JE. Interpreting a covid-19 test result. BMJ. 2020;369:m1808.
6. Hall MK, Kea B, Wang R. Recognising bias in studies of diagnostic tests part 1: Patient selection. Emerg Med J. 2019;36(7):431-4.
7. Greenhalgh T. How to read a paper: papers that report diagnostic or screening tests. BMJ. 1997;315(7107):540-3.
8. Rutjes AWS, Reitsma JB, Di Nisio M, Smidt N, van Rijn JC, Bossuyt PMM. Evidence of bias and variation in diagnostic accuracy studies. CMAJ. 2006;174(4):469-76.
9. Benchoufi M, Matzner-Lober E, Molinari N, Jannot AS, Soyer P. Interobserver agreement issues in radiology. Diagn Interv Imaging. 2020;101(10):639-41.
10. Viera AJ, Garrett JM. Understanding interobserver agreement: the kappa statistic. Fam Med. 2005;37(5):360-3.

11. Sackett DL, Haynes RB. The architecture of diagnostic research. BMJ. 2002;324(7336): 539-41.

12. de Alencar JN, da Costa GG, de Souza VBP, Barbara FN, Gonzaga Y, Migowski A. Evaluating clinical utility in diagnostic tests: likelihood ratios confidence intervals and proposal of a simple index. Journal of Evidence-Based Medicine. 2024;17(3):477-9.

13. Kea B, Hall MK, Wang R. Recognising bias in studies of diagnostic tests part 2: interpreting and verifying the index test. Emerg Med J. 2019;36(8):501-5.

Como ler ou escrever um relato de caso

José Nunes de Alencar

COM ESTE CAPÍTULO VOCÊ VAI...

- Refletir sobre o fato de que a singularidade e a relevância de um relato de caso são elementos essenciais para garantir sua contribuição ao avanço do conhecimento médico.
- Aprender a interpretar relatos de caso com rigor crítico, explorando diagnósticos diferenciais, reconhecendo vieses comuns e avaliando as limitações das conclusões apresentadas, garantindo que o relato não apenas narre uma história, mas contribua para a construção de hipóteses e o avanço da prática médica.

INTRODUÇÃO

Foi com o coração transbordando de entusiasmo que Ana chegou ao congresso naquele dia. Estudante de medicina, ainda no quarto ano, ela não conseguia conter o orgulho de ver seu primeiro relato de caso transformado em um pôster científico. O paciente era fascinante: um homem jovem, previamente saudável, que havia apresentado uma manifestação raríssima de uma doença autoimune. O diagnóstico fora cuidadosamente construído ao longo de semanas, entre discussões acaloradas na enfermaria e noites mergulhada nos livros de medicina interna. Sob a orientação de seu chefe, um renomado reumatologista, Ana sentia que cada detalhe do caso confirmava sua hipótese. O pôster, cuidadosamente diagramado, trazia gráficos e imagens radiológicas impressionantes, e o título, audacioso, prometia uma descoberta singular.

No entanto, o brilho da conquista começou a ser questionado logo na primeira interação com o examinador de pôsteres. Um médico mais velho, de cabelos grisalhos e olhar atento, aproximou-se. Após ler rapidamente o resumo exposto, fez a pergunta que Ana jamais esperava ouvir: "Você considerou a possibilidade de que esse paciente tenha outra doença?".

Ana ficou desconcertada. Ela, que até então se sentia segura de cada linha e imagem, percebeu um desconforto se instalando. Tentou responder com firmeza: "Sim, claro, pensamos em algumas hipóteses diferenciais, mas todos os dados apontam para o diagnóstico que propusemos". Mas o examinador não parecia convencido. "Entendo sua confiança", disse ele, "mas e se os achados que você atribui à sua doença forem, na verdade, compatíveis com outra condição? Não seria prudente explorar isso mais a fundo, ao menos na discussão?"

A cada nova pergunta, Ana sentia a convicção transformando-se em dúvidas. "E se o fator reumatoide elevado for apenas uma coincidência? E se os sintomas gastrointestinais sugerirem algo completamente diferente, como uma doença de Crohn atípica?" Ele insistia em um tom calmo, quase paternal: "Relatos de caso são mais do que uma boa história. Eles precisam ser uma análise crítica, que explore todas as possibilidades e, principalmente, que reconheça suas limitações. Você precisa colocar essa ideia na mesa. É isso que transforma uma descrição isolada em uma verdadeira contribuição para a medicina".

Ao final daquele dia, Ana não sentia mais o mesmo entusiasmo. Não que estivesse triste – longe disso. Mas a sensação de ter passado por um crivo tão rigoroso acendeu nela uma nova percepção sobre o verdadeiro valor de um relato de caso. Era mais do que uma oportunidade de brilhar em um congresso; era um exercício de humildade, de ponderação e de compromisso com a ciência.

Este capítulo nasce dessa necessidade: mostrar a você, leitor, como ler e escrever um relato de caso que vá além da narrativa fascinante. Vamos explorar juntos como estruturar relatos que não apenas relatem uma história, mas que contribuam genuinamente para o avanço do conhecimento médico, com rigor, ética e relevância clínica. Acompanhe e aprenda como transformar observações clínicas em ferramentas que realmente impactem a prática e a pesquisa.

PASSO 1: QUAL A RELEVÂNCIA DO RELATO DE CASO?

A primeira questão que deve guiar a leitura ou redação de um relato de caso é se ele contribui, de fato, para o avanço do conhecimento médico ou para o aprendizado clínico. Relatos de caso ocupam uma posição peculiar na hierarquia de evidências: embora estejam na base dos *icebergs*, são frequentemente o ponto de partida para a geração de hipóteses e descobertas futuras. Para que sejam considerados relevantes, esses relatos precisam apresentar algo único, como uma doença rara, uma manifestação clínica atípica, uma nova associação entre condições ou um efeito adverso previamente não documentado. É a singularidade do caso que frequentemente atrai a atenção inicial, marcando-o como potencialmente informativo para outros clínicos e pesquisadores.[1]

Além disso, o caso precisa abordar problemas clínicos com implicações práticas claras. Relatos que documentam falhas diagnósticas, respostas terapêuticas inesperadas ou desafios na gestão de condições clínicas contribuem para a melhoria da prática médica ao expor vulnerabilidades ou novas possibilidades nos protocolos existentes. Por exemplo, a observação de uma resposta adversa rara a um medicamento pode alertar sobre riscos previamente ignorados e desencadear revisões na prática clínica ou em diretrizes. De igual importância, relatos que ilustram lacunas no conhecimento atual são essenciais para direcionar investigações futuras. É com base nessas observações iniciais que estudos mais robustos podem ser desenhados, com o objetivo de confirmar associações, elucidar mecanismos ou desenvolver intervenções específicas.[2]

A relevância de um relato não reside apenas no evento isolado, mas em seu potencial de oferecer *insights* que transcendem o caso descrito. Isso requer uma análise crítica que vai além da narrativa descritiva, destacando o impacto clínico e as questões que o caso levanta. A literatura demonstra que relatos de caso frequentemente servem como o gatilho para a identificação de novos riscos associados a fármacos, para a descrição de condições previamente desconhecidas ou para a validação de teorias biológicas em cenários clínicos.

É importante lembrar que, apesar de sua utilidade, relatos de caso não devem ser utilizados como base para mudanças imediatas na prática clínica, pois carecem de robustez metodológica suficiente para justificar intervenções mais amplas.

PASSO 2: A DOCUMENTAÇÃO É COMPLETA E PRECISA?

A validade de um relato de caso está diretamente ligada à qualidade da documentação apresentada. Um caso bem documentado deve incluir um histórico clínico detalhado, com informações organizadas cronologicamente, abrangendo exames físicos, testes diagnósticos e intervenções realizadas. Essa organização é essencial para que o leitor consiga compreender plenamente o contexto do caso e avaliar a consistência das informações fornecidas. É imprescindível que o autor explique claramente como o diagnóstico foi estabelecido e como os diagnósticos diferenciais foram investigados e, porventura, excluídos.[3] Essa abordagem crítica permite que outros profissionais reconheçam o caso em sua prática clínica ou, quando pertinente, o repliquem como base para estudos adicionais.

Seja muito claro e honesto. Eu frequentemente tenho a tarefa de aceitar ou recusar artigos do tipo "relato de caso" na *Journal of Electrocardiology*, revista de que sou editor, ou mesmo avaliar seu pôster em algum congresso, e te digo claramente: eu confio muito mais em um relato de caso que não tem vergonha de apontar um erro, uma falha, uma creatinina que faltou, um dado que na verdade fala contra a narrativa dos autores. Não esconda nada. Casos perfeitos soam mal para mim. Como autor de relatos de casos que sou às vezes, sempre tento imprimir essa honestidade e tem dado certo.

Além disso, é necessário garantir que o relato seja replicável por outros médicos e pesquisadores. Para isso, detalhes suficientes sobre os achados clínicos e laboratoriais, bem como sobre os métodos utilizados para investigá-los, devem ser apresentados. Um relato incompleto ou que careça de clareza na descrição dos procedimentos realizados pode ser visto como de baixa utilidade prática e científica. A inclusão de tabelas, imagens ou gráficos ilustrativos pode ajudar a transmitir melhor os dados, mas é essencial que esses elementos estejam adequadamente legendados e contextualizados no texto principal.

Outro aspecto crucial na elaboração de um relato de caso é a conformidade ética, que demanda atenção especial às regulamentações locais e internacionais. Nos Estados Unidos, relatos de caso que envolvem três ou menos pacientes geralmente não são classificados como pesquisa científica e, portanto, não exigem revisão de um comitê de ética institucional (IRB). Isso se deve ao fato de que esses relatos não atendem à definição de investigação sistemática com potencial para gerar conhecimento generalizável. Contudo, essa isenção não significa ausência de requisitos éticos. É obrigatório que o relato respeite as normas de privacidade estabelecidas pelo *Health Insurance Portability and Accountability Act* (HIPAA), que regula o manejo de informações de saúde identificáveis. A conformidade com o HIPAA implica que os dados apresentados no relato são completamente desidentificados, de forma que nenhuma informação permita, isoladamente ou em combinação, identificar o paciente.[4]

Os 18 identificadores protegidos pelo HIPAA incluem nome, elementos geográficos detalhados (como cidades ou bairros menores que um estado), datas relacionadas à saúde (como data de nascimento ou internação), números de telefone, endereços de *e-mail*, números de documentos como o seguro social ou registros médicos, informações biométricas (como impressões digitais), identificadores digitais (URL ou endereços IP) e imagens que contenham elementos identificáveis, como rostos. Esses critérios são especialmente relevantes em casos raros, nos quais a combinação de características clínicas ou demográficas pode facilitar a identificação do paciente. Nessas situações, além de desidentificar os dados, é obrigatório obter um consentimento expresso e por escrito do paciente, utilizando uma autorização específica que esteja em conformidade com o HIPAA.

Na prática, desidentificar informações para um relato de caso requer mais do que a simples remoção de nomes ou números de documentos. É necessário reconfigurar a apresentação dos dados para garantir que o anonimato seja mantido sem comprometer a utilidade clínica do relato. Por exemplo, em vez de relatar "um homem de 58 anos", pode-se utilizar a descrição "um homem na faixa dos cinquenta anos". Datas específicas, como a do início de um sintoma ou de uma intervenção, podem ser substituídas por períodos aproximados, como "há cerca de seis meses". Localizações geográficas devem ser generalizadas para regiões maiores, como estados ou países, evitando referências a cidades ou localidades menores.

Além disso, os autores devem adotar outras estratégias para preservar a privacidade, como a omissão de informações demográficas desnecessárias ao entendimento do caso. Por exemplo, gênero e idade podem ser excluídos se não forem relevantes para a interpretação clínica. Da mesma forma, em imagens diagnósticas, é essencial remover qualquer dado de identificação presente, como marcas de tempo ou identificadores hospitalares. Quando for inevitável incluir imagens faciais ou outras informações altamente identificáveis, é indispensável obter o consentimento do paciente para sua utilização.

Ainda que a revisão ética formal não seja exigida para relatos nos Estados Unidos, algumas revistas podem solicitar uma declaração oficial do IRB confirmando que o estudo não se qualifica como pesquisa. Nesse caso, os autores podem submeter uma aplicação ao comitê solicitando uma determinação formal de "não pesquisa", que pode ser anexada ao manuscrito como prova de conformidade.

No Brasil, a exigência ética é mais cartorial e burocrática. De acordo com a Resolução de 2018 da CONEP, todos os relatos de caso, independentemente do número de pacientes, devem ser submetidos à Plataforma Brasil para avaliação ética prévia.[5] Essa regulamentação reflete a preocupação de proteger os direitos e a privacidade dos pacientes em qualquer tipo de publicação médica. Assim como no contexto do HIPAA, os dados devem ser desidentificados, e a apresentação deve ser acompanhada do consentimento explícito do paciente ou de seu representante legal, sempre que informações sensíveis forem divulgadas.

PASSO 3: A INTERPRETAÇÃO É CONSISTENTE COM OS DADOS E BASEADA EM EVIDÊNCIAS?

A interpretação de um relato de caso deve ser construída com rigor e imparcialidade, de forma a oferecer uma análise que seja não apenas lógica, mas também fundamentada em evidências robustas. O primeiro passo nesse processo é a consideração detalhada dos diagnósticos diferenciais. Todo relato clínico, especialmente os que envolvem casos complexos ou apresentações atípicas, deve incluir uma discussão explícita sobre as hipóteses alternativas levantadas durante a investigação. É imprescindível que o autor descreva as razões que levaram à aceitação ou rejeição de cada uma delas, baseando-se em dados objetivos e na plausibilidade biológica. Essa abordagem não apenas enriquece o relato, mas também demonstra a profundidade do raciocínio clínico aplicado.

A reflexão crítica sobre as limitações do raciocínio e das conclusões apresentadas é um aspecto central na elaboração e interpretação de relatos de caso. Todo relato está inevitavelmente sujeito a vieses, que podem surgir em diversas etapas, desde a seleção do caso até a análise e apresentação dos dados. Reconhecer esses vieses, avaliar sua presença e discutir o impacto que podem ter sobre as conclusões não apenas reforça a credibilidade do autor, mas também oferece ao leitor uma visão mais equilibrada do caso descrito. De novo, seja honesto. Você não está descobrindo a roda, está relatando seu caso para apreciação de outros médicos e pesquisadores.

Entre os principais vieses que podem comprometer a interpretação de relatos de caso, estão os cognitivos, de seleção, de gênero, de confirmação, narrativos e de publicação.

Os vieses cognitivos refletem padrões sistemáticos de desvios no julgamento que podem levar a erros diagnósticos e gerenciais.[6] Entre eles, destacam-se a superconfiança, o efeito de ancoragem, o viés de disponibilidade e o viés retrospectivo. A superconfiança ocorre quando o autor deposita uma certeza desproporcional em suas habilidades diagnósticas, ignorando a incerteza inerente aos dados disponíveis. O efeito de ancoragem envolve dar peso excessivo às informações iniciais recebidas, negligenciando dados subsequentes que possam apontar para uma direção diferente. Já o viés de disponibilidade se manifesta quando experiências recentes com determinada condição influenciam indevidamente a percepção de sua probabilidade, mesmo em contextos em que a condição não é tão prevalente.

O viés de seleção é outro problema frequente e surge quando o caso descrito não representa adequadamente a população de pacientes em questão. Em relatos de caso, há uma tendência natural de priorizar casos raros, dramáticos ou com desfechos impressionantes.[7] Embora compreensível do ponto de vista editorial, essa prática pode levar a percepções distorcidas sobre a prevalência ou a apresentação típica de uma condição clínica, comprometendo a aplicabilidade das informações descritas no relato.[8]

O viés de gênero é um fenômeno mais sutil, mas igualmente importante. Estudos indicam que relatos de caso frequentemente incluem mais pacientes do sexo masculino do que feminino, mesmo em condições que não apresentam diferenças de prevalência entre os gêneros. Essa desproporção leva à sub-representação de apresentações específicas de mulheres e pode impactar negativamente a geração de hipóteses e a tomada de decisão clínica.[9]

O viés de confirmação, por sua vez, está relacionado à tendência de buscar e enfatizar evidências que reforcem uma hipótese preexistente, ao mesmo tempo que se desconsideram ou minimizam informações contraditórias. Em relatos de caso, esse viés pode levar o autor a interpretar os dados de forma seletiva, destacando achados que corroboram a interpretação desejada e omitindo aqueles que poderiam sugerir hipóteses alternativas.[10]

A natureza narrativa dos relatos de caso também pode introduzir o chamado viés narrativo. Por serem apresentados como histórias, há o risco de que o relato enfatize excessivamente elementos anedóticos, atribuindo-lhes uma importância que não pode ser generalizada. Isso é particularmente problemático em casos que incluem desfechos excepcionais ou inesperados, nos quais a força da narrativa pode ofuscar a falta de generalizabilidade dos achados descritos.[1]

Por fim, o viés de publicação desempenha um papel significativo na disseminação de relatos de caso. Revistas médicas têm maior probabilidade de aceitar relatos que apresentem achados inéditos ou positivos, enquanto casos que resultam em desfechos neutros ou negativos tendem a ser ignorados.[12] Um estudo mostrou que, entre os casos relatados à revista *Lancet*, apenas 5% reportavam falhas terapêuticas.[13] Essa preferência editorial pode levar à super-representação de determinadas intervenções ou desfechos na literatura, criando uma percepção enviesada sobre sua eficácia ou importância clínica.

A validade das conclusões deve ser sempre avaliada à luz dos dados disponíveis. Diagnósticos diferenciais que não foram adequadamente excluídos podem comprometer completamente a interpretação do caso, descredibilizando as hipóteses apresentadas. Um relato que não aborda essa questão de maneira clara na sua "Discussão" corre o risco de ser percebido como especulativo ou pouco confiável e ser recusado – eu recusaria. Assim, o autor deve evitar extrapolações injustificadas, limitando suas recomendações a observações que sejam sustentadas pelas informações contidas no caso. Conclusões amplas ou generalizações baseadas em um único caso podem ser particularmente perigosas, uma vez que desconsideram a variabilidade inerente aos fenômenos clínicos.

A construção de uma discussão equilibrada exige ainda que o autor integre as evidências do caso com o conhecimento já estabelecido na literatura médica. É importante demonstrar como os achados dialogam com o que já se sabe sobre a condição ou intervenção em questão, ao mesmo tempo que se reconhecem as incertezas e lacunas.

Finalmente, o autor deve adotar um tom conservador ao propor implicações clínicas ou educacionais do caso. Em vez de apresentar o relato como evidência suficiente para mudar práticas ou diretrizes, ele deve posicioná-lo como uma contribuição inicial que merece investigação mais aprofundada. Essa postura não apenas protege o leitor de inferências precipitadas, mas também fortalece a relevância do relato como um ponto de partida legítimo para futuras pesquisas.

CONCLUSÃO

Relatos de caso têm um papel valioso na prática médica, mas seu impacto depende de uma abordagem crítica e metodologicamente rigorosa. Um bom relato não se limita a descrever um evento clínico raro; ele deve explorar de forma clara e objetiva diagnósticos diferenciais, apresentar documentação completa e detalhada, e refletir sobre as limitações do raciocínio proposto. A ética na condução e publicação, especialmente no que diz respeito à privacidade do paciente, é inegociável e requer atenção tanto ao desidentificar os dados quanto ao obter consentimento informado adequado.

Interpretar ou escrever relatos de caso com seriedade significa reconhecer que eles não servem para confirmar hipóteses, mas para gerar novas perguntas e apontar direções para investigações mais robustas. Ao aplicar esses princípios, o relato deixa de ser apenas uma história interessante para se tornar uma contribuição científica real e útil para a evolução do conhecimento médico.

REFERÊNCIAS

1. Khan KS, Thompson PJ. A proposal for writing and appraising case reports. BJOG. 2002;109(8):849-51.
2. Pierson DJ. How to read a case report (or teaching case of the month). Respir Care. 2009;54(10):1372-8.
3. McCarthy LH, Reilly KE. How to write a case report. Fam Med. 2000;32(3):190-5.

4. Human Research Protection Program. When IRB review may not be required [Internet]: Human Research Protection Program; [citado em 27 dez. 2024]. Disponível em: https:// research.ucsd.edu/research-ethics/human-research-protections/programs/irb-review--not-required.html. Acesso em: 30 maio 2025.

5. Brasil. Conselho Nacional de Saúde. Carta Circular n. 166, de 12 de junho de 2018. Esclarecimentos sobre a aplicação da Resolução CNS n. 510/2016 [Internet]. Brasília: CNS; 2018 [citado em 27 dez. 2024]. Disponível em: https://conselho.saude.gov.br/. Acesso em: 30 maio 2025.

6. Zwaan L, Monteiro S, Sherbino J, Ilgen J, Howey B, Norman G. Is bias in the eye of the beholder? A vignette study to assess recognition of cognitive biases in clinical case workups. BMJ Qual Saf. 2017;26(2):104-10.

7. Murad MH, Sultan S, Haffar S, Bazerbachi F. Methodological quality and synthesis of case series and case reports. BMJ Evid Based Med. 2018;23(2):60-3.

8. Hoffman JR. Rethinking case reports. West J Med. 1999;170(5):253-4.

9. Allotey P, Allotey-Reidpath C, Reidpath DD. Gender bias in clinical case reports: a cross-sectional study of the "big five" medical journals. PLoS One. 2017;12(5):e0177386.

10. Ke Y, Yang R, Lie SA, Lim TXY, Ning Y, Li I, et al. Mitigating cognitive biases in clinical decision-making through multi-agent conversations using large language models: simulation study. J Med Internet Res. 2024;26:e59439.

11. Charlton BG, Walston F. Individual case studies in clinical research. J Eval Clin Pract. 1998;4(2):147-55.

12. Easterbrook PJ, Berlin JA, Gopalan R, Matthews DR. Publication bias in clinical research. Lancet. 1991;337(8746):867-72.

13. Albrecht J, Meves A, Bigby M. Case reports and case series from Lancet had significant impact on medical literature. J Clin Epidemiol. 2005;58(12):1227-32.

Como ler ou escrever um estudo observacional

José Carlos Stumpf Souto
Pedro Nascimento Martins
José Nunes de Alencar

COM ESTE CAPÍTULO VOCÊ VAI...

- Entender o que diferencia estudos observacionais de experimentos controlados e por que, apesar de suas limitações, eles ainda têm papel fundamental na geração de conhecimento médico.
- Reconhecer os riscos do confundimento e as armadilhas da inferência causal indevida, que podem levar a interpretações equivocadas em pesquisas não controladas.
- Explorar os principais métodos estatísticos utilizados para o controle de confundidores, como regressão logística e escore de propensão, compreendendo suas premissas, limitações e aplicações práticas.
- Desenvolver um olhar crítico sobre as fragilidades inerentes aos estudos observacionais, como erros de medida, vieses de tempo imortal e liberdade analítica excessiva.
- Descobrir o que aumentaria as chances de você sobreviver à tragédia do *Titanic*.

INTRODUÇÃO

Um estudo observacional é aquele em que os pesquisadores não controlam nem alocam a exposição.[1] Como o nome sugere, ele parte da observação para fazer suas inferências.

Nesse sentido, é muito diferente de um experimento. Ciências exatas, como química e física, assentam-se fortemente sobre evidências experimentais. Um químico pode manipular a concentração de um reagente para observar o que acontece com o produto da reação. É, certamente, mais fácil conduzir experimentos altamente controlados em sistemas inanimados. Porém, mesmo nas ciências exatas, há situações em que experimentos não são possíveis, e grandes descobertas foram feitas a partir apenas de observação. Toda a astronomia é baseada fundamentalmente em observação, e isso não a torna menos científica

Nos estudos experimentais em humanos, representados pelos ensaios clínicos randomizados, a confiança sobre a inferência causal se deve ao balanço prognóstico criado pelo processo de aleatorização (ou *randomização*). Pense num estudo randomizado para comparar uma nova droga contra placebo. Antes de qualquer coisa, os pacientes serão avaliados de acordo com os critérios de seleção do estudo e incluídos. Depois, serão alocados para um dos dois grupos (intervenção ou controle) por meio de um processo aleatório.

Como a probabilidade de o paciente ir para um ou outro grupo independe de qualquer fator preexistente, não esperamos que o prognóstico dos grupos seja diferente por qualquer razão diferente do tratamento. Assim, podemos dizer que os grupos são intercambiáveis entre si. Isso significa que, se trocássemos os grupos, isto é, se o tratado recebesse placebo e o controle recebesse tratamento, o resultado esperado do estudo, que é o efeito do tratamento (a diferença no desfecho entre os grupos), seria o mesmo. Em outras palavras, você assume que o que acontece com o grupo controle é o que aconteceria com o grupo tratado caso não recebesse tratamento e vice-versa. Chamamos esse raciocínio de contrafactual.

Idealmente, o conhecimento médico seria completamente baseado em experimentos. Mas, se isso não é possível nem mesmo nas ciências exatas, imagine nos estudos em humanos. Não é ético, por exemplo, estudar a exposição a produtos potencialmente perigosos como tabaco ou asbesto por meio de um experimento.[2] Da mesma forma, não conseguimos manipular completamente variáveis como a glicemia ou a colesterolemia. Nesses e em outros exemplos, muito do que sabemos é oriundo de estudos observacionais, além de estudos pré-clínicos.

Estudos observacionais são também muito importantes na pesquisa de condições e eventos raros, já que a identificação das causas potenciais é um grande desafio.[2,3] Dado que as causas possíveis são infinitas e que o desfecho em questão é muito improvável, em geral não resta alternativa a não ser conduzir estudos observacionais retrospectivos, comparando-se portadores da doença contra controles saudáveis.

Neste capítulo, exploraremos os principais tipos de estudo observacional, suas virtudes e suas limitações, e os métodos empregados para reduzir os seus vieses. Entretanto, à medida que exploramos tais questões, precisamos manter vivo o tempo todo o nosso ceticismo, compreendendo que todo estudo observacional tem limitações irredutíveis.

LIMITAÇÕES DE ESTUDOS OBSERVACIONAIS

Confundimento e os perigos da inferência causal indevida

Nossos cérebros foram lapidados para fazer inferências causais de forma rápida e automática. Um antepassado que ouvisse um ruído em um arbusto e imaginasse que tal ruído fora *causado* por um tigre não sofreria grandes consequências caso o ruído na verdade houvesse sido causado pelo vento. Em contrapartida, muitos dos que ignoraram a possibilidade de que se tratasse de um tigre tiveram seus alelos removidos do *pool* genético. Assim, nossos cérebros tornaram-se máquinas eficientes de construção rápida de narrativas causais.

Essa adaptação é útil na savana, mas muito perigosa no Excel. Quando duas variáveis ocorrem juntas ou logo depois, imaginar que uma é a causa da outra é uma heurística irresistível, é o viés primordial. Contrariar esse viés primordial, a presença do Gênio Maligno, é uma habilidade que demanda treinamento constante.

Por exemplo, nos anos 1980, acreditou-se que o café pudesse aumentar o risco de câncer de pâncreas, afinal estudos de caso-controle indicavam que quem bebia mais café tinha um risco maior de desenvolver a doença.[4] A preponderância da evidência, porém, aponta no sentido contrário: o consumo de café está associado a uma incidência menor de vários tipos de câncer, e não parece ter nenhuma associação com câncer pancreático.[5] Como explicar essa discrepância? Um dos problemas desse estudo é que os bebedores de café fumavam mais. Assim, seria desejável que a comparação controlasse variáveis de confusão tais como o tabagismo, o que até foi feito, mas apenas em estudos posteriores. Sempre haverá, contudo, algum grau de confundimento residual nesse tipo de estudo.

Outro exemplo envolve a relação entre vinho e longevidade. Muitos pesquisadores acreditam que o consumo moderado de vinho tinto favorece a longevidade,[6] e há quem alegue que isso se deve ao resveratrol.[7] Mas, se resistirmos ao canto da sereia da narrativa causal e nos perguntarmos se quem bebe vinho tinto difere quem não bebe em outros fatores prognósticos para longevidade, muitas diferenças potenciais virão à nossa mente.[8] A principal é o nível socioeconômico. Beber vinho é um hábito caro e sofisticado, e sabemos que renda e nível educacional são determinantes sociais da saúde com grande impacto na expectativa de vida.

Pense, agora, em um estudo que usa uma base de dados coletada prospectivamente para avaliar o efeito de uma nova droga. É lógico e esperado que características relacionadas ao prognóstico do paciente influenciem na decisão de tratamento. Por exemplo, um médico pode ser mais propenso a prescrever um analgésico ainda não testado em estudos experimentais para determinada condição para um paciente cuja dor é refratária às medicações já bem estabelecidas. Com isso, o balanço prognóstico entre os grupos se perde, fazendo com que a associação entre a exposição e o desfecho avaliado não seja explicada somente pela exposição, mas também por outras diferenças entre os grupos.

Um dos objetivos principais no desenho (caso você seja um pesquisador) e na análise (caso você seja um leitor) de estudos observacionais é o tratamento que se deu a essas diferenças para que sejam minimizadas, e os grupos estudados se tornem mais comparáveis entre si, na tentativa de tornar eventuais inferências de causalidade um pouco mais confiáveis. Conhecer os prós e contras dessas abordagens é essencial para o bom entendimento de um estudo observacional.

O controle matemático das variáveis de confusão

A epidemiologia evoluiu tremendamente desde o século XIX. De seu humilde começo como ciência puramente descritiva, passou paulatinamente a agregar múltiplas camadas de complexidade. Parte importante dessa evolução incluiu o reconhecimento do grande problema representado pelas variáveis de confusão e o desenvolvimento de diversos mecanismos voltados ao seu controle.

O pilar do controle das variáveis de confusão é, por meio de ajustes no desenho ou na análise estatística, tentar atenuar as diferenças das variáveis confundidoras que possam explicar total ou parcialmente potenciais diferenças no prognóstico entre os grupos exposto e não exposto. Por exemplo, no estudo sobre vinho e longevidade, poderíamos comparar indivíduos que bebem vinho contra indivíduos que não bebem vinho dentro de cada classe socioeconômica. Assim, o efeito do vinho seria isolado do efeito da renda. Essa forma de ajuste, talvez a mais simples de todas, é conhecida como estratificação.

Embora útil em cenários com poucos confundidores, torna-se impraticável quando há muitas variáveis ou quando estas apresentam múltiplos níveis. Por exemplo, ao controlar simultaneamente para idade, gênero, tabagismo e hipertensão, as combinações de categorias resultantes podem ser tão numerosas que inviabilizam a análise ou reduzem drasticamente o tamanho amostral em cada estrato, levando à imprecisão estatística.

Para lidar com a limitação do aumento de variáveis confundidoras, uma abordagem estatística amplamente utilizada é o uso de modelos de regressão, que permitem ajustar simultaneamente diversas variáveis que poderiam distorcer a associação entre exposição e desfecho.[9] No estudo sobre vinho e longevidade, por exemplo, o modelo de regressão tenta corrigir essa distorção ao criar uma equação matemática que estima o efeito do vinho sobre a longevidade, considerando outras variáveis como nível socioeconômico, idade e tabagismo. A ideia é comparar grupos mais equilibrados, nos quais as diferenças de prognóstico entre expostos e não expostos ao vinho tenham sido parcialmente neutralizadas pelo ajuste matemático. Um dos modelos mais utilizados nesse contexto é a regressão logística, especialmente quando o desfecho é binário, ou seja, quando o resultado avaliado só pode ter duas possibilidades, como estar vivo ou morto, apresentar ou não um evento clínico.

A regressão logística não mede diretamente a diferença de risco absoluto entre os grupos, mas calcula o *odds ratio* (OR), que expressa a razão entre as chances de um evento ocorrer no grupo exposto em comparação ao grupo não exposto. Se o OR for 1, não há associação entre a exposição e o desfecho; valores acima de 1 indicam maior probabilidade de o desfecho ocorrer no grupo exposto; valores abaixo de 1 indicam menor probabilidade. Por exemplo, se um estudo que avalia o efeito do consumo de vinho na mortalidade encontrar um OR de 0,8 após ajuste para variáveis como idade, tabagismo e renda, isso significa que o consumo de vinho estaria associado a uma redução de 20% na chance de morrer durante o período estudado, considerando esses fatores de confusão. No entanto, essa interpretação precisa ser feita com cautela, pois o OR não é uma medida causal e reflete apenas uma associação observada, que pode ter sido influenciada por fatores não completamente controlados no ajuste (Figura 1).

A regressão pode ser univariada, quando apenas uma variável explicativa é analisada de cada vez, ou multivariada, quando múltiplas variáveis explicativas são incluídas simultaneamente no modelo. A regressão multivariada, como no exemplo do vinho, tenta isolar o efeito de uma exposição específica ao ajustar para várias variáveis confundidoras ao mesmo tempo. No entanto, essa abordagem tem limitações importantes. Ela pressupõe independência entre as variáveis incluídas no modelo, o que nem sempre ocorre. Por exemplo, renda e escolaridade são frequentemente correlacionadas entre si, e incluir ambas no modelo pode gerar colinearidade, um fenômeno em que variáveis muito

	Variável A	Variável B	Variável C	Variável D
	Resultado	Idade (anos)	Gênero	Classe
1	Morreram	18	Masculino	Terceira
2	Sobreviveram	28	Masculino	Primeira
3	Morreram	37	Masculino	Terceira
4	Sobreviveram	4	Feminino	Segunda

OR	Variável	Estimativa	Erro-padrão
β0	Intercepto	-1,19	0,1896
β1	Idade (em anos)	0,03411	0,005942
β2	Gênero [masculino]	2,513	0,1495
β3	Classe [primeira]	-2,268	0,2029
β4	Classe [segunda]	-1,02	0,1827

Modelo	Variável	Estimativa	IC 95% (verossimilhança perfilada)
β0	Intercepto	0,3041	0,2086 a 0,4388
β1	Idade (em anos)	1,035	1,023 a 1,047
β2	Gênero [masculino]	12,34	9,246 a 16,62
β3	Classe [primeira]	0,1036	0,06912 a 0,1532
β4	Classe [segunda]	0,3605	0,2515 a 0,5151

FIGURA 1 Após assistir ao filme *Titanic*, uma pessoa curiosa decide investigar se a famosa regra "mulheres e crianças primeiro" realmente refletiu em maiores chances de sobrevivência no desastre real. Para isso, ela obtém os dados reais dos passageiros, incluindo informações como idade, gênero e classe de passagem, e quer saber se essas variáveis influenciaram o desfecho final: sobreviver ou não. Como há múltiplas variáveis sendo analisadas ao mesmo tempo e o desfecho de interesse é binário (sobreviveu ou não sobreviveu), a melhor abordagem estatística para responder a essa pergunta é a **regressão logística multivariada**. Usando o *software GraphPad Prism*, ela insere as variáveis em uma planilha e gera o modelo mostrado nesta figura. A figura apresenta os resultados desse modelo de regressão logística múltipla aplicado ao conjunto de dados do *Titanic*, com o desfecho sendo a morte. O modelo inclui quatro variáveis: sobrevivência, idade, gênero e classe de passagem (terceira e segunda classes, sendo a primeira classe o grupo de referência). A análise busca estimar o quanto cada uma dessas variáveis está associada à probabilidade de morrer, ajustando todas as variáveis simultaneamente para evitar conclusões equivocadas por fatores confun-

didores. A segunda parte da tabela apresenta os *odds ratios* (OR), que são calculados conforme os coeficientes estimados pelo modelo de regressão logística. O *odds ratio* (OR) expressa a razão entre as chances de um evento ocorrer em um grupo comparado ao grupo de referência e é calculado pela exponencial do coeficiente da regressão (OR = e^β). Um valor de OR igual a 1 indica ausência de associação entre a variável e o desfecho estudado (morrer, neste caso), enquanto valores maiores ou menores que 1 sugerem aumento ou redução da probabilidade do evento ocorrer, respectivamente.

- **Intercepto (OR = 0,3041; IC 95%: 0,2086 – 0,4388)**: representa a razão de chances base para o grupo de referência. No caso deste modelo, o grupo de referência é uma mulher de terceira classe, com idade zero (embora idade zero não tenha interpretação clínica, trata-se de uma convenção estatística do modelo). O OR de 0,3041 indica que, nesse grupo, a razão de chances de sobreviver em comparação a não sobreviver é reduzida, refletindo a menor probabilidade de sobrevivência associada a essa categoria. Esse valor serve apenas como ponto de partida matemático, antes de se considerar o impacto das demais variáveis no modelo.
- **Idade (OR = 1,035; IC 95%: 1,023 – 1,047)**: cada aumento de um ano na idade está associado a um discreto aumento nas chances de sobrevivência, já que o OR está ligeiramente acima de 1. Esse resultado pode refletir a inclusão de passageiros adultos sobreviventes ou diferenças específicas nos dados.
- **Gênero masculino (OR = 12,34; IC 95%: 9,246 – 16,62)**: ser homem está associado a uma chance 12,34 vezes maior de não sobreviver em comparação às mulheres, ajustando para idade e classe de passagem. Isso apoia a ideia de que mulheres receberam prioridade no resgate.
- **Classe de passagem: primeira classe (OR = 0,1036; IC 95%: 0,06912 – 0,1532)**: OR abaixo de 1 indica que estar na primeira classe esteve associado a uma probabilidade significativamente maior de sobrevivência quando comparado à terceira classe (grupo de referência). **Segunda classe (OR = 0,3605; IC 95%: 0,2515 – 0,5151)**: passageiros da segunda classe também apresentaram uma probabilidade maior de sobrevivência em comparação à terceira classe, mas inferior à da primeira classe.

Esses resultados indicam que ser mulher e estar em uma classe superior de passagem estiveram fortemente associados a maiores chances de sobrevivência no desastre do *Titanic*, enquanto o aumento da idade parece ter um efeito discreto. Contudo, é fundamental lembrar que a regressão logística não prova causalidade – ela apenas identifica associações estatísticas com base nos dados analisados.

relacionadas dificultam a separação de seus efeitos individuais, enfraquecendo a estabilidade do modelo. Além disso, a regressão só consegue ajustar para variáveis que foram medidas de forma adequada. Se variáveis importantes, como nível de atividade física ou qualidade geral da dieta, não forem incluídas ou forem medidas de forma imprecisa, o efeito atribuído ao vinho pode, na verdade, refletir diferenças não controladas entre os grupos. Por outro lado, o ajuste excessivo para variáveis irrelevantes ou que já fazem parte do mecanismo causal da exposição, como o HDL, pode distorcer ainda mais os resultados, eliminando parte do efeito real da exposição estudada.[10]

Outro problema possível é o superajuste (*overfitting*), que ocorre quando o modelo inclui tantas variáveis e interações que começa a captar flutuações aleatórias nos dados, tornando o modelo ajustado ao acaso específico daquela amostra e não generalizável para outras populações.[11] Para evitar isso, a regressão deve ser parcimoniosa, ajustando apenas para variáveis com justificativa teórica e evidência prévia de associação com o desfecho e a exposição. A interpretação de uma regressão logística bem conduzida não deve se limitar ao valor do OR. É essencial considerar também os intervalos de confiança, que indicam a margem de incerteza ao redor da estimativa, e os valores de *p*, que refletem a probabilidade de o efeito observado ter ocorrido ao acaso. No entanto, mesmo quando estatisticamente significativos, resultados obtidos por regressão logística em estudos observacionais não devem ser interpretados como prova de causalidade. A validade desses achados depende da adequação do ajuste, da qualidade dos dados e da plausibilidade biológica, sendo sempre necessária uma análise crítica cuidadosa sobre o risco de confundimento residual e limitações metodológicas.

Outra abordagem amplamente utilizada para tentar equilibrar as diferenças entre grupos em estudos observacionais é o escore de propensão (*propensity score*).[12] Essa técnica busca criar um equilíbrio entre os grupos expostos e não expostos ao sintetizar, em uma única pontuação, a probabilidade de um indivíduo ter sido exposto, considerando suas características basais. No exemplo do vinho e longevidade, o escore de propensão seria calculado com base nos fatores confundidores: idade, nível socioeconômico, tabagismo, presença de comorbidades e até mesmo acesso ao sistema de saúde. Após o cálculo dessa pontuação, os grupos podem ser comparados de diferentes maneiras. Uma abordagem seria o pareamento, em que cada indivíduo que consome vinho seria pareado com um indivíduo que não consome, mas que tem um escore de propensão semelhante, ou seja, um perfil muito próximo em termos de fatores de risco. Outra forma de análise seria a estratificação, dividindo a amostra em diferentes faixas de escore de propensão – por exemplo, quintis – e comparando o desfecho (mortalidade) dentro de cada uma dessas categorias. Já a ponderação pelo inverso da probabilidade de tratamento (*inverse probability of treatment weighting* – IPTW) funciona de maneira um pouco diferente: indivíduos com baixa probabilidade de estar em um grupo (como uma pessoa de baixa renda que consome vinho regularmente) receberiam um peso maior na análise para compensar sua sub-representação e equilibrar artificialmente os grupos. Embora eficaz, o escore de propensão depende da correta especificação das variáveis no modelo, e a omissão de confundidores importantes ou o ajuste excessivo para variáveis não confundidoras pode comprometer a validade da análise.[13]

Ao usarmos esses modelos para fazer inferência causal, conseguiremos frequentemente estimar um efeito muito mais próximo do real do que se ignorarmos os ajustes. Porém, corremos o risco de cair na ilusão de que o controle matemático das variáveis de confusão é mais eficaz do que ele realmente é. A confiabilidade no efeito estimado depende de diversas premissas que quase nunca são completamente atendidas. Uma delas é a da **identificabilidade**, que assume que, a partir dos dados que temos em mãos, conseguiremos aplicar as correções necessárias para observarmos o efeito de interesse.[14] O problema central é que só conseguimos ajustar para aquilo que medimos e conhecemos.

Outra premissa importante envolve a especificação correta das relações entre as variáveis confundidoras, a exposição e o desfecho. Para que o ajuste seja eficaz, assumimos que as variáveis selecionadas para ajuste são realmente confundidoras, isto é, fatores que afetam tanto a exposição quanto o desfecho, influenciando a estimativa da relação entre eles.

Contudo, a variável ajustada pode ser, na realidade, um mediador (uma variável no caminho causal entre a exposição e o desfecho), um modificador de efeito (uma variável que altera a força ou direção da associação entre exposição e desfecho), ou até mesmo um colisor (uma consequência comum da exposição e do desfecho).[15,16] Nesses casos, o ajuste pode introduzir viés, em vez de eliminá-lo, comprometendo a inferência causal. No fim, a única maneira de ter certeza do balanço prognóstico entre os grupos é o sorteio. Há coisas que só a randomização pode fazer por você.

Heterogeneidade das definições e erros de medida

Os critérios de elegibilidade e a exposição de interesse em estudos observacionais são frequentemente mal definidos ou mal avaliados.

Imagine um estudo experimental para avaliar a eficácia do tocilizumab para a redução da mortalidade de pacientes com covid-19 admitidos à unidade de terapia intensiva (UTI). Nesse cenário, você definiria critérios claros de inclusão, selecionaria os pacientes, randomizaria os grupos, administraria a intervenção e, por fim, aguardaria até a alta ou o óbito para registrar os desfechos. O controle seria rigoroso: o momento exato em que o paciente se torna elegível para o tratamento (p. ex., até 24 horas após a necessidade de suporte ventilatório para saturação acima de 93%), a dose e a via de administração, o tempo preciso da intervenção e o instante de avaliação do desfecho seriam todos padronizados.

Em um estudo observacional, no entanto, é comum que esse nível de detalhe se perca. Como a administração do tratamento é definida de acordo com o caso de cada paciente seguindo protocolos voltados à assistência, não à pesquisa, espera-se uma grande heterogeneidade da intervenção. Com isso, a definição da exposição é frequentemente nebulosa. Como revisores e editores tendem a se preocupar mais com detalhes clínicos e fisiopatológicos do que com a metodologia, a maior parte dos estudos dirá somente que "tocilizumabe foi administrado".

Além disso, há falhas frequentes na definição do momento de elegibilidade dos pacientes para o estudo. Critérios variáveis e frequentemente não mensurados influenciam tanto a decisão de intervir quanto o momento da intervenção, introduzindo vieses significativos. Nesse hipotético estudo de coorte comparando tocilizumabe contra cuidado usual, a intuição pode levar você a querer incluir todos os pacientes admitidos à UTI com covid-19. Porém, isso pode enviesar a sua estimativa. Perceba: se os pacientes passam a receber tocilizumabe após 2 ou 3 dias na UTI, nenhum paciente que tiver recebido a droga terá vivido menos que 2 ou 3 dias. Por outro lado, pacientes que receberam cuidado usual podem morrer nos primeiros dias, antes mesmo de se tornarem elegíveis para a intervenção. Cria-se artificialmente um tempo no qual os pacientes que receberam a droga se tornam "imortais", induzindo o *viés do tempo imortal* e violando a premissa do balanço prognóstico.

Enquanto em um estudo randomizado os pesquisadores definem a elegibilidade do paciente para o estudo e sabem exatamente quando foi tomada a decisão de tratar ou não, correspondendo ao momento em que o paciente é randomizado para um ou outro grupo, em estudos observacionais frequentemente se assume que esse momento coincide com a administração da droga. Porém, enquanto a decisão por tratar requer uma ação, a decisão por não tratar não demanda qualquer atitude, dificultando a definição precisa do "tempo zero" para o grupo-controle.[17]

Para evitar esse viés, o momento inicial de acompanhamento em ambos os grupos deveria ser o instante em que a decisão de tratar foi tomada. No entanto, se no grupo de cuidado usual o momento dessa decisão não foi registrado, torna-se impossível garantir que a elegibilidade e a alocação nos dois grupos ocorreram em condições comparáveis, o que prejudica o balanço prognóstico e, consequentemente, a validade do estudo.[18]

Liberdade analítica

O terceiro e mais importante problema é mais insidioso. Para o leitor destreinado, os ajustes matemáticos para variáveis de confusão parecem ser uma ciência exata, mas a verdade é que os pesquisadores têm muita flexibilidade ao definirem como analisarão os dados. A fria matemática descrita nos métodos esconde um tremendo grau de subjetividade.

O metapesquisador John Ioannidis avaliou de forma sistemática o efeito do emprego de diferentes modelos analíticos sobre os mesmos dados de estudos observacionais. Ele demonstrou que a vitamina E, por exemplo, estaria associada a uma redução **ou** a um aumento da mortalidade, dependendo das escolhas de variáveis de confusão e do tipo de ajuste matemático escolhido.[19] Outro estudo interessante nesse sentido avaliou como a escolha dos métodos analíticos impactou os resultados da relação entre carne vermelha e mortalidade,[20] uma questão típica da epidemiologia nutricional. Com base nos dados do National Health and Nutrition Examination Survey (NHANES), e utilizando variáveis e métodos analíticos de estudos reais sobre o tema, os pesquisadores descobriram que seria possível analisar de **10 quadrilhões** de formas diferentes os mesmos dados. Então, sortearam 1.440 dessas análises (uma "**análise de multiverso**"). A média dos resultados indicava não haver relação entre o consumo de carne vermelha e a mortalidade. De 1.208 análises consideradas plausíveis, apenas 48 mostraram diferenças estatisticamente significativas: 40 sugerindo redução da mortalidade associada ao consumo de carne vermelha, e 8 sugerindo aumento. Obviamente, os resultados obtidos não podem estar todos certos ao mesmo tempo, muito embora as metodologias que os produziram fossem perfeitamente legítimas.

É claro que algumas formas de analisar os dados são melhores do que outras, e não é necessário que o melhor de todos os modelos seja usado para que possamos confiar nos dados. Porém, as limitações inerentes devem vir sempre às nossas mentes quando lemos estudos desse tipo. O problema é que, no mais das vezes, não sabemos quantos modelos foram rodados até que o resultado que estamos lendo tenha sido obtido.[19,20] É possível mitigar esse problema por meio do pré-registro dos estudos observacionais, definindo previamente à obtenção de qualquer resultado quais as comparações e os métodos de análise de dados a serem empregados.[21] Mas, embora isso possa evitar, ao menos em parte, a manipulação deliberada dos resultados, a escolha *a priori* de um tipo de análise não nos deixa necessariamente mais próximos da verdade quando há incontáveis formas diferentes e legítimas de avaliar os mesmos dados.

CONSIDERAÇÕES SOBRE A ESCRITA DE UM ESTUDO OBSERVACIONAL

A maioria dos estudos clínicos publicados é observacional. Contudo, mesmo leitores atentos enfrentam desafios, pois muitos desses estudos não fornecem informações suficientes para avaliar sua adequação e reprodutibilidade.[3] Para abordar esse problema, a iniciativa STROBE (*Strengthening the Reporting of Observational Studies in Epidemiology*) foi criada em 2004, com recomendações específicas para a redação de estudos de coorte, caso-controle e transversais. Trata-se de um *checklist* com 22 itens que orientam a elaboração de artigos científicos, ajudando leitores a avaliar os pontos fortes e fracos dos estudos.[3*] Este capítulo não pretende ser um guia para o desenho ou a escrita de estudos, mas conhecer as boas práticas recomendadas pelo STROBE é fundamental para analisar criticamente a qualidade dos estudos que lemos.

Embora o STROBE promova maior transparência, o simples relato dos itens não garante a qualidade do estudo ou a validade das inferências. Para um entendimento mais profundo, recomendamos a leitura da ferramenta ROBINS-I,[22] da Cochrane, para avaliar o risco de viés em estudos observacionais, e os artigos da iniciativa PROGRESS,[23,24] que tratam do aprimoramento no desenho de estudos sobre fatores de risco e modelos prognósticos.

CONCLUSÃO

Os estudos observacionais são fundamentais para a construção do conhecimento e, em certas circunstâncias, são a única abordagem viável. Porém, é essencial reconhecer e entender suas limitações, destacando-se o confundimento, os frequentes problemas de qualidade dos dados e a liberdade analítica. Dessa forma você estará preparado para identificar problemas nem sempre explícitos, contextualizá-los à pergunta clínica de interesse e tirar conclusões com autonomia.

---

* Detalhes completos podem ser consultados em www.strobe-statement.org.

REFERÊNCIAS

1. DiPietro NA. Methods in epidemiology: observational study designs. Pharmacother J Hum Pharmacol Drug Ther. 2010;30(10):973-84.
2. Boyko EJ. Observational research: opportunities and limitations. J Diabetes Complications. 2013;27(6):642-8.
3. Vandenbroucke JP, von Elm E, Altman DG, Gøtzsche PC, Mulrow CD, Pocock SJ, et al. Strengthening the reporting of observational studies in epidemiology (Strobe): explanation and elaboration. Epidemiology. 2007;18(6):805.
4. MacMahon B, Yen S, Trichopoulos D, Warren K, Nardi G. Coffee and cancer of the pancreas. N Engl J Med. 1981;304(11):630-3.
5. auwels EKJ, Volterrani D. Coffee consumption and cancer risk: an assessment of the health implications based on recent knowledge. Med Princ Pract. 2021;30(5):401-11.
6. Farchi G, Fidanza F, Giampaoli S, Mariotti S, Menotti A. Alcohol and survival in the Italian rural cohorts of the Seven countries study. Int J Epidemiol. 2000;29(4):667-71.
7. Gambini J, Gimeno-Mallench L, Olaso-Gonzalez G, Mastaloudis A, Traber MG, Monleón D, et al. Moderate red wine consumption increases the expression of longevity-associated genes in controlled human populations and extends lifespan in Drosophila melanogaster. Antioxidants. 2021;10(2):301.
8. Johansen D, Friis K, Skovenborg E, Grønbæk M. Food buying habits of people who buy wine or beer: cross sectional study. BMJ Mar 4. 2006;332(7540):519.
9. Aboseif A, Roos I, Krieger S, Kalincik T, Hersh CM. Leveraging real-world evidence and observational studies in treating multiple sclerosis. Neurol Clin. 2024;42(1):203-27.
10. Ranganathan P, Pramesh CS, Aggarwal R. Common pitfalls in statistical analysis: logistic regression. Perspect Clin Res. 2017;8(3):148-51.
11. Babyak MA. What you see may not be what you get: a brief, nontechnical introduction to overfitting in regression-type models. Psychosom Med. 2004;66(3):411-21.
12. Austin PC. An Introduction to propensity score methods for reducing the effects of confounding in observational studies. Multivar Behav Res. 2011;46(3):399-424.
13. Chen JW, Maldonado DR, Kowalski BL, Miecznikowski KB, Kyin C, Gornbein JA, et al. Best practice guidelines for propensity score methods in medical research: consideration on theory, implementation, and reporting: a review. Arthrosc J Arthrosc Relat Surg Off Publ Arthrosc Assoc N Am Int Arthrosc Assoc. 2022;38(2):632-42.
14. Greenland S, Robins JM. Identifiability, exchangeability, and epidemiological confounding. Int J Epidemiol. 1986;15(3):413-9.
15. Kraemer HC, Stice E, Kazdin A, Offord D, Kupfer D. How do risk factors work together? Mediators, moderators, and independent, overlapping, and proxy risk factors. Am J Psychiatry. 2001;158(6):848-56.
16. Holmberg MJ, Andersen LW. Collider Bias. JAMA. 2022;327(13):1282-3.
17. Lévesque LE, Hanley JA, Kezouh A, Suissa S. Problem of immortal time bias in cohort studies: example using statins for preventing progression of diabetes. BMJ. 2010;340:b5087.

18. Hernán MA, Sauer BC, Hernández-Díaz S, Platt R, Shrier I. Specifying a target trial prevents immortal time bias and other self-inflicted injuries in observational analyses. J Clin Epidemiol. 2016;79:70-5.

19. atel CJ, Burford B, Ioannidis JPA. Assessment of vibration of effects due to model specification can demonstrate the instability of observational associations. J Clin Epidemiol. 2015;68(9):1046-58.

20. Wang Y, Pitre T, Wallach JD, Souza RJ de, Jassal T, Bier D, et al. Grilling the data: application of specification curve analysis to red meat and all-cause mortality. J Clin Epidemiol. 2024;168.

21. Leducq S, Zaki F, Hollestein LM, Apfelbacher C, Ponna NP, Mazmudar R, et al. The majority of observational studies in leading peer-reviewed medicine journals are not registered and do not have a publicly accessible protocol: a scoping review. J Clin Epidemiol. 2024;170.

22. Sterne JA, Hernán MA, Reeves BC, Savović J, Berkman ND, Viswanathan M, et al. ROBINS-I: a tool for assessing risk of bias in non-randomised studies of interventions. BMJ. 2016;355:i4919.

23. Hemingway H, Croft P, Perel P, Hayden JA, Abrams K, Timmis A, et al. Prognosis research strategy (PROGRESS) 1: a framework for researching clinical outcomes. BMJ. 2013;346:e5595.

24. Riley RD, Hayden JA, Steyerberg EW, Moons KGM, Abrams K, Kyzas PA, et al. Prognosis research strategy (PROGRESS) 2: prognostic factor research. Plos Med. 2013;10(2):e1001380.

Como ler revisões sistemáticas e metanálises

Leonardo Costa
Lucíola da Cunha Menezes Costa

COM ESTE CAPÍTULO VOCÊ VAI...

- Compreender as diferenças entre revisão sistemática, revisão narrativa e metanálise.
- Interpretar gráficos de metanálise.
- Distinguir revisões sistemáticas de alta qualidade daquelas de baixa qualidade.

INTRODUÇÃO

Revisões sistemáticas são ferramentas essenciais para profissionais de saúde, pesquisadores, pacientes e gestores que buscam se informar sobre a evidência acumulada em determinado campo de conhecimento.[1] O volume de dados na área da saúde é imenso: cerca de 2,5 milhões de artigos são indexados anualmente na base de dados PubMed®, e é praticamente impossível que clínicos se mantenham atualizados apenas por meio de leituras de livros ou da participação em eventos científicos, por exemplo. Nesse sentido, a leitura de bons sumários de literatura, como revisões sistemáticas, torna-se fundamental.

Infelizmente, há muita confusão quando o termo "revisão" é mencionado em discussões científicas, pois muitas revisões narrativas são publicadas, mesmo em revistas de alto impacto. A revisão narrativa é um sumário de literatura em que o autor escolhe um tema e resume as informações conforme sua própria interpretação. Essas revisões narrativas não seguem métodos rigorosos, os dados não são hierarquizados de acordo com o risco de viés, e a síntese dos resultados é determinada pelo autor.[1] Dessa forma, é fácil perceber que as revisões narrativas são altamente suscetíveis a vieses, e os clínicos devem ter grande cautela ao ler esse tipo de artigo científico. Por outro lado, revisões sistemáticas seguem um roteiro de condução claramente definido. Existem manuais de referência excelentes para a condução dessas revisões, como o *Cochrane handbook of systematic reviews of interventions*.[2] Além disso, há escalas de avaliação da qualidade de revisões sistemáticas, como a escala AMSTAR (*Assessing the Methodological Quality of Systematic Reviews*), que qualquer leitor pode utilizar.[3] Ao final deste capítulo, você terá as ferramentas essenciais para distinguir uma revisão sistemática de boa qualidade metodológica daquelas que não são úteis para a sua tomada de decisão clínica.

É fundamental compreender que o conhecimento é cumulativo e que estudos individuais podem fornecer estimativas imprecisas dos efeitos. Por exemplo, estudos pequenos têm grande potencial de estimar efeitos falso-negativos. Em contrapartida, estudos mal-conduzidos têm maior probabilidade de estimar efeitos exagerados. A verdade é que apenas um pequeno número de estudos individuais apresenta as duas características principais da boa ciência:

1. Terem baixo risco de viés.
2. Terem poder estatístico adequado para detectar diferenças clinicamente relevantes.

Dessa forma, a melhor opção para clínicos continua sendo a leitura de boas revisões sistemáticas que abrangem todos os estudos sobre determinado tema.

Finalmente, é importante lembrar que revisões sistemáticas podem se tornar desatualizadas, pois novas evidências são publicadas anualmente, e essas novas informações podem alterar as conclusões de revisões mais antigas. Dessa forma, como regra geral, consideramos que revisões publicadas há mais de 5 anos têm grande potencial de estarem desatualizadas e, portanto, deveriam ser atualizadas para refletir o novo corpo de evidências disponível para os consumidores de pesquisa.

REVISÕES SISTEMÁTICAS E METANÁLISES SÃO A MESMA COISA?

É comum ouvir a frase "Eu li uma metanálise sobre esse assunto", e, embora pareça simples, esse tipo de expressão gera confusão tanto entre clínicos quanto entre os consumidores de pesquisa. Isso acontece porque, muitas vezes, os termos "revisão sistemática" e "metanálise" são usados de maneira errada como se fossem a mesma coisa, mas, na verdade, eles se referem a conceitos diferentes e desempenham papéis distintos na pesquisa. A revisão sistemática é um tipo de desenho de estudo que busca identificar, avaliar e sintetizar as evidências disponíveis sobre uma questão específica, com métodos rigorosos e transparentes. Já a metanálise é apenas uma técnica estatística utilizada dentro de uma revisão sistemática para combinar os resultados de diferentes estudos e obter uma estimativa mais precisa do efeito de uma intervenção.

Metanálises (desde que bem conduzidas) são extremamente valiosas, pois permitem calcular uma estimativa média de efeito com base em diversos estudos. Imagine, por exemplo, um estudo realizado na Dinamarca que investigou o efeito dos exercícios aeróbicos no tratamento da fibromialgia, uma doença de manejo extremamente desafiador. Esse estudo conclui que os exercícios aeróbicos foram muito eficazes para dinamarqueses com fibromialgia. No entanto, você pode se perguntar: será que esses resultados podem ser aplicados a pacientes brasileiros? Será que a resposta ao tratamento seria a mesma? E o contexto social, educacional e de saúde no Brasil teria alguma influência nessa resposta? Não seria uma dúvida legítima para muitos clínicos?

Agora, imagine que temos uma revisão sistemática que incluiu uma metanálise de 12 ensaios controlados aleatorizados realizados em diferentes países. Essa metanálise revela que os tamanhos de efeito foram extremamente semelhantes em estudos realizados tanto em países mais ricos quanto em países mais pobres. Com esses dados em mãos, o clínico brasileiro provavelmente se sentiria mais seguro ao prescrever exercícios aeróbicos para os seus pacientes, certo?

Assim, perceba que uma revisão sistemática pode combinar estudos semelhantes realizados em diferentes contextos e com populações diversas, o que ajuda a reduzir a incerteza sobre estimativas de efeitos de tratamentos, prognósticos de doenças ou a acurácia diagnóstica de exames. Ao reunir resultados de múltiplos estudos, a revisão fornece uma visão mais robusta e confiável, permitindo que os clínicos tomem decisões mais informadas, baseadas em uma evidência mais precisa e robusta.

Porém, é importante destacar que nem sempre é possível realizar uma metanálise em uma revisão sistemática. Para que uma metanálise seja valida, algumas premissas precisam ser atendidas. A principal delas é a *heterogeneidade* dos estudos, ou seja, os estudos incluídos na revisão sistemática devem ser minimamente semelhantes para que o agrupamento estatístico seja adequado. Em outras palavras, os grupos de intervenção e controle precisam ser minimamente comparáveis em termos de natureza, dose e duração dos tratamentos para que possam ser combinados em uma metanálise. Infelizmente, não é raro que autores "forcem" a realização de uma metanálise, simplesmente porque revisões sistemáticas com metanálise tendem a ser mais valorizadas, em comparação com aquelas que não incluem esse teste estatístico.

Quando não for possível realizar uma metanálise em uma revisão sistemática, os resultados devem ser apresentados de forma descritiva. Nesse caso, é essencial oferecer uma síntese detalhada dos dados extraídos dos estudos incluídos, destacando os principais achados de maneira clara e estruturada. Os dados podem ser organizados em tabelas ou gráficos, quando apropriado, para facilitar a visualização e interpretação. A apresentação descritiva deve permitir que os leitores compreendam as variações observadas nos estudos, proporcionando uma visão precisa do que a literatura atual oferece sobre o tema, mesmo sem a combinação estatística dos dados.

Como interpretar um gráfico de metanálise?

As metanálises geralmente são apresentadas em um gráfico conhecido como *forest plot* ou gráfico de floresta.[1] Esse gráfico tem uma estrutura específica, na qual são exibidos os resultados de cada estudo individual, juntamente com a média ponderada de todos os estudos incluídos na metanálise. A estimativa do efeito é sempre ponderada, ou seja, cada estudo contribui com um "peso" diferente para o cálculo da média total. Os estudos com menor variabilidade estatística tem maior peso na metanálise. Normalmente os estudos com amostra maiores apresentam menor variabilidade e, consequentemente, maior peso na metanálise.

O *forest plot é*, na verdade, fácil de entender. Todo *forest plot* tem o formato de um "T invertido", onde o eixo horizontal representa o tamanho e a direção do efeito, enquanto o eixo vertical marca a "linha da hipótese nula". Na parte superior da linha vertical, sempre estará indicado o tipo de estimativa de efeito (p. ex., média das diferenças, média das diferenças padronizada, *odds ratio*, entre outros) e se os efeitos são fixos ou aleatórios. Efeitos fixos são geralmente utilizados quando a heterogeneidade estatística é muito baixa, enquanto efeitos aleatórios são utilizados quando a heterogeneidade é maior. Na parte inferior do eixo vertical, haverá sempre o número zero (se a estimativa estatística se basear em diferenças) ou o número 1 (se a estimativa estatística se basear em uma razão). Independentemente desses fatores, a interpretação dos dados é a mesma, como será explicado a seguir.

Você notará que, em cada estudo individual, há uma linha com um quadrado no meio. O quadrado representa a estimativa do efeito, enquanto a linha indica o intervalo de confiança a 95% dessa estimativa do efeito. Preste atenção aqui: se a linha do intervalo de confiança tocar no eixo vertical do *forest plot*, isso significa que não há diferença estatisticamente significativa entre os grupos. Por outro lado, se a linha do intervalo de confiança não tocar a linha da hipótese nula, isso indica que um grupo demonstrou ser superior ao outro grupo, ou vice-versa, dependendo de qual lado da linha da hipótese nula a estimativa do efeito se encontra. Se o quadrado e o intervalo de confiança estiverem do lado do tratamento, isso significa que o tratamento foi mais eficaz que o controle; se estiverem do lado do grupo controle, significa que o controle foi mais eficaz (Figura 1).

Finalmente, na última linha do *forest plot*, você verá um losango (também conhecido como diamante). O centro do diamante representa a média ponderada das diferenças entre os dois grupos, enquanto as bordas do diamante correspondem às extremidades do intervalo de confiança a 95%. A mesma regra se aplica aqui: se o diamante tocar o eixo vertical, não há diferença significativa entre os grupos; se não tocar, há uma diferença estatisticamente significativa (Figura 2).

A partir daí, cabe a você identificar a direção e a magnitude do efeito, além de decidir, com base na sua *expertise* clínica, se o tratamento pode ou não ser prescrito ao seu paciente. É importante mencionar que o *forest plot* não é apenas um gráfico visual; todas as informações numéricas estão apresentadas, o que facilita bastante a interpretação estatística dos dados.

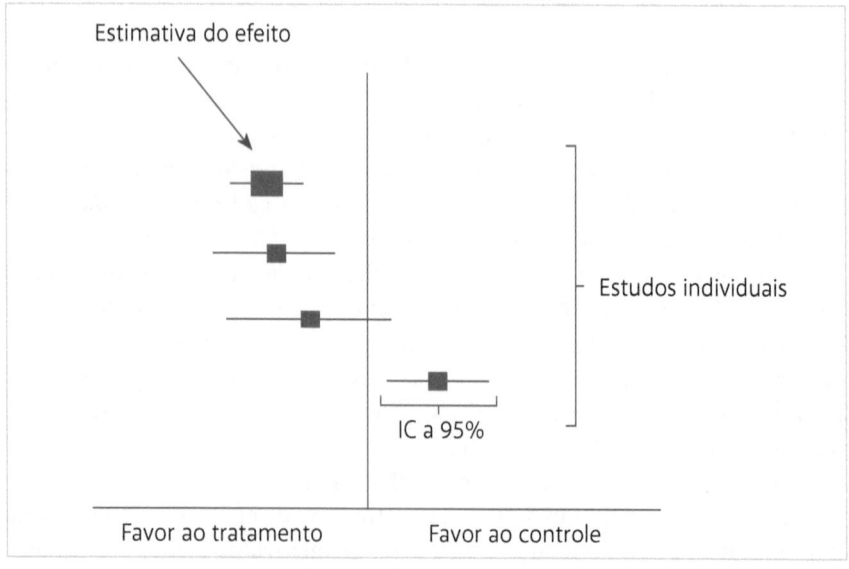

FIGURA 1 Apresentação parcial de um *forest plot*.

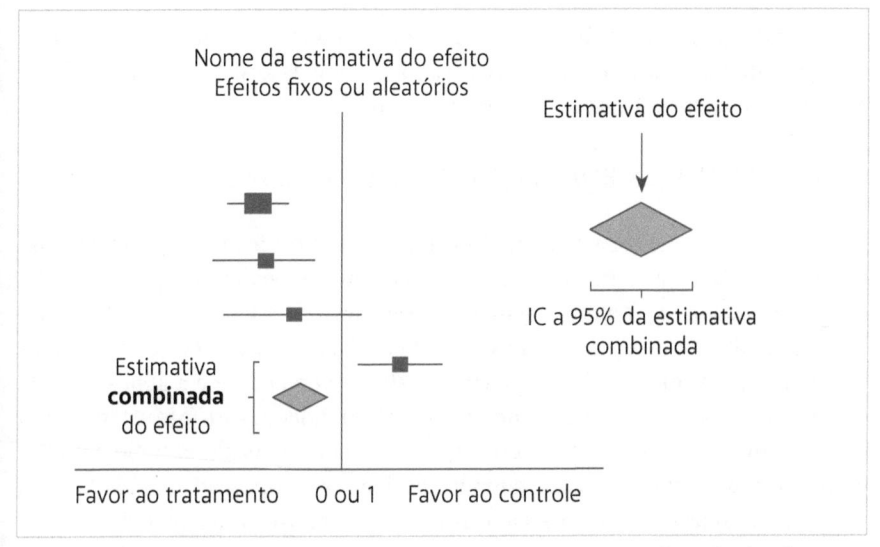

FIGURA 2 Apresentação de um *forest plot* com a estimativa combinada de efeito em metanálise.

AS REVISÕES SISTEMÁTICAS DA COLABORAÇÃO COCHRANE

A Colaboração Cochrane é uma organização não governamental com o objetivo principal de produzir revisões sistemáticas de altíssima qualidade, que auxiliam a comunidade na tomada de decisões informadas em saúde.[2] Com membros em mais de 190 países, a Colaboração Cochrane já realiza revisões há mais de 30 anos. Todas as suas revisões são publicadas na Biblioteca Cochrane. É importante destacar que a Colaboração Cochrane não aceita financiamentos comerciais ou qualquer outro tipo de apoio que possa gerar potenciais conflitos de interesses. Isso garante que as informações nas revisões sejam isentas, livres de influências financeiras ou da indústria.

Há evidências consistentes de que as revisões sistemáticas realizadas pela Colaboração Cochrane apresentam melhor qualidade metodológica quando comparadas às revisões sistemáticas publicadas por outras organizações.[4,5] Por isso, recomendamos fortemente que clínicos, pacientes e gestores de saúde deem, preferencialmente, atenção às revisões Cochrane ao tomar decisões clínicas.

Infelizmente, nem todos os temas ou condições em saúde têm revisões Cochrane disponíveis. Por isso, clínicos também precisarão recorrer a revisões sistemáticas de outras fontes. Mas como podemos identificar boas revisões fora do escopo da Colaboração Cochrane? Uma maneira é entender os critérios fundamentais que devem estar presentes em uma revisão sistemática e, ao lê-la, avaliar se ela atende a esses critérios de qualidade.

COMO IDENTIFICAR BOAS REVISÕES SISTEMÁTICAS?

Existem diversas formas de realizar uma leitura crítica de uma revisão sistemática. Uma delas é utilizar, de forma indireta, as recomendações *PRISMA* (*Preferred Reporting Items for Systematic Reviews and Meta-Analysis*).[6] Os métodos e resultados de uma revisão sistemática devem ser descritos com detalhes suficientes para que os leitores possam avaliar a veracidade e a aplicabilidade dos achados da revisão. Em princípio, as recomendações *PRISMA* têm como objetivo auxiliar os autores a escrever revisões com mais clareza. No entanto, essas mesmas recomendações também podem ser empregadas pelos leitores para uma avaliação crítica mais aprofundada das revisões sistemáticas.[6]

COMO SERIA A ESTRUTURAÇÃO IDEAL DE UMA REVISÃO SISTEMÁTICA?

Apresentamos, a seguir, os principais elementos de uma revisão sistemática bem estruturada, conforme as diretrizes do *PRISMA*.

Título

Embora existam diferentes formatos para os títulos de revisões sistemáticas, não há uma regra universal. No entanto, é desejável que o título seja claro, conciso e reflita com precisão o objetivo e o desenho do estudo realizado. A inclusão do desenho do estudo no título facilita a identificação do artigo em buscas em bases de dados especializadas, como a PubMed®. Exemplos de títulos bem estruturados incluem:

* "Revisão sistemática e metanálise sobre a eficácia da meniscetomia para lesões degenerativas do menisco."
* "A fototerapia é eficaz para dor lombar? Uma revisão sistemática com metanálise."

Quando o autor inclui o desenho de estudo (p. ex., "revisão sistemática", "metanálise", "estudo clínico randomizado") no título, aumenta significativamente as chances de o artigo ser identificado em buscas em bases de dados, como a PubMed®, por exemplo. Isso ocorre porque as bases de dados científicas frequentemente oferecem filtros de busca que podem ser aplicados ao tipo de estudo. Dessa forma, ao incluir essa informação no título, o autor torna o artigo mais acessível e facilita sua detecção por leitores que buscam estudos com características específicas.

Resumo

O resumo é uma das partes mais importantes (e, ao mesmo tempo, perigosas) de um artigo, pois muitas vezes é a única seção lida integralmente pelos leitores. As recomendações do *PRISMA* sugerem o seguinte formato para a construção do resumo:

- **Introdução:** uma contextualização breve que justifique a necessidade da revisão.
- **Objetivo:** a pergunta de pesquisa formulada pelos autores.
- **Métodos:** bases de dados utilizadas, critérios de inclusão e exclusão dos artigos elegíveis, formas de mensuração do viés dos estudos individuais e como os resultados foram mensurados.
- **Resultados:** os principais achados da revisão.
- **Conclusão:** implicações clínicas e sugestões para futuras pesquisas.

No entanto, é importante que leitores nunca tomem decisões baseadas exclusivamente na leitura do resumo, já que muitos resumos podem distorcer os reais resultados da revisão.

Introdução

Muitos leitores tendem a superestimar a importância da introdução de um artigo. Esse é o espaço em que o autor explica as razões que motivaram a realização da revisão. Porém, mesmo entre leitores experientes, é comum que a introdução seja lida apenas parcialmente, com foco principal no parágrafo que apresenta os objetivos.

A introdução deve ser sucinta e responder a dois pontos principais:

- Por que essa revisão é importante?
- Qual é a pergunta de pesquisa que a revisão busca responder?

Métodos

Esta é a seção mais importante de uma revisão sistemática. Os principais elementos que devem ser abordados incluem:

- **Registro prospectivo da revisão sistemática:** a melhor forma de garantir a transparência e evitar que a revisão seja "maquiada" durante a sua execução é registrar o projeto da revisão em um repositório público, de acesso aberto, antes de sua realização. Isso assegura a integridade do processo. O principal repositório para o registro de revisões sistemáticas é o PROSPERO (*International Prospective Register of Systematic Reviews*), e as revisões de maior qualidade geralmente incluem o número de registro no texto.
- **Critérios de elegibilidade dos estudos que irão compor a revisão:** em revisões sistemáticas que analisam os efeitos de determinado tratamento, é mandatório que os autores definam claramente os elementos **PICOT** (população, intervenção, comparador, *outcomes* [desfechos] e tempo). Além disso, é crucial que seja informado o delineamento de pesquisa elegível, por exemplo: "essa revisão incluiu somente ensaios controlados aleatorizados".

Por fim, uma boa revisão sistemática também informa o que não foi incluído, por exemplo, resumos de congressos, artigos não publicados, teses/dissertações, entre outros. Compreender o que foi excluído é tão importante quanto saber o que foi incluído, pois isso garante melhor interpretabilidade dos resultados da revisão.

Fontes de informação: os autores devem listar todas as bases de dados utilizadas para identificar os artigos elegíveis para a revisão. A Colaboração Cochrane recomenda que ao menos três bases de dados sejam utilizadas: PubMed®/Medline®, Embase® e CINAHL®. O objetivo de buscar em múltiplas bases de dados é garantir que toda (ou a maior parte da) evidência será incorporada à revisão.

Estratégia de busca: é mandatório que os autores detalhem todos os termos de busca utilizados e expliquem como esses termos foram combinados para, pelo menos, uma das bases de dados, como o PubMed®. Isso permite que outros pesquisadores reproduzam o processo de busca. Além disso, especialistas no tema podem identificar falhas nas buscas caso certos termos importantes sejam esquecidos ou omitidos.

Seleção de estudos: os autores devem descrever o processo de seleção dos artigos elegíveis. Nessa etapa, é mandatório que todo o processo seja conduzido por dois autores independentes, a fim de minimizar erros e garantir a imparcialidade.

Extração de dados: os autores devem utilizar formulários padronizados e explicar para os leitores quais informações foram extraídas de cada artigo elegível. Assim como na seleção, é fundamental que a extração de dados seja realizada por dois autores independentes para reduzir a possibilidade de erros.

Avaliação de risco de viés: toda revisão sistemática deve avaliar o risco de viés de cada estudo incluído. Os autores devem informar qual ferramenta foi utilizada para a análise de risco de viés. Similarmente às etapas anteriores, o processo deve ser conduzido por dois autores independentes para que erros sejam minimizados.

Análise estatística: os autores devem detalhar como os dados foram sumarizados, seja de forma descritiva ou por meio de metanálise. As estimativas de efeito (p. ex., média das diferenças ou *odds ratio*) e os critérios de heterogeneidade devem ser explicados de forma clara e completa.

Resultados

Toda revisão sistemática deve apresentar os seguintes itens nos resultados:

- **Mudanças no projeto original:** muitas revisões sistemáticas necessitam de "mudanças de percurso", e essas alterações devem ser explicadas no texto. Isso permite que leitores avaliem se essas modificações podem ter influenciado os resultados de forma enviesada. É altamente recomendável que os autores destaquem essas mudanças de forma transparente.
- **Diagrama de fluxo:** toda revisão deve incluir um diagrama de fluxo, que apresente o número de artigos encontrados, excluídos e incluídos. Esse diagrama facilita a visualização do volume de evidência disponível sobre o tema.
- **Características dos estudos:** essa informação geralmente é apresentada em uma tabela que detalha os dados principais de cada artigo elegível, como autores, data de publicação, tamanho amostral, descrição das intervenções e desfechos principais.
- **Risco de viés dos estudos incluídos:** toda boa revisão deve conter uma seção dedicada à descrição do risco de viés de cada estudo incluído. Nesse ponto, o leitor já deverá ter uma compreensão clara da qualidade metodológica de cada um dos estudos. Infelizmente, muitos autores tendem a ser são muito "bonzinhos" ao avaliar o viés dos estudos incluídos.

- **Resultados principais:** nessa seção, os autores apresentam os resultados de forma organizada, que podem ser expressos de forma descritiva ou condensados por meio de metanálises. É essencial que os resultados sejam devidamente separados conforme o tipo de comparação. Por exemplo: se a revisão envolve duas comparações (como intervenção *versus* placebo e intervenção *versus* outro tipo de intervenção), os resultados devem ser apresentados separadamente para cada uma delas. Além disso, não se espera que uma revisão seja resumida em uma frase única de conclusão. Pelo contrário, muitas revisões incluem múltiplas conclusões, refletindo a complexidade dos achados.
- **Certeza da evidência:** os níveis de certeza de evidência (também conhecidos como GRADE) devem ser sempre apresentados nas revisões sistemáticas. A certeza de evidência refere-se ao grau de incerteza associado a cada comparação realizada na revisão. A certeza de evidência pode ser classificada em quatro níveis: alta, moderada, baixa e muito baixa. Se a certeza de evidência for alta, isso indica que há pouca incerteza nas estimativas de efeito encontradas na revisão, e é muito provável que novos estudos não irão alterar os resultados da revisão. Em contrapartida, se a certeza de evidência for, por exemplo, muito baixa, significa que há uma alta incerteza nas estimativas de efeito e é altamente provável que um novo estudo possa alterar as conclusões dessa revisão. Nesse caso, novos estudos são necessários para reduzir essa incerteza.[7]

Discussão

Assim como a introdução, a discussão é um espaço no qual os autores apresentam suas interpretações dos resultados, e não é incomum que leitores discordem das posições dos autores. Essa seção é fundamental para que os seguintes pontos sejam analisados:

- Resumo dos achados principais e seu significado.
- Limitações da revisão, como viés de publicação ou heterogeneidade excessiva dos dados.
- Limitações da evidência, por exemplo, a presença de alto risco de viés.
- Implicações práticas, como recomendações clínicas ou sugestões para pesquisas futuras.

Conflitos de interesse e financiamento

É fundamental que leitores atentem para a seção de declaração de conflitos de interesse. Muitas revisões podem ser enviesadas por conflitos de interesse dos autores, e é um compromisso ético garantir que todas as potenciais situações sejam devidamente declaradas.

Sempre que for ler uma revisão sistemática, tenha em mente todos os critérios apresentados acima. Dessa forma, você será capaz de distinguir revisões sistemáticas de alta qualidade daquelas de baixa qualidade, permitindo uma avaliação crítica mais precisa e fundamentada.

CONCLUSÃO

Revisões sistemáticas são uma das melhores fontes de evidências disponíveis. É importante sempre buscar identificar revisões sistemáticas de alta qualidade, como aquelas conduzidas pela Colaboração Cochrane, por exemplo. O conhecimento sobre como identificar boas revisões sistemáticas apresentado neste capítulo pode aprimorar positivamente a sua tomada de decisão clínica.

Além disso, as revisões sistemáticas são ferramentas valiosas para identificar lacunas que podem ser preenchidas por novos estudos. Por fim, gestores de saúde e pacientes deveriam incorporar mais frequentemente o uso de revisões sistemáticas em suas decisões, garantindo uma base mais sólida e informada.

REFERÊNCIAS

1. Egger M, Smith GD, Altman DG, editors. Systematic reviews in health care: meta-analysis in context. 2.ed. London: BMJ Books; 2001.
2. Higgins J, Thomas J, Chandler J, Cumpston M, Li T, Page M, et al. Cochrane handbook for systematic reviews of interventions version 6.5. Cochrane; 2024. Disponível em: www.training.cochrane.org/handbook. Acesso em: 26 maio 2025.
3. hea BJ, Reeves BC, Wells G, Thuku M, Hamel C, Moran J, et al. AMSTAR 2: a critical appraisal tool for systematic reviews that include randomised or non-randomised studies of healthcare interventions, or both. BMJ. 2017;358:j4008.
4. Moseley AM, Elkins MR, Herbert RD, Maher CG, Sherrington C. Cochrane reviews used more rigorous methods than non-Cochrane reviews: survey of systematic reviews in physiotherapy. J Clin Epidemiol. 2009;62(10):1021-30.
5. Jadad AR, Cook DJ, Jones A, Klassen TP, Tugwell P, Moher M, et al. Methodology and reports of systematic reviews and meta-analyses: a comparison of Cochrane reviews with articles published in paper-based journals. JAMA. 1998;280(3):278-80.

6. Page MJ, McKenzie JE, Bossuyt PM, Boutron I, Hoffmann TC, Mulrow CD, et al. The PRISMA 2020 explanation and elaboration: updated guidance and exemplars for reporting systematic reviews. BMJ. 2021;372:n160.

7. Guyatt GH, Oxman AD, Schünemann HJ, Tugwell P, Knottnerus A. Grade guidelines: a new series of articles in the Journal of Clinical Epidemiology. J Clin Epidemiol. 2011;64(4):380-2.

Como fazer uma revisão por pares

José Nunes de Alencar

COM ESTE CAPÍTULO VOCÊ VAI...

- Compreender o que é o processo de revisão por pares, sua importância no contexto da ciência e como ele garante a qualidade e a integridade das publicações científicas.
- Refletir sobre o papel do revisor como um colaborador no aprimoramento de manuscritos, reconhecendo a importância de críticas construtivas e sugestões factíveis para o avanço do trabalho acadêmico.
- Aprender a realizar uma revisão por pares eficiente e ética, desde a leitura inicial do artigo até a redação das cartas aos autores e ao editor, contribuindo para a qualidade do manuscrito e auxiliando a tomada de decisão editorial.

INTRODUÇÃO

Após meses de trabalho árduo, o jovem médico respirou fundo e clicou no botão de envio do sistema de submissão da revista científica. Seu primeiro artigo, fruto de um estudo meticuloso conduzido durante o último ano, estava finalmente a caminho de ser avaliado. O seu orientador, contudo, já havia alertado que, depois disso, o artigo passaria pela "revisão por pares". Mas o que, exatamente, isso significava?

Ao longo das semanas seguintes, ele começou a compreender a complexidade desse processo. Primeiro, o artigo foi designado a um editor, que determinou sua adequação inicial ao escopo da revista. Em seguida, foi enviado a revisores – especialistas anônimos na área, encarregados de avaliar o trabalho de forma crítica e construtiva. A revisão chegou a quatro rodadas, com cartas claras e detalhadas. Algumas solicitações eram desafiadoras, exigindo reformulações no desenho metodológico e na apresentação dos resultados. Outras, mais simples, pediam ajustes na clareza do texto ou na formatação das tabelas. Cada *feedback*, no entanto, trazia um aprendizado, e o artigo evoluía a cada interação.

Ao final do processo, o manuscrito foi aceito. O médico, agora autor publicado, sentiu uma imensa satisfação ao ver seu estudo finalmente disponível para a comunidade científica. Mais do que isso, sentiu-se grato pela dedicação dos revisores, que haviam contribuído tanto para o aprimoramento do artigo. Foi então que chegou um convite inesperado: o editor de uma revista o convidava para realizar sua primeira revisão por pares. Ele sorriu. "Agora é a minha vez", pensou.

Este capítulo é para quem, como esse médico, deseja entender não apenas o que é a revisão por pares, mas também como realizá-la de forma eficiente, ética e construtiva. Revisar artigos científicos é mais do que um compromisso com a ciência: é uma oportunidade de aprender, contribuir e participar ativamente da construção do conhecimento acadêmico. Aqui, explicarei, do ponto de vista de um revisor de diversos periódicos e editor da *Journal of Electrocardiology*, esse processo em detalhes. Fornecerei as ferramentas necessárias para que você, quando solicitado, desempenhe esse papel com excelência.

O PAPEL DO REVISOR

O papel do revisor é essencial para garantir a integridade e a qualidade do processo científico. No entanto, esse papel precisa ser exercido com responsabilidade, empatia e um profundo senso de colaboração. O revisor não está ali para ser uma barreira hostil, mas sim um aliado na melhoria do trabalho submetido, funcionando como uma ponte entre a pesquisa realizada e o padrão necessário para publicação em um periódico científico.[1]

Uma boa revisão começa pela postura empática do revisor. É fundamental entender que uma crítica, quando necessária, deve ser sempre acompanhada de uma sugestão prática e factível. Apontar falhas sem oferecer caminhos para corrigi-las não apenas desestimula o autor, mas também falha em cumprir o objetivo maior do processo de revisão: promover o avanço da ciência.[2] Um revisor experiente sabe que sua função vai além de identificar problemas; ele deve sugerir melhorias de maneira respeitosa e construtiva, lembrando que há uma diferença crucial entre criticar e contribuir.

O bom revisor adota uma abordagem que sugere mais do que impõe. Ele questiona, propõe alternativas e se certifica de que as suas sugestões são realistas, levando em consideração as limitações do estudo e as circunstâncias do autor. Não há benefício em recomendar alterações que, por mais desejáveis que sejam, estão fora do alcance prático da pesquisa apresentada. Esse equilíbrio entre rigor e viabilidade é o que separa uma revisão produtiva de uma que apenas frustra os autores e compromete o progresso do trabalho.

Outro aspecto fundamental do papel do revisor é compreender que nem todos os manuscritos que chegam às suas mãos estão prontos para publicação imediata. Há estudos que, embora ainda não alcancem o nível de qualidade esperado, têm potencial para se desenvolver e contribuir para o conhecimento científico. Nesse caso, a responsabilidade do revisor é orientar o autor sobre como alcançar esse padrão, apontando caminhos claros e objetivos. Isso inclui tanto revisões estruturais quanto sugestões de ajustes metodológicos ou de apresentação, que podem ser implementados em versões futuras do trabalho, mesmo que o artigo não seja aceito naquela oportunidade.[3]

Além disso, o papel do revisor não se limita a avaliar a qualidade técnica, a completude e a precisão da pesquisa. É também seu dever considerar o impacto potencial dos resultados apresentados no contexto da literatura acadêmica e do público-alvo do periódico. Avaliar a relevância de um estudo para a audiência da revista requer uma visão ampla e, muitas vezes, interdisciplinar. Isso significa que o revisor não apenas decide sobre a adequação técnica do artigo, mas também reflete sobre sua contribuição para o campo científico e sua capacidade de gerar discussões ou influenciar práticas futuras.

É importante reconhecer que o processo de revisão por pares é mutuamente benéfico. Para os revisores, ele representa uma oportunidade de contribuir para a manutenção dos padrões rigorosos do método científico, reforçar a integridade do registro acadêmico, prevenir possíveis infrações éticas e fortalecer sua rede de contatos profissionais. Além disso, a revisão é uma via de mão dupla: o mesmo pesquisador que revisa hoje será autor amanhã, e, ao contribuir de maneira justa e construtiva, ele promove um ciclo de reciprocidade que enriquece toda a comunidade científica.

PASSO 1: LER AS DIRETRIZES DA REVISTA

O primeiro passo para realizar uma revisão por pares eficaz é compreender as diretrizes específicas da revista à qual o manuscrito foi submetido. Cada periódico tem normas próprias que refletem suas expectativas quanto à estrutura, ao formato e aos critérios de avaliação dos artigos. Ignorar essas diretrizes pode comprometer tanto a qualidade da revisão quanto a relação entre revisor, editor e autores.[3]

É essencial que o revisor examine cuidadosamente o guia da revista, observando detalhes como a formatação exigida, a adequação do artigo ao escopo do periódico e a estrutura-padrão esperada – muitas vezes baseada no modelo IMRAD (introdução, métodos, resultados e discussão). Além disso, os critérios de avaliação, que frequentemente incluem aspectos como rigor metodológico, relevância científica e originalidade, devem guiar o processo de análise. Se a revista disponibilizar um guia de revisão, use-o como referência contínua durante todo o processo.

PASSO 2: LEITURA DO ARTIGO

A leitura do artigo é o coração do processo de revisão por pares. Ela deve ser realizada de maneira cuidadosa, em duas etapas distintas, permitindo ao revisor captar tanto a essência geral quanto os detalhes específicos do manuscrito. Na primeira leitura, o objetivo é formar uma visão ampla do trabalho, identificando seus objetivos, avaliando o impacto potencial da pesquisa e verificando a adequação do manuscrito ao escopo da revista. Esse momento inicial oferece ao revisor uma impressão geral do estudo, suas contribuições e suas possíveis limitações.

Já na segunda leitura, o foco recai sobre uma análise detalhada. O revisor deve avaliar a solidez da metodologia, a clareza e fundamentação dos resultados e a relevância das referências citadas. Perguntas fundamentais precisam ser feitas: o artigo agrega valor à área? A metodologia empregada é robusta e bem descrita? Os resultados apresentados são claros, coerentes e suportados por dados adequados? As referências são pertinentes e atualizadas, ou há lacunas na literatura que deveriam ser abordadas?

Durante essas etapas, é essencial que o revisor organize suas anotações de maneira estruturada. Classificar as observações em sugestões fortes (*major comments*) e sugestões menores (*minor comments*) auxilia na construção de uma avaliação clara e objetiva, tanto para os autores quanto para o editor. Esse processo metódico assegura que nenhuma dimensão importante do artigo seja negligenciada e prepara o terreno para uma revisão que seja ao mesmo tempo rigorosa e construtiva.

PASSO 3: ESCREVER A REVISÃO

Escrever a revisão é o momento em que o revisor sintetiza suas observações e contribuições de forma clara, organizada e construtiva. Essa etapa deve ser conduzida com o objetivo de guiar os autores na melhoria de seu trabalho e auxiliar o editor na tomada de decisão, sempre mantendo um tom respeitoso e colaborativo. A revisão deve ser estruturada em duas partes principais: uma carta aos autores e outra ao editor.

Na carta aos autores, é importante começar com uma atitude positiva. Destacar os méritos do artigo logo no início ajuda a estabelecer um clima favorável ao diálogo e demonstra respeito pelo esforço dos autores. A seguir, o revisor deve apresentar seus comentários de maneira organizada, separando-os em *major comments* e *minor comments*, para facilitar o entendimento e a priorização das sugestões.

Os *major comments* dizem respeito a questões centrais que impactam diretamente a qualidade científica e metodológica do trabalho. Por exemplo, uma crítica a uma metodologia insuficientemente descrita, que dificulte a replicação do estudo, ou a ausência de dados necessários para sustentar as conclusões apresentadas. Outro exemplo seria a identificação de inconsistências na análise estatística ou de resultados que não estão alinhados com os objetivos do estudo. Esses pontos devem ser apresentados de forma detalhada, indicando claramente o problema e oferecendo sugestões práticas para resolvê-lo. Por exemplo, ao apontar que a descrição dos métodos estatísticos é inadequada, o revisor pode sugerir que os autores expliquem os critérios usados para a escolha do teste estatístico, incluindo justificativas para sua aplicação.[4]

Já os *minor comments* abordam aspectos mais específicos, como pequenos ajustes na redação, melhorias na apresentação de tabelas e figuras, ou correções pontuais nas referências. Por exemplo, sugerir que os autores reescrevam uma frase confusa no resumo ou ajustem o formato de uma tabela para torná-la mais clara. Embora essas sugestões sejam de menor impacto no conteúdo científico do artigo, elas são igualmente importantes para garantir a clareza e a consistência do texto final.

Na carta, o tom deve ser sempre respeitoso e construtivo. O revisor deve evitar termos depreciativos e substituir críticas vagas por comentários objetivos e fundamentados. Se uma frase for identificada como mal formulada, em vez de simplesmente apontar o problema, é mais produtivo sugerir uma reescrita com base na interpretação do revisor sobre o que os autores pretendem comunicar. O mesmo vale para questões mais amplas: se uma análise estatística não foi realizada de forma adequada, o revisor pode sugerir a aplicação de métodos alternativos, indicando referências específicas para auxiliar os autores.[5]

Eu habitualmente faço revisão por pares com um formato semelhante, que se inicia sempre com uma saudação positiva, reconhecendo o esforço e os méritos do estudo. Um exemplo seria:

> "Gostaria de parabenizar os autores por este trabalho e agradecer ao editor pelo convite para revisar este manuscrito. Os autores conseguiram [*inserir aqui um elogio genuíno, como a originalidade da hipótese ou a robustez metodológica aplicada*]. No entanto, durante minha análise, surgiram algumas dúvidas e preocupações que acredito que podem ser abordadas para fortalecer ainda mais este manuscrito".

Em seguida, eu listo os *major comments*. Cada ponto deve ser descrito de forma clara e, sempre que possível, acompanhado de sugestões práticas. Por exemplo:

> "A metodologia para randomização dos participantes não foi descrita com detalhes suficientes, o que pode comprometer a reprodutibilidade do estudo. Recomendo que os autores incluam informações específicas sobre o método de randomização utilizado, conforme as diretrizes CONSORT".

Depois, os *minor comments* também serão listados. Por exemplo:

> "No segundo parágrafo da Introdução, sugiro reformular a frase para maior clareza, pois a forma como está escrita pode gerar ambiguidade quanto ao objetivo primário do estudo" *ou* "A Tabela 2 poderia ser reorganizada para apresentar os desfechos primários e secundários de forma mais clara, separando-os visualmente".

Depois da carta aos autores, escreva a carta ao editor, que é confidencial. Diferentemente da carta aos autores, que é diretamente voltada à melhoria do artigo, a carta ao editor tem como principal objetivo auxiliá-lo na tomada de decisão sobre o futuro do manuscrito. O editor é o responsável final por determinar se o artigo será aceito, rejeitado ou devolvido aos autores para revisões. Para isso, ele conta com as análises dos revisores (sua e dos outros colegas que revisaram o mesmo artigo), equilibrando os diferentes pareceres recebidos com sua própria avaliação editorial e os objetivos da revista.

Escrever uma boa carta ao editor exige clareza, objetividade e compreensão ampla do papel do editor. Esse documento deve fornecer um resumo do artigo, destacando seus méritos e fragilidades de maneira sucinta e técnica. É essencial que o revisor apresente seu parecer de forma honesta e fundamentada, sugerindo uma das quatro opções possíveis: aceitação sem revisões, aceitação com revisões menores, necessidade de revisões maiores ou rejeição. Essa sugestão, contudo, deve sempre vir acompanhada de justificativas detalhadas, facilitando o julgamento final do editor.

Ao propor aceitação sem revisões (algo muito raro), o revisor deve garantir que o manuscrito apresenta alto rigor metodológico, clareza na apresentação dos resultados e relevância científica para a audiência da revista. Se a recomendação for por revisões menores, isso implica que o trabalho é sólido, mas necessita de ajustes pontuais, como a reescrita de algumas seções para melhorar a comunicação ou a inclusão de referências específicas que possam fortalecer as discussões. Quando a necessidade de revisões maiores é identificada, o revisor deve detalhar as mudanças substanciais requeridas. Isso pode incluir desde uma reanálise dos dados até a necessidade de coletar informações adicionais para atender aos objetivos do estudo. Aqui, o revisor precisa ser especialmente criterioso ao explicar por que essas alterações são cruciais para a qualidade do artigo, sempre considerando a viabilidade prática para os autores. Nos casos em que o artigo não atenda aos padrões mínimos para publicação, a rejeição deve ser recomendada. Esse parecer, no entanto, deve ser fundamentado em razões objetivas, como falhas metodológicas críticas, dados insuficientes ou ausência de relevância para o escopo da revista. Ainda assim, o revisor tem o compromisso ético de oferecer sugestões que possam orientar os autores na elaboração de estudos futuros.

Por fim, é importante que o revisor seja transparente quanto às limitações de sua análise. Se houver aspectos técnicos ou metodológicos fora de sua área de *expertise*, isso deve ser claramente comunicado ao editor. Essa honestidade não apenas fortalece a confiabilidade do parecer, mas também permite ao editor considerar as avaliações de outros revisores para complementar as lacunas identificadas.

Eu, habitualmente, escrevo cartas ao editor de forma bastante objetiva e concisa, limitando-me a três ou quatro linhas. O motivo é simples: o editor já terá acesso à carta detalhada enviada aos autores, onde as críticas e sugestões estão descritas de forma ampla. Assim, não há necessidade de redundância. Para mim, uma carta ao editor deve focar exclusivamente a recomendação final e o julgamento geral da qualidade do manuscrito. Um exemplo típico seria:

"Prezado editor, mais uma vez, agradeço por me convidar para revisar este artigo. Embora o tema seja interessante e relevante, acredito que a quantidade de problemas metodológicos identificados no estudo, aliada à falta de clareza na apresentação dos dados nas tabelas, comprometeu demais a qualidade geral do manuscrito. Por esse motivo, recomendo a rejeição do artigo".

A confidencialidade da carta ao editor é um princípio fundamental no processo de revisão por pares. As observações feitas nesse documento não são compartilhadas com os autores e servem exclusivamente para orientar a decisão editorial.

CONCLUSÃO

O processo de revisão por pares, quando conduzido com ética, empatia e rigor técnico, desempenha um papel central na manutenção da qualidade da literatura científica. Um bom revisor não apenas identifica falhas, mas contribui ativamente para o aprimoramento do manuscrito, oferecendo sugestões factíveis e respeitosas. O objetivo final é garantir que o conhecimento publicado reflita o melhor padrão científico possível, beneficiando a comunidade acadêmica como um todo. Como exercício prático, e para consolidar os conceitos abordados neste capítulo, sugiro que você escolha um artigo científico recente em sua área de interesse e simule o papel de revisor. Elabore uma carta aos autores, destacando pontos positivos e sugerindo melhorias, e uma carta confidencial ao editor, expressando seu parecer final sobre o manuscrito. Esse é o mesmo exercício que passo aos alunos na disciplina de medicina baseada em evidências do doutorado do Instituto Dante Pazzanese, e é uma excelente forma de aplicar, na prática, os princípios discutidos aqui.

REFERÊNCIAS

1. Sedaghat AR, Bernal-Sprekelsen M, Fokkens WJ, Smith TL, Stewart MG, Johnson RF. How to be a good reviewer: a step-by-step guide for approaching peer review of a scientific manuscript. Laryngoscope Investig Otolaryngol. 2024;9(3):e1266.
2. Kelly J, Sadeghieh T, Adeli K. Peer review in scientific publications: benefits, critiques, & a survival guide. EJIFCC. 2014;25(3):227-43.
3. Csiszar A. Peer review: troubled from the start. Nature. 2016;532(7599):306-8.
4. Bordage G. Reasons reviewers reject and accept manuscripts: the strengths and weaknesses in medical education reports. Acad Med. 2001;76(9):889-96.
5. Chung KJ. Peer review processes and desirable attitudes for peer reviewers. Arch Plast Surg. 2017;44(3):177-8.

Desvendando *medical reversals* e o impacto de *spins* na cardiologia

Bruno Robalinho C. Barbosa
Guilherme Augusto Teodoro Athayde

COM ESTE CAPÍTULO VOCÊ VAI...

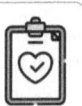

- Compreender que o pensamento mecanicista na cardiologia pode criar armadilhas.
- Conhecer *medical reversals* e *spins* importantes que ressaltam a importância do estudo da medicina baseada em evidências (MBE) e do rigor científico para o teste de hipóteses.
- Entender nuances que vão mudar sua percepção de estudos considerados positivos ou negativos, para avaliar o melhor cenário a serem utilizados.

INTRODUÇÃO

A cardiologia, apesar de ser fonte de grandes estudos e avanços, proporcionando redução de mortalidade e melhoria significativa na qualidade de vida dos pacientes, também é um lar de grandes exemplos de como o pensamento mecanicista é capaz de trazer certezas falaciosas. Conhecer os estudos, suas nuances e saber interpretá-los é fundamental para não cair em armadilhas cognitivas (Figura 1).

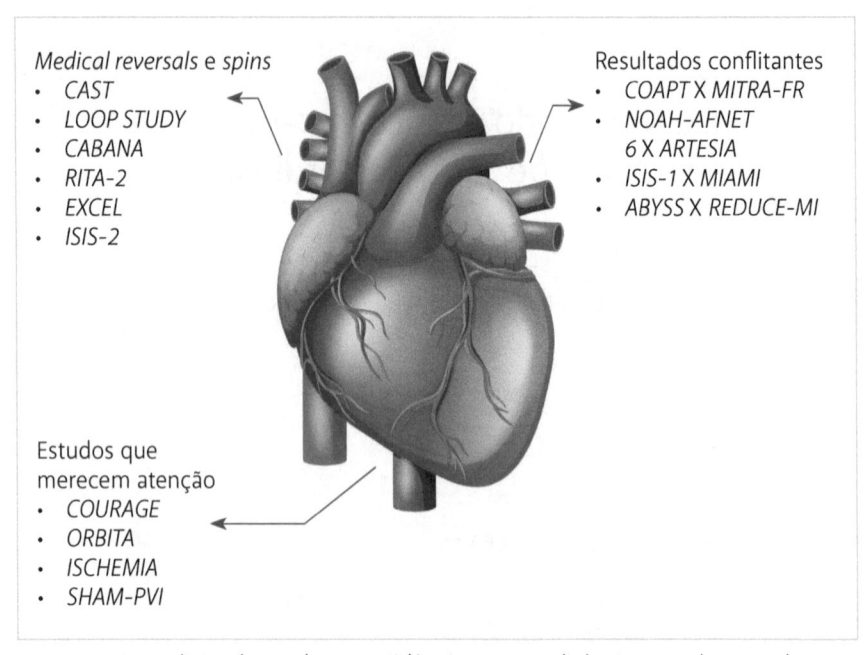

Medical reversals e spins
- CAST
- LOOP STUDY
- CABANA
- RITA-2
- EXCEL
- ISIS-2

Resultados conflitantes
- COAPT X MITRA-FR
- NOAH-AFNET
- 6 X ARTESIA
- ISIS-1 X MIAMI
- ABYSS X REDUCE-MI

Estudos que merecem atenção
- COURAGE
- ORBITA
- ISCHEMIA
- SHAM-PVI

FIGURA 1 A medicina baseada em evidências e a cardiologia: grandes estudos que merecem ser lidos e avaliados.

NEM TUDO É O QUE PARECE: *MEDICAL REVERSALS* E *SPIN* NA CARDIOLOGIA

A cardiologia é recheada de estudos que desafiam a lógica das expectativas e trazem consigo lições de como a medicina baseada em evidências (MBE) é capaz de contrariar resultados "quase" certos.[1] Um dos grandes exemplos reside no tratamento das arritmias ventriculares pós-infarto agudo do miocárdio (IAM). Nas décadas de 1970 e 1980, após a criação das unidades coronarianas, que reduziram significativamente a mortalidade intra-hospitalar dos pacientes vítimas de IAM,[2] percebeu-se que, dentre os sobreviventes, muitos evoluíam com tais arritmias e que estas, em vários estudos, mostravam-se como preditores de morte nesse cenário.[3]

Um grupo de investigadores americanos, então, formulou a hipótese de que, se as arritmias ventriculares estavam associadas a maior risco de morte em pacientes com miocardiopatia isquêmica, extingui-las reduziria esse risco, aumentando a sobrevida desses indivíduos. O primeiro passo foi dado no estudo *CAPS (The Cardiac Arrhythmia Pilot Study)*,[4] de 1986, em que se confirmava que drogas antiarrítmicas da classe IC (inibidores dos canais de sódio) eram capazes de praticamente suprimir as arritmias ventriculares nesses pacientes. Tudo estava pronto para que essas drogas fossem adicionadas ao arsenal terapêutico desses pacientes, uma vez que, pela lógica, se eu consigo suprimir essas arritmias, vou reduzir a mortalidade.

Porém, o estudo *CAST* (*The Cardiac Arrhythmia Suppression Trial*),[5] publicado em 1991, trouxe espanto ao ser apresentado. Nele, foram incluídos 1.498 pacientes, randomizados entre os grupos flecainida/encainida *vs.* placebo. Após 10 meses de acompanhamento, o estudo foi interrompido por excesso de mortes (em especial por arritmias) no grupo que recebeu antiarrítmicos, tornando-se uma das maiores reviravoltas científicas do nosso tempo e limitando o uso de antiarrítmicos da classe IC em pacientes com cardiopatia estrutural, por seu potencial pró-arrítmico.

Outro exemplo de resultados inesperados em estudos científicos reside no rastreio e tratamento da fibrilação atrial (FA). A FA é a arritmia sustentada mais frequente da prática clínica e tem associação com morte, fenômenos tromboembólicos (FTE), principalmente o acidente vascular cerebral (AVC) e insuficiência cardíaca (IC). Além disso, está bem estabelecido que a anticoagulação é capaz de reduzir significativamente os FTE, de maneira eficaz e segura.[6] Parece claro que identificar e anticoagular precocemente essa arritmia é capaz de trazer benefícios inequívocos, certo? Não é bem assim.

Em 2021, foi publicado o *LOOP study*,[7] em que 6.205 pacientes entre 70 e 90 anos, com pelo menos um fator de risco adicional para AVC foram randomizados entre um grupo com manejo convencional e outro em que era implantado um dispositivo de monitoramento eletrocardiográfico subcutâneo contínuo de longa duração (*looper* implantável), para o rastreio de FA. Naqueles pacientes que mostrassem um episódio de FA com duração maior ou igual a 6 minutos, seria iniciada anticoagulação.

Ao final de pouco mais de 5 anos, a FA foi 3 vezes mais diagnosticada no grupo *looper* implantável e, da mesma forma, nesse grupo, a anticoagulação foi iniciada com muito mais frequência. Porém, com relação aos desfechos clínicos, seja na incidência de AVC ou de sangramentos, não houve diferença entre os grupos. Como explicar que o rastreio de FA em grupo de alto risco para FTE não trouxe os resultados esperados? Provavelmente porque, nesses casos, existem muitos fatores de risco competidores e a FA representa apenas cerca de 20% do total de AVC. Logo, como esperar uma redução significativa se esses indivíduos têm AVC muito mais frequentemente por outras causas, que não a embólica?

Ainda sobre a FA, a ablação vem-se mostrando superior à terapia com antiarrítmicos no controle de sintomas e de recorrência da arritmia,[8] principalmente quando realizada em pacientes com FA paroxística. O estudo *CABANA*,[9] publicado em 2019, foi muito aguardado a fim de responder se a terapia teria também impacto em desfechos clínicos. Foram incluídos 2.204 pacientes, randomizados entre os grupos ablação por cateter ou tratamento medicamentoso, sendo avaliado o desfecho primário composto de morte, AVC desabilitante, sangramento significativo ou parada cardiorrespiratória. Após a análise por intenção de tratar, não houve diferença entre os grupos acerca do desfecho primário, porém à custa de um grande *crossover* entre os braços (27,5% do grupo medicamentoso foi submetido à ablação). Já pela análise *per protocol*, houve diferença em favor da ablação. E agora? Necessitamos de mais estudos para averiguar, dados os grandes vieses que limitam as respostas do *CABANA*.

Outro ponto de interesse é que alguns estudos podem ter suas conclusões distorcidas pelos próprios autores, por meio de interpretações mais favoráveis a determinado tratamento. É o famoso *spin*.[10]

Na doença arterial coronariana (DAC), um estudo que ficou bastante conhecido pelo *spin* de seus resultados foi o *RITA-2 (Coronary angioplasty versus medical therapy for angina: the second Randomized Intervention Treatment for Angina)*, publicado em 1997, no qual 1.018 pacientes foram randomizados para angioplastia por balão (PTCA), que era o tratamento-padrão na intervenção coronariana à época, e a terapia medicamentosa otimizada (TMO). O desfecho primário era a combinação de morte por todas as causas e IAM não fatal. O tempo de acompanhamento total foi de 5 anos com uma média de 2,7 anos. O resultado do estudo evidenciou que a PTCA aumentou o risco de o desfecho composto primário acontecer em relação ao tratamento clínico (6,3% *vs.* 3,3%. RR 1,92 – 95% IC: 1,08-3,41 – *p* = 0,02), impulsionado principalmente por IAM não fatal. Houve melhora dos sintomas em ambos os grupos, com significância estatística nos primeiros 3 meses até 3 anos, quando não houve mais diferença.[11]

O grande *spin* foi que os autores concluíram que nessa população estudada a PTCA precoce melhorou sintomas, principalmente em pacientes com angina mais grave, e que os médicos deveriam ponderar um pequeno risco excessivo associado a complicações relacionadas ao procedimento, o que não correspondia ao desfecho primário estudado, ao qual o estudo se propôs com poder estatístico adequado (ainda assim inadequado, pois foram recrutados menos pacientes que o calculado inicialmente, 1.400). A correta conclusão seria que a PTCA piorou o desfecho primário em relação a TMO, com um número necessário para prejudicar (NNH) de 33 em 2,7 anos de acompanhamento. Além disso houve melhora dos sintomas inicialmente de forma mais pronunciada no grupo da PTCA, porém esse benefício perde significância estatística após 3 anos de acompanhamento.

Outro exemplo de *spin* seria o *EXCEL trial (Everolimus-eluting Stents or Bypass Surgery for Left Main Coronary Artery Disease)*, publicado em 2016, sobre como tratar estenose de tronco de coronária esquerda, comparando cirurgia de revascularização (CRVM) *versus* angioplastia coronariana percutânea (ATC) com *stent* farmacológico de segunda geração (everolimus) para o desfecho composto de morte, infarto e AVC – inadequado, visto que sabidamente a CRVM causa mais AVC comparado a ATC, trazendo desfechos em direções opostas – em 3 anos, em pacientes com estenose de TCE e complexidade anatômica baixa ou intermediária.[12] O estudo demonstrou não inferioridade do tratamento percutâneo, porém com alguns vieses importantes, como a análise *intention-to-treat*, quando seria mais adequado nesse caso *per-protocol*, em virtude da aproximação dos resultados pelo *crossover* entre os grupos. Houve ainda críticas relacionadas às definições de infarto utilizadas, modificadas durante o estudo, que favoreceriam a ATC e o uso de infarto periprocedimento e AVC como composto do desfecho primário, já que combinado com infarto espontâneo têm direções opostas, quando se compara CRVM e ATC. Mais adequado seria deixar o infarto periprocedimento e o AVC como desfecho de segurança e apenas o infarto espontâneo como desfecho primário, como realizado no estudo *NOBLE (The Nordic-Baltic-British left main revascularisation study)*.[13]

Uma das formas de *spin* mais comum consiste em relatar benefício em análises de subgrupos. Um estudo clássico da década de 1980, o *ISIS-2*, um ensaio clínico randomizado, placebo-controlado, 2x2, com mais de 17 mil pacientes, testou estreptoquinase, 1 mês de ácido acetilsalicílico (AAS) na dose de 162,5 mg/dia no cenário de IAM. Foi demonstrada redução de mortalidade vascular de 20% com AAS, 23% com estreptoquinase e 40% com as duas drogas combinadas, em 5 semanas.[14] Com uma redução de risco absoluta de 2,4 mortes em cada 100 pacientes tratados com AAS, o NNT foi calculado em 42, estabelecendo uma conduta de grande impacto. Na época, para publicação, os editores do *The Lancet* exigiram apresentar análises do resultado em subgrupos, e os autores, de forma sarcástica, apresentaram uma análise de subgrupos baseada nos signos do horóscopo. Foi observado então que a aspirina não seria superior ao placebo nos pacientes dos signos de gêmeos e libra, demonstrando a falácia da análise de subgrupos.

ESTUDOS COM RESULTADOS CONFLITANTES, E AGORA?

Em algumas ocasiões, estudos robustos com resultados conflitantes são publicados sobre o mesmo tema, gerando dúvidas sobre como aplicá-los à prática clínica. Reconhece-se que até mesmo os *trials* têm vieses, que o conhecimento de suas nuances e que sua análise não deve ser maniqueísta (positivo ou negativo), mas sim bayesiana, buscando como cada evidência se aplica ao meu paciente.

O reparo percutâneo da insuficiência mitral (IM) secundária por meio do uso do MitraClip e seu impacto clínico foram testados em dois estudos semelhantes, o *COAPT* (*Cardiovascular Outcomes Assessment of the MitraClip Percutaneous Therapy for Heart Failure Patients with Functional Mitral Regurgitation*)[15] e o *MITRA-FR* (*Percutaneous Repair With the MitraClip Device for Severe Functional/Secondary Mitral Regurgitation*),[16] ambos publicados em 2018. Ambos randomizaram pacientes entre os grupos tratamento clínico e tratamento clínico associado ao reparo valvar percutâneo, com critérios de inclusão e exclusão parecidos entre si. No *COAPT*, o desfecho primário foi de hospitalização por IC ao final de 1 ano, e, no *MITRA-FR*, foi de morte ou hospitalização por IC, também ao final de 1 ano.

Apesar das semelhanças, os resultados foram bem distintos: no *COAPT* houve menos desfechos primários no grupo MitraClip, além de redução na mortalidade total, enquanto no *MITRA-FR* não houve diferenças entre os grupos. Analisando os dados de cada um dos *trials*, percebemos que, no *COAPT*, os pacientes tinham maior grau de doença valvar e menor grau de disfunção ventricular, o que pode ter trazido melhores resultados na correção da IM secundária, enquanto no *MITRA-FR* a doença valvar era menos grave em relação à importante dilatação ventricular. Portanto, apesar de conflitantes, os achados apontam para uma mesma direção, só percebida ao conhecer profundamente as características dos estudos.

Em 2023, foram publicados dois estudos que avaliavam o tratamento de FA subclínica, isto é, quando encontrada em dispositivos cardíacos eletrônicos implantáveis, de maneira assintomática, em relação à anticoagulação. No *NOAH-AFNET 6*,[17] 2.356 pacientes que tinham um ou mais episódios de FA subclínica maior ou igual a 6 minutos, com pelo menos 65 anos e um fator de risco adicional para FTE, foram randomizados entre placebo ou anticoagulação com edoxabana. O desfecho primário foi um composto de morte cardiovascular, AVC ou embolismo sistêmico.

Já no *ARTESIA*, 4.012 pacientes também com FA subclínica de ao menos 6 minutos (e não maior que 24 horas) foram randomizados entre anticoagulação com apixabana ou aspirina na dose de 81 mg.[18] O desfecho primário foi de AVC ou embolismo sistêmico. O *NOAH-AFNET* foi terminado precocemente por futilidade, uma vez que não houve diferença no desfecho primário, porém com mais eventos de sangramentos no grupo anticoagulante. Já no *ARTESIA*, houve menos desfechos primários no grupo apixabana, porém à custa de maior número de sangramentos. E agora? Cabe a individualização dos achados: provavelmente o paciente com maior risco tromboembólico e com menor risco de sangramento seja o melhor candidato para a anticoagulação nesse cenário.

Outro resultado conflitante de estudos estabeleceu uma conduta adotada até os dias atuais: o uso de betabloqueadores no pós-IAM foi testado inicialmente em dois estudos principais: o *ISIS-1* e o *MIAMI*. O *ISIS-1* (*International Study of Infarct Survival*) foi um estudo aberto, publicado em 1986, com mais de 16 mil pacientes, não controlado, e foi negativo, isto é, não houve significância estatística para o desfecho mortalidade ($p = 0,07$).[19] Já o *MIAMI* (*Metoprolol In Acute Myocardial Infarction*) foi um estudo randomizado duplo-cego, com mais de 8.600 pacientes, controlado com placebo, publicado 1 ano antes, que também não mostrou diminuição de mortalidade com metoprolol ($p = 0,29$).[20] Nesse contexto, um estudo mais bem desenhado (*MIAMI*), com menos risco de viés, foi erroneamente contestado por um estudo sujeito a um viés de desempenho enorme, mas que foi aceito com entusiasmo exagerado pela comunidade científica na época e que até os dias atuais se propaga.

Em 2024, foram publicados dois estudos sobre esse tema: o *ABYSS* (*Beta--Blocker Interruption or Continuation After Myocardial Infarction*) randomizou 3.698 pacientes com IAM e fração de ejeção do ventrículo esquerdo (FEVE) levemente reduzida (> 40%), interrompendo o uso do betabloqueador após 1 ano de uso. O desfecho primário era um composto de morte, IAM, AVC e hospitalização cardiovascular, e foi observado que nos pacientes que interromperam o uso da medicação houve mais eventos em relação ao grupo controle (23,8% *vs.* 21,1%), não evidenciando a não inferioridade ($p = 0,44$) dessa conduta.[21] Pormenorizando os componentes do desfecho primário, foi observado que, em relação a IAM (2,5% *vs.* 2,4%), AVC (1% em ambos os grupos) e morte (4,1% *vs.* 4%), os resultados foram similares entre os grupos, apenas no desfecho hospitalização de causa cardiovascular, um desfecho menos objetivo e sujeito a mais vieses como "ansiedade de subtração e cura pela fé",[22] houve diferença estatisticamente significativa (18,9% *vs.* 16,6%). Se levarmos em consideração apenas os componentes objetivos do desfecho primário, o estudo mostra consistência em relação aos resultados do segundo estudo publicado, o *REDUCE-AMI* (*Beta-Blockers after Myocardial Infarction and Preserved Ejection Fraction*), que, com desfechos mais objetivos – IAM e morte

–, não evidenciou menor risco na população estudada com a interrupção dos betabloqueadores.[23]

ESTUDOS QUE MERECEM NOSSA ATENÇÃO

Existem estudos que, apesar de não se proporem a tanto, acabam mudando a história da especialidade, por seu desenho, suas ideias inovadoras ou seus resultados impactantes.

Nas últimas duas décadas tivemos alguns estudos impactantes na DAC. Um deles, o estudo COURAGE (*Clinical Outcomes Utilizing Revascularization and Aggressive Drug Evaluation*), publicado em 2008, selecionou mais de 35 mil pacientes, porém apenas 2.287 deles foram recrutados para TMO ou TMO e ATC, arrolando-se pacientes com isquemia leve ou mesmo ausente, portanto muitos sem indicação de angioplastia. Os resultados não encontraram diferenças em relação à mortalidade, mostrando que nas síndromes coronarianas crônicas, diferentemente das síndromes coronarianas agudas, a ATC tem papel mais importante na diminuição de sintomas e menos na diminuição de mortes.[24] Uma das críticas a esse estudo diz respeito ao fato de terem sido utilizados em sua maioria *stents* metálicos, que, no momento da publicação, já não representavam o dispositivo de melhor *performance* para ATC. Houve ainda uma taxa de *crossover* importante entre os grupos pela necessidade de intervenção, o que representa bem o mundo real.

Outro estudo sobre tratamento na DAC, o ORBITA (*The Objective Randomised Blinded Investigation with optimal medical Therapy of Angioplasty in stable angina*), foi publicado em 2018 e comparou de forma elegante 200 pacientes submetidos a cateterismo cardíaco e reserva de fluxo fracionada (FFR). Se FFR positivo para isquemia, os pacientes sedados eram então randomizados para ATC ou um *sham procedure* (procedimento simulado como efeito placebo). O resultado não demonstrou diferença significativa entre os grupos para o desfecho de aumento no tempo de exercício.[25] Cada vez mais se provava que os benefícios da revascularização se dão quando há presença de isquemia importante, como tentou demonstrar o estudo *FAME-2*, que, apesar de truncado e com potencial viés de aferição, utilizou o FFR na definição de quais artérias coronárias tratar, não demonstrando redução de mortalidade ou infarto, apenas redução de hospitalização por sintomas e nova revascularização urgente,[26] corroborando os resultados do estudo COURAGE.

Para tentar responder a essa questão definitivamente, surgiu então o IS-CHEMIA *trial*, estudo que custou 100 milhões de dólares, o mais caro da história na época, e foi publicado em 2020. Foram randomizados 5.179 pacientes com isquemia moderada ou grave para TMO ou cateterismo e ATC, se necessário. O desfecho composto inicial foi morte cardiovascular e infarto. Os autores, no entanto, acrescentaram hospitalização e IC ao desfecho primário pela baixa incidência do desfecho original. Os resultados não demonstraram diferença entre os grupos.[27] Modificar o desfecho primário do estudo, mesmo que definido *a priori*, foi uma decisão ruim, já que tirou a confiabilidade, misturando desfechos objetivos (morte e IAM) com desfechos subjetivos (angina instável, IC), além de fugir do cerne da questão: mesmo em doentes com isquemia moderada/grave, a DAC crônica tem bom prognóstico.[28]

Em relação à ablação de FA, por ser um tratamento principalmente direcionado para a melhoria de qualidade de vida até o momento, muito se cobrava um estudo duplo-cego que mostrasse seu real impacto nesse cenário. Em 2024, foi publicado o *SHAM-PVI*, que um estudo randomizado duplo cego que randomizou 126 pacientes entre o grupo isolamento das veias pulmonares e um grupo *sham*, em que o paciente seria puncionado e anestesiado, porém sem ser submetido à ablação.[29] O desfecho primário foi de carga de FA em 6 meses (excluindo-se os 3 meses iniciais de *blanking*), e os secundários incluíram qualidade de vida, tempo à recorrência e segurança. O isolamento das veias pulmonares não só reduziu a carga de arritmia como contribuiu largamente para a melhoria de qualidade de vida, mostrando, definitivamente, a capacidade da ablação de FA no controle de sintomas, da arritmia e sua segurança.

Os inibidores do cotransportador de sódio-glicose-2 (iSGLT-2) são medicamentos antidiabéticos orais que atuam no túbulo contorcido proximal, aumentando a glicosúria. Seu uso foi idealizado para ser mais uma opção no arsenal contra a diabetes *mellitus* tipo 2 (DM2), porém tudo mudou quando se começou a observar uma redução de desfechos cardiovasculares, liderados pela diminuição no número de internações por IC, nos estudos que avaliavam a droga em pacientes com DM2.[30-32]

Com base nesses achados, investigou-se o impacto dos iSGLT-2 em pacientes com IC com fração de ejeção reduzida (ICFER), com ou sem DM2. No *DAPA-HF (Dapagliflozin in Patients With Heart Failure and Reduced Ejection Fraction)*, publicado em 2019, foram incluídos 4.744 pacientes com IC sintomáticos, fração de ejeção menor ou igual a 40%, com ou sem DM2, randomizados entre os grupos placebo e dapaglifozina, sendo avaliado o desfecho primário composto de piora da IC ou morte cardiovascular.[33] Nesse ensaio clínico, houve redução do desfecho composto e de seus componentes, favorecendo o grupo dapaglifozina, com benefício mantido mesmo naqueles sem DM2, achado surpreendente (e que se mostrou muito consistente nos estudos subsequentes) para uma droga que se propunha a "apenas" tratar diabetes.

CONCLUSÃO

A cardiologia baseada em evidências demonstra que hipóteses mecanicistas, por mais lógicas que pareçam, podem levar a conclusões equivocadas quando não submetidas ao rigor científico. Estudos como *CAST*, *COURAGE* e *ISCHEMIA* nos ensinam que o pensamento crítico e a análise criteriosa de dados são fundamentais para evitar armadilhas cognitivas e interpretações enviesadas. Além disso, exemplos de *medical reversals* e *spins* reforçam a importância de compreender as limitações dos estudos e aplicar o conhecimento de forma individualizada. Assim, o avanço na cardiologia depende não apenas de inovações, mas do aprimoramento contínuo na forma como testamos e interpretamos as intervenções.

REFERÊNCIAS

1. Prasad V, Cifu A. The reversal of cardiology practices: interventions that were tried in vain. Cardiovasc Diagn Ther. 2013;3(4):228-35.
2. Khush KK, Rapaport E, Waters D. The history of the coronary care unit. Can J Cardiol. 2005;21(12):1041-5.
3. Juul-Möller S, Lilja B, Johansson BW. Ventricular arrhythmias and left ventricular function: one-year follow-up after myocardial infarction. Eur Heart J. 1988;9(11):1181-7.
4. The cardiac arrhythmia pilot study. The Caps investigators. Am J Cardiol. 1986;57(1):91-5.
5. Ruskin JN. The cardiac arrhythmia suppression trial (CAST). N Engl J Med. 1989;321(6):386-8.
6. Van Gelder IC, Rienstra M, Bunting KV, Casado-Arroyo R, Caso V, Crijns HJGM, et al. 2024 ESC guidelines for the management of atrial fibrillation developed in collaboration with the European Association for Cardio-Thoracic Surgery (EACTS). Eur Heart J. 2024;45(36):3314-414.
7. Svendsen JH, Diederichsen SZ, Højberg S, Krieger DW, Graff C, Kronborg C, et al. Implantable loop recorder detection of atrial fibrillation to prevent stroke (The LOOP study): a randomised controlled trial. Lancet. 2021;398(10310):1507-16.
8. Andrade JG, Wells GA, Deyell MW, Bennett M, Essebag V, Champagne J, et al. Cryoablation or drug therapy for initial treatment of atrial fibrillation. N Engl J Med. 2021;384(4):305-15.
9. Packer DL, Mark DB, Robb RA, Monahan KH, Bahnson TD, Poole JE, et al. Effect of catheter ablation vs antiarrhythmic drug therapy on mortality, stroke, bleeding, and cardiac arrest among patients with atrial fibrillation: the CABANA randomized clinical trial. JAMA. 2019;321(13):1261-74.
10. Chiu K, Grundy Q, Bero L. "Spin" in published biomedical literature: a methodological systematic review. PLoS Biol. 2017;15(9):e2002173.

11. Coronary angioplasty versus medical therapy for angina: the second Randomized Intervention treatment of angina (Rita-2) trial. Rita-2 trial participants. Lancet. 1997;350(9076):461-8.

12. Stone GW, Sabik JF, Serruys PW, Simonton CA, Généreux P, Puskas J, et al. Everolimus--eluting stents or bypass surgery for left main coronary artery disease. N Engl J Med. 2016;375(23):2223-35.

13. Mäkikallio T, Holm NR, Lindsay M, Spence MS, Erglis A, Menown IBA, et al. Percutaneous coronary angioplasty versus coronary artery bypass grafting in treatment of unprotected left main stenosis (NOBLE): a prospective, randomized, open-label, non-inferiority trial. Lancet. 2016;388(10061):2743-52.

14. Randomized trial of intravenous streptokinase, oral aspirin, both, or neither among 17,187 cases of suspected acute myocardial infarction: ISIS-2. ISIS-2 (Second international study of infarct survival) Collaborative Group. Lancet. 1988;2(8607):349-60.

15. Stone GW, Lindenfeld J, Abraham WT, Kar S, Lim DS, Mishell JM, et al. Transcatheter mitral-valve repair in patients with heart failure. N Engl J Med. 2018;379(24):2307-18.

16. Obadia JF, Messika-Zeitoun D, Leurent G, Iung B, Bonnet G, Piriou N, et al. Percutaneous repair or medical treatment for secondary mitral regurgitation. N Engl J Med. 2018;379(24):2297-306.

17. Kirchhof P, Toennis T, Goette A, Camm AJ, Diener HC, Becher N, et al. Anticoagulation with edoxaban in patients with atrial high-rate episodes. N Engl J Med. 2023;389(13): 1167-79.

18. Healey JS, Lopes RD, Granger CB, Alings M, Rivard L, McIntyre WF, et al. Apixaban for stroke prevention in subclinical atrial fibrillation. N Engl J Med. 2024;390(2):107-17.

19. Randomized trial of intravenous atenolol among 16 027 cases of suspected acute myocardial infarction: ISIS-1. First International Study of Infarct Survival Collaborative Group. Lancet. 1986;2(8498):57-66.

20. Metoprolol in acute myocardial infarction (MIAMI): a randomised placebo-controlled international trial. The Miami Trial Research Group. Eur Heart J. 1985;6(3):199-226.

21. Silvain J, Cayla G, Ferrari E, Range G, Puymirat E, Delarche N, et al. Beta-blocker interruption or continuation after myocardial infarction. N Engl J Med. 2024;391(14):1277-86.

22. Rajkumar CA, Nijjer SS, Cole GD, Al-Lamee R, Francis DP. "Faith healing" and "subtraction anxiety" in unblinded trials of procedures: lessons from DEFER and FAME-2 for end points in the Ischemia trial. Circ Cardiovasc Qual Outcomes. 2018;11(3):e004665.

23. Yndigegn T, Lindahl B, Mars K, Alfredsson J, Benatar J, Brandin L, et al. Beta-blockers after myocardial infarction and preserved ejection fraction. N Engl J Med. 2024;390(15): 1372-81.

24. Shaw LJ, Berman DS, Maron DJ, Mancini GBJ, Hayes SW, Hartigan PM, et al. Optimal medical therapy with or without percutaneous coronary intervention to reduce ischemic burden: results from the Clinical Outcomes Utilizing Revascularization and Aggressive Drug Evaluation (COURAGE) trial nuclear substudy. Circulation. 2008;117(10):1283-91.

25. Al-Lamee R, Thompson D, Dehbi HM, Sen S, Tang K, Davies J, et al. Percutaneous coronary intervention in stable angina (ORBITA): a double-blind, randomised controlled trial. Lancet. 2018;391(10115):31-40.

26. De Bruyne B, Pijls NHJ, Kalesan B, Barbato E, Tonino PAL, Piroth Z, et al. Fractional flow reserve-guided PCI versus medical therapy in stable coronary disease. N Engl J Med. 2012;367(11):991-1001.

27. Maron DJ, Hochman JS, Reynolds HR, Bangalore S, O'Brien SM, Boden WE, et al. Initial invasive or conservative strategy for stable coronary disease. N Engl J Med. 2020;382(15):1395-407.

28. Correia LCL, Rassi Junior A. Downstream change of the primary endpoint in the ISCHEMIA trial: the elephant in the room. Arq Bras Cardiol. 2018;111(2):213-4.

29. Dulai R, Sulke N, Freemantle N, Lambiase PD, Farwell D, Srinivasan NT, et al. Pulmonary vein isolation vs sham intervention in symptomatic atrial fibrillation: The Sham-PVI randomized clinical trial. JAMA. 2024;332(14):1165-73.

30. Wiviott SD, Raz I, Bonaca MP, Mosenzon O, Kato ET, Cahn A, et al. Dapagliflozin and cardiovascular outcomes in type 2 diabetes. N Engl J Med. 2019;380(4):347-57.

31. Neal B, Perkovic V, Mahaffey KW, de Zeeuw D, Fulcher G, Erondu N, et al. Canagliflozin and cardiovascular and renal events in type 2 diabetes. N Engl J Med. 2017;377(7):644-57.

32. Zinman B, Wanner C, Lachin JM, Fitchett D, Bluhmki E, Hantel S, et al. Empagliflozin, cardiovascular outcomes, and mortality in type 2 diabetes. N Engl J Med. 2015;373(22):2117-28.

33. McMurray JJV, Solomon SD, Inzucchi SE, Køber L, Kosiborod MN, Martinez FA, et al. Dapagliflozin in patients with heart failure and reduced ejection fraction. N Engl J Med. 2019;381(21):1995-2008.

Hematologia baseada em evidências

Yung Bruno de Mello Gonzaga

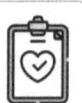

COM ESTE CAPÍTULO VOCÊ VAI...

- Conhecer a história de como um hematologista tentou aplicar a medicina baseada em evidências (MBE) no cenário de incerteza da pandemia de covid-19.
- Reconhecer a importância de considerar a validade externa de estudos e os riscos de extrapolar evidências para populações não representadas nos ensaios clínicos.

INTRODUÇÃO

A hematologia é uma especialidade peculiar e ampla. Além de clínicos, somos patologistas rudimentares quando examinamos, ao microscópio, citologias de sangue periférico e medula óssea de nossos pacientes. Dessa maneira, conseguimos diagnosticar condições ameaçadoras à vida (p. ex., leucemia promielocítica aguda e púrpura trombocitopênica trombótica) e instituir tratamento imediato, podendo salvar a vida desses pacientes. Somos a única especialidade clínica que trata de seus próprios pacientes oncológicos (leucemias, linfomas, mieloma múltiplo) e prescrevemos alguns dos tratamentos mais imunossupressores da prática médica. Além disso, lidamos com grande variedade de hemopatias benignas, desde distúrbios da coagulação como as hemofilias, passando pelas hemoglobinopatias como a doença falciforme e frequentes interconsultas solicitadas por outros especialistas. Também faz parte das atribuições do hematologista a responsabilidade técnica por bancos de sangue (hemoterapia), a atuação em laboratórios especializados e a realização de transplantes de medula óssea.

Seria uma missão impossível escrever um capítulo englobando todos esses aspectos, portanto decidi compartilhar minha experiência como hematologista, sob o prisma da medicina baseada em evidências (MBE), em um acontecimento que todos nós vivenciamos: a pandemia de covid-19.

UM HEMATOLOGISTA NA PANDEMIA

Em dezembro de 2019, surgiram os primeiros casos de uma pneumonia até então desconhecida em Wuhan, na China. Em janeiro de 2020, o agente causador foi identificado como um novo coronavírus, o SARS-CoV-2.[1] O vírus rapidamente se espalhou pelo mundo, e, em março de 2020, a Organização Mundial da Saúde (OMS) declarou tratar-se de uma pandemia. Você deve se recordar de muito o que viveu e sentiu nos meses que se seguiram, e certamente parte dessas lembranças envolve a maneira como a pandemia escancarou a falência em nossa formação médica, revelada por meio da incapacidade de avaliar criticamente a evidência científica, da prescrição de tratamentos ineficazes e potencialmente deletérios, além da solicitação e interpretação incorreta de exames complementares. Vamos abordar esses aspectos ao longo deste capítulo.

Lembro-me com clareza da primeira paciente que internamos na enfermaria de onco-hematologia com pneumonia por covid-19. Era uma jovem com diagnóstico de leucemia mieloide aguda que estava em remissão da doença após o primeiro ciclo de quimioterapia. Havia iniciado um quadro de febre com coriza, seguido de tosse seca e falta de ar. Ela deu entrada no hospital taquipneica, com algum grau de esforço respiratório e saturação arterial de oxigênio de 86% em ar ambiente, necessitando de suplementação por intermédio de um cateter nasal. A tomografia computadorizada de tórax evidenciou infiltrado em vidro fosco bilateral, acometendo mais de 75% do parênquima pulmonar. O padrão radiológico iria se tornar, nos meses seguintes, a marca registrada da pneumonia pelo novo coronavírus[2] e um sombrio aviso de que, a partir dali, o paciente poderia ter um curso clínico grave, muitas vezes fatal.

Diferente dos gurus e especialistas instantâneos repletos de certezas que surgiram aos montes nessa época (e alguns sobrevivem até hoje), quem fazia medicina séria e responsável estava assolado por dúvidas: Como tratar uma doença que até então não existia? Como aplicar o *framework* da MBE[3] para a tomada de decisões clínicas, uma vez que:

- Não havia literatura médica prévia que representasse a melhor evidência disponível para nortear condutas e, ao término de 2020, já havia quase 95 mil artigos sobre covid-19 no Pubmed®.
- A experiência clínica precisava ser "importada" de situações prévias consideradas semelhantes.
- Valores e preferências do paciente se limitavam a uma súplica para que não os deixássemos morrer (Figura 1A).

Como praticar a MBE sem evidências (ou com péssimas evidências)?

Em junho de 2020, no meio de tantos artigos de qualidade duvidosa, um grande ensaio clínico randomizado demonstrou que a dexametasona era capaz de reduzir a mortalidade em 28 dias de pacientes hospitalizados por covid-19 que precisavam de oxigênio suplementar ou de ventilação mecânica quando comparada a apenas cuidados usuais.[4] Finalmente havia um tratamento capaz de reduzir a mortalidade nos casos mais graves e que utilizava uma droga barata e que todos os médicos sabiam utilizar, o que fez com que se adotasse a dexametasona mundialmente no tratamento desses pacientes. Esse artigo mudou a prática clínica, e essa nova conduta foi responsável, muito provavelmente, por salvar milhares de vidas no auge da pandemia.

Parecia que eu tinha um problema a menos, já que o componente de um dos pilares da MBE, talvez o mais importante em uma situação como essas, estava disponível para a tomada de decisão. Eu poderia prescrever dexametasona para meus pacientes com pneumonia por covid, reduzindo com isso, o risco de óbito pela infecção. Será?

Apesar da robustez do estudo e de seus critérios amplos de inclusão, não havia representatividade de pacientes onco-hematológicos. Qual seria a validade externa do resultado para os pacientes que eu via internados diariamente? Pacientes onco-hematológicos são extremamente imunocomprometidos, seja pela própria doença de base, seja pela imunossupressão adicional relacionada ao tratamento. Será que, ao iniciar a dexametasona, eu não estaria agravando ainda mais a imunossupressão e aumentando o risco de piorar o curso da infecção viral ou desenvolver outras infecções oportunistas, podendo inclusive levar o paciente a óbito? Repare que há racional biológico tanto para benefício quanto para malefício da dexametasona, ambos relacionados ao seu efeito anti-inflamatório e imunossupressor (redução da inflamação levando a melhores desfechos e aumento da imunossupressão levando a piores desfechos) e evidência de qualidade corroborando apenas a primeira hipótese, porém sem incluir pacientes imunossuprimidos onco-hematológicos. Como decidir?

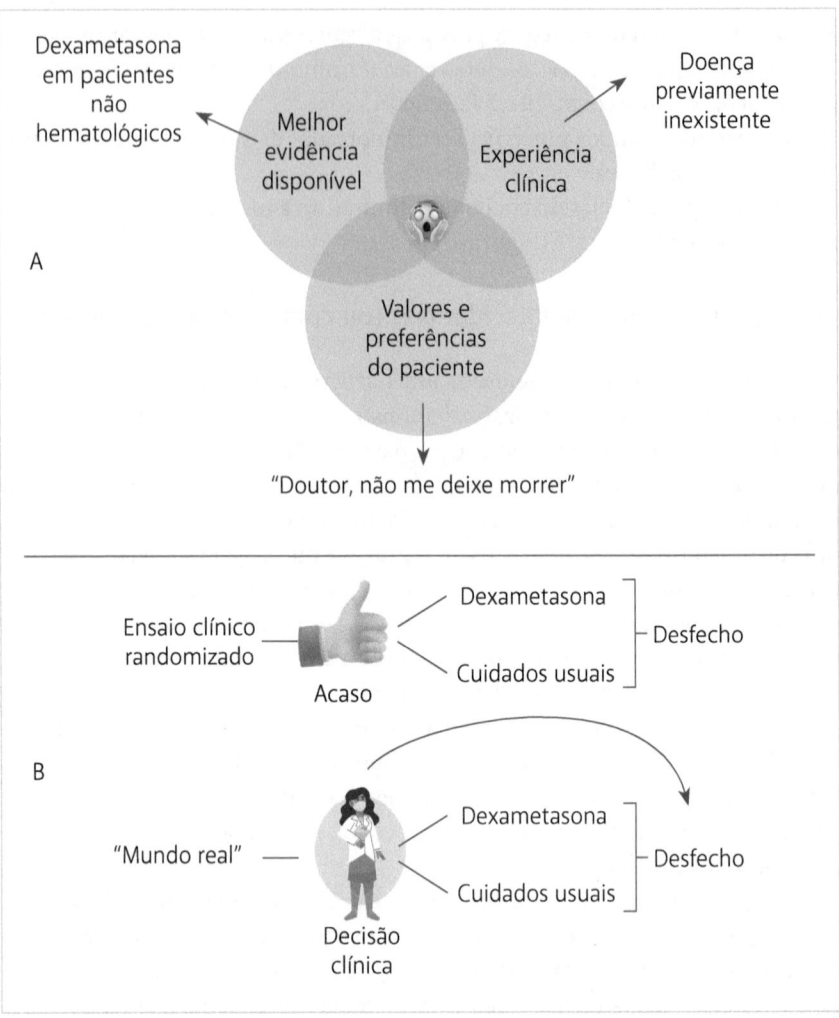

FIGURA 1 Medicina baseada em evidências na pandemia de covid-19. A: a dificuldade na aplicação do *framework* da MBE no cenário de uma doença até então inexistente e causadora de uma pandemia. B: o ensaio clínico randomizado tende a criar grupos equilibrados, que diferem apenas em relação à intervenção. Portanto, qualquer diferença no desfecho pode ser atribuída a ela, permitindo inferir causalidade. Estudos observacionais (muitas vezes chamados de estudos de mundo real) não conseguem isolar o efeito da intervenção em razão da presença de confundidores. No caso do estudo da dexametasona em pacientes onco-hematológicos,[8] o motivo que levou à prescrição da droga estava relacionado ao desfecho (os pacientes eram mais graves), não sendo possível atribuir causalidade à intervenção.

Apelando para experiências clínicas prévias em cenários semelhantes, como a epidemia de H1N1 em 2009, eu ainda tinha lembranças vívidas de desfechos trágicos nos pacientes onco-hematológicos. Poderia se tratar de um viés de disponibilidade, explicado no Capítulo 9 – "Vieses cognitivos e atalhos da mente em medicina", mas essa impressão era também corroborada por dados da literatura.[5] Mas permanece a incerteza: quão semelhante a covid-19 é à infecção por H1N1 a ponto de me permitir extrapolar a vivência prévia para o cenário atual?

Apesar de tantas dúvidas, era preciso tomar decisões. Os pacientes continuavam chegando e não podiam esperar o dia em que algum estudo avaliasse o uso da dexametasona em pacientes onco-hematológicos.

Diante de todas essas dificuldades, decidimos que prescreveríamos dexametasona para os pacientes onco-hematológicos que internassem por pneumonia por covid-19 necessitando de algum suporte de O_2. O tempo passou e tratamos inúmeros pacientes, obtivemos grandes sucessos, perdemos vários deles, coletamos dados, contribuímos para algumas publicações internacionais,[6,7] nos vacinamos e vimos nossos pacientes serem vacinados, até que as internações se tornaram algo eventual, com quadros mais leves e que sabíamos manejar com mais segurança que no início. Mas ainda seguíamos com a dúvida se a decisão pelo uso da dexametasona havia sido acertada e ansiávamos por evidências a esse respeito.

Até que, finalmente, já em 2024, um trabalho observacional, com dados de "mundo real", publicado na *Haematologica* trazia o seguinte título: "O tratamento da covid-19 com dexametasona está relacionado a aumento da mortalidade em pacientes com neoplasias hematológicas".[8] Você deve estar imaginando minha frustração ao ter em mãos esse trabalho e a terrível sensação de ter prejudicado diversos pacientes com a decisão tomada lá atrás. Mas isso não aconteceu. E a razão se deve ao fato de eu levar a MBE tão a sério quanto você, que está lendo este livro. E a esta altura você já aprendeu no Capítulo 16 – "Como interpretar artigos sobre terapias?" e no Capítulo 18 – "Como realizar um ensaio clínico" que o ensaio clínico randomizado é o desenho de estudo adequado para avaliar a eficácia de uma intervenção, porque o processo de alocação dos indivíduos ao acaso cria grupos de prognósticos semelhantes e, com isso, isola o efeito da intervenção. Ou seja, como os grupos são "idênticos", qualquer diferença no desfecho poderá ser atribuída à intervenção. Já no estudo observacional, a alocação dos indivíduos para receber ou não a dexametasona resulta de decisão clínica. Ou seja, o médico decidiu começar a dexametasona para alguns pacientes e para outros não, e a razão pela qual essa decisão foi tomada (os pacientes que fizeram dexametasona já eram mais graves) está relacionada ao desfecho (Figura 1B), não sendo possível atribuir, de maneira causal, o aumento da mortalidade ao uso da dexametasona. Até hoje, não sabemos se a dexametasona ajudou, foi indiferente ou prejudicou nossos pacientes onco-hematológicos. O que se sabe é que a ciência, principalmente por meio das vacinas e de um grande esforço coletivo, venceu a pandemia e que naquele momento tão conturbado tomamos as melhores decisões que podíamos, com as limitadas informações que possuíamos, sempre com a intenção de ajudar os pacientes.

A irracionalidade do D-dímero

Outro aspecto sombrio da pandemia foi a solicitação e interpretação inadequadas de um exame complementar e as condutas absurdas resultantes dessa solicitação: estamos falando da anticoagulação de pacientes assintomáticos ou com sintomas leves de covid-19 com base no resultado alterado do D-dímero.

Com um ponto de corte de 500 ng/mL, o D-dímero apresenta sensibilidade em torno de 99% e especificidade de 40% para o diagnóstico de trombose venosa profunda (TVP)/embolia pulmonar (EP).[9] Com base no que você já aprendeu no Capítulo 13 – "Como interpretar um teste diagnóstico?" sobre testes diagnósticos, a sensibilidade é a capacidade de um teste detectar corretamente os doentes. Logo, uma sensibilidade de 99% significa que é praticamente certo que um paciente com TEP/TVP apresente D-dímero elevado. A especificidade, por outro lado, é a capacidade de o teste identificar corretamente os não doentes. Uma especificidade de 40% significa, portanto, que até 60% de indivíduos sem trombose, ainda assim, podem apresentar um D-dímero elevado. E por que isso acontece? É o que vamos entender agora, ao integrarmos as propriedades do teste com um pouco de conhecimento sobre hemostasia.

A hemostasia é o processo de formação de um coágulo no sítio de lesão vascular.[10] Esse processo precisa ser rápido (para minimizar a perda sanguínea), localizado (para evitar a formação de coágulos onde não há lesão vascular) e finamente regulado (para que seja interrompido tão logo tenha cumprido sua função, evitando assim a propagação desnecessária do coágulo). Após a lesão vascular, ocorre a adesão, agregação e ativação plaquetárias (hemostasia primária), seguidas da propagação da cascata da coagulação (hemostasia secundária), que culmina na formação de um coágulo de fibrina. Mecanismos anticoagulantes (envolvendo proteína C, S e antitrombina III) impedem a propagação dessa cascata para além do sítio de lesão vascular, e a plasmina age dissolvendo o coágulo já formado (fibrinólise), levando à formação dos produtos de degradação da fibrina, entre os quais está o D-dímero (Figura 2A).

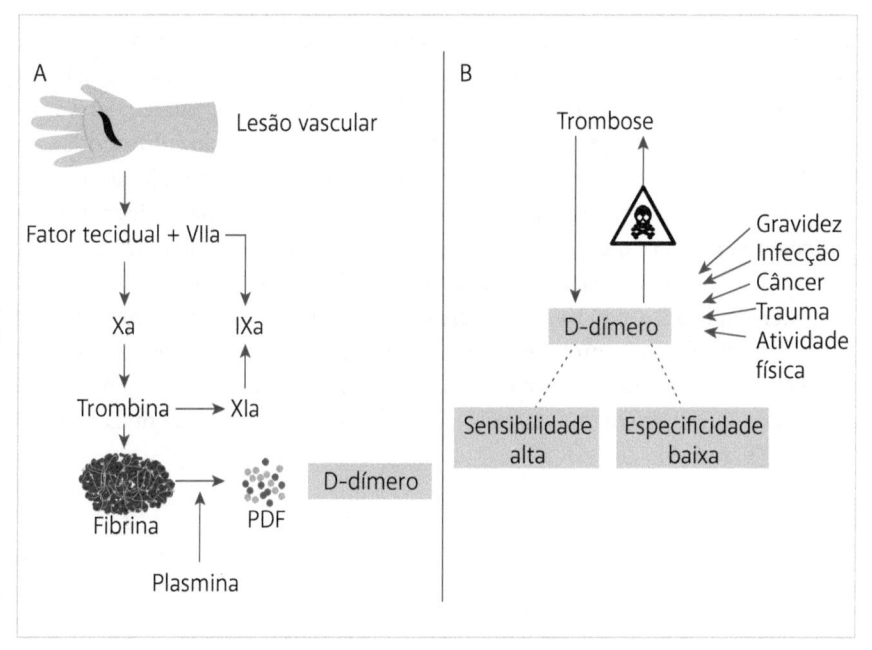

FIGURA 2   A hemostasia e o D-dímero. A: A hemostasia secundária e a formação do coágulo de fibrina no sítio de lesão vascular e o processo fibrinolítico mediado pela plasmina, culminando na produção dos produtos de degradação da fibrina (PDF), entre eles o D-dímero. B: a trombose envolve uma exacerbação patológica da coagulação sanguínea; portanto, é esperado um aumento na produção de D-dímero, o que explica a alta sensibilidade do teste nesse contexto. No entanto, o raciocínio inverso (níveis elevados de D-dímero indicam trombose) está incorreto, pois várias outras condições podem aumentar sua produção sem a presença de trombose. Isso explica a baixa especificidade do D-dímero para diagnosticar trombose e o risco de iniciar anticoagulação com base apenas no resultado do teste.

Repare, portanto, que o D-dímero é um produto fisiológico da coagulação. Logo, espera-se que, em situações em que há TVP ou TEP (em que esse processo está patologicamente exacerbado), haja também um aumento na produção do D-dímero, e isso explica por que o teste é tão sensível para diagnosticar essas condições. Entretanto, essas condições não são as únicas que levam a uma exacerbação da coagulação. Situações fisiológicas, como atividade física, gestação e algumas condições patológicas, como infecções, incluindo as virais, câncer e trauma, podem levar à maior ativação da coagulação, que, por sua vez, leva a aumento na produção do D-dímero sem que isso signifique a presença de TVP/TEP.[11] Isso explica por que o D-dímero elevado é pouco específico para TVP/TEP (Figura 2B). Inverter equivocadamente a direção da seta da causalidade (de TVP → D-dímero elevado para TVP ← D-dímero elevado) faz com que se interprete o resultado de um D-dímero elevado como evidência de TVP/TEP ou marcador de risco para tal e se institua anticoagulação profilática ou terapêutica. Isso expõe pacientes ao risco de sangramento inerente aos anticoagulantes sem que haja qualquer benefício de sua administração.

Para ilustrar essa situação, simulei a distribuição dos resultados de testes de D-dímero aplicados em 100 mil indivíduos assintomáticos ou com sintomas leves, assumindo uma probabilidade de TVP de 1,5[12] e sensibilidade de 99% e especificidade de 40% do teste para o diagnóstico.[9] Isso resultaria em 59.100 resultados falsos-positivos, ou seja, pacientes sem trombose com D-dímero elevado (Figura 3).

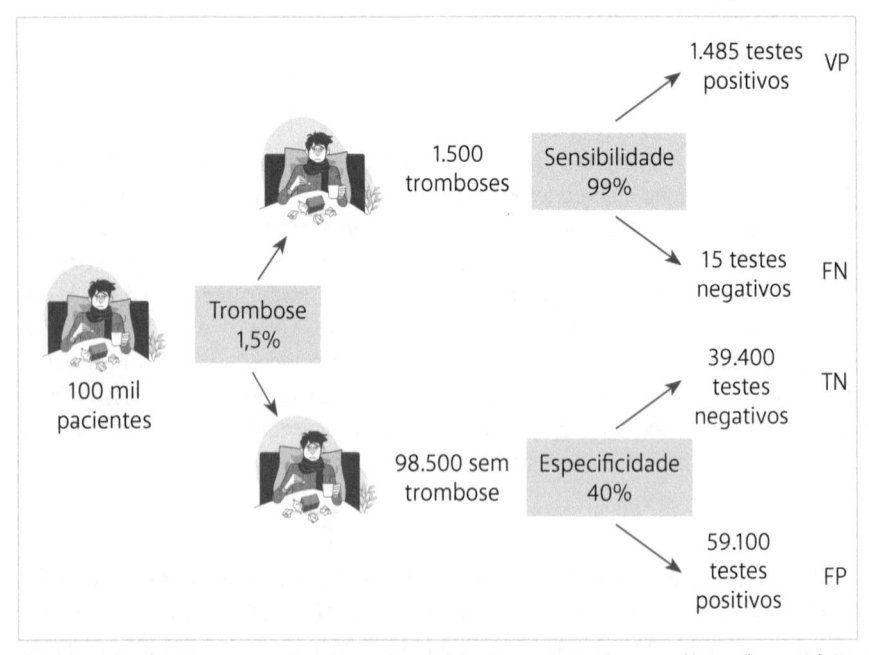

FIGURA 3 D-dímero em pacientes assintomáticos ou com sintomas leves de covid-19. Testagem de 100 mil indivíduos assintomáticos ou com sintomas leves de covid-19. Nesse contexto, o valor preditivo positivo (VPP) seria de 2%, o que significa 98% de probabilidade de que um teste positivo seja um falso-positivo. O VPP é calculado dividindo-se o total de testes verdadeiros positivos pelo total de testes positivos, ou seja, 1.485/(1.485 + 59.100) = 0,02 ou 2%. Portanto, a testagem de 100 mil indivíduos com essas características resultaria em aproximadamente 59.100 resultados falsos-positivos.

Se todos esses pacientes recebessem anticoagulação profilática com rivaroxabana, na dose de 10 mg/dia, associada com um risco de sangramento menor entre 5-36% e de sangramento maior e potencialmente fatal entre 0,2-1%,[13] teríamos algo entre 3 mil e 20 mil sangramentos menores e 120 e 600 sangramentos graves (por exemplo: hemorragia cerebral) como consequência de uma conduta que se originou de um desconhecimento das propriedades do teste, de sua relação com a hemostasia e de todo o processo bayesiano do diagnóstico.[14,15] E o que é mais angustiante: mesmo uma conduta tão equivocada pode parecer correta na interpretação do médico que a adotou e na mente do paciente que se expôs ao risco sem que houvesse qualquer potencial benefício. Esse mecanismo de *feedback* distorcido que gera um viés a favor da percepção de benefício da intervenção (mesmo não havendo) está detalhado no quadro da Figura 4.[16]

CONCLUSÃO

A pandemia de covid-19, apesar de ter escancarado muitas falhas, também serviu como oportunidade para que sua identificação e a movimentação no sentido de corrigi-las. Graças a ela, hoje sou um médico e um hematologista melhor.

Desfecho	Interpretação médica	Percepção do paciente	N	Interpretação correta
Sem trombose Sem sangramento	Anticoagulação evitou trombose Decisão clínica correta	Grato e feliz com o doutor cuidadoso	63-94,8% (37.233-56.027)	Pacientes que não deveriam ter sido anticoagulados e foram expostos a risco desnecessário
Sem trombose *Sangramento leve*	Anticoagulação evitou trombose Sangramento leve de fácil manejo	Grato e feliz com o doutor cuidadoso Sangramento: um pequeno mal necessário	5-36% (2.955-21.276)	Pacientes que não deveriam ter sido anticoagulados e apresentaram efeitos adversos decorrentes de uma decisão clínica equivocada
Sem trombose *Sangramento grave* **Óbito**	Anticoagulação evitou trombose Sangramentos graves infelizmente podem acontecer	Não necessariamente feliz, mas paciente ou família resignados	0,2-1% (118-591)	Pacientes que não deveriam ter sido anticoagulados e apresentaram efeitos decorrentes de uma decisão clínica equivocada. Alguns morreram

59.100 pacientes anticoagulados com base em resultados de D-dímero falsos-positivos

FIGURA 4 Possíveis desfechos e interpretações da anticoagulação desnecessária. Cada linha da tabela representa, respectivamente: possíveis desfechos de pacientes com testes falsos-positivos que receberam anticoagulação profilática com rivaroxabana 10 mg/dia; a interpretação por parte do médico prescritor desses desfechos; a interpretação por parte dos pacientes tratados desses desfechos; o número de indivíduos em cada categoria com base no risco de sangramento; e a interpretação correta dos desfechos. Essa tabela ilustra que, mesmo em situações de ausência de benefício, a interpretação equivocada dos desfechos pode levar à percepção de benefício da intervenção.

REFERÊNCIAS

1. Zhu N, Zhang D, Wang W, Li X, Yang B, Song J, et al. A novel coronavirus from patients with pneumonia in China, 2019. N Engl J Med. 2020;382(8):727-33.

2. Machnicki S, Patel D, Singh A, Talwar A, Mina B, Oks M, et al. The usefulness of chest ct imaging in patients with suspected or diagnosed covid-19. Chest. 2021;160(2):652-70.

3. Djulbegovic B, Guyatt GH. Progress in evidence-based medicine: a quarter century on. The Lancet. 2017;390(10092):415-23.

4. The Recovery Collaborative Group. Dexamethasone in Hospitalized patients with covid-19. N Engl J Med. 2021;384(8):693-704.

5. Souza TML, Salluh JIF, Bozza FA, Mesquita M, Soares M, Motta FC, et al. H1N1pdm Influenza infection in hospitalized cancer patients: clinical evolution and viral analysis. Fessler MB, org. PLoS One. 2010;5(11):e14158.

6. Pagano L, Salmanton-García J, Marchesi F, Busca A, Corradini P, Hoenigl M, et al. Covid-19 infection in adult patients with hematological malignancies: a European Hematology Association Survey (Epicovideha). J Hematol Oncol. 2021;14(1):168.

7. Salmanton-García J, Marchesi F, Farina F, Weinbergerová B, Itri F, Dávila-Valls J, et al. Decoding the historical tale: covid-19 impact on haematological malignancy patients: Epicovideha insights from 2020 to 2022. eClinicalMedicine. 2024;71:102553.

8. Aiello TF, Salmanton-Garcia J, Marchesi F, Weinbergerova B, Glenthoj A, Van Praet J, et al. Study Group E. Dexamethasone treatment for COVID-19 is related to increased mortality in hematologic malignancy patients: results from the EPICOVIDEHA registry. Haematologica. 2024;109(8):2693-700.

9. Johnson ED, Schell JC, Rodgers GM. The D-dimer assay. American J Hematol. 2019;94(7):833-9.

10. Yong J, Toh CH. Rethinking coagulation: from enzymatic cascade and cell-based reactions to a convergent model involving innate immune activation. Blood. 2023;142(25):2133-45.

11. Franchini M, Focosi D, Pezzo MP, Mannucci PM. How we manage a high D-dimer. Haematologica. 2024;109(4):1035-45.

12. Thoppil JJ, Courtney DM, McDonald S, Kabrhel C, Nordenholz KE, Camargo CA, et al. SARS-CoV-2 positivity in ambulatory symptomatic patients is not associated with increased venous or arterial thrombotic events in the subsequent 30 days. J Emerg Med. 2022;62(6):716-24.

13. Crowther M. Risks and prevention of bleeding with oral anticoagulants [Internet]. UpToDate. Waltham (MA): UpToDate Inc.; [cited 2025 Jun 2]. Available from: https://sso.uptodate.com/contents/risks-and-prevention-of-bleeding-with-oral-anticoagulants?search=rivaroxabana&topicRef=1370&source=see_link. Acesso em: 2 junho 2025.

14. Gonzaga YBDM, Bacchi AD, De Souza VBP. When math legitimizes knowledge: a step by step approach to Bayes' rule in diagnostic reasoning. Evidence. 2024;6:e5903.

15. Gonzaga Y, De Alencar JN. Advocating prudent D-dimer testing: constructive perspectives and comments on "How we manage a high D-dimer". Haematol. 2024;109(10):3452-3.

16. de Alencar Neto JN, Farina E, Nunes Sampaio MC. Schrödinger's cat bias: a new cognitive bias proposed. Cureus. 2021;13(1):e12697.

Tomada de decisão baseada em evidências em oncologia

Otavio Clark

COM ESTE CAPÍTULO VOCÊ VAI...

- Compreender os desafios metodológicos específicos da oncologia e como a escassez de evidências robustas pode impactar a tomada de decisão clínica em tumores raros e situações clínicas incomuns.
- Entender os principais objetivos terapêuticos na oncologia, desde o tratamento curativo até o paliativo, e como a escolha do desfecho clínico influencia a interpretação de um estudo.
- Diferenciar estudos de superioridade, não inferioridade e de braço único, e entender suas implicações práticas e éticas na avaliação de novas terapias oncológicas.
- Reconhecer o papel da análise de sobrevida e da interpretação de curvas de Kaplan-Meier, bem como os conceitos fundamentais de *hazard ratio* e censura de dados.

INTRODUÇÃO

Do ponto de vista da metodologia científica e da chamada medicina baseada em evidências (MBE), a oncologia oferece desafios e perspectivas formidáveis. Perspectivas porque é uma das especialidades médicas com o maior número de estudos clínicos de alta qualidade. Desafios porque existem tumores raros e situações clínicas incomuns, nos quais é impossível obter informações derivadas de evidências de alta qualidade.[1,2] A revolução da imuno-oncologia, da terapia-alvo e das terapias genéticas que vem acontecendo nos últimos anos traz o desafio da interpretação de estudos de braço único *versus* a grande magnitude do efeito dessas intervenções.

A decisão médica em oncologia necessita de um balanço muito fino em termos de risco/benefício, pois, por características próprias dos tratamentos, o potencial benefício pode estar associado a eventos adversos e toxicidades dos medicamentos. Uma análise criteriosa da qualidade dos estudos clínicos, dos desfechos usados e da magnitude do efeito é necessária, assim como o julgamento clínico das preferências dos pacientes.[1,3] Um aspecto importante a considerar no tratamento do câncer é que a proximidade iminente de morte pela doença faz muitas vezes que nessa equação de risco/benefício o paciente esteja disposto a correr riscos maiores em relação ao tratamento que em outras especialidades. Essa característica tem implicações éticas e econômicas que vão além do objetivo deste ensaio, mas que precisam ser sempre lembradas.[3]

Um complicador do processo de tomada de decisão clínica em oncologia é que, mesmo em estudos bem desenhados, muitas vezes é impossível avaliar desfechos finais como sobrevida; o uso de *endpoints* intermediários (*surrogates*) abunda na oncologia e é largamente aceito pela comunidade de profissionais de saúde, bem como por agências regulatórias.[1-3]

Outro aspecto importante da decisão clínica em oncologia é que o objetivo de tratamento de um mesmo tumor varia de acordo com o estágio da doença. Muitas vezes, a cura, objetivo principal dos tratamentos, não é possível. Passa-se, então, a ter como objetivo a paliação de sintomas, a extensão do tempo de vida ou do tempo para a recorrência dos tumores, como será visto a seguir.[1,2]

OBJETIVOS DE TRATAMENTO

Os principais objetivos de tratamento na prática oncológica são:[4-6]

- **Curativo:** o uso da medicação antineoplásica é feito com o intuito primário de curar o paciente. É o caso do tratamento de leucemias, alguns linfomas, tumores de testículo metastáticos, entre outros. Apesar de ser obviamente o objetivo de tratamento desejado, obter cura em oncologia é muito difícil, exceto para tumores precoces ou para alguns poucos tumores avançados, como os citados anteriormente.
- **Adjuvante:** o tratamento é feito após um tratamento principal (cirurgia ou radioterapia), que foi realizado com intuito curativo. O uso de medicação antineoplásica tem a função coadjuvante de retardar ou impedir a recorrência do tumor e também de estender a vida dos pacientes. É o caso de

quimioterapia para tumores de mama ou cólon localizados, operados, sem metástase a distância.

- **Neoadjuvante:** o uso de medicação antineoplásica é feito antes de um tratamento principal (cirurgia ou radioterapia), com o intuito de diminuir o tamanho do tumor para facilitar o tratamento principal e/ou aumentar as chances de cura. É o caso, por exemplo, dos tumores de mama e osteossarcoma.
- **Aumento de sobrevida em longo prazo:** o uso da medicação antineoplásica é feito com o intuito de oferecer aos pacientes um aumento de sobrevida por um prazo longo. É o caso de alguns tipos de linfoma, em que, mesmo não havendo a possibilidade de cura, os pacientes podem viver por bastante tempo, com a doença relativamente controlada.
- **Paliativo** o uso da medicação antineoplásica tem como objetivo principal aumentar a sobrevida dos pacientes e/ou oferecer conforto nos casos em não há possiblidade de cura. É o caso de grande parte dos tratamentos oncológicos, como tumor de pulmão avançado, pâncreas etc.

Diferentes desfechos clínicos são usados em oncologia, e a escolha do desfecho mais adequado varia de acordo com o tipo de tumor, a presença ou não de *surrogates* validados, do objetivo do tratamento oferecido no estudo e da magnitude esperada do efeito.[4,6-8]

O uso de desfechos intermediários (*surrogate*, em inglês) é comum em oncologia. Preferencialmente, *surrogates* devem passar por um processo de validação em estudos clínicos, no qual se analisa a capacidade estatística de o *surrogate* predizer o desfecho final. O processo de validação de *surrogates* é complexo, depende frequentemente de estudos clínicos feitos com o propósito específico de validação, por isso são raros os desfechos intermediários realmente validados.[5] Há, porém alguns *surrogates* validados (sobrevida livre de progressão, resposta tumoral, tempo para progressão da doença) que são capazes de prever ganhos de sobrevida para alguns tipos de tumores, como ovário, cólon e cabeça e pescoço.[8-10] A aceitabilidade do resultado de um estudo clínico que *surrogates*, situação comum na oncologia, depende do tipo de tumor e da magnitude do resultado. Não há nenhuma regra clara, e a maioria das entidades regulatórias recomenda pesar os resultados do estudo com a experiência clínica anterior para julgar a adequação dos resultados.[2,10]

CONCEITOS ESTATÍSTICOS BÁSICOS EM ONCOLOGIA

Antes de abordarmos os principais *endpoints*, é importante entendermos as análises de sobrevida (*time to event data*).[2,11,12] E o primeiro ponto é a definição de análise de sobrevida em si: apesar de o nome sugerir que é uma análise do tempo em que o paciente sobrevive (i.e., até morrer), análise de sobrevida é qualquer análise que depende do tempo. Pode ser tempo até morrer, tempo até a doença progredir, tempo até precisar de hospitalização etc.

A análise de sobrevivência desempenha papel central na oncologia, sendo amplamente utilizada para avaliar o impacto de intervenções terapêuticas. Esse tipo de análise busca medir o tempo até que um evento de interesse ocorra, como morte, progressão da doença ou recaída. As curvas de sobrevida, comumente representadas por métodos como Kaplan-Meier, fornecem visualização intuitiva da probabilidade cumulativa de sobrevivência ao longo do tempo, permitindo a comparação entre diferentes grupos de pacientes.

Hazard ratio (HR): definição e interpretação

Um dos principais parâmetros derivados da análise de sobrevivência é o *hazard ratio* (HR), que representa a razão entre os riscos instantâneos de ocorrência do evento em dois grupos distintos (p. ex., grupo tratado *versus* grupo controle). O HR é frequentemente utilizado para resumir a eficácia de um tratamento ao longo do tempo.

Interpretação do HR:

- Um HR = 1 indica que não há diferença no risco entre os grupos.
- Um HR < 1 sugere que o grupo tratado apresenta menor risco do evento em comparação ao controle.
- Um HR > 1 indica maior risco no grupo tratado.

Por exemplo, um HR de 0,75 pode ser interpretado como uma redução de 25% no risco relativo de morte ou progressão no grupo tratado em relação ao controle, durante o tempo decorrido no estudo.

Embora o HR seja uma métrica poderosa, ele reflete um risco médio ao longo de todo o período de acompanhamento. Isso pode mascarar variações no risco em diferentes momentos, especialmente em tratamentos oncológicos, no qual efeitos retardados (p. ex., imunoterapia) ou respostas iniciais rápidas (p. ex.., quimioterapia) podem alterar os padrões temporais do benefício. Algumas terapias oncológicas mais recentes têm um benefício "retardado": no início do tratamento ela pode mostrar uma diferença pequena em relação ao tratamento-padrão (ou mesmo nenhuma). Porém, com o passar do tempo, a nova terapia pode mostrar um benefício que se manifesta nas curvas de sobrevida frequentemente como um platô de longa duração.

QUESTÕES NA INTERPRETAÇÃO DE CURVAS DE SOBREVIDA

A correta interpretação das curvas de sobrevivência exige atenção a diversos aspectos:[2,11,12]

- **Forma das curvas:** o padrão das curvas Kaplan-Meier pode fornecer *insights* importantes sobre a eficácia do tratamento. Por exemplo, uma separação precoce das curvas indica um benefício imediato, enquanto uma separação tardia pode refletir um benefício cumulativo, como observado em imunoterapias (platô).
- **Censura de dados:** a censura ocorre quando os dados de um paciente são interrompidos antes do evento de interesse, seja por perda de acompanhamento ou final do estudo. Altas taxas de censura podem comprometer a validade das estimativas e devem ser cuidadosamente avaliadas.
- **Significado clínico *versus* estatístico:** nem toda diferença estatisticamente significativa é clinicamente relevante. O HR deve ser interpretado em conjunto com a magnitude absoluta da diferença entre as curvas, considerando o número necessário para tratar (NNT) e os potenciais impactos na qualidade de vida dos pacientes.
- **Eventos competitivos:** em populações heterogêneas, outros eventos que competem com o evento de interesse (p. ex., mortalidade por outras causas) podem influenciar os resultados. Isso é particularmente relevante em pacientes idosos ou com múltiplas comorbidades.
- **Análise em um ponto da curva:** análises pontuais de sobrevida em tempos específicos (p. ex., sobrevida em 12 meses) ou a sobrevida mediana não são desfechos válidos por si sós e sim medidas auxiliares, que devem ser consideradas no contexto total da análise das curvas de sobrevida.[10] São úteis ao clínico para dar uma ideia da magnitude do benefício esperado e por serem de fácil interpretação.

DESFECHOS EM ONCOLOGIA

É importante entender o que foi mensurado nos estudos clínicos, afinal os desfechos estudados é que nos permitem entender qual benefício do tratamento ficou (ou não) estabelecido. Os principais desfechos em oncologia serão vistos a seguir.[2,4,11,12]

Sobrevida global (*overall survival*)

Em oncologia, estender o tempo de vida do paciente é o desfecho preferido. Porém, há situações em que não se consegue analisar de forma adequada a sobrevida global (*overall survival* – OS), seja por questões práticas (doenças com evolução muito longa) ou éticas/técnicas (cruzamento de pacientes para o braço com a terapia inovadora em estudos randomizados ou uso de múltiplas linhas de tratamento).

A sobrevida global é formalmente definida como o tempo da randomização até a morte por qualquer causa. Sua análise deve ser feita preferencialmente em estudos randomizados, pois desfechos de sobrevida usualmente não podem ser avaliados de forma confiável em estudos com controles históricos. A exceção à regra fica por conta daqueles estudos que mostram magnitude de extrema efeito, em que estudos com desenho de braço único podem ter grau adequado de confiabilidade,[8,13] discutidos a seguir.

Sobrevida livre de progressão (*progression free survival*)

A sobrevida livre de progressão (SLP) é definida como o tempo entre a randomização e a progressão da doença ou morte do paciente, sendo um dos *end points* mais relatados em oncologia. Há uma percepção tanto de médicos quanto de pacientes de que, se um câncer está respondendo ao tratamento (i.e., não cresceu, não teve aumento de marcadores tumorais), o tratamento está sendo benéfico para o paciente. Porém, como relatamos acima, nem sempre essa correlação existe ou é conhecida, pela falta de validação adequada do *surrogate*.[5,14]

No entanto, a interpretação da SLP requer cautela em razão dos possíveis confundidores:

- Progressores assintomáticos: pacientes podem ser classificados como progressão radiológica sem sintomas clínicos, o que pode não se traduzir em impacto real na qualidade de vida ou sobrevida global.
- Tratamento pós-progressão: a disponibilidade e a eficácia de terapias subsequentes podem modificar o impacto da SLP na sobrevida global, mascarando o benefício clínico real.
- Critérios de avaliação: a definição de progressão radiológica pode variar entre estudos, dependendo dos critérios utilizados (p. ex., RECIST). Pe-

quenas diferenças no momento da detecção da progressão podem levar a conclusões divergentes.

* Desconexão com sobrevida global: em muitos casos, um benefício em SLP não se traduz em melhoria da OS. Isso é particularmente relevante em tumores com longa sobrevida pós-progressão ou quando as terapias de resgate são eficazes.

* *Cross-over*: o *cross-over*, ou troca de tratamentos durante um estudo clínico, é uma prática comum em oncologia, especialmente em ensaios envolvendo terapias inovadoras, nos quais pacientes inicialmente designados ao grupo controle podem, após progressão ou em um momento predeterminado, receber o tratamento experimental. Embora eticamente justificável, especialmente em casos de doenças graves ou fatais, o *cross-over* pode introduzir vieses significativos na análise de desfechos, particularmente na OS. Quando pacientes do grupo controle passam a receber o tratamento ativo, a diferença na OS entre os grupos tende a ser reduzida, subestimando o benefício real do tratamento experimental. A presença de *cross-over* nos estudos exige interpretação cuidadosa, pois pode dificultar a avaliação precisa da eficácia do tratamento, especialmente quando a OS é o *endpoint* primário, já que os pacientes que cruzarem para o tratamento inovador também passam a se beneficiar de seus efeitos.

Tempo para progressão da doença

O tempo para a progressão da doença é definido como o tempo entre a randomização e a progressão da doença. A diferença entre TTP da doença e SLP é que o primeiro não inclui as mortes.

Sobrevida livre de doença

A sobrevida livre de doença é definida como tempo entre a randomização e a recorrência do tumor ou morte, em pacientes que foram submetidos a um tratamento com intuito curativo (cirurgia ou radioterapia) e não têm doença detectável – é muito semelhante à SLP, porém neste caso, como o paciente está sem evidência de doença, por não ter doença detectável (por métodos de imagem ou outros), usa-se o termo sobrevida livre de doença (não de progressão). A SLD é o desfecho usado em tratamentos adjuvantes ou que têm alto percentual de remissão (desaparecimento) completo do tumor, caso de algumas neoplasias hematológicas.

Resposta tumoral

As avaliações de resposta são as proporções de pacientes que tiveram redução do tumor ao longo do tratamento (resposta). São consideradas respostas as parciais (RP) e as completas (RC) ou estabilização da doença. Há diversos critérios para avaliação de resposta, e entre os mais usados está o *Response Evaluation Criteria in Solid Tumours* (RECIST).[5,15] De forma genérica, considera-se que uma redução de 50% nas dimensões do tumor indica resposta parcial e o desaparecimento deste nos exames de imagem indica resposta completa. Se os tumores têm entre 0 e 50% de redução, considera-se estabilização da doença.

Embora esses *endpoints* intermediários como a SLP/resposta etc. sejam úteis para acelerar a avaliação de novas terapias, é essencial interpretar seus resultados no contexto do desenho do estudo e das características dos pacientes. A análise deve levar em consideração possíveis vieses e confundidores, focando sempre desfechos clínicos que reflitam benefícios reais e duradouros para os pacientes. Assim, estes devem ser analisadas como uma peça do quebra-cabeça, complementada por dados de OS e pela avaliação da qualidade de vida, garantindo que decisões terapêuticas sejam fundamentadas em evidências sólidas e clinicamente relevantes.

Desfechos em tumores hematológicos

Tumores hematológicos que não desenvolvem massas, como é o caso das leucemias, utilizam critérios diferentes (usualmente mais complexos) de avaliação de resposta como *end point*.[1,7] Estes incluem contagem de células sanguíneas, avaliação de medula óssea e morfologia celular. Em alguns casos, a análise genética (citogenética) é usada na avaliação de resposta em tumores hematológicos.

Desfechos relatados pelos pacientes (qualidade de vida)

A análise de desfechos relatados pelos pacientes (*patient reported outcomes PRO*) é um campo de interesse crescente em oncologia, pois traz a percepção do paciente sobre seu próprio tratamento, seus sintomas e sua qualidade de vida.[16,17] Em tese, traduzem a percepção que o paciente tem de seu tratamento. Porém, os PRO têm como limitação a dificuldade de transformar a percepção subjetiva do paciente em mensuração objetiva, bem como a extrema variabilidade de valorização de sintomas entre as pessoas. Essas análises de qualidade de vida, apesar de muito comentadas e desejadas, têm aplicabilidade ainda limitada na avaliação de estudos clínicos, por conta dessas limitações.

Tumores raros

Um capítulo à parte em oncologia é a análise de tratamentos para situações infrequentes ou para tumores raros, nos quais não é factível a realização de um estudo com grande tamanho amostral.[17-19] Nesses casos pode ser aceitável evidência derivada de estudos pequenos, randomizados ou não, com avaliação de desfechos intermediários.

A definição do que é um tumor raro varia. A definição oficial é um tumor com incidência de menos que 65 novos casos por 100 mil pessoas por ano. O capítulo "tumores raros" tende a crescer muito na oncologia nos próximos anos, pois, com o desenvolvimento do conhecimento molecular, boa parte dos tumores está se tornando, por definição, uma doença rara, devido à identificação de diversos subtipos de câncer de uma mesma denominação comum.

QUESTÕES ADICIONAIS A SEREM FEITAS NOS ESTUDOS CLÍNICOS

Ao avaliar um estudo clínico em oncologia, algumas questões adicionais devem ser feitas, além daquelas tradicionais.[12,20] Uma delas é sobre o *end point* utilizado, abordados anteriormente. Outras três são:

1. O estudo é de braço único ou comparativo (randomizado)?
2. O estudo, se comparativo, foi desenhado para mostrar superioridade ou não inferioridade?
3. A população estudada representa a população geral em que a intervenção será usada?

Estudos de braço único em oncologia

Com o avanço do conhecimento em biologia molecular e imunologia, a oncologia clínica está passando por uma verdadeira revolução nos tratamentos disponíveis.[4,8,18,20] Nos últimos 10 anos, a chamada imunoterapia oncológica tem oferecido novas abordagens terapêuticas, frequentemente com eficácia muito superior à dos tratamentos convencionais. Entre os avanços, estão os **tratamentos-alvo**, que empregam moléculas capazes de agir de forma precisa em mecanismos específicos das células tumorais. Essa abordagem oferece dois benefícios potenciais significativos: maior eficácia terapêutica e menor incidência de efeitos colaterais. Os resultados desses novos tratamentos têm demonstrado, em muitos casos, uma eficácia de grande magnitude e efeitos duradouros. No entanto, o rápido progresso da ciência e o caráter inovador dessas terapias trazem desafios importantes no desenho e na interpretação de estudos clínicos. Entre eles, destaca-se o uso de estudos de braço único (ou seja, estudos sem grupo-controle comparativo) para avaliar a eficácia dessas novas moléculas, muitas vezes conduzidos com tamanhos amostrais pequenos.

Exemplos

Dois exemplos ilustram como estudos de braço único têm sido aplicados em oncologia para embasar decisões terapêuticas:

- Imunoterapia em tumores de reto com deficiência de reparo de incompatibilidade (*mismatch repair deficiency*):[21] em um estudo inovador, pacientes com tumor de reto que apresentavam essa característica molecular específica receberam imunoterapia como tratamento inicial. Aqueles que alcançaram resposta completa foram colocados em acompanhamento clínico, sem necessidade de submeter-se ao tratamento convencional com quimioterapia, radioterapia ou cirurgia. Os doze pacientes incluídos no estudo permaneceram livres de doença por até dois anos de acompanhamento, demonstrando um benefício clínico substancial e poupando-os de tratamentos potencialmente debilitantes. Esses resultados iniciais foram posteriormente corroborados por outros estudos pequenos, reforçando a relevância da abordagem.[22]
- Terapia biespecífica para mieloma múltiplo refratário:[23] em um estudo de fase 1/2, pacientes com mieloma múltiplo refratário, previamente tratados com seis linhas terapêuticas, receberam um composto da classe dos anticorpos biespecíficos. A taxa de resposta alcançada foi de 70%, resultado notável para uma população em que, habitualmente, espera-se pouca ou nenhuma resposta ao tratamento. Esse tipo de resultado ressalta o potencial de terapias inovadoras em situações de extrema necessidade clínica.

IMPLICAÇÕES E REFLEXÕES

Exemplos como esses estão se tornando cada vez mais frequentes na oncologia moderna. Eles suscitam discussões profundas sobre o nível de incerteza que a comunidade médica está disposta a aceitar ao tomar decisões terapêuticas. É importante reconhecer que, em muitos desses casos, o benefício comparativo em relação aos tratamentos-padrão jamais será conhecido, pois a ausência de um grupo controle limita a avaliação direta.

Isso nos obriga a dar maior ênfase à magnitude do efeito absoluto observado, em vez de focar exclusivamente benefícios relativos. Os resultados, quando robustos e de magnitude excepcional, podem ser suficientes para justificar mudanças na prática clínica, mesmo na ausência de estudos randomizados.

Agências regulatórias internacionais têm lidado com esses desafios e emitido diretrizes para orientar o uso de estudos de braço único na aprovação de novos tratamentos. A Agência Europeia de Medicamentos (EMA), por exemplo, considera estudos de braço único como evidência aceitável de eficácia, desde que sejam observados desfechos individuais nos *endpoints* planejados que não poderiam ocorrer sem a intervenção terapêutica dentro do período de acompanhamento estabelecido. Esse princípio possibilita a interpretação causal do efeito do tratamento, apesar das limitações inerentes ao desenho do estudo.[24]

Entretanto, permanece uma questão fundamental: qual o limite para considerar um efeito como "alto" o suficiente para justificar sua aceitação? Esse é um ponto que seguirá em debate entre médicos, cientistas e reguladores.

SUPERIORIDADE X NÃO INFERIORIDADE

A maior parte dos estudos clínicos (randomizados) em oncologia (e nas outras disciplinas) é desenhada para mostrar que o medicamento/intervenção é superior a outro.[2,20,24] As análises de qualidade metodológicas desses estudos de superioridade em oncologia são, de forma geral, as mesmas usadas para todos os estudos, considerando as particularidades da especialidade.

Nos últimos anos, em oncologia, outro tipo de estudo randomizado tem ganhado espaço. Em certas situações, o que se deseja medir não é a superioridade de um medicamento sobre o outro, mas a falta de diferença entre eles em termos de eficácia, os chamados estudos de não inferioridade. Esses estudos existem para avaliar medicamentos/intervenções que ofereçam resultados muito parecidos em termos da eficácia primária, mas um deles traz alguma vantagem, por exemplo, melhor conforto para o paciente, menos eventos adversos, menor custo etc.

Do ponto de vista metodológico, estudos de não inferioridade são de desenho e interpretação mais complexos, pois requerem um controle muito estrito do erro tipo II (i.e., declarar que as diferenças não existem quando elas na realidade existem). Ao desenhar um estudo de não inferioridade, o pesquisador declara que aceita uma diferença para o desfecho primário de até x%, e que, se as duas drogas testadas ficarem com resultados dentro dessa margem de não inferioridade, podem ser consideradas parecidas o suficiente para que uma substitua a outra em termos de eficácia. É importante salientar que esses estudos têm sido chamados erroneamente de "estudos de equivalência". Por razões estatísticas mais complexas, há uma diferença importante entre equivalência e não inferioridade – provar equivalência requer tamanho de amostra imensos, frequentemente na casa de dezenas de milhares de pacientes em cada estudo. No caso dos estudos de não inferioridade, aceita-se que **pode** haver diferença entre as intervenções, mas que ela é tão pequena que pode ser desprezada. Nesse caso, o tamanho amostral requerido é bem menor.

Um movimento recente, intitulado *valued based practice* tem estimulado a realização de estudos de não inferioridade, comparando medicamentos de eficácia parecida, mas com custos diferentes a fim de promover o uso de intervenções com melhor perfil de custo-efetividade. Provavelmente veremos crescimento nas publicações usando desenhos de não inferioridade nos próximos anos.

POPULAÇÃO ESTUDADA

É extremamente importante que durante o processo de avaliação a população estudada seja claramente especificada, principalmente em relação aos critérios de inclusão do estudo – intenção e linha do tratamento, gravidade da doença (estágio) etc.[4]

Infelizmente, os estudos clínicos em oncologia têm utilizado critérios de inclusão cada vez mais rígidos, por isso muitos questionamentos têm sido feitos sobre se a população estudada realmente representa a população na qual a intervenção será utilizada. Alguns dados mostram que pacientes com a mesma doença, tratados na comunidade, submetidos ao mesmo tratamento que pacientes em estudos clínicos, têm resultados piores que estes. Há um debate importante sobre a validade externa dos resultados dos estudos clínicos que deverá ganhar tração nos próximos anos.

CONCLUSÃO

A avaliação de estudos clínicos em oncologia segue em parte os mesmos princípios das avaliações de estudos clínicos em geral, mas há especificidades que precisam ser levadas em conta.

Um debate ético importante a considerar é o desejo do paciente – que em oncologia pode estar disposto a aceitar certo risco, quando vislumbra um possível desfecho fatal de sua doença.

REFERÊNCIAS

1. Janiaud P, Serghiou S, Ioannidis JPA. New clinical trial designs in the era of precision medicine: an overview of definitions, strengths, weaknesses, and current use in oncology. Cancer Treat Rev. 2019;73:20-30.
2. Kilickap S, Demirci U, Karadurmus N, Dogan M, Akinci B, Sendur MAN. Endpoints in oncology clinical trials. J Buon. 2018;23(7):1-6.
3. Kuchuk I, Bouganim N, Beusterien K, Grinspan J, Vandermeer L, Gertler S, et al. Preference weights for chemotherapy side effects from the perspective of women with breast cancer. Breast Cancer Res Treat. 2013;142(1):101-7.
4. Green AK, Curry M, Trivedi N, Bach PB, Mailankody S. Assessment of outcomes associated with the use of newly approved oncology drugs in medicare beneficiaries. JAMA Netw Open. 2021;4(2):e210030.
5. Fiteni F, Westeel V, Pivot X, Borg C, Vernerey D, Bonnetain F. Endpoints in cancer clinical trials. J Visc Surg. 2014;151(1):17-22.
6. Dagher R, Johnson J, Williams G, Keegan P, Pazdur R. Accelerated approval of oncology products: a decade of experience. J Natl Cancer Inst. 2004;96(20):1500-9.
7. Appelbaum FR, Rosenblum D, Arceci RJ, Carroll WL, Breitfeld PP, Forman SJ, et al. End points to establish the efficacy of new agents in the treatment of acute leukemia. Blood. 2007;109(5):1810-6.
8. European Medicines Agency. Establishing efficacy based on single-arm trials submitted as pivotal evidence in a marketing authorisation. [Internet]. Amsterdam: EMA; 2024 [cited 2025 Jun 2]. Available from: https://www.ema.europa.eu/. Acesso em 2 de junho de 2025.
9. Sherrill B, Kaye JA, Sandin R, Cappelleri JC, Chen C. Review of meta-analyses evaluating surrogate endpoints for overall survival in oncology. Onco Targets Ther. 2012;5:287-96.
10. Prasad V, Kim C, Burotto M, Vandross A. The strength of association between surrogate end points and survival in oncology: a systematic review of trial-level meta-analyses. JAMA Intern Med. 2015;175(8):1389-98.
11. Riffenburgh RH, Gillen DL. Statistics in medicine. 4.ed. Cambridge (MA): Elsevier; 2020.
12. Shi Q, Sargent DJ. Key statistical concepts in cancer research. Clin Adv Hematol Oncol. 2015;13(3):180-5.
13. Food and Drugs Administration. Guidance for industry: clinical trial endpoints for the approval of cancer drugs and biologics. [Internet]. Silver Spring (MD): FDA; 2007 [cited 2025 Jun 2]. Available from: https://www.fda.gov/. Acesso em 2 de junho de 2025.
14. Williams G. Colorectal Cancer Endpoints Workshop Summary. Regulations and Endpoints [Internet]. Silver Spring (MD): Food and Drug Administration (FDA); 2003 [cited 2025 Jun 2]. Available from: https://www.fda.gov/. Acesso em 2 de junho de 2025.

15. Bellera CA, Pulido M, Gourgou S, Collette L, Doussau A, Kramar A, et al. Protocol of the definition for the assessment of time-to-event endpoints in cancer trials (DATECAN) project: formal consensus method for the development of guidelines for standardised time--to-event endpoints' definitions in cancer clinical trials. Eur J Cancer. 2013;49(4):769-81.

16. Secord AA, Coleman RL, Havrilesky LJ, Abernethy AP, Samsa GP, Cella D. Patient-reported outcomes as end points and outcome indicators in solid tumours. Nat Rev Clin Oncol. 2015;12(6):358-70.

17. Zettler M, Basch E, Nabhan C. Surrogate end points and patient-reported outcomes for novel oncology drugs approved between 2011 and 2017. JAMA Oncol. 2019;5(9):1358-9.

18. Gaddipati H, Liu K, Pariser A, Pazdur R. Rare cancer trial design: lessons from FDA approvals. Clin Cancer Res. 2012;18(19):5172-8.

19. Brasil. Ministério da Saúde. Portaria n. 199, de 30 de janeiro de 2014. Institui a Política Nacional de Atenção Integral às Pessoas com Doenças Raras, aprova as Diretrizes para Atenção Integral às Pessoas com Doenças Raras no âmbito do Sistema Único de Saúde (SUS) e institui incentivos financeiros de custeio. [Internet]. Brasília (DF): Ministério da Saúde; 2014 [citado 2025 jun 2]. Disponível em: https://bvsms.saude.gov.br/bvs/saudelegis/gm/2014/prt0199_30_01_2014.html. Acesso em 2 de junho de 2025.

20. Stebbing J, Mainwaring PN, Curigliano G, Pegram M, Latymer M, Bair AH, et al. Understanding the role of comparative clinical studies in the development of oncology biosimilars. J Clin Oncol. 2020;38(10):1070-80.

21. Cercek A, Sinopoli JC, Shia J, Weiss JA, Temple L, Smith JJ, et al. Durable complete responses to PD-1 blockade alone in mismatch repair deficient locally advanced rectal cancer. J Clin Oncol. 2024;42(17_Suppl):LBA3512-LBA3512.

22. Cercek A, Lumish M, Sinopoli J, Weiss J, Shia J, Lamendola-Essel M, et al. PD-1 Blockade in mismatch repair-deficient, locally advanced rectal cancer. N Engl J Med. 2022;386(25):2363-76.

23. Chari A, Minnema MC, Berdeja JG, Oriol A, van de Donk N, Rodríguez-Otero P, et al. Talquetamab, a T-cell-redirecting GPRC5D bispecific antibody for multiple myeloma. N Engl J Med. 2022;387(24):2232-44.

24. Stuart J Pocock. Clinical trials: a practical approach. New York: John Wiley and Sons; 1983.

Rastreamento de câncer baseado em evidências

Felipe Nogueira Barbara
Arn Migowski

COM ESTE CAPÍTULO VOCÊ VAI...

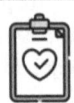

- Entender os efeitos do rastreamento dos cânceres de próstata e mama, incluindo sobrediagnóstico, sobretratamento e resultados falsos-positivos.
- Aprender como o rastreamento enviesa a estatística de sobrevida e da mortalidade específica do câncer.

INTRODUÇÃO

Rastreamento é a procura por uma doença (ou fator de risco) em pessoas **sem sinais e sintomas dessa doença**. O pressuposto básico é que, ao antecipar a detecção, os tratamentos serão mais eficazes e mortes serão evitadas. Em alguns poucos casos é possível detectar e tratar lesões pré-neoplásicas, como ocorre nos rastreamentos dos cânceres de colo do útero e colorretal.

Um programa de rastreamento não envolve apenas o teste de rastreamento em si, mas toda a sequência de procedimentos necessários para atingir a desejada redução de risco, seja o risco de morrer, seja – em alguns casos – o de desenvolver determinado câncer. Além disso, para que o resultado seja mais benéfico do que danoso, esse processo precisa ser bem organizado.[1]

OS EFEITOS DO RASTREAMENTO

Durante os primeiros anos de um ensaio clínico randomizado (ECR), é normal observarmos maior incidência de câncer no grupo rastreado do que no controle, o que é esperado por refletir uma antecipação do diagnóstico de casos que seriam diagnosticados clinicamente mais tardiamente. Assim, o rastreamento busca fazer uma redução do estádio da doença ao diagnóstico. Se esses casos identificados realmente corresponderem à detecção precoce, o número de casos no grupo-controle aumentará com o passar dos anos até ficar igual ao número de casos reportado no grupo dos rastreados. Dessa maneira, é necessário um longo acompanhamento nos ECR de rastreamento. Contudo, à medida que os grandes estudos de rastreamento foram sendo realizados, a realidade mostrou-se mais complexa do que o esperado.

Talvez a melhor forma de entendermos os efeitos do rastreamento seja começar pelo câncer de próstata, tanto pela grande popularidade quanto pelos problemas advindos de sua prática.

Rastreamento do câncer de próstata

Há dois grandes ECR que avaliam o rastreamento do câncer de próstata: *Prostate, Lung, Colorectal, Ovarian Cancer Screening Trial* (PLCO) e *European Randomized Study of Screening for Prostate Cancer* (ERSPC). Ambos utilizaram o antígeno prostático específico (PSA) com ou sem exame de toque digital.

No PLCO, homens com idade entre 55 e 74 anos foram randomizados entre rastreamento com PSA anual por 6 anos ou tratamento-padrão. Provavelmente, a maior limitação do PLCO foi a contaminação. A cada ano da fase de rastreamento, por volta de 46% dos homens do grupo-controle (GC) foram rastreados, em comparação com 85% dos homens do grupo-rastreamento (GR). Por isso, alguns autores consideram que esse estudo comparou a eficácia de um rastreamento organizado com rastreamento oportunístico. Mesmo assim e com extenso acompanhamento de 14 anos, mais cânceres foram detectados no GR. No entanto, a mortalidade do câncer de próstata não foi diferente entre os grupos.[2]

O estudo ERSPC começou em 1993, na Holanda e na Bélgica, com outros centros europeus começando até 2003. O rastreamento com PSA foi feito a cada 4 anos (com exceção da Suécia e da França, que rastrearam bienalmente, e da Bélgica, que rastreou a cada 7 anos).[3]

O estudo reportou resultados de um subgrupo de 55 a 69 anos, com uma redução relativa de 20% na mortalidade do câncer de próstata. De 570 homens rastreados e acompanhados por 16 anos, 18 foram diagnosticados e tratados, para evitar 1 morte de câncer de próstata. Apesar de terem feito rastreamento, 4 homens morreram de câncer de próstata.[3]

Então, a maior parte desses 18 homens foi diagnosticada e tratada **desnecessariamente**, ou seja, foram casos de **sobrediagnóstico e sobretratamento**. O sobrediagnóstico não é um erro de diagnóstico, como um resultado falso-positivo. Nele, a lesão detectada preenche corretamente os critérios histopatológicos do câncer. No entanto, o câncer regrediria ou evoluiria tão lentamente que o paciente morreria de outras causas. Se não fosse pelo rastreamento, o câncer não seria diagnosticado.[4]

Se, após o acompanhamento, a maior incidência de câncer no GR permanecer, o aumento da incidência indica sobrediagnóstico. No PLCO, 20,7% dos cânceres de próstata detectados pelo rastreamento foram sobrediagnosticados. No ERSPC, 40% dos cânceres de próstata detectados pelo rastreamento foram sobrediagnosticados.[2,3]

O dilema do rastreamento do câncer é que, no momento da detecção, não se sabe quais casos evoluirão ou não. Por isso, a maioria das pessoas é tratada. Indivíduos sobrediagnosticados, por definição, não podem se beneficiar; apenas sofrem os possíveis danos do tratamento, como incontinência urinária e disfunção sexual erétil.[2]

Rastreamento do câncer de mama

Nos Estados Unidos, em torno de 50% das mulheres rastreadas anualmente com mamografia por 10 anos recebem pelo menos um resultado falso-positivo e 19% são biopsiadas desnecessariamente.[5] E muitas delas têm consequências psicológicas, podendo permanecer 3 anos após o resultado.[6]

De acordo com os ECR, para evitar uma morte por câncer de mama, 2 mil mulheres entre 50 e 60 anos foram rastreadas anualmente por 10 anos.[7] Além disso, aproximadamente 10 mulheres foram sobrediagnosticadas e sobretratadas, com um aumento de 30% de mastectomias realizadas.

Os ECR de rastreamento mamográfico foram realizados entre 1963 e 1990. Com isso, é possível que tenha havido aumento de sobrediagnósticos em relação ao reportado nos ECR, já que os mamógrafos atuais têm maior sensibilidade. Além disso, o tratamento do câncer de mama evoluiu, reduzindo sua letalidade.[8] Por conta disso, o benefício atual do rastreamento pode ser ainda menor do que o reportado nos estudos.

O Quadro 1 resume os efeitos do rastreamento dos cânceres de próstata e de mama.

QUADRO 1   Efeitos do rastreamento dos cânceres de próstata e de mama

	Rastreamento do câncer de próstata (dados do estudo ERSPC[2])	Rastreamento do câncer de mama (quando não indicado, dados da revisão da Cochrane[7])
Faixa etária	50-69 anos	50-60 anos
Tempo de acompanhamento	16 anos	10 anos
Intervalo entre exames de rastreamento	4 anos	1 ano
Número de pessoas rastreadas	570	2.000
Redução da mortalidade geral	Nenhuma	Nenhuma
Redução da mortalidade específica do câncer	1	1
Número de pacientes sobrediagnosticados e sobretratados	18	10
Resultados falsos-positivos acumulados no período de acompanhamento	17% dos homens rastreados[2]	50% das mulheres rastreadas[5]
Mortes pelo câncer rastreado em pessoas rastreadas	4	5

VIESES EM AVALIAÇÕES DE RASTREAMENTO

Rudy Giuliani, ex-prefeito de Nova York, foi diagnosticado com câncer de próstata. Quando concorreu à presidência, fez um discurso afirmando que a chance de ele sobreviver a essa doença nos Estados Unidos era de 82%, enquanto na Inglaterra era de 44%.[9]

O primeiro problema dessa comparação é que mais homens são rastreados para câncer de próstata nos Estados Unidos do que na Inglaterra, onde é mais comum o diagnóstico desse câncer pelos sintomas. Essa comparação é errada em razão do *efeito do rastreado saudável*:[1] os rastreados normalmente são mais saudáveis que os não rastreados.

Giuliani se referiu a dados do ano 2000, quando 49 de 100 mil ingleses foram diagnosticados com câncer de próstata, dos quais 44% viveram 5 anos após o diagnóstico. Esse número é a sobrevida em 5 anos do câncer de próstata.

Já para os Estados Unidos, a sobrevida era de 82%. Tais números claramente sugerem que a chance de sobreviver à doença nos Estados Unidos era o dobro das chances na Inglaterra.

A sobrevida em 5 anos – a proporção de pacientes que estão vivos 5 anos após o diagnóstico – provavelmente é a estatística mais utilizada para reportar o progresso no tratamento do câncer.[10] Geralmente, maiores taxas de sobrevida refletem que os pacientes estão vivendo por mais tempo.

O problema da sobrevida é que essa estatística sempre fica enviesada na presença de rastreamento. Voltando ao discurso de Giuliani, podemos comparar a mortalidade do câncer de próstata em ambos os países no mesmo período. Eis a surpresa: a mortalidade era idêntica: 26 mortes por câncer de próstata por 100 mil americanos e 27 mortes a cada 100 mil ingleses.[9] Essa diferença entre sobrevida e mortalidade ocorre por três motivos.

Viés do tempo ganho (ou viés de tempo de antecipação)

A diferença de tempo entre o diagnóstico do câncer feito pelo rastreamento e o feito pelos sintomas é o tempo ganho. Um rastreamento eficaz introduz tempo ganho, que enviesa a estatística de sobrevida.

Um exemplo hipotético é ilustrado na Figura 1A. Suponha que, sem rastreamento, um determinado câncer é diagnosticado clinicamente aos 61 anos, levando os pacientes a óbito aos 65. Ou seja, a sobrevida em 5 anos é de 0%. Suponha também que esse câncer é detectado pelo rastreamento aos 59 anos, mas os pacientes morrem também aos 65 anos, conferindo uma sobrevida em 5 anos de 100%. Apesar de aumento drástico na sobrevida, nenhuma vida foi salva.

Viés do tempo de duração (ou viés de duração)

O segundo viés está relacionado com o fato de que o rastreamento é normalmente feito de forma periódica e o câncer é uma doença heterogênea, com diferentes taxas de progressão.

Os tumores mais agressivos e mais letais normalmente não são detectados pelo rastreamento. Como crescem rápido, eles têm uma fase assintomática curta, e é mais provável causarem sintomas entre dois exames de rastreamento, sendo chamados de cânceres de intervalo. Similarmente, o rastreamento tende a detectar cânceres menos agressivos, com melhor prognóstico, já que eles progridem mais devagar e têm fase assintomática maior. Como consequência, taxas de sobrevida são mais altas para os rastreados.

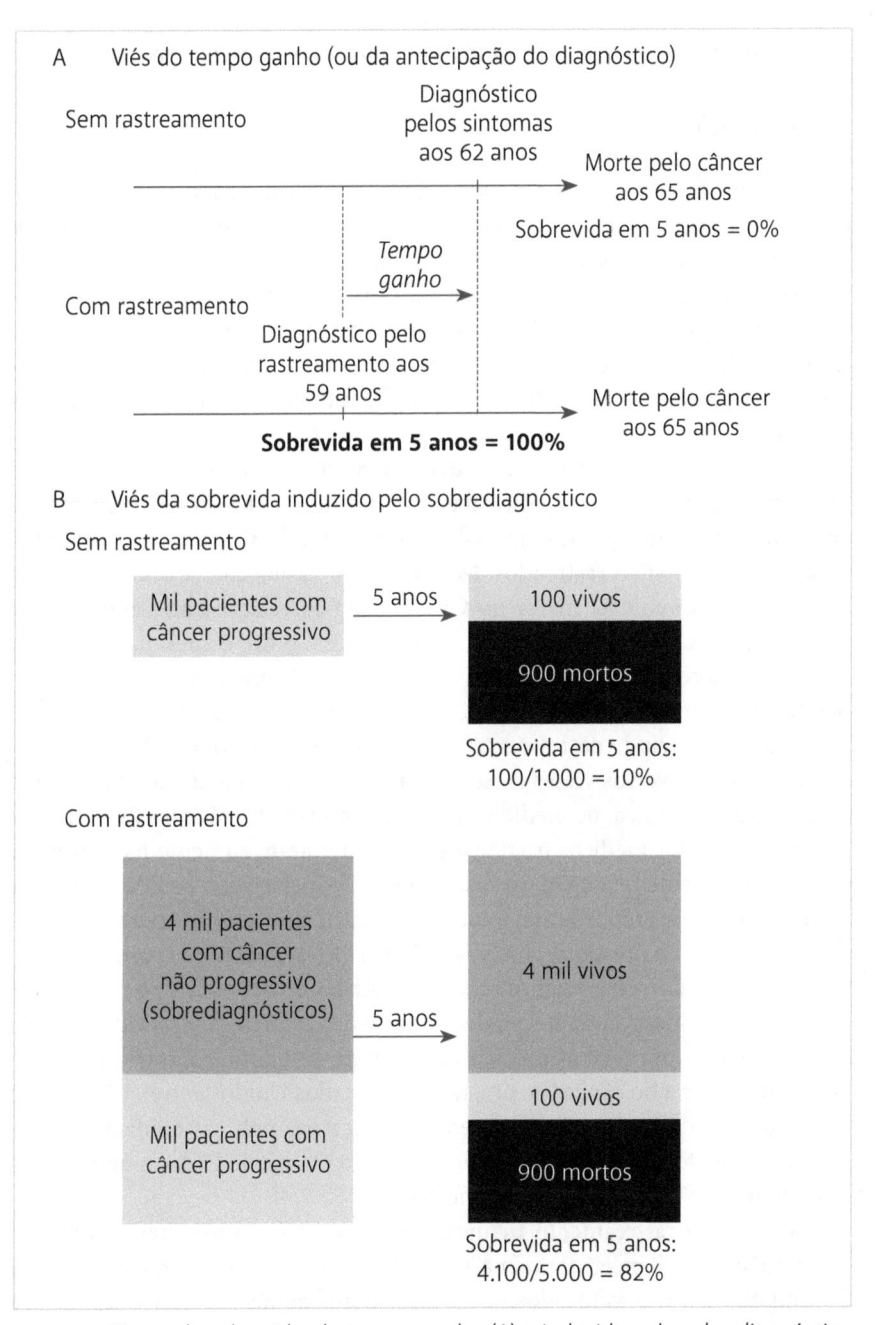

FIGURA 1 Vieses da sobrevida: do tempo ganho (A) e induzido pelo sobrediagnóstico (B).

O sobrediagnóstico é a forma mais extrema do viés do tempo de duração.

Sobrediagnóstico

Sobrediagnóstico é o diagnóstico de uma anormalidade que, apesar de preencher critérios histopatológicos do câncer, não causaria sintomas nem a morte do paciente. O sobrediagnóstico é mais comum em pessoas idosas, já que eles têm mais chances de morrer por outras causas antes de o tumor causar complicações. Quando há sobrediagnóstico, tanto o numerador quanto o denominador da fórmula da sobrevida aumentam. A Figura 1B ilustra como esse viés pode aumentar a sobrevida de 10 para 82%, sem redução no número de mortes.

Os vieses da sobrevida podem ocorrer mesmo quando a mortalidade é maior no grupo de pessoas rastreadas. Em um ensaio clínico de rastreamento de câncer de pulmão em fumantes, a sobrevida foi de 35% para os rastreados e de 19% para os não rastreados. Mesmo assim, a mortalidade, em números absolutos, foi levemente maior no GR.[11] A não correlação entre aumento de sobrevida e taxas de mortalidade foi reportada em outro estudo para 20 tipos de câncer diferentes. Curiosamente, a mudança mais drástica nas taxas de sobrevida em 5 anos, durante 1950 a 1995, nos Estados Unidos foi no câncer de próstata – um período de crescente uso do rastreamento com PSA.[12]

Embora os diversos vieses da sobrevida sejam amplamente documentados na literatura científica, os médicos não estão informados (Figura 2). Em uma pesquisa, 76% dos médicos participantes consideraram aumento na sobrevida como evidência de benefício do rastreamento.[13] Inclusive, o uso da sobrevida para supostamente reportar um benefício já foi encontrado em artigos publicados em revistas de prestígio, como *New England Journal of Medicine*.[14]

Em função do sobrediagnóstico, a incidência de diversos tipos de câncer aumentou consideravelmente em decorrência dos esforços dos serviços de saúde em procurar por formas precoces da doença. A Figura 3 apresenta a variação na incidência do câncer de próstata nos Estados Unidos entre 1975 e 2017. Essa variação da incidência se deve à mudança nas práticas médicas, com o grande aumento acontecendo após a promoção do exame PSA e a queda após as recomendações contra o rastreamento.[15]

No caso do rastreamento mamográfico, apesar de considerável aumento da incidência de câncer de mama no estágio inicial, não ocorreu a esperada diminuição de casos avançados, sugerindo sobrediagnóstico da doença na fase inicial.[8] Já a incidência do câncer de tireoide na Coreia do Sul aumentou 15 vezes durante 11 anos associada ao rastreamento.[16] Esse grande aumento da

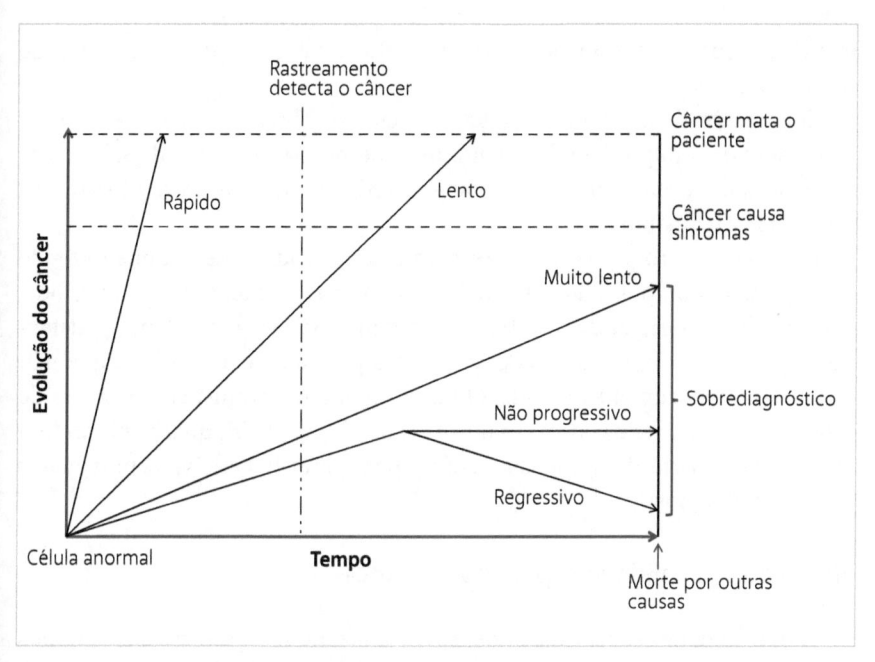

FIGURA 2 A progressão heterogênea do câncer.
Fonte: adaptada de Welch e Black[4] e Woloshin/Schwartz.[11]

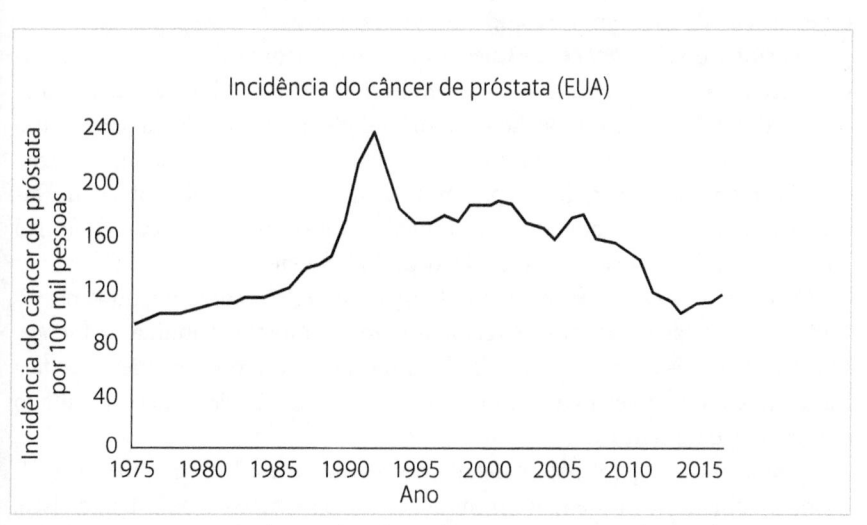

FIGURA 3 Variação na incidência do câncer de próstata nos Estados Unidos entre 1975 e 2017.
Fonte: SEER*Explorer.[18]

incidência com a mortalidade permanecendo estável é grande indicativo de sobrediagnóstico.

O aumento de incidência em decorrência do sobrediagnóstico pode levar ao paradoxo da popularidade: quanto mais numerosos os casos de sobrediagnóstico e sobretratamento, mais pessoas acreditarão que suas vidas foram salvas pelo rastreamento.[1]

Fora de um programa de rastreamento organizado, esse fenômeno tende a ser ainda maior, pois há a tendência ao sobrerrastreamento fora da periodicidade e faixa etária onde o rastreamento é mais eficaz, aumentando a detecção de cânceres ou, em alguns casos, lesões precursoras destinadas que não evoluiriam clinicamente em vida. O rastreamento oportunístico do câncer de próstata é ainda menos eficaz do que o realizado nos ECR, quase dobrando o número necessário de homens a rastrear para gerar benefício, além de gerar mais sobrediagnóstico.[17]

Vieses da mortalidade específica do câncer

A mortalidade específica da doença é o desfecho mais utilizado em ensaios clínicos randomizados de rastreamento. O uso desse desfecho tem algumas limitações, pois assume que a causa da morte pode ser determinada corretamente. Dois vieses importantes podem ocorrer no desfecho da mortalidade específica da doença em um estudo de rastreamento.

O primeiro viés (*slippery linkage to screening*)[19] ocorre quando a mortalidade referente ao tratamento do câncer em pacientes rastreados frequentemente não é contabilizada no desfecho da mortalidade específica do câncer. Como exemplo, considere uma mulher rastreada para câncer de mama que morreu de infarto em razão de radioterapia, muitos anos depois. Idealmente, a mortalidade por câncer de mama deveria contabilizar mortes como essa. Como não é isso que ocorre, o rastreamento é favorecido pelo viés.

O segundo viés (*sticky diagnosis from screening*)[19] ocorre quando mortes por outras causas no grupo-rastreamento são falsamente atribuídas à doença. Quando esse viés ocorre em um estudo randomizado, a mortalidade especifica da doença tende a ser maior no GR do que no GC, enviesando o resultado contra o rastreamento.

A mortalidade geral não é afetada por esses vieses. No entanto, em ECR de rastreamento, como envolvem muitas pessoas saudáveis e de baixo risco, geralmente precisariam de milhões de pessoas para ter poder suficiente para detectar possíveis diferenças pequenas na mortalidade geral.

CONCLUSÃO

A indicação de rastreamento, de doenças em geral e de câncer em particular, deve ser baseada nas melhores evidências disponíveis de forma que todos os vieses aqui apresentados sejam minimizados ao máximo. Para evitá-los, as melhores diretrizes de rastreamento disponíveis utilizam revisões sistemáticas de ensaios clínicos randomizados, com avaliação da qualidade das evidências, utilização dos desfechos de mortalidade, e consideram o balanço entre riscos e benefícios do rastreamento em suas recomendações. Recomendações de rastreamento devem expressar indicações precisas de método, população-alvo e periodicidade e devem estar inseridas em programas organizados que assegurem sua eficácia e a continuidade e a integralidade do cuidado, com acesso a todos os processos subsequentes ao rastreamento.

REFERÊNCIAS

1. Raffle AE, Mackie A, Gray JAM. Screening: evidence and practice. 2.ed. Oxford: Oxford University Press; 2019.
2. Fenton JJ, Weyrich MS, Durbin S, Liu Y, Bang H, Melnikow J. Prostate-specific antigen-based screening for prostate cancer evidence report and systematic review for the us preventive services task force. JAMA. 2018;319(18):1914-31.
3. Hugosson J, Roobol MJ, Månsson M, Tammela TLJ, Zappa M, Nelen V, et al. A 16-yr follow-up of the European randomized study of screening for prostate cancer. Eur Urol. 2019;76(1):43-51.
4. Welch HG, Black WC. Overdiagnosis in cancer. JNCI J Natl Cancer Inst. 2010;102(9): 605-13.
5. Elmore JG, Barton MB, Moceri VM, Polk S, Arena PJ, Fletcher SW. Ten-year risk of false positive screening mammograms and clinical breast examinations. N Engl J Med. 1998;338(16):1089-96.
6. Brodersen J, Siersma VD. Long-term psychosocial consequences of false-positive screening mammography. Ann Fam Med. 2013;11(2):106-15.
7. Gøtzsche PC, Jørgensen KJ. Screening for breast cancer with mammography. Cochrane Database Syst Rev. 2013;2013(6):CD001877.
8. Bleyer A, Welch HG. Effect of three decades of screening mammography on breast-cancer incidence. N Engl J Med. 2012;367(21):1998-2005.
9. Gigerenzer G, Gaissmaier W, Kurz-Milcke E, Schwartz LM, Woloshin S. Helping doctors and patients make sense of health statistics. Psychol Sci Public Interest. 2007;8(2):53-96.
10. Wegwarth O, Gaissmaier W, Gigerenzer G. Deceiving numbers: survival rates and their impact on doctors' risk communication. Med Decis Making. 2011;31(3):386-94.
11. Woloshin/Schwartz. Know your chances: understanding health statistics. Schwartz LM, Welch M. D. HG, Woloshin S, orgs. Berkeley: University of California Press; 2009.

12. Welch HG. Are increasing 5-year survival rates evidence of success against cancer? JAMA. 2000;283(22):2975.

13. Wegwarth O. Do physicians understand cancer screening statistics? A National Survey of Primary Care Physicians in the United States. Ann Intern Med. 2012;156(5):340.

14. Gigerenzer G, Wegwarth O. Five year survival rates can mislead. BMJ. 2013;346:f548-f548.

15. Welch HG, Brawley OW. Scrutiny-dependent cancer and self-fulfilling risk factors. Ann Intern Med. 2018;168(2):143-4.

16. Ahn HS, Kim HJ, Welch HG. Korea's thyroid-cancer "epidemic": screening and overdiagnosis. N Engl J Med. 2014;371(19):1765-7.

17. Arnsrud Godtman R, Holmberg E, Lilja H, Stranne J, Hugosson J. Opportunistic testing versus organized prostate-specific antigen screening: outcome after 18 years in the Göteborg randomized population-based prostate cancer screening trial. Eur Urol. 2015;68(3):354-60.

18. Surveillance, Epidemiology, and End Results Program. SEER*Explorer: an interactive website for SEER cancer statistics [Internet]. Bethesda: National Cancer Institute; 2025 [cited 2025 Jun 4]. Available from: https://seer.cancer.gov/statistics-network/explorer/. Acesso em: 5 de junho de 2025.

19. Black WC. All-cause mortality in randomized trials of cancer screening. CancerSpectrum Knowl Environ. 2002;94(3):167-73.

Cirurgia: intervenções eficazes e mitos cirúrgicos

Ana C. Gandolfi

COM ESTE CAPÍTULO VOCÊ VAI...

- Conhecer o contexto em que surgiu a cirurgia.
- Saber quais são as dificuldades de estudos científicos nas áreas cirúrgicas.
- Aprender sobre os vieses cognitivos do cirurgião.

INTRODUÇÃO: BREVE HISTÓRIA DA CIRURGIA

É importante contextualizar o cenário em que a cirurgia surgiu e como ela evoluiu para uma prática sistemática, deixando de ser utilizada apenas em situações extremas. Assim, vale registrar que, desde a Pré-História, antes do desenvolvimento da escrita, há evidências de procedimentos cirúrgicos, como crânios submetidos a trepanações e correções de fraturas. No entanto, dada a falta de registros escritos, é difícil saber em que contexto essas cirurgias eram realizadas, muito embora seja aventada a possibilidade de que fossem executadas como parte de rituais sagrados, uma vez que o cuidado de saúde nessa época tinha íntima relação com a prática religiosa.[1]

No mundo ocidental, somos constantemente lembrados da figura dos cirurgiões-barbeiros, como se a prática cirúrgica fosse descolada do restante da medicina. A popularização de cirurgiões barbeiros, no entanto, deu-se na Idade média, em um contexto religioso em que a dissecação de corpos – fundamental para o estudo da anatomia e o entendimento das doenças à época – e a abordagem cirúrgica foram marginalizadas e afastadas da prática médica, ficando então destinada aos cirurgiões-barbeiros. Em outras partes do mundo, práticas religiosas que proibiam a violação de corpos levaram a contextos semelhantes. Na realidade, o desenvolvimento da cirurgia, assim como outras áreas da medicina, surgiu da observação e dedução (mesmo que nem sempre correta) sobre o processo de adoecimento.

Os primeiros registros que de uma prática cirúrgica mais estruturada datam de cerca de 1.700 a.C. no antigo Egito. O papiro de Edwin-Smith, dessa época, é o mais antigo registro de práticas médicas e inclui descrições detalhadas de mais de 38 procedimentos, muitos dos quais voltados ao tratamento de lesões traumáticas. A cirurgia foi tradicionalmente mais baseada na experiência do que em evidências científicas, e a maioria dos grandes avanços terapêuticos da área nos últimos 200 anos foi alicerçada sem estudos científicos rigorosos.[1,2]

Mesmo hoje, enquanto novos medicamentos são em geral rigorosamente testados para avaliação de sua segurança e efetividade por ensaios clínicos, os novos procedimentos cirúrgicos são, muitas vezes, primeiro introduzidos na prática cirúrgica para só depois serem comparados aos procedimentos já rotineiros e consolidados. Cirurgiões têm liberdade para adaptar e criar procedimentos, mesmo que, inicialmente, não haja uma avaliação da sua efetividade.[3]

Mas qual a relação entre a história do surgimento de procedimentos cirúrgicos e a medicina baseada em evidências (MBE)? É importante notar que os primeiros procedimentos cirúrgicos foram feitos com base no que chamamos hoje de plausibilidade extrema ou no curso inexorável do adoecimento. A plausibilidade extrema, também conhecida como "paradigma do paraquedas", refere-se a algo tão obviamente necessário no atendimento de um paciente que não precisa ser testado, e até seria antiético fazê-lo.[4] Ou seja, na plausibilidade extrema, evidências empíricas não são necessárias, pois a eficácia é autoevidente.[5] Um exemplo seria a necessidade de ventilar um paciente em parada respiratória ou, em cirurgia, a drenagem de um hematoma extradural após um trauma craniano, quando há alteração no nível de consciência.

No entanto, a plausibilidade extrema não elimina o risco individual. Isso significa que a certeza do benefício não é garantida.[4] Portanto, não há intervenção cirúrgica ou clínica inócua, e sabemos que toda cirurgia tem riscos intrínsecos, mesmo que os benefícios esperados e embasados pela literatura médica superem, em muito, esses riscos.

Em situações de urgência e emergência, as condutas tendem a ser baseadas em plausibilidade extrema. Quando consideramos o NNT (*number needed to treat* – número necessário para tratar), há uma tendência a que os procedimentos cirúrgicos nesses contextos tenham um NNT próximo a 1, ou seja, todos os pacientes tratados por determinado procedimento têm mais chance de sobreviver ou evoluir satisfatoriamente.[6] Temos que lembrar, no entanto, que o desfecho que analisamos nesse contexto costuma ser o óbito, portanto os dados de NNT dos mesmos procedimentos realizados na urgência não devem ser transportados para as cirurgias eletivas, em especial se o desfecho a ser analisado é outro. A análise do NNT para procedimentos cirúrgicos em que o desfecho analisado não é óbito sofre das mesmas dificuldades metodológicas e de vieses da pesquisa em cirurgia, de que falaremos adiante.[7]

Outro paradigma importante é o do curso inexorável da doença, que significa a certeza do desfecho fatal na ausência de intervenções, de forma que mesmo uma intervenção com um benefício incerto seja válida.[8] Por esse paradigma, podemos entender que, se uma intervenção, clínica ou cirúrgica, trouxer mais conforto ao paciente, mesmo que não necessariamente aumente a sobrevida, essa já deveria ser considerada, mesmo sem a necessidade de uma evidência robusta, desde que haja plausibilidade biológica de que a intervenção possa ser benéfica. Aqui devemos ter o cuidado de não banalizar o uso desse princípio indicando procedimentos novos ou aplicando medidas fúteis que, além de não mudarem a sobrevida, ainda tragam algum desconforto ao paciente.

Com o avanço das ciências da saúde, novos recursos, como anestesia, assepsia, antibióticos e suporte intensivo, transformaram a cirurgia, tornando-a menos arriscada, com melhora significativa nas taxas de sobrevida e cura e ampliando seu uso rotineiro. No século XXI, o desenvolvimento de técnicas minimamente invasivas, da robótica, do microscópio cirúrgico e da navegação tornou os procedimentos mais rápidos e menos dolorosos.[1]

Contudo, a cirurgia ainda carece de uma relação sólida com a medicina baseada em evidências (MBE). Isso ocorre por três grandes razões:

1. A maior dificuldade de realizar pesquisas de alta qualidade nas áreas cirúrgicas.
2. O conservadorismo dos cirurgiões e a ilusão de controle.
3. Outros vieses cognitivos na cirurgia, aos quais todos nós estamos sujeitos, mas que podem ser mais proeminentes entre os cirurgiões.

A seguir, cada um desses tópicos será discutido mais detalhadamente.

DIFICULDADE DE PESQUISA EM CIRURGIA

Os relatos de casos ou séries de casos sempre foram comuns na literatura cirúrgica e seguem populares nas revistas especializadas. No entanto, apesar do aumento significativo dos ensaios clínicos randomizados na literatura médica, a literatura cirúrgica ainda apresenta baixa prevalência desses estudos.[9,10] Estudos cirúrgicos têm mais dificuldade em receber financiamento governamental,[3] mas é crítico pontuar aqui que realizar ensaios randomizados em cirurgia é muito mais desafiador do que em outras áreas da medicina.[2] Alguns desses desafios são destacados a seguir.

Randomização

Comparar técnicas cirúrgicas para a mesma doença é difícil, já que o tratamento depende da experiência do cirurgião, e não é fácil encontrar cirurgiões que sejam proficientes em mais de uma técnica. A solução seria encaminhar os pacientes de cada grupo para o melhor cirurgião de cada técnica, mas isso dificulta o processo de alocação e seria virtualmente impossível em procedimentos de urgência.

Padronização

A técnica cirúrgica, diferentemente da administração de drogas, é difícil de padronizar, já que modificações da técnica cirúrgica ocorrem em um número elevado de casos, em virtude de particularidades ou complexidades intraoperatórias. A eliminação desses "desvios" em estudos aumenta o risco de vieses e torna a coleta de dados mais difícil, especialmente em doenças de baixa prevalência.

Heterogeneidade dos pacientes

Muitas técnicas cirúrgicas são usadas para tratar diferentes doenças ou diferentes estágios da mesma doença, o que cria grupos de pacientes muito diversos, aumentando o risco de viés.

Diagnóstico pós-operatório

Em alguns casos, o diagnóstico só é confirmado após a cirurgia. Ou seja, a cirurgia, além de ter um caráter curativo ou de alívio de sintomas, tem papel fundamental no diagnóstico final, o que dificulta a avaliação dos resultados em ensaios clínicos.[11]

Cegamento

A impossibilidade de "cegar" o cirurgião torna a randomização ainda mais desafiadora. Já o cegamento da equipe que faz a avaliação pós-operatória, apesar de possível, é de alta complexidade e exige que o cirurgião que operou o caso se afaste desse acompanhamento, em contrariedade com as melhores práticas cirúrgicas, que entendem que o acompanhamento com quem fez a cirurgia é essencial para o bom atendimento do paciente, já que particularidades do intraoperatório podem ser úteis na orientação do paciente e seu melhor resultado.

Curva de aprendizados dos cirurgiões

Diferentemente de procedimentos clínicos, em que medicamentos são compostos estáveis, cuja eficácia independe da habilidade do médico, cirurgias dependem fortemente do refinamento da arte cirúrgica, havendo uma relação linear crescente entre treinamento e eficácia.[12] A curva de aprendizado de uma nova técnica cirúrgica *versus* o domínio da técnica mais clássica e consagrada pelo uso não pode ser minimizado, com diferenças relevantes de *performance* mesmo entre cirurgiões experientes de uma mesma área.

Apego do cirurgião à técnica que domina

Deixar de fazer uma técnica cirúrgica que o cirurgião domina tem um impacto não só na ilusão de controle, mas exige que um cirurgião experiente tenha de se submeter novamente a um longo e por vezes oneroso treinamento. Aqui podemos já pontuar que o apego do cirurgião a sua técnica se enquadra no viés de ancoragem, que discutiremos no tópico sobre vieses cognitivos.

Essas dificuldades de fazer ensaios clínicos que comparem duas técnicas cirúrgicas costumam ser tão proeminentes que, mesmo nos estudos randomizados publicados em revistas cirúrgicas, há maior prevalência de estudos que avaliam aspectos clínicos do paciente cirúrgico como tipo de dieta, decúbito, cuidados com ferida operatória etc. do que comparações entre técnicas cirúrgicas em si.[11]

O CONSERVADORISMO DOS CIRURGIÕES E A ILUSÃO DE CONTROLE

A formação cirúrgica exige decisões rápidas, baseadas mais na experiência do que na análise crítica, muitas vezes demandando que o futuro cirurgião se baseie na experiência de seus preceptores. O cirurgião tem tendência à ação e não à contemplação, à intuição ao invés do cálculo, enquanto a MBE pede tempo para análise, reflexão e critica meticulosa.[13] A cirurgia, até por seu caráter manual, é ensinada como ofício ou arte manual em que a experiência do mais velho prevalece como o mestre que ensina seu pupilo. Além disso, as áreas cirúrgicas contam com uma rigorosa hierarquia que, apesar de muito criticada, tem sua razão de ser. O cirurgião mais experiente precisa confiar que, em uma situação extrema em que não há tempo para argumentação, seu aprendiz fará o que ele pede, sem questionar. Claro, pode haver a banalização desse não questionamento, mas eventualmente será necessário que o menos experiente execute determinado passo da cirurgia sem questionar, no intuito de preservar a vida do paciente.

Isso leva, no entanto, à perpetuação da figura do sábio, do ancião detentor de todo conhecimento empírico, adquirido em anos de prática clínico-cirúrgica e que, portanto, tem a última palavra na decisão, mesmo fora de um contexto extremo.

É preciso sempre enfatizar que a experiência é fundamental para que a prática cirúrgica não seja tiranizada por evidências, uma vez que a evidência científica, mesmo de ótima qualidade, pode ser inaplicável ou inadequada para um paciente específico.[5]

No entanto, também é preciso que cirurgiões entendam que as evidências mais recentes precisam ser consideradas na tomada de decisão. Muitos cirurgiões têm a tendência de invalidar estudos sob a justificativa de que suas casuísticas são diferentes do que mostra a literatura, mostrando muitas vezes que há um grande desconhecimento não só da MBE, mas de estatística.[14]

O cirurgião é moldado na ilusão de controle; ele confia em sua prática, experiência e julgamento, porque isso lhe dá segurança para prosseguir em sua prática. No entanto, cabe ao cirurgião a difícil tarefa de manter a consciência de que ele está sujeito aos vieses cognitivos a que todos estamos vulneráveis.

OUTROS VIESES COGNITIVOS NA CIRURGIA

Vale pontuar alguns dos vieses cognitivos que dificultam a prática baseada em evidência nas áreas cirúrgicas. Vale lembrar que os vieses que serão aqui citados podem estar presentes em outras áreas da medicina, mas aqui os exemplos serão de como estes vieses aparecem, e por vezes são mais intensos, nas áreas cirúrgicas.[15]

Viés do ponto cego

Você está lendo este texto e pensando "eu sou melhor que a maioria das pessoas para perceber os meus vieses". Ótimo! Você acabou de cair no primeiro viés, ou seja, acreditar que você é melhor em prever seus vieses do que realmente é. Há quem diga que o fato de você ter conhecimento do seu risco de viés não diminui a chance de você incorrer nele. No entanto, admitir que vieses existem pode melhorar a maneira como você encara opiniões diferentes da sua e o mantém alerta sobre suas conclusões. A isso damos o nome de metacognição: pensar sobre o pensar.

Viés de distorção

Trata-se da diferença entre o que você vê e o que realmente aconteceu. Muitas vezes uma informação dada por um paciente ou até o seu desejo de que determinado tratamento dê certo leva você a negligenciar os primeiros sinais de uma possível complicação. No cirurgião o impacto disso pode ser ainda maior, porque o vínculo dele com sua própria técnica é diferente do vínculo que o médico clínico tem com uma medicação. Admitir que sua técnica falhou impacta diretamente na sua autoestima e autoconfiança como cirurgião.[16] Aqui, já é possível enxergar mais um viés, que é o de excesso de confiança. Admitir a incerteza pode minar a confiança do paciente no cirurgião, e este acaba por se acostumar com essa postura de certeza, reforçada por anos de prática.

Viés de confirmação

Uma vez que aceitamos algo como verdade, é muito mais difícil mudarmos de ideia.[16] Com isso, tendemos a minimizar as informações que são contrárias ao que acreditamos e a supervalorizar as ideias condizentes com nossa teoria. Na prática médica, o viés de confirmação aparece ainda mais proeminentemente, porque se quer acreditar na terapêutica instituída, em especial se a terapêutica é um procedimento cirúrgico já realizado.

Viés de ancoragem

O cirurgião fica ancorado no procedimento cirúrgico que ele está mais acostumado a fazer e no qual tem maior *expertise*. Esse viés ainda pode ser visto pelo lado do paciente: o paciente procura o médico porque este faz o procedimento cirúrgico de que o paciente acha que precisa.

Viés de disponibilidade

O cirurgião oferece ao paciente não todos os tratamentos possíveis, mas apenas aqueles que estão no seu arsenal de tratamento, ou seja, as técnicas cirúrgicas que domina. Nas áreas cirúrgicas, não é difícil perceber que a ancoragem em determinada técnica cirúrgica, bem como o viés de disponibilidade, será maior porque renunciar a técnica que o cirurgião domina ou admitir que não é a melhor opção para o paciente pode gerar prejuízo financeiro e criar a necessidade de treinamento em outras técnicas.

Viés de suporte da escolha

Existe a tendência a defender aquilo que já está escolhido. Para o cirurgião, cuja mudança de técnica cirúrgica demanda gasto de tempo e dinheiro, defender o que ele já sabe fazer é ainda mais premente.

Falácia narrativa

Após a ocorrência de determinado evento, criamos uma explicação para a ocorrência dele.[16] No caso de procedimentos médicos, tendemos a justificar uma má evolução do paciente com algo que seja externo ao nosso controle e até fazemos correlações por vezes ilusórias. Como discutimos anteriormente, temos a tendência a não enxergar ou minimizar os nossos maus resultados por diversos fatores. Mas outro conceito reforça o viés de confirmação: o que chamamos de "evidência silenciosa", que é quando, ao desconhecermos determinada evidência, agimos como se tal evidência não existisse. A título de exemplo, um paciente que teve uma complicação de determinado procedimento tende a não voltar naquele mesmo cirurgião, dando a falsa impressão ao cirurgião original de que não houve nenhuma complicação. Assim o que enxergamos (e apenas o que enxergamos) se torna toda a verdade, criando a nossa narrativa.

CONCLUSÃO

O nosso cérebro tem dificuldade de lidar com a incerteza. Somos animais que evoluíram buscando constantemente explicações,[16] por isso muitas vezes acabamos incorrendo em vieses cognitivos que nos trazem conforto diante da incerteza.

O médico, pelo papel que desempenha na sociedade, tem ainda mais dificuldade em lidar com a incerteza, porque pesa sobre ele a responsabilidade pela vida de outra pessoa. Na cirurgia isso se torna ainda mais exacerbado, porque não queremos admitir que aquela pessoa que vai nos operar pode ter dúvidas; isso se chama viés da aversão à incerteza.

No entanto, admitir a incerteza é o primeiro passo para evoluirmos na ciência, e o entendimento que as verdades podem ser transitórias também na medicina é um grande passo para exercermos a nossa humildade.

Cirurgiões não treinados na medicina baseada em evidências são frequentemente resistentes aos seus conceitos e contrários a que seja ensinada a cirurgiões em formação.[17] Mesmo entre aqueles que entendem e reconhecem a importância da MBE, há apego muito grande à abordagem baseada em experiência, não apenas pelo processo tradicional de formação cirúrgica como pelos vieses explicados neste capítulo. Temos, portanto, que pensar em formas de ensino da MBE específicas para cirurgiões, em que o foco seja mais prático, com discussões de evidências e correlação com casos clínicos presenciados, além de rodas de discussões que permitam um olhar crítico às evidências, tornando mais claro problemas como a heterogeneidade de amostras, baixo número de pacientes, entre outros.

Devemos permanecer curiosos, porém céticos a respeito de técnicas e novas tecnologias na área da cirurgia, e devemos submetê-las ao escrutínio da experimentação rigorosa.[5]

Por último, incluir o cirurgião na discussão multidisciplinar e nas pesquisas só tende a enriquecer não apenas os estudos, mas também o cuidado com o paciente.

REFERÊNCIAS

1. Gawande A. Two hundred years of surgery. N Engl J Med. 2012;366(18):1716-23.
2. Howes N, Chagla L, Thorpe M, McCulloch P. Surgical practice is evidence based. Br J Surg. 1997;84(9):1220-3.
3. Reitsma AM. Evidence-based surgery: a growing need for a limited enterprise. Virtual Mentor VM. 2004;6(10):virtualmentor.2004.6.10.oped1-0410.
4. Correia LC. Medicina baseada em evidências: "Não há evidência para tudo". Medicina Baseada em Evidências. 2014. Disponível em: https://medicinabaseadaemevidencias. blogspot.com/2014/10/nao-ha-evidencia-para-tudo.html. Acesso em: 30 maio 2025.
5. Alencar Neto J. Manual de medicina baseada em evidências: como interpretar artigos científicos? Salvador: Sanar; 2023.
6. Olijnyk JG, Valandro IG, Rodrigues M, Czepielewski MA, Cavazzola LT. Colecistectomias em coorte no sistema público brasileiro: o acesso à laparoscopia é universal após três décadas? Rev Colégio Bras Cir. 2022;49:e20223180.

7. de Alencar J, Gandolfi A. Do surgeries have a number needed to treat of 1.0? Rev Assoc Médica Bras. 2025;71:1-3.

8. Correia LC. Medicina baseada em evidências: covid-19: ECMO baseado em evidências. Medicina Baseada em Evidências. 2021. Disponível em: https://medicinabaseadaemevidencias.blogspot.com/2021/04/covid-19-ecmo-baseado-em-evidencias.html. Acesso em: 30 maio 2025.

9. Meshikhes AWN. Evidence-based surgery: the obstacles and solutions. Int J Surg Lond Engl. 2015;18:159-62.

10. Khan OA, Dunning J, Parvaiz AC, Agha R, Rosin D, Mackway-Jones K. Towards evidence-based medicine in surgical practice: best BETs. Int J Surg Lond Engl. 2011;9(8):585-8.

11. Kwaan MR, Melton GB. Evidence-based medicine in surgical education. Clin Colon Rectal Surg. 2012;25(3):151-5.

12. Bonchek LI. Sounding board: are randomized trials appropriate for evaluating new operations? N Engl J Med. 1979;301(1):44-5.

13. Duran-Vega HC. Evidence based surgery: a necessary tool. Cir Cir. 2015;83(3):265-70.

14. Kitto S, Petrovic A, Gruen RL, Smith JA. Evidence-based medicine training and implementation in surgery: the role of surgical cultures. J Eval Clin Pract. 2011;17(4):819-26.

15. Kahneman D. Rápido e devagar: duas formas de pensar. Rio de Janeiro: Objetiva; 2012.

16. Taleb NN. The black swan. New York: Random House; 2009.

17. Haines SJ, Nicholas JS. Teaching evidence-based medicine to surgical subspecialty residents. J Am Coll Surg. 2003;197(2):285-9.

Dermatologia baseada em evidências

Cristina van Blarcum de Graaff Mello

COM ESTE CAPÍTULO VOCÊ VAI...

- Entender os desafios e limitações da aplicação da medicina baseada em evidências (MBE) na dermatologia, reconhecendo as particularidades da especialidade e as barreiras que dificultam a produção e a implementação de evidências de alta qualidade.
- Refletir sobre o impacto dos vieses, das lacunas de conhecimento e da influência da indústria farmacêutica no desenvolvimento de condutas, além de compreender conceitos como ciência da implementação e desimplementação.
- Desenvolver visão crítica e atualizada para aplicar os princípios da MBE na prática dermatológica, avaliando a qualidade dos estudos, evitando condutas baseadas apenas em tradição ou opinião, e promovendo o cuidado centrado no paciente, com decisões informadas e responsáveis.

INTRODUÇÃO

Maria procurou uma consulta com dermatologista, pois seu avô tinha histórico de melanoma e lhe recomendou uma avaliação. Além disso, ela estava ansiosa para montar uma rotina de cuidados da pele personalizada. Maria aproveitou a oportunidade para procurar um profissional famoso nas redes sociais, com uma linda clínica em uma avenida importante.

Maria, de 25 anos, chegou ansiosa para conhecer a clínica famosa, no dia e na hora marcados para sua consulta. Sentiu-se muito bem acolhida desde o início, tomou um capuccino com colágeno e aceitou uma fatia de bolo funcional fresquinho. A jovem nem percebeu o tempo passar, pois se distraiu na recepção assistindo aos vídeos institucionais que demonstravam as várias tecnologias disponíveis e os depoimentos de clientes extremamente satisfeitos.

Ao ser chamada, a paciente levantou-se prontamente e foi levada à uma sala de fotografia e pré-consulta. Tiraram fotos de seu rosto de todos os ângulos, inclusive do seu couro cabeludo! Maria até esqueceu o que a levara ao dermatologista, pois estava achando toda aquela atenção muito promissora.

Uma hora depois, ela saía da clínica, com uma lista de exames, um protocolo capilar que contemplava a análise de ponta de fios de cabelo, orçamentos para preenchimento labial; e uma dúvida: faltou mostrar um nevo que achava estranho em sua perna.

Uma consulta dermatológica pode abordar diversos temas. Desde prevenção de lesões dermatológicas degenerativas, como os cânceres de pele, o tratamento de doenças agudas e crônicas e até a dermatologia estética, conhecida como cosmiatria. Todas essas áreas da dermatologia como especialidade médica devem ser pautadas pelos mesmos padrões de rigor científico e preocupação com o melhor cuidado ao paciente. A medicina baseada em evidências (MBE) tem crescido substancialmente nos últimos anos, no entanto, ela ainda encontra desafios específicos nessa especialidade, por alguns motivos que analisaremos neste capítulo. Nossa paciente vai descobrir que a verdadeira dermatologia não é só *glamour*, mas ciência.

A dermatologia, como especialidade médica, deve ser pautada pelos mesmos padrões de rigor científico e preocupação com o melhor cuidado ao paciente. No entanto, fica claro que a medicina baseada em evidências (MBE) ainda se encontra em fases iniciais nessa especialidade, por alguns motivos que analisaremos neste capítulo.

A falta de evidências não pode limitar o cuidado aos pacientes nessa especialidade, porém o médico dermatologista precisa estar atento para encontrar o equilíbrio entre tratar da melhor forma seus pacientes, com as melhores evidências disponíveis, ao mesmo tempo que a avidez por novidades não o faça cair na tentação de superestimar estudos inadequados ou sucumbir às falácias de vieses.

O caminho da dermatologia baseada em evidências (DBE) não é fácil, tampouco ágil, uma vez que se estima um interstício de cerca de 17 anos na incorporação de evidência na rotina médica,[1] e, como consequência, as condutas médicas que são oferecidas diariamente na prática da medicina são frequentemente divergentes daquelas baseadas em evidências.[2]

O futuro da DBE será muito importante para procurar o padrão-ouro da ciência no cuidado das afecções cutâneas e traz consigo grande horizonte para o médico que esteja bem orientado na busca por manter-se atualizado e valorizar o aprendizado contínuo.

DERMATOLOGIA BASEADA EM EVIDÊNCIAS

A pele é o maior órgão do corpo humano, e está sujeita a mais de 3 mil doenças dermatológicas listadas no CID-10.[3] Estima-se que aproximadamente 20 a 30% da população terá uma doença dermatológica ao longo da vida.[4]

A DBE vem crescendo paulatinamente nos últimos anos, com o incentivo à valorização da metodologia científica e sua interpretação, por esforços como o livro *Evidence-Based Dermatology*, de Hywel C. Williams et al.,[5] e grupos de pesquisa como o Cochrane Skin Group.[6] Além disso, existem inúmeras diretrizes baseadas em evidências no âmbito da dermatologia, incluindo as apresentadas pela American Academy of Dermatology e pela British Association of Dermatologists, no entanto o grau de adesão dos dermatologistas ao redor do mundo às diretrizes e melhores práticas é desconhecido, porque poucos estudos avaliaram a concordância entre a evidência clínica e a prática real nos consultórios, clínicas e hospitais.[7]

Uma solução abrangente para ultrapassar as lacunas de investigação prática se fundamenta na identificação bem-sucedida dessas lacunas e em abordagem sistêmica para as preencher. A ciência da implementação, como definida pelo National Institutes of Health (NIH, nos EUA), é o estudo sistemático de processos e fatores concebidos para promover a "adoção e integração de práticas, intervenções e políticas baseadas em evidências científicas nos cuidados de saúde de rotina e nos contextos de saúde pública".[7-8]

De maneira semelhante à ciência da implementação, a desimplementação pode efetivamente evitar ou mitigar danos aos pacientes, melhorar os processos de atendimento e reduzir os custos de saúde. *Choosing Wisely* é uma campanha educacional sobre saúde com sede nos Estados Unidos, liderada pela American Board of Internal Medicine Foundation, que fez parceria com sociedades de especialidades médicas, incluindo a American Academy of Dermatology, para formular e divulgar dez recomendações para evitar exames, tratamentos e procedimentos desnecessários (American Academy of Dermatology Workgroup, 2019) – um esforço de desimplementação. De forma similar, em 2020, a Sociedade Brasileira de Dermatologia aderiu ao *Choosing Wisely* e estabeleceu dez recomendações em via de submissão para publicação. Existem muitas oportunidades para realizar a desimplementação em dermatologia; por exemplo, há necessidade de abordar o uso excessivo de antibióticos perioperatórios para cirurgias dermatológicas[9] e de reduzir o uso inadequado da cirurgia de Mohs.[10-12]

As barreiras para a realização de estudos de implementação ou desimplementação em dermatologia incluem a falta de compreensão da utilidade e dos métodos para a realização desse tipo de pesquisa, o equívoco de que simplesmente gerar evidências é suficiente para mudar a prática clínica e a necessidade de evidências mais robustas fundamentadas em ensaios clínicos randomizados e estudos de eficácia comparativa, que possam definir melhor a lacuna entre as evidências e as práticas médicas atuais.[7]

A complexidade do entendimento da dermatologia também compreende características da especialidade, como o fato de lidar com:

- Cenários não só relacionados a estados de doença.
- Manutenção da pele saudável em pessoas que buscam intervenções.
- A variabilidade dos diferentes tipos de pele humana.
- A grande quantidade de doenças que não apresentam ainda consensos diagnósticos ou terapêuticos.
- Enorme número de doenças raras e crônicas que impõem obstáculos à pesquisa médica.
- O uso de drogas que estão no mercado farmacológico há muitas décadas e, portanto, não apresentam vantagem econômica para serem objeto de vultosos investimentos para ensaios clínicos de qualidade científica elevada
- Entre outros obstáculos no caminho da DBE.

A seguir, alguns desses tópicos serão analisados para buscar formas de melhor contorná-los ou compreendê-los.

O ENSINO DA DERMATOLOGIA

De maneira geral, a dermatologia clínica requer um baixo custo tecnológico. O início do raciocínio terapêutico depende da habilidade de reconhecer alterações de pele rapidamente e da forma mais acurada possível, o que, por sua vez, depende largamente do reconhecimento de padrões de lesões baseados nas experiências e treinamentos prévios. O desenvolvimento dessa habilidade visual, de um "olhar treinado", é um processo muito pouco compreendido e pouco reprodutível, e dessa forma não é ensinado formalmente.[5]

Grandes variações de modalidades de tratamentos para a mesma doença refletem, frequentemente, tradições locais,[13] preferências pessoais e mesmo a ainda presente cultura de valorização da conduta sugerida por especialistas eminentes mesmo sem o conhecimento de seu embasamento.

DOENÇAS CRÔNICAS

Diversas doenças da dermatologia são crônicas e, como tal, acompanharão os pacientes por longos períodos, senão por toda a vida. Essa característica dificulta grandemente o desenho de estudos que reflitam condições de vida real. Por exemplo, uma revisão de literatura sobre *guidelines* terapêuticos para dermatite atópica infantil avaliou que a maioria dos estudos conduzidos tem duração de menos de 12 semanas de acompanhamento dos pacientes, sendo que apenas quatro das opções tratamento analisadas (corticoides tópicos, inibidores de calcineurina tópicos, imunoterapia sistêmica e tratamento combinado) chegaram a ser investigadas por intervalos maiores de 52 semanas.[14]

É uma característica de muitas doenças crônicas ter períodos de melhora e de piora, às vezes a despeito dos tratamentos instituídos; dessa forma, um estudo de curto prazo não pode ser extrapolado. Como se trata de intervenções que possivelmente serão realizadas por anos, deve-se atentar em especial aos efeitos a longo prazo e seu risco-benefício.

DOENÇAS RARAS

A dermatologia conta com grande número de doenças raras. Em pelo menos mil doenças raras ou muito raras, nenhum estudo randomizado foi descrito em literatura.[5] Esforços conjuntos e multicêntricos seriam necessários para suprir essa carência, porém há pouco esforço nesse sentido, atualmente.

Diante da falta de evidências robustas, dermatologistas se amparam apenas por estudos com baixo poder confirmatório, ou até mesmo apenas por relatos de casos ou séries de relatos.

DESENHO DOS ESTUDOS DISPONÍVEIS

Muitos dos desfechos usados nas análises de eficácia são desfechos "moles", por exemplo, para avaliar a intensidade de um sintoma (p. ex., prurido), ou sinais (p. ex., eritema ou descamação), que são muito difíceis de mensurar de maneira objetiva e reprodutível. Essas medidas reduzem a qualidade das conclusões produzidas por esses estudos.[15] Vale lembrar que são raros os desfechos "duros" disponíveis na dermatologia, afinal até mesmo avaliações como extensão de acometimento de lesões na psoríase (PASI – *psoriasis area and severity index*)[16] são feitas de maneira sujeita à variabilidade do pesquisador por não terem um aparelho de medida padronizado.

A motivação e a expectativa do paciente ou do examinador podem influenciar nos resultados de qualquer tratamento, porém essa interferência é maior ainda em estudos com desfechos moles, o que compromete a confiabilidade destes.

O desenho dos estudos também é frequentemente dificultado pelo fato de que é muito difícil cegar os grupos de intervenções, pois os pacientes monitoram de perto seus próprios resultados,[5] afinal se trata do tegumento externo, facilmente avaliado todos os dias. Dessa forma, é muito difícil separar o efeito puro da intervenção sem fatores de confusão.

DROGAS ANTIGAS

Muitas das drogas mais empregadas na dermatologia, por exemplo, os corticoides e os imunossupressores, são medicações antigas, oriundas de uma época em que não se falava em estudos duplo-cego randomizados, metanálises ou níveis de evidência.

Os glicocorticoides foram descobertos no fim dos anos 1940,[17] e o uso sistêmico de cortisona e hidrocortisona data de 1950-1951[18] para insuficiência adrenal e artrite reumatoide. O primeiro uso tópico em dermatologia data de 1952,[19] passando a ser comercializado com sucesso apenas em 1960. Naquela ocasião, a MBE ainda estava a 20 anos de nascer.[20]

O metotrexato foi descoberto em 1940 como quimioterápico e usado pela primeira vez em artrite reumatoide, em 1951, em razão da descoberta de seu potencial anti-inflamatório e inibidor da resposta proliferativa dos tecidos conectivos.[21] Seu emprego na dermatologia se deu por acaso, pela observação de pacientes portadores de psoríase que melhoravam após o início de seu tratamento antineoplásico com a nova droga.[22] O uso foi consolidado para o tratamento, mesmo que a imensa maioria das evidências seja de menor nível de confiabilidade com estudos retrospectivos e séries de casos e também *trials* não randomizados.[22] Hoje em dia, essa droga também é muito usada no tratamento de vasculites, afecções bolhosas e linfoproliferativas.

A ciclosporina foi descoberta em meio a controvérsias, em 1976, primeiramente para uso como imunossupressora pós-transplante.[23] Apenas em 1986 foi realizado o primeiro estudo controlado para seu uso em dermatologia,[24] e em 1997 chegou a ser aprovada para tratamento de psoríase pela Food and

Drug Administration (FDA) americano.[25] No entanto, é usada com frequência também para tratamento de diversas outras doenças inflamatórias, incluindo dermatite atópica, doenças bolhosas e doenças do tecido conjuntivo.

Outro ônus carregado pelas drogas antigas que usamos em dermatologia é o fato de os poucos estudos disponíveis sobre elas não costumarem abranger todas as doenças em que, na prática, são usadas para tratar. O uso *off label* é extremamente comum e aceito dentro da dermatologia clínica. Evidências mais fracas e a consolidação do tempo foram permitidas para justificar que essas drogas antigas dificilmente vão despertar o interesse (científico e financeiro) em atualizar suas evidências para o século XXI.

CRESCENTE PAPEL DAS PESQUISAS FINANCIADAS PELA INDÚSTRIA

É inegável que o maior fomentador de estudos atualmente é a indústria farmacêutica. Isso ocorre por alguns motivos, como a indisponibilidade de recursos públicos ou mesmo de outras fontes privadas para investir em grandes *trials*, assim como a pouca valorização que ainda é dada aos pesquisadores em termos de remuneração e investimento do tempo laboral. Esse último ponto vem aos poucos mudando, principalmente nos países mais desenvolvidos. No Brasil ainda está longe de ser uma realidade.

A empresa dificilmente terá interesse em conduzir um estudo custoso sobre uma medicação que já perdeu a patente, para que seu concorrente também possa se beneficiar do resultado. O objetivo é provar que as novas moléculas trazidas ao mercado são boas como tratamento, inclusive causando um fenômeno prevalente de desenhar estudos que comparam drogas a placebos apenas, não aos demais tratamentos existentes ou ao padrão-ouro de terapia. Isso dificultando ainda mais sua implementação no dia a dia do dermatologista.

Talvez no dia em que a DBE esteja bem integrada à prática diária se torne mais fácil e valorizado conduzir pesquisas baseadas nas necessidades clínicas, mais do que nos interesses comerciais.

Infelizmente, países em desenvolvimento ou subdesenvolvidos, por inúmeras questões, muitas delas envolvendo logística ou questões de agências reguladoras, têm desempenhado papel coadjuvante no processo de ensaios clínicos com novas drogas. Esse cenário pode ser visualizado na Figura 1, obtida no *site* clinicaltrials.gov,[26,27] que registra os estudos clínicos em sua plataforma e que demonstra que, enquanto o Canadá tem 1.446 estudos clínicos envolvendo medicamentos para doenças cutâneas (*skin diseases*), a América Latina inteira registrou 648 estudos apenas.

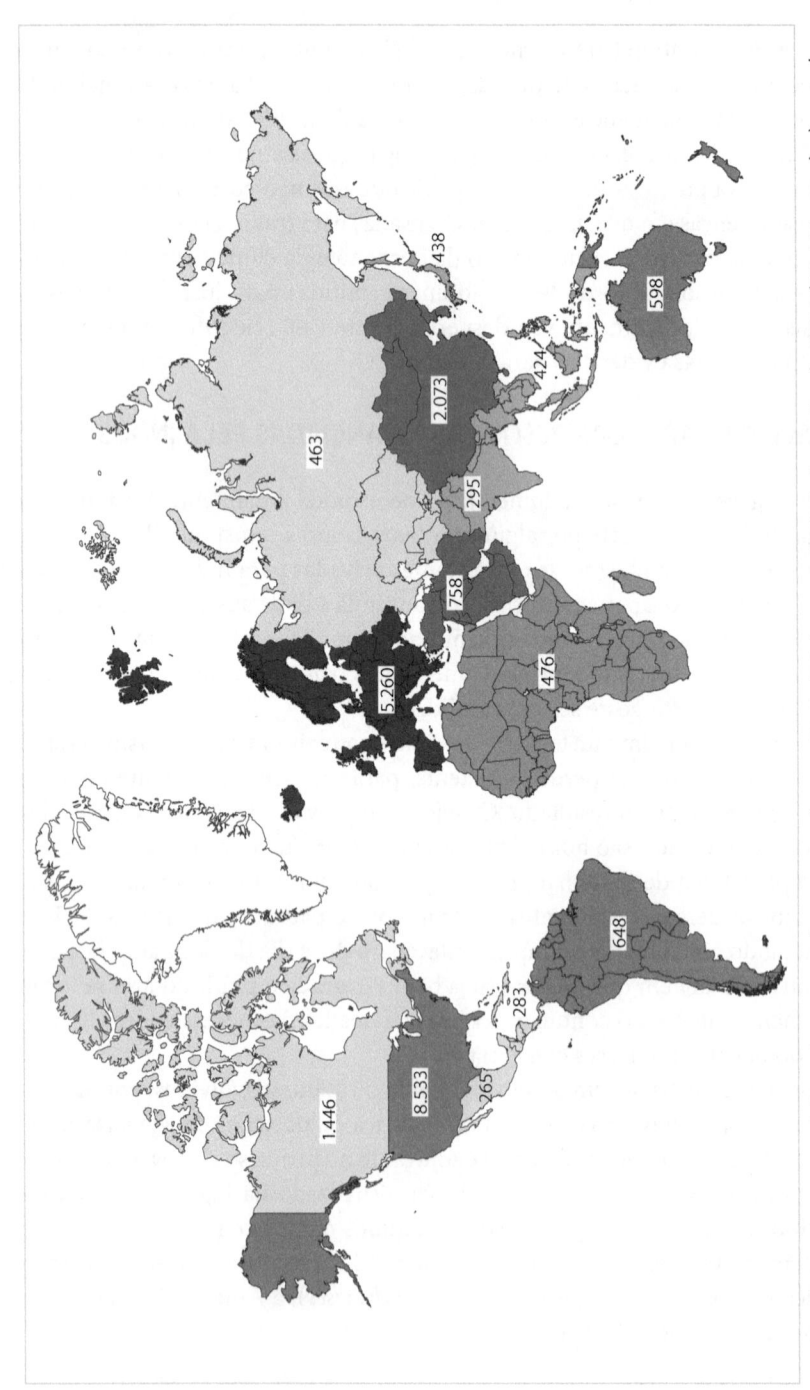

FIGURA 1 Mapa disponível de todos os estudos registrados no ClinicalTrials.gov até 18 de fevereiro de 2021 (18.444 estudos) usando o termo de pesquisa "Dermatologic Disease". O Brasil tem atualmente 405 estudos registrados na plataforma.

RISCO DO MECANICISMO

Neste livro, você já aprendeu sobre os pensamentos mecanicista, frequentista e bayesiano. Na dermatologia encontramos um consagrado exemplo para nos relembrar dos riscos do mecanicismo na tomada de decisão terapêutica e a necessidade de testes de qualidade antes da adoção de novas terapias. A talidomida foi criada em 1953 inicialmente para o tratamento de irritabilidade, ansiedade, dificuldade de concentração, depressão, hipotireoidismo e náusea, porém logo foi descoberto seu potencial anti-inflamatório e imunomodulador ao inibir seletivamente o fator de necrose tumoral alfa (TNF-alfa), reduzir a quantidade de T-*helper* e aumentar as células T supressoras.[28]

A necrose epidérmica tóxica (NET) é uma reação imunológica cutânea grave associada à letalidade de aproximadamente 30%,[29-30] geralmente causada por reação adversa a alguma droga. O paciente tem intenso acometimento do estado geral, avulsão de pele e mucosas, assemelhando-se a um grande queimado. O TNF-alfa tem sido implicado na patogênese da NET.

Em 1998, foi publicado no *Lancet* um estudo que pretendia testar a eficácia e segurança da talidomida em controlar o processo de necrose, por seu conhecido efeito anti-TNF-alfa e promissor resultado em outras doenças inflamatórias. Foi desenhado um estudo duplo-cego, randomizado, placebo-controlado para investigar essa questão.

O estudo[31] foi interrompido precocemente em razão da mortalidade excessiva no grupo que recebeu a talidomida: 10 dos 12 pacientes evoluíram a óbito, comparado com 3 dos 10 do grupo placebo (RR = 2,78, p = 0,03). Paradoxalmente, foi observado que o plasma dos pacientes do grupo talidomida teve uma concentração mais elevada de TNF-alfa do que o grupo placebo já no segundo dia de tratamento.

Essa é mais uma situação da MBE que relembra e reafirma a importância de não se ater exclusivamente à lógica quando se lida com processos médicos, especialmente aqueles que não são visíveis a olho nu, como são as vias metabólicas.

COCHRANE SKIN GROUP

O *Cochrane Skin Group*[32] é uma colaboração internacional que faz parte da *Cochrane Collaboration*, cujo objetivo é garantir que informações da melhor qualidade estejam disponíveis sobre os efeitos de intervenções de saúde para todos os médicos do mundo.[33] O *Skin Group* é focado em realizar revisões sistemáticas sobre diversos manejos de doenças de pele que julgue importante para profissionais dermatologistas, ou mesmo leigos com interesse na área.

Os grupos de revisão colaborativa são compostos por um corpo internacional e multidisciplinar de voluntários que se dedicam principalmente à produção de revisões sistemáticas e à disseminação dessas revisões para estimular a aplicação da MBE na prática clínica e na informação de pacientes.

Antes de iniciar uma revisão, os grupos formados são obrigados a submeter um protocolo declarando os métodos propostos para levantamento de literatura, critérios de inclusão de referências, os tipos e métodos de análise da qualidade dos trabalhos incluídos. Esse protocolo é então publicado na *Cochrane Library* de forma que todos possam avaliar a proposta de pesquisa. Essa política reduz a possibilidade de análises *post-hoc*[34] e reduz a tentação para revisores de serem guiados pelas evidências em vez de pela pergunta proposta.

Os revisores, então, extraem as evidências consideradas relevantes de acordo com o protocolo já declarado e as inserem no software do *Cochrane Review Manager* (RevMan).[35] Quando relevante, metanálises dos estudos são também realizadas. Ao final, as revisões sistemáticas finalizadas são publicadas no *Cochrane Database of Systematic Reviews*[36] com acesso aberto imediato. Idealmente, as revisões são regularmente atualizadas, conforme a disponibilidade de novas evidências de qualidade, porém isso é altamente dependente na disponibilidade dos revisores voluntários.

Outra importante atividade do *Skin Group* é construir um banco de dados de ensaios clínicos randomizados e não randomizados que foram aprovados por um rigoroso controle de qualidade científica. Esse banco de dados é conhecido como *Specialized Skin Register* e visa tornar disponíveis eletronicamente as evidências publicadas, as não publicadas e as disponíveis apenas da forma impressa.

Vários papéis estão disponíveis para interessados em participar como membros do *Skin Group*, como pesquisadores, tradutores, revisores e correvisores, disseminadores e subeditores, avaliadores de conteúdo, consumidores e voluntários. Esses papéis são resumidos no Quadro 1.[37]

BOAS APLICAÇÕES DA MBE NA DERMATOLOGIA

A psoríase foi uma das doenças que receberam grandes investimentos recentemente, com a descoberta de novos agentes de tratamento nas últimas duas décadas. As drogas imunobiológicas anti-TNF e anti-interleucinas receberam a atenção especial dos pesquisadores e o aporte da indústria farmacêutica.

QUADRO 1   Papéis dos membros do Skin Group

Categoria	Descrição
Pesquisadores	Pesquisa manual da literatura para identificar todos os *trials* relevantes (o *Cochrane Collaboration* está trabalhando com outras instituições para criar um registro internacional de todos os ensaios clínicos randomizados na área da saúde)
Tradutores	Traduzir *trials* relevantes não publicados em inglês e deixá-los disponíveis para revisão
Revisores e correvisores	Sumarizar as evidências em revisões de qualidade, mantê-las atualizadas e responder às críticas. Isso envolve desenvolver os protocolos, identificar *trials* relevantes, decidir quais incluir e extrair as informações importantes, inseri-las no *software* de revisão RevMan, adicionar novas evidências à medida que se tornam disponíveis e responder a comentários e críticas da comunidade
Disseminadores e subeditores	Disponibilizar os resultados das revisões de forma rápida e acessível com linguagem não técnica para consumidores, gestores e outros grupos
Avaliadores de conteúdo	Averiguar que o conteúdo dos protocolos e das revisões está à altura dos rigorosos critérios da Cochrane sobre validade, relevância, aplicabilidade e generalizabilidade
Consumidores	O *Cochrane Skin Group* incentiva os consumidores e seus representantes a participar como revisores, correvisores, avaliadores, tradutores e disseminadores
Voluntários	Suporte administrativo e apoio para o *Cochrane Skin Group*

Fonte: Williams et al.[37]

A maioria das pesquisas realizadas sobre imunobiológicos na psoríase atendeu às expectativas da MBE. Foram realizados estudos duplo-cegos, randomizados, placebo-controlados, comparativos com outras terapias; tudo que o dermatologista esperava para a DBE. O adalimumabe foi o objeto do estudo *Champion*,[38] mostrando os resultados de eficácia e segurança quando randomizado com placebo e metotrexato, e analisado após 16 semanas. Outro trabalho avaliou sua eficácia em aplicações por até 48 semanas em um estudo multicêntrico, randomizado, duplo-cego, placebo-controlado.[39] O etanercepte foi estudado não apenas contra placebo, mas também contra diferentes doses dele próprio.[40-41] Estudos satisfatórios foram conduzidos para definir também as doses de indução mais eficazes para o infliximab.[42-43] O ustekinumab foi amplamente estudado no

PHOENIX 1[44] e no *PHOENIX 2*[45] em estudos duplo-cegos, randomizados, place-bo-controlados durante 76 e 52 semanas, respectivamente.

Outra droga com efeitos bem documentados é o omalizumabe, um anti-corpo monoclonal anti-IgE aplicado no tratamento da urticária com cada vez mais frequência. Excelente revisão sistemática foi publicada em 2019[46] mostrando a força de diversos estudos[47-52] em recomendar o omalizumabe para pacientes refratários a altas doses de anti-histamínicos, uma prática que já se mostra cada dia mais sedimentada na clínica dermatológica.

Não apenas no emprego de novas drogas é aplicada a DBE. O tratamento cirúrgico dos cânceres de pele melanoma e não melanoma tem suas margens cirúrgicas de excisão bem pesquisadas,[53] havendo recomendações precisas e atualizações periódicas das evidências.[54]

Em estudo de metanálise, Riddle et al.[56] abordaram o manejo cirúrgico da hidradenite supurativa (HS). Uma metanálise sobre as taxas de recorrência foi realizada nos estudos selecionados. Dos 715 estudos selecionados, 59 foram incluídos na revisão e 33 na metanálise. Vinte e dois estudos sobre excisão ampla tiveram as menores taxas de recorrência, de 8% (IC 95% 2-16%); excisão local teve as maiores taxas em 34% (IC 95% 20-59%). Para estudos de rescisão ampla ou radical, técnicas de retalho tiveram a menor recorrência, com 0% (IC 95% 0-4%); fechamento primário teve as maiores, com 38% (IC 95% 20-59%). Excisões amplas e reparos em retalho foram associados com as menores recorrências de HS pós-cirúrgico, no entanto isso deve ser pesado contra morbidade potencial mais alta de procedimentos extensos. Heterogeneidade e limitações metodológicas de evidências limitam a habilidade de tirar uma conclusão concreta sobre riscos de recorrência associados a procedimentos cirúrgicos na hidradenite supurativa.

Uma doença comum na prática dermatológica é a acne vulgar. As abordagens terapêuticas medicamentosas e não medicamentosas são inúmeras. Shi et al.[57] realizaram metanálise dessas abordagens. Foram incluídos *trials* controlados e randomizados que comparassem antibióticos tópicos (AT), peróxido de benzoíla (BP), retinoides tópicos (RT), antibióticos orais (AO), *lasers*, dispositivos de luz incluindo os de LED (LED), terapia fotodinâmica (TF), luz intensa pulsada, *peelings* químicos (PQ), outras terapias diversas ou medicina alternativa e complementar (TDMAD); ou a combinação destas. Foi realizada uma metanálise bayesiana com efeitos randomizados para todos os tratamentos comparados com placebo e entre si. Uma metanálise aditiva frequentista foi realizada para avaliar a robustez dos resultados e interações potenciais. Uma análise de sensibilidade foi realizada com diferentes antecedentes, e uma metarregressão para ajustar 9 potenciais modificadores de efeitos. Para efeitos colaterais, os antibióticos orais tiveram mais risco em tratamentos combinados.

Para regressão de lesões não inflamatórias, 17 intervenções tiveram diferenças significativas quando comparadas com placebo, e 3 intervenções (RT + BP; MD = -21,89, [IC 95%: -28,97, -14,76]; RT + PB + TDMAD: -22,48 [IC 95%: -34,13, -10,70]; AT + PB + PQ: -20,63 [IC 95%: -33,97, -7,13]) mostraram melhores resultados. Para redução de lesões inflamatórias, 19 intervenções foram estatisticamente melhores do que placebo, e 3 (RT + PB: MD = -12,13, [IC 95%: -18,41, -5,80]; RT + PB + TDMAD: -13,21 [IC 95%: -23,39, -3,04]; LED: -11,30 [IC 95%: -18,34, -4,42]) foram superiores às demais. Em resumo, nas lesões não inflamatórias e nas inflamatórias, RT + PB e AT + PB foram as melhores opções quando comparadas e devem ser consideradas as mais bem indicadas para tratamento de acne leve a moderada. LED é opção para lesões inflamatórias quando há resistência a drogas. Todas as combinações envolvendo AO mostraram maior risco de reações adversas.

De forma similar em relação à acne vulgar, Liu et al.[58] avaliaram outros agentes tópicos no tratamento da acne, como ácido azelaico, ácido salicílico, nicotinamida, enxofre, zinco, e alfa-hidroxiácido por meio de uma metanálise de estudos randomizados controlados, seguindo os passos recomendados na MBE. A conclusão final foi de que as evidências disponíveis eram de qualidades moderada, baixa e muito baixa para esses tratamentos tópicos, e o risco de confusão e imprecisão limitou a confiabilidade das evidências.

A dermatite atópica (DA) é uma condição que acomete até 20% das crianças e 3% dos adultos. Siegels et al.[59] analisaram os estudos controlados e randomizados para tratamento da doença moderada a grave até fevereiro de 2020. Os desfechos primários analisados foram melhora de sinais clínicos, sintomas de DA e questionários de qualidade de vida. Foram encontradas evidências para apremilast, azatioprina (AZA), baricitinib, ciclosporina (CSA), corticosteroides, dupilumab, interferon-gama, imunoglobulina intravenosa (IGIV), mepolizumab, metotrexate (MTX), omalizumab, upadacitinib e ustekinumab. Metanálises também indicaram eficácia para o uso de baricitinib e dupilumab a curto prazo. Análises de eficácia de AZA e CSA indicaram superioridade ao placebo no curto prazo, porém o uso de escores não validados utilizados impede a comparação. A conclusão foi de que o estudo mais robusto e de maior qualidade de evidência foi de eficácia e segurança do uso de dupilumab por até 1 ano em adultos. Evidências satisfatórias também foram encontradas para AZA, baricitinib e CSA. Restrições de metodologias usadas nos demais tratamentos impediram conclusões baseadas em evidências.

As revisões sistemáticas são importantes a fim de esclarecer debates sobre controvérsias. Um exemplo é o uso do método de acupuntura aplicado ao tratamento dermatológico. Hwang e Lio publicaram uma revisão desse tema em

2021.[60] Uma revisão sistemática havia sido publicada em 2015 concluindo que a acupuntura trazia benefícios em diversas doenças dermatológicas.[61] Hwang e Lio apresentaram uma revisão dos novos estudos publicados desde então para atualizar as evidências. A conclusão foi de que, apesar da existência de alguns estudos que apoiassem o uso da acupuntura, ainda era necessária a realização de estudos em larga escala, randomizados e controlados, para apoiar essa terapia como evidência de alto nível.

Mesmo em condições raras em dermatologia, como no caso de reações medicamentosas graves como a necrólise epidérmica tóxica (NET) e a síndrome de Stevens-Johnson (SSJ), o obstáculo à obtenção de evidências robustas não está dependente apenas da dificuldade de reunir um número adequado de doentes no estudo de uma intervenção, mas também a qualidade desses estudos. Torres-Navarro et al.[62] demonstram isso em uma recente revisão sistemática da literatura que envolveu um número expressivo de 2.466 doentes com NET/SSJ. Seis metanálises foram realizadas em pacientes que receberam suporte clínico apenas, ou em combinação com drogas imunomoduladoras: corticosteroides, ciclosporina, etanercept, imunoglobulinas ou uma combinação de corticosteroides e imunoglobulinas. Uma metarregressão multivariada também foi realizada. Os resultados encontrados foram: −0,13 (IC 95%, −0,42, 0,16) para corticosteroides, −0,39 (IC 95%, −0,87, 0,09) para imunoglobulinas, 0,13 (IC 95%, −0,15, 0,40) para terapia de suporte, −0,88 (IC 95%, −1,47, −0,29) para ciclosporina, −0,95 (IC 95%, −1,82, −0,07) para etanercept e −0,56 (IC 95%, −0,94, −0,19) para imunoglobulinas associadas a corticosteroides. A metarregressão confirmou que a ciclosporina e imunoglobulinas associadas a corticosteroides estavam associadas a menor mortalidade do que a predita por Scorten.[63] A conclusão final foi de que não há evidências suficientes para recomendar nenhuma terapia para uso em NET/SSJ.

COSMIATRIA

A cosmiatria é a área da dermatologia que realiza procedimentos e tratamentos que tenham como finalidade a manutenção da beleza e a melhora da aparência da pele e seus anexos, segundo a Sociedade Brasileira de Dermatologia.[64] A cosmiatria é, por definição, uma área de atuação médica, e como tal deveria buscar ser pautada nos mesmos padrões de conhecimento técnico e científico que exigimos para todas as demais áreas da medicina.

Os riscos da falta de pesquisas no tema também levam à falta de padronização da aplicação de diversas técnicas, deixando a segurança do paciente em risco e a cargo de cada médico individualmente.

Galanin et al.[65] levantaram bons exemplos de motivos para manter a cautela no estudo da dermatologia estética. Em primeiro lugar, o envelhecimento da face não é um processo completamente compreendido. Tem sido descrito como "perda de volume", "queda gravitacional", "flacidez da pele", "remodelamento ósseo" e "qualidade do tecido adiposo", porém a verdade é que o melhor entendimento do envelhecimento provém de uma mistura de todos esses conceitos, sabendo-se que nenhum por si só explica o complexo processo do envelhecimento cutâneo. Por esse motivo, não há nenhum método de tratamento que possa ser considerado superior, visto que cada tecnologia busca agir em um modelo diferente. Pelo fato de se tratar de um desfecho extremamente subjetivo e inclusive sujeito a variabilidades culturais, que é a aparência de saúde e jovialidade da pele, combinado ao fato de as técnicas disponíveis serem substancialmente divergentes, é muito difícil imaginar um desenho de estudo satisfatório nessa área na DBE.

Outro item lembrado por Galanin é o risco de iatrogenias, pela falta de estudos e análises de segurança a longo prazo. Por exemplo, a criolipólise é uma técnica que causa apoptose de adipócitos localizados pelo resfriamento com o aparelho; apesar de liberada pela FDA americano, vêm sendo cada vez mais relatados efeitos colaterais tardios como hiperplasia/hipertrofia adiposa paradoxal (HAP). A HAP é o aumento tardio de tecido adiposo no local do tratamento anterior, com adipócitos desorganizados, de diferentes tamanhos e formas, aumento da espessura de septos e da vascularização, provavelmente causado pela indução de hipertrofia pela hipóxia nos adipócitos sobreviventes.

A cosmiatria trata de uma pele a princípio saudável ou sem graves comprometimentos, porém que busca intervenções de melhoria. No contexto da medicina estética, o princípio que nos guia deveria abranger e ir além da não maleficência, sendo extremamente importante a demonstração de benefício positivo para o paciente.[66]

Em oposição, em relação aos tratamentos para cicatrizes e sequelas da acne a literatura tem fornecido níveis de evidência científica para embasar alguns procedimentos e abordagens terapêuticas. Gupta et al.[67] revisaram esse tema com o objetivo de escolher as melhores técnicas para cada tipo de cicatriz e cada tipo de pele. Essa revisão analisou criticamente os tratamentos disponíveis para definir o nível de indicação de cada uma de acordo com suas evidências. Os melhores níveis de evidência encontrados foram para microagulhamento, radiofrequência fracionada, CO_2 fracionado, e *laser erbium-doped yttrium aluminium garnet* (Er:YAG) para cicatrizes leves a moderadas. Os níveis de evidência estão descritos na Figura 2.

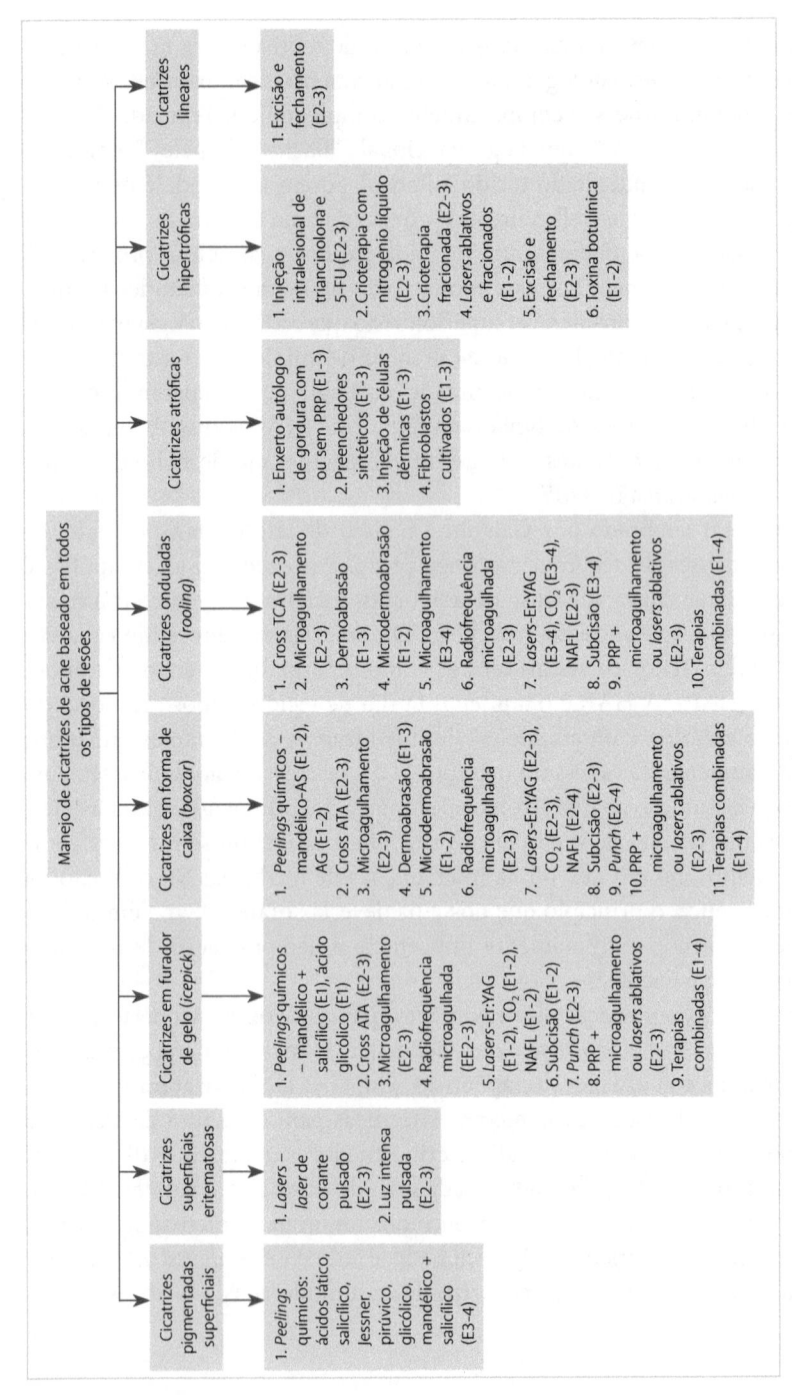

FIGURA 2 Níveis de evidência dos tratamentos de cicatrizes de acne.

Muitos dos tratamentos estéticos disponíveis no mercado hoje prometem rejuvenescer ou melhorar a pele sem evidências científicas para apoiá-los. A crescente oferta de procedimentos com benefícios não comprovados traz o grande risco de prejudicar a confiança nos médicos dermatologistas, não apenas no que se refere à área de atuação da cosmiatria, mas também da dermatologia clínica e cirúrgica. Porém, a boa aplicação do uso de evidências nos tratamentos cosmiátricos tende a consolidar a MBE como padrão a ser seguido por toda a dermatologia.

CONCLUSÃO

O que fazer quando confrontados pela necessidade de oferecer conselhos e tratamentos médicos *versus* a limitação das evidências falhas disponíveis? O melhor a ser feito, na prática da DBE, é conhecer os limites da compreensão atual, aconselhar e tratar com a melhor ciência disponível, e alertar sempre sobre as limitações.

É preciso contribuir para a valorização da MBE formulando perguntas clínicas bem construídas, encontrando as melhores respostas disponíveis para essa pergunta, avaliando criticamente as evidências, aplicando as conclusões aos pacientes propostos e sempre zelando pela disseminação das boas evidências científicas.[68]

REFERÊNCIAS

1. Morris ZS, Wooding S, Grant J. The answer is 17 years, what is the question: understanding time lags in translational research. J R Soc Med. 2011;104(12):510-20.
2. Ashrafzadeh S, Metlay JP, Choudhry NK, Emmons KM, Asgari MM. Using implementation science to optimize the uptake of evidence-based medicine into dermatology practice. J Invest Dermatol. 2020;140(5):952-8.
3. World Health Organization. ICD-10 Version:2016. Geneva: World Health Organization; 2016.
4. Nijsten T, Stern RS. How epidemiology has contributed to a better understanding of skin disease. J Invest Dermatol. 2012;132(4):994-1002.
5. Williams H, Bigby M, Diepgen T, Herxheimer A, Naldi L, Rzany B. Evidence-based dermatology. 2nd ed. Chichester: Wiley-Blackwell; 2009.
6. Reddi A, Prescott L, Doney E, Delamere F, Kollipara R, Dellavalle RP, et al. The Cochrane Skin Group: a vanguard for developing and promoting evidence-based dermatology. J Evid Based Med. 2013;6(4):236-42.

7. Ashrafzadeh S, Metlay JP, Choudhry NK, Emmons KM, Asgari MM. Using implementation science to optimize the uptake of evidence-based medicine into dermatology practice. J Invest Dermatol. 2020;140(5):952-8.

8. Fogarty International Center. Implementation science news, resources and funding for global health researchers. Bethesda: National Institutes of Health; [cited 2025 Jun 2]. Available from: https://www.fic.nih.gov/News/Pages/implementation-science.aspx. Acesso em: 2 de junho de 2025.

9. Bae-Harboe Y-SC, Liang CA. Perioperative antibiotic use of dermatologic surgeons in 2012. Dermatol Surg. 2013;39(11):1592-601.

10. Connolly SM, Baker DR, Coldiron BM, Fazio MJ, Storrs PA, Vidimos AT, et al. AAD/ACMS/ASDSA/ASMS 2012 appropriate use criteria for Mohs micrographic surgery: a report of the American Academy of Dermatology, American College of Mohs Surgery, American Society for Dermatologic Surgery Association, and the American Society for Mohs Surgery. J Am Acad Dermatol. 2012;67(4):531-50.

11. Asgari MM, Olson JM, Alam M. Needs assessment for Mohs micrographic surgery. Dermatol Clin. 2012;30(1):167-75, x.

12. Blechman AB, Patterson JW, Russell MA. Application of Mohs micrographic surgery appropriate-use criteria to skin cancers at a university health system. J Am Acad Dermatol. 2014;71(1):29-35.

13. Eedy DJ, Griffiths CEM, Chalmers RJG, Ormerod AD, Smith CH, Barker JNWN, et al. Care of patients with psoriasis: an audit of U.K. services in secondary care. Br J Dermatol. 2009;160(3):557-64.

14. Siegfried EC, Jaworski JC, Mina-Osorio P. A systematic scoping literature review of publications supporting treatment guidelines for pediatric atopic dermatitis in contrast to clinical practice patterns. Dermatol Ther. 2018;8(2):349-77.

15. Eaglstein WH, Corcoran G. New drugs and new molecular entities in dermatology. Arch Dermatol. 2011;147(5):563-4.

16. Robinson A, Kardos M, Kimball AB. Physician Global Assessment (PGA) and Psoriasis Area and Severity Index (PASI): why do both? A systematic analysis of randomized controlled trials of biologic agents for moderate to severe plaque psoriasis. J Am Acad Dermatol. 2012;66(3):369-75.

17. Chast F. Histoire de la corticothérapie. Rev Med Interne. 2013;35(5):258-63.

18. Benedek TG. History of the development of corticosteroid therapy. Clin Exp Rheumatol. 2011;29(5 Suppl 68).

19. Camarasa JG, Giménez-Arnau A. Corticosteroids: topical. In: European handbook of dermatological treatments. Springer Berlin Heidelberg; 2003. p.731-8.

20. Sur RL, Dahm P. History of evidence-based medicine. Indian J Urol. 2011;27(4):487-9.

21. Bedoui Y, Guillot X, Sélambarom J, Guiraud P, Giry C, Jaffar-Bandjee MC, et al. Methotrexate an old drug with new tricks. Int J Mol Sci. 2019;20(4):1-16.

22. Shen S, O'Brien T, Yap LM, Prince HM, McCormack CJ. The use of methotrexate in dermatology: a review. Australas J Dermatol. 2012;53(1):1-18.

23. Cheng M. Hartmann Stahelin (1925-2011) and the contested history of cyclosporin A. Clin Transplant. 2013;27(3):326-9.
24. Ellis CN, Gorsulowsky DC, Hamilton TA, Billings JK, Brown MD, Headington JT, et al. Cyclosporine improves psoriasis in a double-blind study. JAMA. 1986;256(22):3110-6.
25. Amor KT, Ryan C, Menter A. The use of cyclosporine in dermatology: part I. J Am Acad Dermatol. 2010;63(6):925-46.
26. ClinicalTrials.gov. Search of: Skin diseases – Results on Map. Disponível em: https:// clinicaltrials.gov/ct2/results?term=skin+diseases&map=Y
27. ClinicalTrials.gov. Search of: Skin diseases | (Map: Brazil) – List Results. Disponível em: https://clinicaltrials.gov/ct2/results?term=skin+diseases&map=Y&locn=Brazil
28. Hassan I, Dorjay K, Anwar P. Thalidomide in dermatology: revisited. Indian J Dermatol. 2015;60(2):213.
29. Diphoorn J, Cazzaniga S, Gamba C, Schroeder J, Citterio A, Rivolta AL, et al. Incidence, causative factors and mortality rates of Stevens-Johnson syndrome (SJS) and toxic epidermal necrolysis (TEN) in northern Italy: data from the React registry. Pharmacoepidemiol Drug Saf. 2016;25(2):196-203.
30. Estrella-Alonso A, Aramburu JA, González-Ruiz MY, Cachafeiro L, Sánchez MS, Lorente JA. Toxic epidermal necrolysis: a paradigm of critical illness. Rev Bras Ter Intensiva. 2017;29(4):499-508.
31. Wolkenstein P, Latarjet J, Roujeau JC, Duguet C, Boudeau S, Vaillant L, et al. Randomised comparison of thalidomide versus placebo in toxic epidermal necrolysis. Lancet. 1998;352(9140):1586-9.
32. Cochrane Skin. Welcome. Disponível em: https://skin.cochrane.org/
33. Collier A, Johnson KR, Delamere F, Leonard T, Dellavalle RP, Williams H. The Cochrane Skin Group: Promoting the best evidence. J Cutan Med Surg. 2005;9(6):324-31.
34. Zhang Y, Hedo R, Rivera A, Rull R, Richardson S, Tu XM. Post hoc power analysis: Is it an informative and meaningful analysis? Gen Psychiatry. 2019;32(4):100069.
35. Cochrane Training. RevMan. Disponível em: https://training.cochrane.org/online-learning/core-software/revman. Acesso: 2 de junho de 2025.
36. Cochrane Library. Search. Disponível em: https://www.cochranelibrary.com/. Acesso em: 2 de junho de 2025.
37. Williams H, Adetugbo K, Li Wan Po A, Naldi L, Diepgen T, Murrell D. The Cochrane Skin Group: Preparing, maintaining, and disseminating systematic reviews of clinical interventions in dermatology. Arch Dermatol. 1998;134(12):1620-6.
38. Saurat JH, Stingl G, Dubertret L, Papp K, Langley RG, Ortonne JP, et al. Efficacy and safety results from the randomized controlled comparative study of adalimumab vs. methotrexate vs. placebo in patients with psoriasis (Champion). Br J Dermatol. 2008;158(3):558-66.
39. Gordon KB, Langley RG, Leonardi C, Toth D, Menter MA, Kang S, et al. Clinical response to adalimumab treatment in patients with moderate to severe psoriasis: double-blind, randomized controlled trial and open-label extension study. J Am Acad Dermatol. 2006;55(4):598-606.

40. Van De Kerkhof PCM, Segaert S, Lahfa M, Luger TA, Karolyi Z, Kaszuba A, et al. Once weekly administration of etanercept 50 mg is efficacious and well tolerated in patients with moderate-to-severe plaque psoriasis: a randomized controlled trial with open-label extension. Br J Dermatol. 2008;159(5):1177-85.

41. Leonardi CL, Powers JL, Matheson RT, Goffe BS, Zitnik R, Wang A, et al. Etanercept as monotherapy in patients with psoriasis. N Engl J Med. 2003;349(21):2014-22.

42. Menter A, Feldman SR, Weinstein GD, Papp K, Evans R, Guzzo C, et al. A randomized comparison of continuous vs. intermittent infliximab maintenance regimens over 1 year in the treatment of moderate-to-severe plaque psoriasis. J Am Acad Dermatol. 2007;56(1):31.e1-31.e15.

43. Gottlieb AB, Evans R, Li S, Dooley LT, Guzzo CA, Baker D, et al. Infliximab induction therapy for patients with severe plaque-type psoriasis: a randomized, double-blind, placebo-controlled trial. J Am Acad Dermatol. 2004;51(4):534-42.

44. Leonardi CL, Kimball AB, Papp KA, Yeilding N, Guzzo C, Wang Y, et al. Efficacy and safety of ustekinumab, a human interleukin-12/23 monoclonal antibody, in patients with psoriasis: 76-week results from a randomised, double-blind, placebo-controlled trial (PHOENIX 1). Lancet. 2008;371(9625):1665-74.

45. Papp KA, Langley RG, Lebwohl M, Krueger GG, Szapary P, Yeilding N, et al. Efficacy and safety of ustekinumab, a human interleukin-12/23 monoclonal antibody, in patients with psoriasis: 52-week results from a randomised, double-blind, placebo-controlled trial (PHOENIX 2). Lancet. 2008;371(9625):1675-84.

46. Rubini NPM, Ensina LFC, Silva EMK, Sano F, Solé D. Effectiveness and safety of oma-lizumab in the treatment of chronic spontaneous urticaria: systematic review and meta--analysis. Allergol Immunopathol (Madr). 2019;47(6):515-22.

47. Kaplan A, Ledford D, Ashby M, Canvin J, Zazzali JL, Conner E, et al. Omalizumab in patients with symptomatic chronic idiopathic/spontaneous urticaria despite standard combination therapy. J Allergy Clin Immunol. 2013;132(1):101-9.

48. Saini S, Rosen KE, Hsieh H-J, Wong DA, Conner E, Kaplan A, et al. A randomized, placebo-controlled, dose-ranging study of single-dose omalizumab in patients with H1-antihistamine-refractory chronic idiopathic urticaria. J Allergy Clin Immunol. 2011;128(3):567-73.e1.

49. Staubach P, Metz M, Chapman-Rothe N, Sieder C, Bräutigam M, Maurer M. Omalizu-mab rapidly improves angioedema-related quality of life in adult patients with chronic spontaneous urticaria: X-ACT study data. Allergy. 2018;73(3):576-84.

50. Finlay AY, Kaplan AP, Beck LA, Antonova EN, Balp MM, Zazzali JL, et al. Omalizumab substantially improves dermatology-related quality of life in patients with chronic spon-taneous urticaria. J Eur Acad Dermatol Venereol. 2017;31(10):1715-21.

51. Hide M, Park HS, Igarashi A, Ye YM, Kim TB, Yagami A, et al. Efficacy and safety of oma-lizumab in Japanese and Korean patients with refractory chronic spontaneous urticaria. J Dermatol Sci. 2017;87(1):70-8.

52. Tonacci A, Billeci L, Pioggia G, Navarra M, Gangemi S. Omalizumab for the treatment of chronic idiopathic urticaria: systematic review of the literature. Pharmacotherapy. 2017;37(4):464-80.

53. Wright FC, Souter LH, Kellett S, Easson A, Murray C, Toye J, et al. Primary excision margins, sentinel lymph node biopsy, and completion lymph node dissection in cutaneous melanoma: a clinical practice guideline. Curr Oncol. 2019;26(4):e541-50.

54. Perez MC, Orcutt ST, Zager JS. Current standards of surgical management in primary melanoma. G Ital Dermatol Venereol. 2018;153(1):56-67.

55. Gresham LM, Marzario B, Dutz J, Kirchhof MG. An evidence-based guide to SARS-CoV-2 vaccination of patients on immunotherapies in dermatology. J Am Acad Dermatol. 2021;84(6):1652-60.

56. Riddle A, Westerkam L, Feltner C, Sayed C. Current surgical management of hidradenitis suppurativa: a systematic review and meta-analysis. Dermatol Surg. 2021;47(1):63-71.

57. Shi Q, Tan L, Chen Z, Ge L, Zhang X, Yang F, et al. Comparative efficacy of pharmacological and nonpharmacological interventions for acne vulgaris: a network meta-analysis. Front Pharmacol. 2020;11:592075.

58. Liu H, Yu H, Xia J, Liu L, Liu G, Sang H, et al. Evidence-based topical treatments (azelaic acid, salicylic acid, nicotinamide, sulfur, zinc, and fruit acid) for acne: an abridged version of a Cochrane systematic review. J Evid Based Med. 2020;13(4):275-83.

59. Siegels D, Heratizadeh A, Abraham S, Binnmyr J, Brockow K, Irvine AD, et al. Systemic treatments in the management of atopic dermatitis: a systematic review and meta-analysis. Allergy. 2020;75(3):540-56.

60. Hwang J, Lio PA. Acupuncture in dermatology: an update to a systematic review. J Altern Complement Med. 2021;27(1):12-23.

61. Ma C, Sivamani RK. Acupuncture as a treatment modality in dermatology: a systematic review. J Altern Complement Med. 2015;21(9):520-9.

62. Torres-Navarro I, Briz-Redón Á, Botella-Estrada R. Systemic therapies for Stevens-Johnson syndrome and toxic epidermal necrolysis: a SCORTEN-based systematic review and meta-analysis. J Eur Acad Dermatol Venereol. 2020;34(9):1957-67.

63. Bastuji-Garin S, Fouchard N, Bertocchi M, Roujeau JC, Revuz J, Wolkenstein P. SCORTEN: a severity-of-illness score for toxic epidermal necrolysis. J Invest Dermatol. 2000;115(2):149-53.

64. Sociedade Brasileira de Dermatologia. Campos de atuação. [Internet]. [citado 2025 Jun 2]. Disponível em: https://www.sbd.org.br. Acesso em: 2 de junho de 2025.

65. Galanin I, Nicu C, Tower JI. Facial fat fitness: a new paradigm to understand facial aging and aesthetics. Aesthetic Plast Surg. 2020;44(3):806-14.

66. Goh C. The need for evidence-based aesthetic dermatology practice. J Cutan Aesthet Surg. 2009;2(2):65-6.

67. Gupta A, Kaur M, Patra S, Khunger N, Gupta S. Evidence-based surgical management of post-acne scarring in skin of color. J Cutan Aesthet Surg. 2020;13(2):124-41.

68. Bigby M. Evidence-based medicine in dermatology. Dermatol Clin. 2000;18(2):261-76.

Prática baseada em evidências em psicologia clínica

Jan Leonardi
Anna Keila Hecke Polak

COM ESTE CAPÍTULO VOCÊ VAI...

- Reconhecer os principais fatores que contribuem para a manutenção de intervenções ineficazes ou pseudocientíficas na prática clínica.
- Compreender os critérios que definem se uma abordagem psicológica possui sustentação científica.
- Desenvolver um olhar crítico e científico para avaliar modelos terapêuticos, metodologias e processos de tomada de decisão clínica.

INTRODUÇÃO

O campo de tratamentos psicológicos tem sido historicamente marcado por intervenções duvidosas e inefetivas, baseadas em teorias ultrapassadas ou com baixo respaldo científico, e até mesmo propostas de caráter explicitamente pseudocientífico.[1] Esse cenário reflete não apenas lacunas no desenvolvimento e disseminação do conhecimento científico, mas também desafios estruturais na formação de psicólogos clínicos. Há diversas razões para isso, quatro delas são destacadas a seguir:

1. Em primeiro lugar, há a falta de letramento científico. A formação acadêmica em áreas da saúde, incluindo psicologia, geralmente não oferece uma base sólida em pensamento científico e metodologia de pesquisa. Concei-

tos fundamentais como validade interna e externa, tipos de viés, causalidade, amostragem, randomização, cegamento, e a formulação de perguntas clínicas estruturadas (p. ex., a pergunta PICO), raramente são abordados de forma sistemática nas graduações. Além disso, tópicos como alocação oculta, desfechos primários e secundários, significância estatística e clínica e a distinções entre desfechos substitutos e clínicos são frequentemente negligenciados. Esse déficit implica que ser um profissional da saúde – seja médico, psicólogo ou fisioterapeuta – não garante automaticamente uma compreensão profunda de ciência e pesquisa. A ausência dessa base científica na formação pode levar a práticas desatualizadas ou ineficazes, que muitas vezes são perpetuadas sem uma avaliação crítica de sua validade.

2. Outra razão para a adoção de tratamentos psicológicos com eficácia questionável é o excesso de confiança na própria experiência clínica. Alguns profissionais têm a crença de que a experiência acumulada ao longo dos anos oferece dados mais confiáveis do que as evidências provenientes de estudos científicos rigorosos. No entanto, a experiência pessoal está sujeita a vieses cognitivos, crenças pessoais e resistência à mudança. Esses fatores podem distorcer a percepção do terapeuta, fazendo-o enxergar sucesso onde, na realidade, existem indícios de fracasso. Por exemplo, um terapeuta pode interpretar a adesão prolongada de um paciente ao tratamento como sinal de eficácia, mesmo que o paciente não apresente melhora significativa.

3. Outro fator que contribui para a perpetuação de práticas ineficazes é o viés do custo afundado (ou custo irrecuperável, do inglês *sunk cost effect*). Esse fenômeno ocorre quando uma pessoa persiste em determinada prática em razão de investimento prévio de tempo, dinheiro ou esforço, mesmo que existam evidências indicando que essa prática não seja eficaz. Imagine, por exemplo, um profissional que dedicou anos ao estudo da psicanálise, investindo consideráveis recursos financeiros em formações, livros e congressos. Ainda que a literatura científica aponte métodos terapêuticos mais eficazes, esse profissional pode hesitar em mudar sua abordagem, pois abandonar a prática representaria uma perda psicológica e material significativa. Esse viés impede a atualização profissional e a adoção de tratamentos mais eficazes, perpetuando a utilização de abordagens ultrapassadas.

4. E, ainda, vale lembrar que as práticas terapêuticas são influenciadas por tradições culturais e históricas. Algumas abordagens, apesar de desatualizadas, ganharam ampla aceitação em virtude de sua presença histórica na formação da psicologia clínica ou a sua popularidade na sociedade. Essa influência cultural pode levar os profissionais a aderirem a práticas tradicionais sem questionar sua eficácia, reforçando métodos que não resistem

à avaliação científica rigorosa. A psicanálise é um exemplo claro de como tradições culturais e históricas podem perpetuar práticas desatualizadas na psicologia clínica. Desenvolvida por Freud, a abordagem teve um impacto profundo, moldando tanto a prática terapêutica quanto o imaginário cultural sobre saúde mental. Seu prestígio histórico e presença dominante em formações acadêmicas, especialmente no Brasil, dificultam a adoção de intervenções cientificamente embasadas.

Profissionais de saúde que não atuam com saúde mental podem achar curioso, mas a pergunta "Qual é a sua abordagem teórica?" é extremamente comum entre psicoterapeutas, sendo frequentemente feita por colegas em diversos contextos profissionais. Durante a graduação, os psicólogos são orientados a escolher entre diferentes modelos teóricos de psicoterapia, geralmente com base em suas preferências pessoais e na visão de mundo que cada teoria carrega. Essa prática reflete uma tradição enraizada no ensino da psicologia, que historicamente enfatiza a pluralidade de abordagens, como psicanálise, comportamentalismo, humanismo, entre outras. Contudo, é importante notar que essa escolha, muitas vezes subjetiva, pode não levar em conta a eficácia comprovada de cada modelo para diferentes condições clínicas. Isso cria um cenário em que as preferências individuais dos profissionais podem influenciar mais na escolha da abordagem do que evidências científicas ou a especificidade das demandas do paciente.

Leonardi et al. (2024) argumentam que, para avaliar uma abordagem psicológica, é essencial considerar critérios como sustentação empírica, generalidade, parcimônia, utilidade, coerência, predição e refutabilidade.[2] A sustentação empírica mede a robustez de uma teoria com base na qualidade e quantidade de dados que a apoiam. A generalidade avalia o alcance explicativo da teoria em diferentes fenômenos e áreas aplicadas. A parcimônia prioriza explicações mais simples e com menos suposições. A utilidade verifica a capacidade de gerar intervenções eficazes e avanços em outras áreas. Além disso, a coerência assegura que as proposições da teoria não sejam contraditórias. A predição testa a capacidade de antecipar fenômenos no mundo real, enquanto a refutabilidade exige que a teoria possa ser testada e, potencialmente, refutada. Esses critérios ajudam a distinguir teorias mais robustas e úteis, oferecendo ao psicólogo ferramentas para adotar abordagens baseadas em evidências. Perguntas como a qualidade das pesquisas que validam a teoria, sua capacidade de prever fenômenos e sua utilidade prática são fundamentais para essa análise crítica.

Note, portanto, que decisões clínicas baseadas em crenças, preferências pessoais ou intuições dos terapeutas, em vez de evidências científicas, não estão alinhadas com a prática moderna e atualizada na psicologia clínica. Essa abordagem reduz o papel da ciência na atuação profissional, prejudica a credibilidade da disciplina e pode comprometer os resultados terapêuticos. Em contrapartida, a adoção de uma prática baseada em evidências permite que os psicólogos clínicos fundamentem suas intervenções em dados rigorosos, oriundos de pesquisas científicas, estudos clínicos e observações controladas.

Esse comprometimento com a ciência fortalece a confiabilidade da psicologia clínica, garantindo que os tratamentos sejam embasados em princípios testados e validados. Uma prática baseada em evidências oferece uma estrutura sólida para avaliar e tratar diferentes problemas psicológicos, permitindo aos profissionais validar ou refutar teorias sobre a origem e o desenvolvimento de transtornos mentais. Isso aprimora a precisão diagnóstica, promove uma compreensão mais profunda dos desafios enfrentados pelos pacientes e facilita o desenvolvimento de intervenções personalizadas, adaptadas às necessidades específicas de cada indivíduo.

Além disso, uma prática clínica fundamentada em evidências atende à necessidade de transparência e prestação de contas nas condutas terapêuticas. Basear intervenções em dados científicos possibilita uma comunicação mais clara e objetiva tanto com os pacientes quanto com outros profissionais de saúde. Essa abordagem não apenas fortalece a confiança do público na psicologia, mas também contribui para o avanço contínuo da disciplina.

Ao integrar as evidências científicas ao cotidiano clínico, os psicólogos elevam o padrão da prática profissional, promovem inovações e mantêm a área dinâmica e responsiva às demandas da sociedade. Esse constante diálogo entre pesquisa e prática favorece o aprendizado contínuo, o aperfeiçoamento de técnicas e a melhoria constante na qualidade dos cuidados oferecidos aos pacientes. Dessa forma, a adesão às evidências valida as intervenções terapêuticas e assegura um impacto positivo e sustentável na vida daqueles que procuram apoio psicológico.

HISTÓRIA DA PRÁTICA BASEADA EVIDÊNCIAS EM PSICOLOGIA

A história da prática baseada em evidências em psicologia (PBEP) tem início em 1952, com a publicação do influente artigo *"The effects of psychotherapy: an evaluation"*, do psicólogo alemão Hans Eysenck.[3] Nesse trabalho, Eysenck analisou os resultados terapêuticos de mais de 7 mil pacientes, classificando-os em quatro categorias: "cura ou muita melhora", "melhora", "pouca melhora" e "nenhuma melhora". Essa classificação era baseada exclusivamente nos registros dos terapeutas, uma medida que, pelos padrões atuais, seria considerada inadequada. Baseando-se nessa análise, Eysenck concluiu que nenhuma abordagem psicoterapêutica era mais eficaz do que a simples passagem do tempo. Embora controverso, o artigo de Eysenck impulsionou a investigação científica sobre a eficácia das psicoterapias. Nas décadas de 1950, 1960 e 1970, diversos estudos clínicos foram conduzidos, comparando os efeitos de diferentes modalidades terapêuticas, entre si e com outras formas de intervenção, como medicamentos ou hospitalização. Revisões de literatura publicadas nesse período, embora primitivas em termos metodológicos, indicavam que a psicoterapia era eficaz e que não havia diferenças significativas entre os diversos modelos terapêuticos. Com base nessas conclusões, Luborsky et al.[4] afirmaram que a forma específica do tratamento poderia ser desconsiderada ao se indicar psicoterapia, uma declaração ousada que exigiria evidências robustas para ser sustentada.

Essa ideia de equivalência entre as terapias ficou conhecida como o "veredito do pássaro Dodô",[5 10] inspirado em uma passagem do livro *Alice no país das maravilhas*, na qual o Dodô declara: "Todos venceram e todos merecem prêmios". Segundo essa perspectiva, se todas as terapias funcionam igualmente bem, isso se deve a características comuns presentes em todas elas, denominadas fatores comuns. Entre esses fatores estão a empatia do terapeuta, a expectativa do paciente em relação à terapia e a qualidade da relação terapêutica, frequentemente considerada a principal variável responsável pelo sucesso das intervenções.

Porém, metodologicamente, a revisão de literatura realizada por Luborsky et al. (1975) apresenta problemas significativos. Além disso, há dificuldade significativa em estabelecer o papel causal da relação terapêutica na melhora observada durante o processo psicoterapêutico. Apesar dos inúmeros estudos conduzidos sobre o tema, o que se observou foi apenas uma correlação entre a qualidade da relação terapêutica e a intensidade da melhora, sem evidências suficientes para determinar uma relação de causa e efeito. Uma consequência dessa limitação é que eventual equivalência entre diferentes modalidades de psicoterapia não precisa necessariamente ser atribuída aos fatores comuns.

Em 1993, a Divisão 12 da American Psychological Association (APA), voltada para a psicologia clínica, criou uma força-tarefa com o objetivo de identificar tratamentos empiricamente sustentados (TES).[6] Estes tratamentos consistem em intervenções, métodos, abordagens e protocolos específicos que demonstraram ser capazes de promover mudanças positivas em desfechos clínicos para problemas psicológicos específicos. Essa iniciativa também visava estabelecer diretrizes de formação para futuros terapeutas, promover treinamento contínuo para profissionais em atividade, divulgar os TES junto aos planos de saúde e informar o público sobre a eficácia da psicoterapia.

Para garantir a continuidade desse trabalho, a Divisão 12 formou um comitê permanente, encarregado de atualizar a lista de TES regularmente, permitindo a inclusão de novas intervenções ou a remoção de práticas com base em evidências emergentes.* No entanto, vale ressaltar que essa lista não é atualizada com a frequência desejável, e a APA não realiza uma análise crítica aprofundada da qualidade das evidências que embasam as intervenções incluídas. Logo, esse catálogo não deve ser considerado uma referência definitiva sobre a eficácia de cada intervenção em todas as queixas clínicas.

A força-tarefa definiu três critérios principais para que uma intervenção fosse classificada como TES.

1. Manualização: a intervenção deveria ser acompanhada de um manual que detalhasse suas características teóricas, estruturais e técnicas, garantindo sua replicabilidade.

2. Especificidade clínica: a intervenção deveria ser voltada para problemas clínicos específicos, geralmente transtornos descritos no *Manual Diagnóstico e Estatístico dos Transtornos Mentais* (DSM).[7] Por exemplo, um TES seria classificado como específico para transtorno depressivo maior ou transtorno de personalidade *borderline*.

3. Evidências de eficácia: a intervenção deveria ser validada em pelo menos dois ensaios clínicos randomizados (ECR) conduzidos por pesquisadores independentes ou em nove estudos de sujeito único. Em 2015, esse critério foi modificado para priorizar revisões sistemáticas com metanálise.[8]

As intervenções manualizadas e a identificação de TES representaram verdadeira revolução na saúde mental e, durante décadas, foram consideradas o padrão-ouro da prática clínica. Até hoje os manuais continuam sendo recursos valiosos para a implementação de psicoterapias eficazes e eficientes. No entanto, embora terapeutas e pacientes tenham se beneficiado muito desse avanço científico, existem algumas limitações importantes associadas ao uso de manuais.

Em primeiro lugar, há uma quantidade avassaladora de manuais disponíveis. Atualmente existem centenas de publicações; além disso, muitos manuais mais antigos são constantemente atualizados e novos surgem em ritmo rela-

---

* Atualmente, esse catálogo pode ser acessado em www.div12.org.

tivamente acelerado. Ademais, mesmo com essa grande oferta, os terapeutas contam com pouca ou nenhuma orientação sobre como integrar diferentes manuais ao trabalhar com cada paciente.

Em segundo lugar, muitos TES compartilham procedimentos em comum. Por exemplo, praticamente todos os protocolos incluem psicoeducação e automonitoramento. Protocolos voltados para pânico, ansiedade generalizada, ansiedade social, estresse pós-traumático, fobias específicas e transtorno obsessivo-compulsivo fazem uso da técnica de exposição. Já a reestruturação cognitiva aparece em diversos TES. Dessa forma, nota-se uma sobreposição significativa entre os manuais, bem como similaridade entre modelos de intervenção que, à primeira vista, podem parecer distintos.

Em terceiro lugar, a maioria dos TES manualizados se destina a alguma psicopatologia descrita no DSM. Diagnósticos podem não captar as particularidades de cada pessoa nem considerar os contextos em que os problemas surgem e se mantêm. Além disso, muitos pacientes apresentam sintomas de ansiedade, depressão, uso de substâncias ou alterações de personalidade, entre outros, em níveis abaixo do limiar para um diagnóstico completo, e vários outros procuram terapia para questões sequer descritas no DSM (p. ex., insatisfação com o emprego, dúvidas sobre o casamento ou dificuldades em relacionamentos afetivos).

Ademais, a comorbidade psiquiátrica é mais comum do que se imagina, e vários sintomas de transtornos diferentes não são mutuamente exclusivos. Como a grande maioria dos protocolos se destina a um único diagnóstico, esses manuais podem não atender às necessidades de pacientes com comorbidades.

Tais limitações incentivaram o surgimento de novas iniciativas. Em 1999, a Divisão 29 da APA, composta essencialmente por defensores dos fatores comuns, dedicou-se a identificar e disseminar informações sobre relações terapêuticas sustentadas por evidências, culminando na publicação do livro *Psychotherapy relationships that work*. Esse livro reúne uma série de pesquisas sobre o papel da relação terapêutica no sucesso do tratamento. Nele, são apresentadas evidências sobre elementos centrais da aliança terapêutica, como empatia, colaboração, *feedback* e suporte emocional. Além disso, a obra fornece recomendações práticas para que terapeutas de diferentes abordagens fortaleçam essas variáveis, garantindo uma condução mais eficaz do processo clínico.

Posteriormente, em 2002, uma força-tarefa da Society for Psychotherapy Research, em parceria com a Divisão 12, publicou o livro *Principles of therapeutic change that work*.[9] Essa obra, organizada por Louis G. Castonguay e Larry E. Beutler, apresenta princípios gerais de mudança terapêutica aplicáveis a diversas modalidades de intervenção. São discutidos conceitos e estratégias voltados para a promoção de ganhos clínicos, independentemente da orientação teórica do terapeuta, enfatizando processos como a regulação emocional, a modificação de crenças disfuncionais, a qualidade da relação terapêutica e a implementação de técnicas específicas que se mostram eficazes em diferentes contextos. O livro ainda ressalta a importância de uma postura flexível e responsiva às necessidades individuais de cada paciente, bem como o diálogo constante entre pesquisa e prática clínica.

PRÁTICA BASEADA EM EVIDÊNCIAS EM PSICOLOGIA: DEFINIÇÃO

Diante da necessidade de integrar diferentes perspectivas teóricas, metodológicas e práticas, a presidência da APA, enquanto instituição principal (não uma divisão específica), instaurou, em 2005, uma força-tarefa interdisciplinar com o objetivo de unificar os esforços das diversas divisões da associação, bem como de entidades correlatas, como a Society for Psychotherapy Research. O trabalho culminou na adoção do conceito de prática baseada em evidências em psicologia (PBEP).[10] Embora PBE não fosse um conceito novo, tendo surgido na medicina nos anos 1990,[11] sua adoção formal pela psicologia representou um avanço significativo, sobretudo ao ajustar os princípios da PBE às especificidades da prática psicológica e consolidar um paradigma que integra ciência e prática clínica de maneira mais estruturada.

A APA (2006) definiu o conceito de PBEP como

"o processo individualizado de tomada de decisão clínica que ocorre por meio da integração da melhor evidência disponível com a perícia clínica no contexto das características, cultura e preferências do paciente" (p.273).

O primeiro componente da definição de PBEP refere-se à necessidade de os terapeutas selecionarem a melhor evidência científica disponível, com o objetivo de maximizar a probabilidade de benefício e minimizar possíveis prejuízos ao paciente. A expressão "melhor evidência disponível" sugere a existência de dados empíricos com diferentes níveis de credibilidade. Existe uma hierarquia de evidências, cuja força e relevância variam de fraca a forte. As evidências menos robustas provêm da experiência clínica ou da opinião de especialistas, enquanto as mais confiáveis são oriundas de revisões sistemáticas de pesquisas clínicas.

A perícia ou *expertise* clínica mencionada na definição de PBEP abrange o conjunto especializado de habilidades desenvolvidas pelo terapeuta ao longo de sua formação acadêmica, supervisão, prática clínica e estudo da literatura teórica e empírica. Essa *expertise* inclui a formulação de caso, a mensuração de resultados e o monitoramento do progresso, o planejamento e a implementação de intervenções, bem como habilidades interpessoais e a construção de uma relação terapêutica sólida. Também envolve a análise de diferenças individuais e culturais e a comunicação eficaz com outros profissionais envolvidos no caso. Um componente essencial da perícia clínica é a capacidade de localizar e avaliar criticamente as evidências disponíveis na literatura, determinando sua pertinência para o paciente específico.

O contexto das características, cultura e preferências do paciente, como mencionado na definição de PBEP, refere-se às especificidades do indivíduo, incluindo seus objetivos, valores, crenças, preferências, contexto sociocultural e estado clínico. Enfatiza a importância de considerar fatores como gênero, raça/etnia, classe social, localização geográfica, pertencimento religioso e crenças culturais na formulação do caso, reconhecendo-os como elementos essenciais para compreender as necessidades únicas de cada paciente. Por fim, esse enfoque busca fomentar a participação ativa do paciente no processo de tomada de decisão clínica, promovendo maior autonomia e engajamento em relação a sua saúde e bem-estar.

PASSO A PASSO DA PRÁTICA BASEADA EM EVIDÊNCIAS EM PSICOLOGIA

A PBE é, frequentemente, operacionalizada em cinco etapas, conhecidas como os "Cinco As" em inglês: perguntar (*ask*), adquirir (*acquire*), analisar (*appraise*), aplicar (*apply*) e avaliar (*assess*).[12] Os "Cinco As" são utilizados em diversas profissões da saúde, mas na psicoterapia sua aplicação tem suas próprias especificidades

O processo começa com o levantamento de informações, ou seja, a coleta sistemática de dados sobre o paciente. Esse processo é fundamental, pois sem ele não é possível sequer iniciar o primeiro "A" da operacionalização da PBE: o perguntar (*ask*). A avaliação inicial é realizada, em grande parte, por meio de uma entrevista abrangente, que abarca anamnese, aplicação de instrumentos padronizados e exame psíquico. A anamnese, em particular, é um procedimento minucioso que busca explorar em detalhe a queixa do paciente, seus comportamentos, pensamentos, emoções, histórico de sinais e sintomas ao longo da vida, além de aspectos do contexto sociocultural, hábitos e rotina diária. Esse levantamento é crucial para oferecer ao terapeuta uma compreensão aprofundada do funcionamento do paciente. Em algumas situações, pode ser necessário complementar essas informações com dados de terceiros, como familiares ou outros profissionais de saúde, bem como com histórico médico ou resultados de testes neuropsicológicos.

Durante a coleta de dados, o terapeuta inicia a organização de uma lista de problemas. Essa lista deve abranger comportamentos, pensamentos e emoções que necessitam de atenção e, possivelmente, de intervenção específica. Nessa etapa, é fundamental elencar hipóteses explicativas para os problemas do paciente, ou seja, deduzir os processos e mecanismos envolvidos na manutenção da condição clínica do paciente. É saber os porquês de o paciente fazer o que faz, pensar o que pensa e sentir o que sente.

A lista de problemas é essencial para determinar se o paciente apresenta algum diagnóstico descrito no DSM (como transtorno depressivo maior, transtorno de personalidade *borderline*, anorexia nervosa ou transtorno do pânico) ou na Classificação Internacional de Doenças (como dor crônica, enxaqueca ou síndrome do cólon irritável). Por quê?

Em primeiro lugar, um diagnóstico específico oferece um ponto de partida claro para a formulação de uma pergunta PICO no segundo "A" da PBE (adquirir), orientando o terapeuta na seleção das intervenções mais adequadas, como a utilização de um protocolo específico. Em segundo lugar, o diagnóstico oferece *insights* sobre os mecanismos psicológicos que podem estar envolvidos nos problemas apresentados pelo paciente. É compreender os motivos por trás das ações, pensamentos e sentimentos do paciente, o que contribui para uma compreensão mais aprofundada de sua condição e, portanto, para a escolha de determinadas técnicas de intervenção. Partindo da lista de problemas e dos eventuais diagnósticos, o próximo passo é definir, em colaboração com o paciente, objetivos terapêuticos que sejam claros, precisos, detalhados e alinhados às necessidades individuais. Essa etapa é essencial para orientar o processo terapêutico, estabelecendo metas que guiem as intervenções e o monitoramento do progresso ao longo do tratamento.

Somente com base em todas essas informações, o terapeuta está apto, finalmente, a realizar o primeiro "A" da operacionalização da PBE: o perguntar (*ask*), que consiste em formular perguntas direcionadas à literatura científica com base nas características específicas do paciente. Essas perguntas devem ser estruturadas para elucidar aspectos como: quem é o paciente (idade, sexo, cultura, entre outros), qual é sua queixa principal, qual é seu estado clínico, se há um diagnóstico estabelecido, quais intervenções estão sendo consideradas, quais alternativas existem e quais resultados se espera alcançar. Por exemplo, ao receber um paciente com transtorno depressivo maior, podem surgir questões como: Quais fatores contribuem para o desenvolvimento e a manutenção do transtorno depressivo maior? Qual é o curso típico do tratamento para pacientes com esse diagnóstico? Qual intervenção apresenta maior eficácia no tratamento do transtorno depressivo maior? Existe algum tratamento com melhor custo-benefício? Quais são os possíveis riscos ou contraindicações das intervenções propostas? Como monitorar a eficácia do tratamento ao longo do tempo?

No segundo passo, adquirir evidências envolve buscar informações relevantes em fontes confiáveis, como diretrizes clínicas e revisões sistemáticas.

Uma prática recomendada nesse processo é formular perguntas no formato PICO: População (P), Intervenção (I), Comparação (C) e Resultado (O, do inglês *outcome*).

Por exemplo, a pergunta PICO pode ser: "Em adultos com transtorno depressivo maior (P), a terapia cognitivo-comportamental (I) é mais eficaz na redução de sintomas depressivos (O) em comparação com farmacoterapia isolada (C)?".

Essa abordagem orienta a busca por evidências de alta qualidade, como revisões sistemáticas e metanálises, que fornecem visão abrangente sobre os efeitos de diferentes intervenções.

É importante destacar que as hipóteses explicativas elaboradas anteriormente, referentes aos processos e mecanismos que sustentam a condição clínica do paciente, desempenham um papel essencial na seleção das intervenções mais adequadas. Ao examinar como comportamento, emoção, cognição, atenção, motivação e contexto ambiental interagem e se influenciam mutuamente dentro de um sistema integrado, o terapeuta pode identificar e priorizar determinadas intervenções em detrimento de outras, ajustando o plano terapêutico às necessidades específicas do paciente. Por exemplo, em um caso de um paciente com transtorno depressivo maior, pode ser mais útil focar a modificação de pensamentos automáticos disfuncionais que contribuem para a manutenção do humor deprimido. Já em outro a prioridade pode recair sobre intervenções que promovam a aceitação de um passado difícil.

Após adquirir as evidências sobre os diferentes tratamentos, o próximo passo é avaliá-las criticamente em dois aspectos principais: confiabilidade e aplicabilidade. A confiabilidade depende de fatores como validade interna, riscos de viés, precisão dos métodos, consistência entre estudos e magnitude dos resultados. Já a aplicabilidade refere-se à adequação dos resultados das pesquisas ao paciente específico, considerando suas características individuais, contexto sociocultural e condição clínica. Esse processo garante que a intervenção escolhida não apenas tenha base científica sólida, mas também seja relevante para o caso em questão.

No quarto passo, a intervenção identificada como mais adequada é implementada. É essencial que o terapeuta envolva o paciente no processo de decisão, explicando a modalidade de tratamento, sua duração estimada, os papéis de ambos no processo e os resultados esperados. Por exemplo, o terapeuta pode propor terapia cognitivo-comportamental como abordagem inicial, explicando que o tratamento geralmente dura de 12 a 20 sessões e inclui técnicas como identificação e reestruturação de pensamentos automáticos disfuncionais, além de atividades comportamentais para aumentar o engajamento do paciente em experiências significativas. Nesse passo, é fundamental que o terapeuta avalie sua própria competência para conduzir aquela intervenção. Não basta saber o que funciona; é necessário saber fazer. Caso não se sinta capacitado, pode encaminhar o paciente para outro profissional ou buscar supervisão e treinamento para desenvolver as habilidades necessárias. Em situações de urgência, pode ser mais apropriado iniciar o tratamento com a melhor opção disponível, mesmo que não seja a ideal, enquanto se planeja o encaminhamento para um especialista.

No que diz respeito à intervenção propriamente dita, é importante destacar que nenhuma abordagem ou protocolo isolado oferece todas as respostas para a ampla diversidade de demandas clínicas que chegam ao consultório. Por essa razão, o ecletismo técnico assume um papel central, focando o uso de técnicas de intervenção que demonstraram eficácia em pesquisas clínicas, independentemente das teorias subjacentes que as originaram. Esse ecletismo prioriza a seleção das melhores ferramentas terapêuticas disponíveis para atender às necessidades específicas de cada paciente. Assim, o terapeuta dispõe de flexibilidade para integrar estratégias de intervenção de diferentes abordagens, como a terapia cognitivo-comportamental (TCC), a terapia de aceitação e compromisso (ACT), a terapia comportamental dialética (DBT), entre outras, desde que essas intervenções possuam respaldo empírico.

Entre essas estratégias de intervenção estão o estabelecimento de objetivos no formato *Smart*, psicoeducação, manejo de contingências, controle de estímulos, modelagem, autogerenciamento, regulação emocional, resolução de problemas, exposição, ativação comportamental, reestruturação cognitiva, desfusão cognitiva, aceitação, clarificação de valores, *mindfulness*, entrevista motivacional, manejo do comportamento suicida, manejo de comportamentos que interferem na terapia, técnicas de tolerância ao mal-estar, desenvolvimento de uma boa relação terapêutica, sensibilidade multicultural etc.

Dominar o uso dessa ampla gama de técnicas de forma eclética é fundamental na PBEP, pois proporciona a flexibilidade indispensável para atender às demandas únicas de cada paciente. Ao integrar diversas técnicas respaldadas por evidências, o terapeuta é capaz de personalizar intervenções que estejam não apenas alinhadas ao contexto e às características do paciente, mas também ajustadas às particularidades de cada caso.

O último passo (*assess*) consiste em monitorar o progresso do paciente ao longo de todo o processo terapêutico. Essa avaliação contínua pode ser realizada por meio de observação direta e instrumentos padronizados. Alguns exemplos de instrumentos adaptados e validados para a população brasileira incluem o *outcome questionnaire* (OQ-45.2), a escala de ansiedade social de Liebowitz, o teste de atitudes alimentares (EAT-26), a escala de avaliação de sintomas de jogo patológico (G-SAS), a escala de impulsividade de Barratt (BIS-11), o instrumento de qualidade de vida da Organização Mundial da Saúde (WHOQOL-100), o inventário de depressão de Beck (BDI-II) e o inventário de ansiedade de Beck (BAI).

O monitoramento do progresso na terapia é fundamental porque permite que o terapeuta avalie continuamente a eficácia do plano de tratamento e faça ajustes quando necessário, pois oferece um *feedback* objetivo tanto para o terapeuta quanto para o paciente, facilitando a análise do que está funcionando ou não.

Essa abordagem promove maior conscientização do paciente sobre seu progresso, incentivando seu engajamento no processo terapêutico e aumentando a motivação para continuar o tratamento. Dessa forma, o monitoramento contínuo não só melhora a qualidade do cuidado oferecido, mas também contribui para a personalização da terapia, garantindo que ela permaneça alinhada às necessidades individuais do paciente. Por exemplo, no caso de um paciente com transtorno depressivo maior que não demonstra melhora após cinco sessões e enfrenta dificuldades em realizar tarefas terapêuticas, o acompanhamento regular possibilita identificar precocemente a necessidade de intervenções adicionais ou alternativas.

Por fim, a alta terapêutica ocorre quando os objetivos estabelecidos são alcançados e o paciente adquire as habilidades necessárias para lidar com futuros desafios de maneira autônoma. Contudo, o retorno à terapia pode ser indicado em momentos de dificuldade, reforçando o papel contínuo da PBE como ferramenta de cuidado e suporte ao longo da vida.

CONCLUSÃO

Este capítulo visa esclarecer a importância da prática baseada em evidências em psicologia clínica, uma vez que – historicamente – os fundamentos teóricos e práticos da psicologia clínica foram marcados por doutrinas pseudocientíficas, que carecem de confiabilidade mas até hoje são sustentadas por seus defensores como se tivessem.[13] Em seguida, foi apresentada a história da prática baseada em evidências em psicologia, na qual fica notória a discussão, ao longo dos anos, sobre a definição de evidências científicas de boa qualidade no contexto psicológico e os melhores métodos para produzi-las, assim como a aplicação desse conhecimento na prática clínica do psicólogo.

O capítulo apresenta, ainda, cinco passos fundamentais para a implementação da prática baseada em evidências em psicologia clínica, começando com a coleta sistemática de informações, seguida pela busca de informações – que é norteada pelas perguntas PICO – para adquirir a melhor evidência disponível. O próximo passo é avaliar, principalmente, a confiabilidade e aplicabilidade da evidência. Depois da avaliação, o processo de implementação é estabelecido. O monitoramento do progresso, por fim, possibilita o acompanhamento da evolução do paciente ao longo do processo terapêutico e permite que ajustes sejam feitos para que as intervenções sejam adequadas conforme as necessidades do paciente.

Adotar práticas clínicas alinhadas com o conhecimento científico mais atualizado, como a PBEP propõe, converge com uma atuação profissional mais ética. Entretanto, as dificuldades para sua compreensão e implementação não devem ser desprezadas, pois muitas delas contam com estruturas culturais e históricas. Os desafios que se iniciam na formação do psicólogo e são mantidos pela falta de rigor científico na tomada de decisão clínica de grande parte dos profissionais tornam indispensáveis iniciativas, como esta obra, que visam propagar a PBE.

REFERÊNCIAS

1. Lilienfeld SO, Lynn SJ, Lohr JM (eds.). Science and pseudoscience in clinical psychology. 2.ed. The Guilford Press; 2015.
2. Leonardi JL, Azoubel, MS, Andrade VD, Catelan RF (orgs.). O papel da teoria e a integração em psicoterapia na prática baseada em evidências em psicologia. In: Prática baseada em evidências em psicologia clínica: fundamentos teóricos, questões metodológicas e diretrizes para implementação. Barueri: Manole; p.96-115.
3. Eysenck HJ. The effects of psychotherapy: an evaluation. Journal of Consulting Psychology. 1952;16(5):319-24.

4. Luborsky L, Singer B. Comparative studies of psychotherapies: is it true that "everyone has won and all must have prizes"? Archives of General Psychiatry. 1975;(32):995-1008.

5. Luborsky L, Rosenthal R, Diguer L, Andrusyna TP, Berman JS, Levitt JT, et al. The dodo bird verdict is alive and well-mostly. Clinical Psychology: Science and Practice. 2002;9(1):2-12.

6. Chambless DL. Task Force on Promotion and Dissemination of Psychological Procedures: a report adopted by the Division 12 Board-October 1993: (550782009-001). 1993.

7. Manual diagnóstico e estatístico de transtornos mentais – DSM-5-TR: texto revisado. Minha Biblioteca [Internet]. Disponível em: https://minhabiblioteca.com.br/catalogo/livro/82902/manual-diagn-stico-e-estat-stico-de-transtornos-mentais---dsm-5-tr-texto-revisado/. Acesso em: 14 jan. 2025.

8. Tolin DF, McKay D, Forman EM, Klonsky ED, Thombs BD. Empirically supported treatment: recommendations for a new model. Clinical Psychology: Science and Practice. 2015;22(4):317-38.

9. Castonguay LG, Beutler LE. Principles of therapeutic change that work. Oxford: Oxford University Press; 2006.

10. Evidence-based practice in psychology. American Psychologist. 2006;61(4):271-85.

11. Evidence-Based Medicine Working Group. Evidence-based medicine. A new approach to teaching the practice of medicine. JAMA. 1992;268(17):2420-5.

12. Guyatt G, Rennie D, Meade MO, Cook DJ. Users' guides to the medical literature: a manual for evidence-based clinical practice. 3.ed. JAMAevidence. Disponível em: https://jamaevidence.mhmedical.com/Book.aspx?bookId=847. Acesso em: 2 junho 2025.

13. Hansson SO. Disciplines, doctrines, and deviant science. International Studies in the Philosophy of Science. 2020;33(1):43-52.

31

Obstetrícia baseada em evidências

Josikwylkson Costa Brito

INTRODUÇÃO

Nenhuma experiência é única. Ao mencionar o termo "medicina baseada em evidências" (MBE) em meios de não médicos, muitas vezes sou questionado: "A medicina já não deveria ser baseada em evidências?". Se você está lendo este livro, já deve ter passado pela mesma situação; e, se você se apaixonou pela incerteza, desapaixone-se por um segundo, pois eu garanto que é certeza que você será, um dia, questionado sobre esse suposto pleonasmo.

Em meios médicos, quando se trata de obstetrícia, o pleonasmo vira antítese. Como se uma obstetrícia baseada em evidências fosse impossível de existir. Como aventar sua existência se, na especialidade, "todo mundo fala uma coisa diferente?".

Não tenho a mesma opinião. Não se pode reduzir a obstetrícia a um conflito feudal. Tive a sorte de nascer na mesma cidade que Adriana Melo, a pioneira a descrever a síndrome congênita do Zika vírus,[1] e de Melania Amorim, a quem considero a maior expoente em obstetrícia baseada em evidências no Brasil. E, se Campina Grande (na Paraíba) é relatada como o centro de irradiação cósmica do Universo, farei questão de que, na obstetrícia, não haja disparidade. Uma parte do nosso conhecimento pode parecer antiquada (frequentemente é); meu principal objetivo é que você termine este capítulo com a noção de que as aparências enganam, e nós, obstetras, somos tão dignos de amor, carinho e, sobretudo, boas evidências quanto qualquer outra especialidade.

OBSTETRÍCIA

A obstetrícia moderna equilibra questões de direitos sociais, cíveis e reprodutivos com os princípios da MBE, revelando sua complexidade. Além do contexto coletivo, surgem desafios no âmbito individual, já que a gestação busca um desfecho linear rumo à vida e ao nascimento. Qualquer desvio desse percurso é angustiante, e a dinâmica médico-paciente se complica com a inclusão do feto, impactando as decisões.

Se, na Atenção Primária de Saúde, você modera a ideia de rastreamento em pessoas portadoras de um câncer que não têm sintomas com o objetivo de diminuir a morbimortalidade nesse grupo, na obstetrícia, por exemplo, ao fazer pré-natal, você está rastreando doenças e fatores de risco em um indivíduo (gestante) e intervindo nesse indivíduo com o objetivo de diminuir a morbimortalidade sua e de um terceiro (feto). Da mesma maneira, ao instituir a paliatividade perinatal, em circunstâncias como más-formações incompatíveis com a vida ou óbitos fetais, a direção do cuidado será a um terceiro (gestante), não ao portador da comorbidade (feto). A interrupção da gestação poderá ser indicada diante de doença que ponha risco à vida da gestante, independentemente das condições do feto; bem como procedimentos mais agressivos (o mais conhecido, cesariana) podem ser indicados diante do risco à vida do feto, ainda que isso implique danos à mãe.

O processo de decisão clínica na obstetrícia envolve a interação complexa entre médico, paciente e feto, sendo que este, embora diretamente impactado, não tem poder decisório. Esse cenário levanta implicações filosóficas e legais sobre a conceitualização do feto como paciente ou cidadão com direitos, aos quais seriam aplicáveis os princípios de beneficência, não maleficência, justiça e autonomia.[2]

Por isso, alguns autores se posicionam a favor de que o feto e a gestante, embora dependentes, já são diferentes por natureza e devem ser tratados como pacientes distintos. Outros argumentam que o *status* de paciente deverá ser conferido ao feto apenas se a gestante o quiser.[3]

Em geral, os interesses da gestante e do feto (bem-estar) são intrincados, e isso não será um grande problema. Em outras conjunturas, o processo de decisão clínica precisará passar por uma série de obstáculos profundos, que envolvem interesses conflituosos, pautados no raciocínio inicial de que algumas intervenções serão realizadas em um indivíduo para benefício de um terceiro, especialmente se o feto estiver sendo considerado um paciente.

Há exemplos diários de interesses conflituosos, grande parte deles originária da disparidade nas intervenções e desfechos dos pacientes-alvo ou terceiro. A ética utilitarista auxilia nesse conflito.

O utilitarismo foi proposto inicialmente por Jeremy Bentham e consiste em uma forma de raciocínio que define que as atitudes devem ser tomadas na direção dos maiores benefícios e menores malefícios possíveis.[4] Uma aplicação clássica na medicina é em uma situação de trauma na qual existem múltiplas vítimas e cuja equipe assistente não tem equipamentos suficientes para atender todas as pessoas. Nesse caso, em vez de priorizar pacientes com maior risco à vida, deve-se escolher aqueles com maior capacidade de sobreviver, já que essa seria a maneira mais eficaz de maximizar o benefício diante das limitações.[5] Na obstetrícia, mesmo diante de toda a profundidade filosófica da relação médico--paciente-feto, a decisão será sempre voltada ao maior benefício que se possa ter diante das possibilidades vigentes. E essas possibilidades deverão sempre ser reestimadas de acordo com cada situação.

Neste livro, aprendemos a integrar evidências de alta qualidade à prática clínica, reconhecendo que, por si sós, elas nem sempre bastam para fundamentar decisões. Como destacado por David Sackett, a integração dos valores dos pacientes ao processo de raciocínio é indispensável para a prática clínica.[6] Antes de explorar alguns fatos da obstetrícia, é imprescindível contextualizar a especialidade. Com esse panorama traçado, vejamos o que ela tem a nos oferecer.

UMA HISTÓRIA ENTRELAÇADA

Archie Cochrane, nascido em 12 de janeiro de 1909, em Galashiels, Escócia, foi um epidemiologista pioneiro da medicina baseada em evidências (MBE). Marcado pela guerra, perdeu o pai na Batalha de Gaza (1917) e atuou como médico na Guerra Civil Espanhola e na Segunda Guerra Mundial, onde enfrentou desafios extremos.[7] Sua primeira experiência na Segunda Guerra

Mundial, após capturado por nazistas e feito de prisioneiro, foi em Tessalônica, na Grécia. Lá, foi profissional único para outros 20 mil prisioneiros, trabalhando com recursos mínimos. Presenciou a ocorrência de diversas doenças, como febre tifoide, difteria e febre do Oroupoche, e, por mais que temesse que as pessoas morressem, existiram apenas quatro óbitos, sendo três deles por assassinato.[7-9] A segunda experiência tinha recursos de sobra. No entanto, Cochrane passou a perceber que os tratamentos careciam de validação científica, temendo até pela morte iatrogênica de seus pacientes.[9]

Em 1979, Cochrane publicou um texto em que lamenta a ausência de um local reunindo estudos relevantes da medicina, ao mesmo tempo definindo a obstetrícia como a especialidade menos científica de todas (*não tenho nada a ver com isso*).[10] Ironicamente, em 1987, refere-se a uma revisão sistemática sobre cuidados em gravidez e parto como exemplar, sugerindo que outras especialidades copiassem sua metodologia.[7]

Em 1990, estimulado pela onda de validação de estudos relacionados à obstetrícia, é publicado o estudo *"The effects of corticosteroid administration before preterm delivery: an overview of the evidence from controlled trials"*. Este trabalho foi uma metanálise de 12 ensaios clínicos, com um total de 3 mil pacientes, na qual se testou a eficácia da administração de corticoides antes do parto (antenatal) para redução da morbimortalidade neonatal (especialmente por insuficiência respiratória) em recém-nascidos de forma prematura. O estudo demonstrou redução de 41% na mortalidade neonatal precoce, especialmente se causada por insuficiência respiratória, hemorragia periventricular e enterocolite necrotizante (risco relativo: 0,59 IC 95% 0,47-0,75).[11]

Alguns detalhes sobre o estudo: a maioria dos bebês prematuros analisados tinha 30 e 34 semanas, e o benefício pareceu ser maior naqueles abaixo de 31 semanas. Acima de 34 semanas, não houve significância estatística, mas há que dizer que a incidência de insuficiência respiratória nessa idade gestacional é baixa, o que diminui o poder estatístico. Além disso, poderia haver um possível viés de seleção entre os grupos pelo fato de que o grupo que recebeu corticosteroides, naturalmente, poderia ter a morbimortalidade aumentada em relação ao grupo-controle pela variável da prematuridade. Quem recebeu corticosteroide, em geral, era prematuro; no grupo-controle, os sobreviventes tinham uma idade gestacional maior. No entanto, um dos estudos incluídos acompanhou os bebês por mais um tempo e viu que as consequências neurológicas foram 39% menores no grupo que recebeu intervenção.[11] A terapia demonstrou-se eficaz e, também, eficiente. Archie Cochrane ficaria orgulhoso! Estima-se que, na época, seria capaz de economizar 17.300 dólares de investimentos em saúde por cada mulher tratada.[11]

Em 1992, nascia o Centro Cochrane, em Oxford, no Reino Unido; seus primeiros Grupos: Gravidez e Parto e Subfertilidade.[10] Seu logotipo consiste em um círculo formado por duas letras "C", dentro das quais está incluso o *forest plot* do estudo de Crowley et al. (1990).[12]

Sim, a representação de uma das maiores bibliotecas do mundo é de um estudo da obstetrícia. Isso é icônico e reitera uma ideia exposta anteriormente neste capítulo. Nossa especialidade lida com altas expectativas que existem quando se percebe a gestação. A partir do momento em que se nasce, há tendência a doenças ou à morte. Ninguém sofre com a tendência se não tiver vida. Igualmente, no momento em que se engravida, a gestante está se submetendo às consequências da gestação. Pode parecer óbvio, mas a autoconsciência quanto a esses riscos pode ser ofuscada pelas grandes expectativas, deixando ainda mais clara a importância do aconselhamento.

Ao contrário de algumas especialidades que lidam com a morte enquanto desfecho inevitável, trazendo prestígio quando sua incidência é reduzida, na obstetrícia o desfecho sempre esperado é a glória de uma nova vida. O nascimento saudável não é exatamente um prestígio, mas a concretização de uma expectativa já existente. Desfechos trágicos são raros, mas existem, e, por esse motivo, quando acontecem, são exorbitantemente trágicos. Desfechos exorbitantemente trágicos, uma vez evitados, trazem um pensamento igualmente positivo de um ponto de vista de saúde pública. Por isso, para mim, Archie Cochrane é um dos maiores cientistas da história da humanidade.

TENDÊNCIAS A OMISSÃO E EXCESSO

Ser filosoficamente complicada traz à obstetrícia não apenas uma dificuldade na prática clínica, como também à realização de estudos. Como explicado anteriormente neste livro, antes de ser testada, uma terapêutica sempre necessita ter sua segurança muito bem estabelecida, embora isso só possa ser feito de maneira precisa após a etapa de farmacovigilância.

A grande questão é que, considerando a fase vital que a gestação compreende, as consequências de uma intervenção inadequada podem ser irreversíveis, impactando expressivamente a qualidade de vida dos envolvidos e do sistema de saúde a curto e longo prazo, em especial por agir de forma direta na população economicamente ativa.

A isotretinoína, por exemplo, é um retinoide utilizado para tratamento da acne e que, desde a década de 1980, tem sido associado com más-formações congênitas, especialmente cranioencefálicas e cardiovasculares.[13] Por isso, a prescrição no Brasil é restrita e exige uma série de documentações e orientações (especialmente se for uma paciente em menacme), incluindo termo de esclarecimento e responsabilidade.[14] No Estados Unidos, o rigor é ainda maior; lá, existe o programa iPLEDGE REMS, coordenado pela Food and Drug Administration (FDA), que exige, além de tudo, aconselhamento de contracepção, restrição da quantidade de dias da receita, exames séricos seriados para detecção de gravidez e cadastro do paciente e do prescritor no *website* do programa.[13]

Um tratamento de acne pode trazer consequências irreversíveis para a vida de um terceiro. Veja que relação desarmônica e absolutamente desproporcional. Contudo, a cautela é uma faca de dois gumes. A desproporção do dano leva à noção de que as gestantes são pacientes em vulnerabilidade; no entanto, a sub-representação é igualmente nefasta.[15,16]

Talvez, não seja o caso da acne, mas outras comorbidades clínicas, se não tratadas, podem causar tanto dano quanto iatrogenia decorrente do tratamento. Anticonvulsivantes foram, historicamente, evitados durante a gestação pelo risco aumentado de más-formações congênitas; para piorar, mulheres em idade fértil em uso de contraceptivos orais têm eficácia diminuída caso estejam em uso de anticonvulsivantes.[17,18] No entanto, a gestante portadora de epilepsia tem um aumento de morbimortalidade apenas por ter a doença, bem como apresenta riscos de complicações relacionados a crises, como traumas e hipóxia fetal, favorecendo o uso de anticonvulsivantes, com preferências a levetiracetam e lamotrigina, aqueles com menor risco de más-formações.[18,19]

De um ponto de vista clínico, gestantes são incomparáveis à população de não gestantes, uma vez que as mudanças fisiológicas de seu corpo podem impactar a forma de apresentação das doenças, a farmacocinética, a segurança, a eficácia e a dosagem.[15] Os riscos da exclusão de gestantes nos privam de dados importantes e podem ser maiores do que os potenciais danos da inclusão, criando um ciclo: se a população não é abrangida, não há conhecimento suficiente sobre ela, o que cria insegurança e desfavorece ainda mais sua inclusão.[15,16,20]

Na prática clínica, a insegurança é simétrica. A ginecologia e obstetrícia é a especialidade médica atualmente mais demandada no Supremo Tribunal de Justiça e no Plenário do Conselho Federal da Medicina.[21] Altas expectativas, trágicos desfechos. Parece haver uma tendência no Brasil a se movimentar ao lado do excesso. É claro, a obstetrícia inteira aparenta estar sempre lidando com excessos. O pré-natal é um claro exemplo disso. A verdade é que essa abordagem agressiva de rastreio seria um excesso na grande parte das pessoas, mas não em gestantes. Por exemplo, a presença de bactérias em um exame de urina pode não significar nada na ausência de sintomas de infecção urinária, mas em gestantes há uma correlação bem estabelecida com incidência de pielonefrite, nascimento prematuro e baixo peso ao nascimento; o tratamento traz redução importante da ocorrência desses desfechos.[22]

Em contrapartida, a cardiotocografia é um exame realizado para observar o traçado dos batimentos cardíacos fetais (tal qual o eletrocardiograma), mas deve ser restrita a pacientes de alto risco, enquanto a ausculta fetal intermitente equivale ao uso de um estetoscópio. Se feita em gestantes de baixo risco, a cardiotocografia eleva o número de procedimentos médicos desnecessários. Na admissão hospitalar, a realização desse exame aumenta a taxa de cesariana em 20% em comparação, embora não haja evidências de que isso reduza a mortalidade perinatal.[23] Quem vai deixar de abrir a barriga de um exame que está alterado sob o risco de supostamente perder a vida de um bebê, já que as alterações da cardiotocografia são entendidas como sinalizadoras de maus desfechos?

Tanto o receio de intervenções quanto o desejo do excesso, em essência, residem no mesmo princípio: as consequências negativas da gestação podem ser excessivamente trágicas. Se eu intervenho tarde demais, o binômio pode sofrer. Se eu intervenho cedo demais, o binômio pode sofrer. Se eu não intervenho, o binômio pode sofrer. Estamos em uma *zugswang*, termo alemão utilizado no xadrez para expressar uma situação em que somos obrigados a fazer um movimento, mas todos os movimentos possíveis são ruins.[24]

Como sair dessa encruzilhada? Evidências! Não há resposta absoluta para o obstetra que deseja saber se deve intervir mais ou menos, tudo depende de cada circunstância. Ter boas evidências do benefício de tratar bacteriúria assintomática na gestação não tem nada a dizer sobre fazer cesarianas em cardiotocografias com resultados falsos-positivos. Ter insegurança em estudar gestantes deve encorajar que elas sejam estudadas. Bem levantado pelo movimento *Choosing Wisely* é a filosofia de que a boa medicina não se trata de intervir em excesso. Trago um complemento: também não é sobre fazer apenas o mínimo, mas de executar o que é estritamente necessário, respeitando valores e preferências dos pacientes. É simples. Como defendido anteriormente, a tomada de decisão deve ser feita na direção do maior benefício possível; isso é utilitarismo.

PARTO NORMAL *VS.* CESARIANA: FALSO DILEMA

Passar pelo capítulo de obstetrícia sem abordar esse suposto conflito é trazer texto escasso. Saber que o Brasil tem uma taxa de cesarianas absurdamente alta em relação a todo o restante do mundo[25] me incomodava desde que eu era estudante de medicina. Ora, se algum paciente meu tivesse apendicite e eu lhe oferecesse a chance de tratar sua doença sem abrir sua barriga, certamente a proposta seria bem recebida. Por que, então, algumas gestantes preferem abrir a barriga para tirarem seus bebês? Por que existe uma lei de São Paulo que obriga à realização da cesariana em parturientes com mais de 39 semanas levando em consideração apenas o seu desejo, mesmo que não haja qualquer indicação médica?[26]

Esses questionamentos são erros e falham em suas premissas; se você leu o capítulo inteiro até agora, já deve ter percebido isso. A apendicite é uma doença cuja evolução natural pode levar à morte. Concepção, gestação, parto e puerpério não são doenças, mas processos fisiológicos lineares que ocasionam mudanças bruscas e profundas no corpo da mulher. Muito menos o concepto é um patógeno. As intervenções médicas são justificadas para reduzir o risco de morbimortalidade materno-fetal diante de variáveis que corrompam a linearidade ou que, ainda que não corrompam, tragam danos de forma que o processo não seja custo-eficiente.

O nascimento por via vaginal é o desfecho para o qual o corpo se prepara durante toda a gestação, e a cesariana é justificada quando a via vaginal trará riscos tão grandes que não será prudente permitir que aconteça, ou simplesmente não conseguirá acontecer por uma série de fatores. Exemplos claros são presença de infecção genital ativa por vírus do herpes (evitando a transmissão para o feto), obstruções do canal de parto por tumores (pois não há como percorrer o caminho), em casos de peso fetal estimado maior que 4.500 a 5.000 gramas (evitando os riscos associados a esse parto, como estresse fetal e traumas).[27,28] Ou emergências, como prolapso de cordão ou suspeita de rotura uterina.[29]

Enquanto a história natural de uma doença como apendicite é uma sepse, a evolução natural de uma gestação (que não é uma doença) são o trabalho de parto e o nascimento por via vaginal. Você tem muitos motivos para evitar sepse, mas, salvas situações bem específicas como as supracitadas, não parece ter tantos assim para evitar o trabalho de parto e o nascimento por via vaginal.

A cesariana é realizada quando há um grande risco relacionado ao nascimento por via vaginal ou quando ele simplesmente não é possível. Algum tempo atrás, quando o nascimento não era possível, realizava-se a embriotomia, que consistia em lacerar o feto até que pudesse ter tamanho suficiente para sair.[30] Hoje, com nossa tecnologia, o nascimento é praticamente inevitável (desde que se entenda que o bebê está em condições de nascer). Se você está em uma maternidade que presta assistência a uma gestante em termos de nascimento, sabe que ele irá acontecer de alguma forma, seja pelo parto normal ou pela cesariana.

Muitos argumentam que a livre escolha da cesariana é um exercício da autonomia. Não é. Uma decisão médica pautada apenas nos valores e preferências é tão inadequada quanto uma pautada unicamente em evidências de estudos ou na *expertise* clínica. Tal qual explicitado na tríade de David Sackett,[6] todos os três termos devem estar presentes em conjunto para que se chegue a uma boa decisão.

Em momentos oportunos, a cesariana evita um nascimento cuja via vaginal aumentaria o risco de complicações. Em condições normais, a cesariana não reduz nenhuma complicação relacionada ao nascimento; ao contrário, traz riscos relacionadas à cirurgia em si, como os de obstrução intestinal, hérnia e dores no pós-operatório.[31] Sem boas justificativas, esses riscos devem ser compreendidos como evitáveis, e, por isso, o procedimento é mais bem reservado para indicações realmente necessárias.

CONCLUSÃO

O raciocínio humano é complexo, e o processo de decisão o segue. Quando o José Alencar me deu a função de escrever este capítulo, passei dias e dias pensando no mínimo de palavras que eu deveria ter. Com o passar do tempo, a preocupação foi o máximo. Adentrar nos porquês da obstetrícia é um caminho sem fim. Entendam este texto como uma abordagem sucinta de um conteúdo profundo e intrigante. Se eu respondi a perguntas que você nunca se fez, seu papel agora é buscar as respostas para aquelas que, agora, você passará a fazer.

REFERÊNCIAS

1. Para pioneira em ligar zika a microcefalia, Brasil está perdendo tempo e situação é "de guerra. BBC News Brasil. 2016. Disponível em: https://www.bbc.com/portuguese/noticias/2016/03/160314_pioneira_zika_microcefalia_jc_if. Acesso em: 30 maio 2025.
2. Beauchamp TL, Childress JF. Principles of biomedical ethics. 8.ed. New York: Oxford University Press; 2019.
3. Kukla QR, Baron T, Wayne K. Pregnancy, Birth, and medicine. In: Zalta EN, Nodelman U (orgs.). The Stanford encyclopedia of philosophy. Summer 2024. Metaphysics Research Lab, Stanford University; 2024. Disponível em: https://plato.stanford.edu/archives/sum2024/entries/ethics-pregnancy/. Acesso em: 30 maio 2025.
4. Driver J. The history of utilitarianism. In: Zalta EN, Nodelman U (orgs.). The Stanford encyclopedia of philosophy. Winter 2022. Metaphysics Research Lab, Stanford University; 2022. Disponível em: https://plato.stanford.edu/archives/win2022/entries/utilitarianism-history/. Acesso em: 30 maio 2025.

5. Committee on Trauma. Advanced trauma life support. 10.ed. American College of Surgeons; 2018.

6. Sackett DL, Strauss SE, Richardson WS, Rosenberg W, Haynes RB. Evidence-based medicine: how to practice and teach EBM. 2.ed. Nova York: Churchill Livingstone; 2000.

7. Archie Cochrane: the name behind Cochrane. Cochrane Community. Disponível em: https://community.cochrane.org/archie-cochrane-name-behind-cochrane. Acesso em: 30 maio 2025.

8. Greenhalgh T. Effectiveness and efficiency: random reflections on health services. BMJ. 2004;328(7438):529.

9. Cochrane AL. Effectiveness & efficiency: random reflections on health services. London: CRC Press; 1999.

10. History. Cochrane Community. Disponível em: https://community.cochrane.org/history. Acesso em: 30 maio 2025.

11. Crowley P, Chalmers I, Keirse MJ. The effects of corticosteroid administration before preterm delivery: an overview of the evidence from controlled trials. Br J Obstet Gynaecol. 1990;97(1):11-25.

12. Cochrane. The difference we make. Disponível em: https://www.cochrane.org/about-us/difference-we-make. Acesso em: 30 maio 2025.

13. iPLEDGE REMS. The iPLEDGE REMS prescriber guide. 2023.

14. Beltrame A. Portaria n. 1159, de 18 de novembro de 2015. Ministério da Saúde; 2015. Disponível em: https://www.saude.sc.gov.br/index.php/componente-especializado-da-assistencia-farmaceutica-ceaf/protocolos-clinicos-ter-resumos-e-formularios/acne-grave-protocolo-de-uso-da-isotretinoina/12536-portaria-sasms-n-1-159-de-18-11-2015/file. Acesso em: 30 maio 2025.

15. Weld ED, Bailey TC, Waitt C. Ethical issues in therapeutic use and research in pregnant and breastfeeding women. Br J Clin Pharmacol. 2022;88(1):7-21.

16. Shankar M, Gülmezoglu AM, Vogel JP, Goudar SS, McDougall A, Somannavar MS, et al. Eliminating gender bias in biomedical research requires fair inclusion of pregnant women and gender diverse people. Commun Med. 2024;4(1):1-5.

17. World Health Organization (WHO). Medical eligibility criteria for contraceptive use. Disponível em: https://www.who.int/publications/i/item/9789241549158. Acesso em: 30 maio 2025.

18. Royal College of Obstetricians and Gynaecologists. Epilepsy in pregnancy. 2016.

19. Pennell PB. Use of antiepileptic drugs during pregnancy: evolving concepts. Neurotherapeutics. 2016;13(4):811-20.

20. van der Zande ISE, van der Graaf R, Oudijk MA, van Delden JJM. Vulnerability of pregnant women in clinical research. J Med Ethics. 2017;43(10):657-63.

21. Rohrer J. Infográfico apresenta panoramas da Judicialização da Saúde e da Medicina no Brasil. APM. 2024. Disponível em: https://www.apm.org.br/ultimas-noticias/infografico-apresenta-panoramas-da-judicializacao-da-saude-e-da-medicina-no-brasil/. Acesso em: 30 maio 2025.

22. Smaill FM, Vazquez JC. Antibiotics for asymptomatic bacteriuria in pregnancy. Cochrane Database Syst Rev. 2019;2019(11):CD000490.

23. Devane D, Lalor JG, Daly S, McGuire W, Cuthbert A, Smith V. Cardiotocography versus intermittent auscultation of fetal heart on admission to labour ward for assessment of fetal wellbeing. Cochrane Database Syst Rev. 2017;1(1):CD005122.

24. Team (CHESScom) C com. Chess.com. 2018. What is Zugzwang? Chess Terms. Disponível em: https://www.chess.com/article/view/what-is-zugzwang-chess-terms. Acesso em: 30 maio 2025.

25. Lemos S. Brasil tem o segundo maior número de cesáreas no mundo, apesar dos riscos. São Paulo: Jornal da USP; 2023. Disponível em: https://jornal.usp.br/atualidades/brasil-tem-o-segundo-maior-numero-de-cesareas-no-mundo-apesar-dos-riscos/. Acesso em: 30 maio 2025.

26. Estado de São Paulo. Lei n. 17.137, de 23 de agosto de 2019. Disponível em: https://www.al.sp.gov.br/leis/legislacao-do-estado/. Acesso em: 22 nov. 2024.

27. Simpson LL. When is primary cesarean appropriate: fetal indications. Semin Perinatol. 2012;36(5):328-35.

28. Tita ATN. When is primary cesarean appropriate: maternal and obstetrical indications. Semin Perinatol. 2012;36(5):324-7.

29. Lagrew DC, Bush MC, McKeown AM, Lagrew NG. Emergent (crash) cesarean delivery: indications and outcomes. Am J Obstet Gynecol. 2006;194(6):1638-43; discussion 1643.

30. Halperin EC, Thornton Y. A life-saving and life-taking 19th century medical instrument. The Phanos. 2018 Sep 1. Disponível em: https://touroscholar.touro.edu/nymc_fac_pubs/1600. Acesso em: 2 junho de 2025.

31. Larsson C, Djuvfelt E, Lindam A, Tunón K, Nordin P. Surgical complications after caesarean section: a population-based cohort study. PLoS One. 2021;16(10):e0258222.

Nutrição baseada em evidências

Igor Eckert

COM ESTE CAPÍTULO VOCÊ VAI...

- Conhecer as particularidades da ciência da nutrição dentro do modelo operacional da medicina baseada em evidências (MBE).
- Desenvolver sua capacidade de avaliar as evidências na nutrição e determinar seu grau de influência em decisões clínicas.

INTRODUÇÃO

Embora nutrientes e alimentos sejam estudados há séculos, a ciência moderna da nutrição é surpreendentemente jovem. A síntese de vitaminas e minerais essenciais, utilizados em doenças relacionadas a deficiências nutricionais, marcou seu início há menos de um século.[1] No entanto, com o aumento da incidência de doenças crônicas não transmissíveis (DCNT), essa ciência historicamente reducionista, centrada em nutrientes isolados, precisou passar por uma transição importante. Em torno da virada do milênio, as pesquisas tradicionais da nutrição passaram a ser complementadas pelo estudo de construtos mais complexos: os padrões alimentares.[2] Desde então, a ciência tem sido capaz de identificar conjuntos de alimentos associados a melhores desfechos clínicos, embasando recomendações de alimentação saudável.[3] Atualmente, com o aumento da prevalência de obesidade e condições clínicas relacionadas ao consumo excessivo de alimentos ultraprocessados, a ciência da nutrição procura entender as nuances necessárias para embasar políticas públicas e promover um sistema alimentar com alimentos seguros, nutritivos e economicamente acessíveis.[4-6]

Diante da crescente complexidade de questões clínicas e populacionais, o profissional que se insere no cuidado nutricional e dietético deve ser capaz de buscar, interpretar, avaliar e implementar as melhores informações disponíveis. Este capítulo foi desenvolvido de maneira a auxiliar o leitor no desenvolvimento dessas habilidades, à luz das particularidades da literatura científica e do processo de tomada de decisão na área da nutrição.

NUTRIÇÃO BASEADA EM EVIDÊNCIAS

Entende-se por nutrição baseada em evidências o "uso da melhor evidência disponível, em conjunto com a experiência clínica, para conscientemente trabalhar com os valores e preferências dos pacientes para ajudá-los a (*às vezes*) prevenir, (*às vezes*) resolver e/ou (*frequentemente*) enfrentar problemas relacionados à sua saúde física, mental e social".[7] Esses problemas, que envolvem diagnóstico, tratamento e prognóstico, fazem parte do modelo de sistematização do cuidado denominado *Nutrition Care Process and Model* (NCPM). Adotado pela Academy of Nutrition and Dietetics desde 2003,[8] esse sistema divide o cuidado nutricional em 4 etapas (Quadro 1 e Figura 1), que incluem:

1. Avaliação do estado nutricional do paciente.
2. Identificação de metas terapêuticas.
3. Escolha das intervenções a serem implementadas.
4. Identificação das orientações necessárias ao paciente.
5. Formulação de um plano de (re)avaliação.

Na prática, o NCPM é operacionalizado por declarações diagnósticas conhecidas como "*PES statements*" (*Problem, Etiology, Signs & Symptoms*), que descrevem o problema identificado, sua etiologia e as evidências clínicas que o sustentam. As declarações PES são a materialização do raciocínio clínico do nutricionista, baseadas em um processo lógico e sistemático de integração de informações coletadas durante a avaliação nutricional. Um exemplo de declaração PES pode ser estruturado da seguinte forma:

- P (Problema): ingestão energética abaixo do recomendado.
- E (Etiologia): disfagia decorrente de cirurgia na orofaringe, que dificulta a deglutição de sólidos.

QUADRO 1   As 4 etapas do *Nutrition Care Process and Model* (NCPM)

Etapa	Variáveis
1. Avaliação: Coleta e síntese de dados relevantes para identificar problemas nutricionais (e suas causas).	"**ABCD**" (dados **A**ntropométricos, incluindo IMC, dobras cutâneas e curvas de crescimento; dados **B**ioquímicos, dentre outros testes e exames; dados **C**línicos, incluindo exame físico e história médica pregressa; e dados **D**ietéticos, como ingestão e comportamento alimentar).
2. Diagnóstico: Identificação e rotulação de problemas nutricionais específicos.	A terminologia utilizada é restrita aos diagnósticos em nutrição do NCPM: **1. Ingestão (IN):** problemas relacionados à ingestão de energia, nutrientes, líquidos e substâncias bioativas. **2. Nutrição clínica (NC):** achados/problemas nutricionais relacionados a condições clínicas ou físicas. **3. Comportamento/ambiente nutricional (CN):** achados/problemas nutricionais relacionados a conhecimento, atitudes/crenças, ambiente físico, acesso aos alimentos ou segurança alimentar.
3. Intervenção: Escolha de estratégias nutricionais para resolver ou melhorar o diagnóstico em nutrição, direcionado à etiologia do problema e/ou aos sinais e sintomas.	Existem três tipos de intervenções: 1. Fornecimento de alimentos e/ou nutrientes. 2. Educação nutricional. 3. Aconselhamento nutricional.
4. Monitoramento: Determinar e mensurar o progresso e identificar se os objetivos estão sendo alcançados.	Com exceção da história pregressa, as variáveis consideradas no monitoramento são idênticas àquelas observadas na etapa de avaliação nutricional.

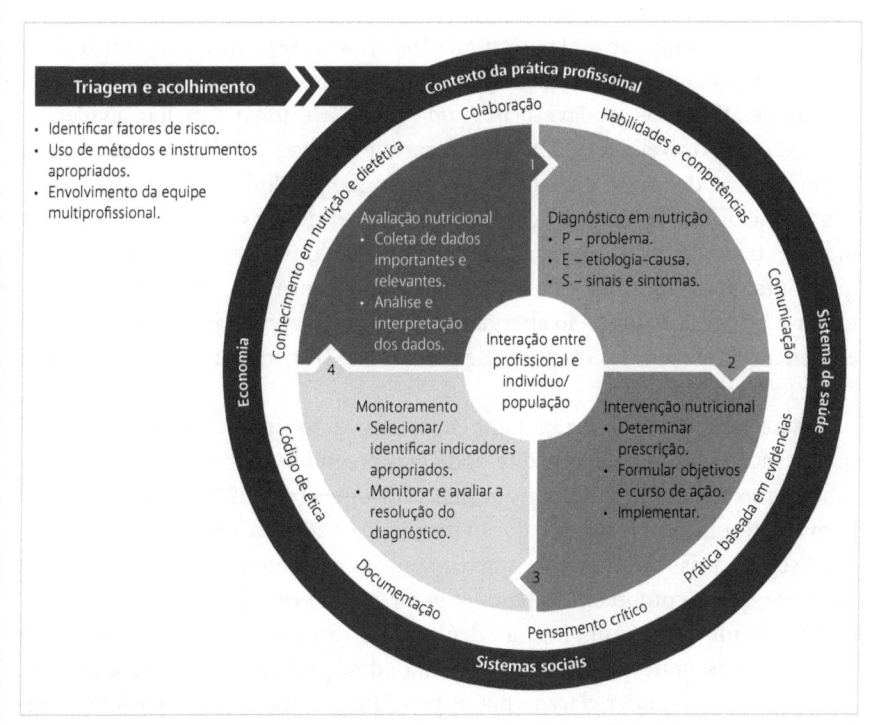

FIGURA 1   Representação visual do *Nutrition Care Process and Model*.
Fonte: adaptada e traduzida de Swan et al.[53]

- S (Sinais e Sintomas): perda de peso de 5% nas últimas 2 semanas, relato de consumo habitual de apenas 50% das necessidades energéticas estimadas e fadiga constante.

Nesse exemplo, o primeiro passo foi reconhecer um problema nutricional – aquele com relevância clínica e que pode ser modificado por uma intervenção dietética. Esse problema deve ser selecionado por uma taxonomia padronizada de diagnósticos distribuídos em: (1) ingestão, (2) nutrição clínica ou (3) comportamento/ambiente nutricional.

Após identificar o problema, o clínico busca compreender as possíveis causas ou fatores contributivos: o que levou o paciente a apresentar essa condição? Dessa forma, define-se a (provável) etiologia, que pode envolver aspectos biológicos, psicológicos, sociais, econômicos, comportamentais ou ambientais. Conhecer a etiologia do problema é fundamental, pois o mesmo problema em nutrição pode ser resolvido por intervenções diferentes. Por exemplo, a ingestão inadequada de nutrientes (*um problema*) pode ter origem na dificuldade de mastigação, em crenças alimentares equivocadas, ou na disponibilidade limitada de alimentos saudáveis (*três etiologias*). Selecionar a melhor evidência científica disponível para lidar, minimizar ou resolver problemas nutricionais dependerá da definição correta de sua etiologia. Por fim, o clínico deve listar as evidências que apoiam seu diagnóstico. Tais evidências ("sinais e sintomas") incluem dados clínicos, informações relatadas pelo paciente, bem como qualquer outro indicador que possa evidenciar a presença do problema. Para sustentar a hipótese de ingestão energética abaixo do recomendado (*problema*), as evidências utilizadas foram perda de peso, relato de consumo habitual e fadiga (*sinais e sintomas*).

As declarações PES trazem também um impacto significativo na qualidade da interação com o paciente, que pode compreender melhor quais são os desafios a serem enfrentados, por que ocorrem e quais são os caminhos possíveis para sua resolução. Essa explicitação torna o cuidado mais inteligível, reduzindo inseguranças e confusões e aproximando o paciente do plano terapêutico, uma vez que a compreensão tende a gerar confiança. Um vínculo terapêutico fortalecido pode aumentar a aderência às recomendações e permitir um *feedback* mais honesto sobre suas dificuldades, preferências e resultados obtidos. Ao compreender claramente os problemas e etiologias, o paciente também é estimulado a refletir sobre as possíveis soluções apresentadas, que sejam mais consistentes com seus valores e preferências. Esse processo participativo é compatível com uma tomada de decisão compartilhada e maximiza as chances de que as escolhas feitas sejam efetivas e sustentáveis, se adequadas aos recursos, habilidades, restrições de tempo, preferências alimentares, cultura, contexto familiar e valores pessoais.

É comum o receio de que a sistematização do cuidado possa prejudicar a autonomia profissional e eliminar a capacidade de individualização – sendo essa uma crítica comum à medicina baseada em evidências (MBE). Contudo, a sistematização não tem a intenção de padronizar o cuidado, mas sim de organizar o processo do qual ele se origina. Uma vez que o problema, sua causa e as evidências estão claramente definidos, as declarações PES servem como guia para todo o plano de cuidado nutricional (Quadro 2). Dessa forma, a sistematização do cuidado, ao contrário de padronizar ou engessar a prática clínica, na realidade facilita a autonomia profissional e individualização.

QUADRO 2   Utilização prática das declarações PES

Domínio	Descrição
Seleção da intervenção	Conhecer o problema e sua causa para a escolha da intervenção adequada. Se a etiologia de baixa ingestão proteica é a falta de acesso a alimentos proteicos, a intervenção pode envolver educação alimentar e estratégias para aquisição de alimentos mais apropriados. Caso a etiologia seja fisiológica (como disfagia), intervenções mais apropriadas podem incluir adaptação da textura dos alimentos, suplementação ou nutrição enteral.
Monitoramento e avaliação	Com as declarações PES, o profissional sabe exatamente quais parâmetros acompanhar para avaliar a efetividade de suas intervenções, tornando o monitoramento um processo mais objetivo e confiável.
Comunicação interdisciplinar e documentação	Declarações PES facilitam a comunicação entre membros da equipe de saúde, pois é possível entender rapidamente qual é o problema nutricional, o fator que o causa e os indicadores que embasam o raciocínio. Além disso, permitem documentação clara e padronizada, facilitando auditorias, pesquisas e melhora da prática clínica.
Integração com a MBE	As declarações PES incentivam o nutricionista a buscar evidências científicas atuais que sustentam a identificação do problema/etiologia e escolha da intervenção. Além disso, impactam positivamente na qualidade da interação com o paciente.

VISÃO GERAL DAS EVIDÊNCIAS NA NUTRIÇÃO

Embora considerados o delineamento padrão-ouro para questões relacionadas a tratamento e prevenção, certas particularidades e limitações de ensaios clínicos na nutrição fazem com que muitas recomendações sejam embasadas por evidências observacionais, normalmente consideradas menos confiáveis. Muitos acreditam que esse *modus operandi* seja inconsistente com os princípios da MBE, o que é uma inverdade: decisões devem ser baseadas nas melhores evidências *disponíveis*, mesmo que elas não sejam consideradas de alta qualidade – como ocorre com a maioria das intervenções em saúde.[9]

Frequentemente, questões em nutrição são informadas por diferentes linhas de evidências (como a consideração simultânea de estudos de coorte, ensaios clínicos, estudos ecológicos e estudos pré-clínicos). Quando convergentes, essas evidências podem ser suficientemente comprobatórias, como na relação entre ingestão excessiva de gorduras saturadas e doenças cardiovasculares.[10] Mesmo assim, a mera consistência não é suficiente, pois é possível que estudos estejam consistentemente errados. Uma avaliação qualitativa da relevância e validade das evidências sempre será necessária.

Quão confiável é a ciência da nutrição?

Em 2014, um ensaio clínico randomizado (RCT) publicado no *Annals of Internal Medicine* demonstrou superioridade de uma dieta *low carb* em relação a uma dieta *low fat*.[11] No dia seguinte, uma metanálise em rede incluindo 48 RCT, publicada no *Journal of the American Medical Association,* demonstrou pouca ou nenhuma diferença na perda de peso entre essas dietas.[12] Exemplos assim parecem ser a regra, e não a exceção, na história da nutrição. Enquanto diversos estudos observacionais publicados entre as décadas de 1970 e 1990 sugeriam efeito cardioprotetor da suplementação de vitamina E,[13] RCT subsequentes não confirmaram esses achados,[14] e metanálises incluindo mais de 130 mil participantes demonstraram que a vitamina E não só é ineficaz para redução do risco de óbito prematuro como também parece aumentá-lo em altas doses.[15,16]

Resultados inconsistentes na nutrição são observados também entre estudos epidemiológicos. Uma revisão sistemática identificou associações entre 40 diferentes alimentos e incidência de câncer em 264 estudos, dos quais 72% (n = 191) concluíram que o alimento estudado estava associado com aumento (n = 103) ou redução (n = 88) de risco – sugerindo que praticamente tudo o que consumimos parece estar associado a câncer. Outro exemplo notório são as múltiplas coortes prospectivas que avaliam a associação entre consumo de café e incidência de câncer pancreático, demonstrando efeitos diametralmente opostos: para uma mesma ingestão maior que 3 a 4 xícaras por dia, os riscos relativos estimados variaram entre 0,37 e 2,87.[17]

Inconsistências como essas geram confusão sobre o que constitui uma dieta saudável. Mas ao que se dá tamanha inconsistência, exatamente? Os suspeitos usuais são problemas comuns à literatura biomédica, como viés de publicação, liberdade analítica, risco de viés dos estudos individuais, fraude e/ou erro aleatório. Contudo, existem nuances metodológicas na nutrição que definem o que cada estudo permite inferir, das quais o leitor nem sempre está ciente.[18] Essas particularidades serão discutidas a seguir.

Particularidades das evidências experimentais na nutrição

Considere dois RCT de jejum intermitente para perda de peso,[19,20] publicados com 2 anos de diferença. Enquanto os resultados do primeiro estudo são favoráveis ao grupo jejum (−2,3 kg [IC95%: −3,7 a −0,9 kg]), o segundo não encontra evidência de efeito importante (0,3 kg [IC95%: −1,2 a 1,9 kg]). Embora essa discordância possa ter existido por viés ou mero acaso, a leitura atenta de sua metodologia revela outra explicação plausível: esses estudos foram delineados para responder a perguntas conceitualmente diferentes. Jamshed et al. (2022)[19] fazem *recomendações* aos participantes, que podem ter maior (ou menor) aderência à dieta planejada, portanto um grupo pode perder mais peso do que outro. Nesse trabalho, a aderência às recomendações não é garantida, portanto se trata de um *counseling trial*. Em contrapartida, o estudo de Marathur et al. (2024),[20] que não encontrou efeito significativo, é de outra natureza – um *feeding trial*, no qual os pesquisadores garantem que os participantes consumirão a dieta planejada. Um estudo foi desenhado para que a ingestão calórica fosse idêntica em ambos os grupos, enquanto o outro não impôs esse controle – o que justifica os diferentes resultados na perda de peso. Assim, embora ambos tratem da mesma intervenção e sejam RCT, os estudos investigam questões diferentes e permitem conclusões diferentes. As divergências entre os resultados desses trabalhos estão relacionadas a duas particularidades relevantes aos estudos experimentais em nutrição:

1. A diferença entre eficácia e efetividade.
2. A diferença entre *counseling trials* e *feeding trials*.

Eficácia *vs.* efetividade

Eficácia se refere à estimativa do efeito de uma intervenção dietética que foi perfeitamente recebida pelos participantes. Por exemplo, um estudo que estima a eficácia da dieta DASH (*Dietary Approaches to Stop Hypertension*) para hipertensão está interessado na redução de pressão arterial causada quando as pessoas *consomem* exatamente a dieta proposta. Em outras palavras, estudos de eficácia estimam o *efeito de aderir* a determinada intervenção, e respondem a dúvidas como "qual é o efeito de *consumir* uma dieta DASH para redução de pressão arterial em pessoas com hipertensão?".[21] Perguntas de eficácia são respondidas por *feeding trials*, que conseguem garantir que a intervenção será recebida pelos participantes. No entanto, dificuldades relacionadas à demanda de recursos, tempo e logística fazem com que esses estudos sejam mais limitados em tamanho amostral e tempo de acompanhamento. Como referência, o leitor pode encontrar exemplos de estudos de eficácia em nutrição nos *OmniHeart* e *OmniCarb trials*.[22,23]

Estudos de efetividade, em contrapartida, estimam o *efeito de recomendar* uma intervenção: não há controle sobre a aderência dos participantes. Por essa razão, são mais pragmáticos e respondem a dúvidas como: "qual é o efeito de *recomendar* uma dieta mediterrânea (MedDiet) para redução de risco cardiovascular?".[24] Como raramente as recomendações são perfeitamente seguidas (sem outras mudanças não planejadas) enquanto os participantes vivem suas vidas, estimativas de efetividade e eficácia costumam diferir; e, como a efetividade de uma intervenção não depende somente de seu efeito inerente (eficácia), mas também do grau de aderência à intervenção, os resultados de efetividade são tipicamente mais conservadores. Essa é uma realidade inerente aos *counseling trials* de dietoterapia – no mundo real, a aderência a recomendações tende a ser baixa, particularmente a longo prazo. Por essa razão, mesmo que reduzir o consumo de carne vermelha seja capaz de reduzir o risco de câncer colorretal, por exemplo, RCT pragmáticos dificilmente demonstrarão esse benefício. Com o passar do tempo, a tendência é que o grupo intervenção aumente o consumo de carne vermelha, e o grupo-controle o reduza espontaneamente – o que pode gerar resultado menos benéfico ou até mesmo nulo. Exemplos de estudos pragmáticos em nutrição incluem o *Women's Health Initiative study*[25] e o *Premier trial*.[26]

É comum que resultados de estudos de efetividade sejam equivocadamente interpretados como de eficácia. Considere o *Look Ahead*,[27] que avaliou o efeito de recomendar uma mudança intensiva do estilo de vida para pessoas com diabetes tipo II e sobrepeso. Não houve evidência de redução de eventos cardiovasculares ou mortalidade, apesar dos resultados significativos na perda de peso e desfechos intermediários. Contudo, seria incorreto afirmar que mudança intensiva no estilo de vida é ineficaz. Primeiro, um estudo pragmático como esse pode apenas estimar o efeito de *recomendar* mudança de estilo de vida (efetividade), não o efeito de *aderir* a essa recomendação (eficácia). Segundo, a ausência de evidência em um estudo pragmático é compatível com duas interpretações: (1) a intervenção não funciona; ou (2) a intervenção funciona, mas existem desvios das intervenções pretendidas (p. ex., os participantes não aderiram de modo que seus efeitos pudessem ter sido observados).

De fato, a diferença progressivamente menor entre grupos na magnitude de perda de peso ao longo do tempo corrobora a segunda alternativa: no primeiro ano, o grupo intervenção havia perdido 7,9% a mais de peso corporal em relação ao grupo-controle, terminando com uma vantagem de apenas 2,5% ao final do estudo – uma diferença pequena, clinicamente irrelevante. Nesse caso, comportamentos de vida real dos participantes fizeram com que o resultado de longo prazo na perda de peso se aproximasse da nulidade – o que, por sua vez, justifica a ausência de efetividade em mortalidade e desfechos cardiovasculares.

Efeitos específicos *vs.* efeitos inespecíficos

Estudos em nutrição, sobretudo *counseling trials*, têm limitada capacidade de discernir entre efeitos específicos e inespecíficos de intervenções. Considere um RCT que estuda o controle glicêmico no diabetes tipo II: um grupo recebe a orientação de seguir uma dieta *low carb*, o outro recebe tratamento usual.[28] Uma vantagem de –0,23% ($p < 0,05$) na hemoglobina glicada para o grupo *low carb* poderia fornecer evidência de efetividade da dieta, mas uma consideração detalhada dos métodos e resultados revela outra interpretação. Primeiro, o grupo intervenção foi exposto a maior número de consultas e de tempo de contato com investigadores, além de outros recursos facilitadores que aumentam o grau de aderência. É provável que esse desbalanço tenha sido responsável por toda a diferença na perda de peso entre grupos (5,9 kg; $p < 0,001$), o que por sua vez explica a diferença nos parâmetros glicêmicos. Não é possível estimar o *efeito específico* de recomendar (tampouco de *consumir*) uma dieta *low carb* baseada nesse estudo, visto que os resultados podem ser explicados por dois efeitos *inespecíficos*: (1) maior perda de peso no grupo intervenção, que por sua vez pode ser explicada por (2) mudanças comportamentais não relacionadas à dieta *low carb* em si, mas por terem tido mais consultas, maior tempo de contato com cuidadores e recursos adicionais (alimentos recebidos em casa, livro de receitas e atividades em grupo).

De forma similar, estudos avaliando padrões alimentares seguem a mesma limitação: geralmente não permitem inferir quais exatamente são os componentes da dieta responsáveis pelo efeito observado. Considere a consagrada dieta DASH, eficaz para redução de pressão arterial.[21] Esse benefício foi demonstrado em um *feeding trial*, que garantiu a aderência dos participantes a uma dieta rica em frutas e vegetais, laticínios *low fat*, fontes de fibras e baixa em gorduras saturadas e colesterol. Uma vez que não houve mudança nos principais determinantes de pressão arterial relacionados a estilo de vida (peso corporal, atividade física, ingestão de álcool ou sódio), o benefício pode confortavelmente ser atribuído ao efeito de *consumir* uma dieta no padrão DASH. No entanto, é impossível discernir exatamente quais alimentos e nutrientes contribuíram para esse benefício: talvez todos os componentes da dieta tenham influenciado em algum grau na pressão arterial, talvez apenas um. Na prática, é provável que diferentes dietas consideradas saudáveis, como a dieta mediterrânea, tenham efeitos idênticos por agirem por meio dos mesmos componentes da dieta DASH – o que explica os resultados similares entre dietas específicas quando comparadas entre si.[29,30]

Placebo e cegamento

Ensaios clínicos em nutrição são conhecidos pela dificuldade (ou, muitas vezes, impossibilidade) de implementar cegamento no nível dos participantes e/ou cuidadores, uma vez que tanto o prescritor quanto o paciente têm conhecimento das intervenções propostas. Em um ensaio clínico que compara o efeito de reduzir o consumo de carne vermelha, é inevitável que os participantes tenham conhecimento do tratamento. Exemplos como esse tornam comum a concepção de que ensaios clínicos na nutrição são necessariamente menos confiáveis, uma vez que é impossível que sejam duplo-cegos. No entanto, tanto a premissa quanto a conclusão desse raciocínio são falsas: (1) nem sempre a ausência de cegamento implica a presença de viés;[31] e (2) é possível implementar algum grau de cegamento, dentre outras estratégias, para reduzir o risco de viés causado pelo conhecimento das intervenções aplicadas/recebidas.

Considere um estudo que compara os efeitos de uma dieta *low fat vs.* dieta *low carb* na perda de peso. É possível que os investigadores deixem claro aos participantes o tipo de dieta que receberão, sem cegamento. Contudo, os cuidadores podem prescrever dietas com diferentes proporções de macronutrientes sem revelar essa informação aos participantes ou "rotular" a dieta oferecida. Melhor ainda: podem criar rótulos desconhecidos para essas dietas. Dessa forma, os participantes de ambos os grupos terão expectativas similares por estarem recebendo uma nova dieta, potencialmente mais eficaz para perda de peso do que dietas normais, sem saber que são dietas *low fat* e *low carb*. Mesmo que pareça não haver cegamento em razão dos participantes saberem quais alimentos estão consumindo, o resultado estará sob menor risco de viés por neutralizar crenças e expectativas (em relação a dietas *low carb/low fat*) que poderiam influenciar na aderência às recomendações, na taxa de retenção, na probabilidade de *cross-over* e em outras mudanças concomitantes de estilo de vida e escolhas alimentares. Esse é um método factível de cegamento, que foi empregado por Sacks et al. (2009) em um estudo publicado no *New England Journal of Medicine*, proporcionando um importante grau de confiança em suas conclusões: "dietas com redução de calorias resultam em perda de peso clinicamente significativa, independentemente dos macronutrientes que predominam".[32]

Particularidades de evidências observacionais na nutrição

Muitas das críticas à ciência da nutrição são direcionadas aos estudos observacionais, normalmente considerados menos confiáveis para determinar causalidade. Enquanto muitos epidemiologistas discordam desse prejulgamento,[33] incontáveis exemplos justificam essa cautela. Hipóteses que faziam sentido teórico e eram inicialmente sustentadas por estudos observacionais, como os benefícios da suplementação de antioxidantes e ômega-3, foram subsequentemente contestadas por ensaios clínicos randomizados bem conduzidos e bem dimensionados.[34,35] Existem diversos motivos por trás dessas inconsistências. Por um lado, é possível que os RCT não estejam respondendo à mesma pergunta que os estudos observacionais, ou podem apresentar limitações que os tornam incapazes de estimar o verdadeiro efeito da exposição, conforme previamente discutido. Por outro, é possível que os estudos observacionais publicados apresentem resultados de menor validade.

Validade interna dos estudos

Estudos observacionais têm a validade de seus resultados ameaçada por uma série de fatores. Serão apresentados nesta seção os principais desafios pertinentes à epidemiologia nutricional.[36]

No mundo real, pessoas escolhem (ou são escolhidas com base em) diferentes exposições. Quem opta, consegue ou tem a oportunidade de engajar em um hábito considerado saudável geralmente é mais engajado também em outras dimensões benéficas do estilo de vida. São pessoas mais ativas, que se alimentam melhor, que não fumam e têm baixo consumo de álcool. Essa é justamente a origem do chamado **healthy user bias** (viés do usuário saudável): quando indivíduos que adotam determinado comportamento ou exposição – como utilizar um suplemento alimentar ou seguir uma dieta específica – também tendem a adotar outras práticas benéficas à saúde. Essa é uma das principais razões por trás de associações espúrias ou exageradas, causando a impressão de que a exposição estudada (p. ex., uso regular de ômega-3) está causando determinado desfecho quando, na verdade, a associação pode ser totalmente explicada por um conjunto amplo e complexo de outros fatores. Idade, atividade física, índice de massa corporal (IMC), tabagismo, etilismo, qualidade da alimentação, consumo de sódio e poder aquisitivo são os principais fatores que estão tipicamente correlacionados a exposições nutricionais (como uso regular de ômega-3) e, ao mesmo tempo, a diversos desfechos em saúde. Por essa razão, usuários de suplementos tendem a ser mais saudáveis e, consequentemente, apresentam melhores desfechos em relação a não usuários, o que dificulta determinar efeitos causais reais.

Enquanto os fatores de confusão podem teoricamente ser controlados em modelos estatísticos, na prática esses ajustes são frequentemente insuficientes e geram resultados enviesados por confundimento residual. Embora seja uma realidade universal em estudos não randomizados, tal **viés decorrente de confundidores de difícil ajuste** é particularmente problemático na nutrição, pois:

- Alimentos e nutrientes estão altamente correlacionados com diversos outros alimentos e nutrientes (multicolinearidade).
- A ingestão alimentar está fortemente correlacionada com diversas variáveis de difícil mensuração relacionadas a estilo de vida e *status* socioeconômico.
- Muitos efeitos na nutrição são plausivelmente pequenos, o que torna difícil a tarefa de diferenciar entre um pequeno efeito real e um pequeno efeito artificial, causado por confundimento residual.[37]

Um exemplo pode ser observado na literatura sobre adoçantes não nutritivos, em que estudos de coorte identificam associação estatisticamente significativa com mortalidade.[38] No entanto, metanálises de resultados ajustados para potenciais confundidores revelam associações de pequena magnitude (*hazard ratio* de 1,0 a 1,5), que podem ser explicadas por fatores de confusão residuais. Nesse caso, além disso, existe um risco importante de **viés decorrente de causalidade reversa**. Muitas pessoas que consomem maior quantidade de adoçantes o fazem na tentativa de perder peso e/ou por preocupação com saúde (p. ex., apresentam fatores de risco elevados); esses indivíduos, por consequência, são seletivamente menos saudáveis do que os não usuários de adoçantes, criando uma associação espúria entre consumo de adoçantes e incidência de obesidade e morbimortalidade.

Limitações relacionadas à mensuração do consumo alimentar

Estudos observacionais precisam mensurar adequadamente os hábitos alimentares dos participantes: quais alimentos são consumidos, com respectivas frequências e quantidades. Contudo, os métodos disponíveis são limitados a questionários autorrelatados.[39] Embora sejam métodos considerados adequados por muitos epidemiologistas, sua validade e confiabilidade não parecem ser consensuais, sobretudo a longo prazo.[40,41] Em uma coorte de 20 anos, por exemplo, pesquisadores frequentemente coletam dados alimentares apenas no *baseline*. Mesmo que um questionário de frequência alimentar identifique sua dieta corretamente hoje, esse padrão normalmente não permanece estável por tanto tempo. Mudanças na renda, condições de saúde, restrições alimentares, preferências pessoais e até mesmo as tendências da internet podem alterar significativamente o padrão alimentar de um indivíduo – causando **viés relacionado a erro na classificação da exposição.**

Considere um estudo sobre a relação entre o uso regular de suplementos de óleo de peixe e doença cardiovascular.[42] Trata-se de uma coorte prospectiva, em que os autores utilizam métodos adequados de análise, nos padrões da epidemiologia nutricional. Os resultados sugerem que o uso regular de óleo de peixe seja fator de risco para fibrilação atrial e acidente vascular cerebral (AVC) na população geral, mas benéfico em pessoas com doença cardiovascular preexistente. No entanto, a validade desses resultados pode ser questionada pela forma como a exposição foi determinada. Participantes foram classificados como "usuários regulares" ou "não usuários" com base em uma resposta dicotômica (sim ou não) a uma única pergunta, que fez parte de um longo questionário autorrelatado, aplicado apenas uma vez no início do acompanhamento de 12 anos. Além de não haver informação em relação a dose, frequência ou tipos de ômega-3 utilizados, foi impossível atualizar o *status* da exposição (uso/não uso) ao longo do tempo. Em vez de discriminar com acurácia usuários e não usuários de ômega-3, é provável que a classificação da exposição em estudo apenas tenha identificado um grupo de pessoas em média mais saudáveis, com melhores condições socioeconômicas e maior grau de consciência em relação a saúde – fatores estes que, controlados por análises estatísticas inerentemente imperfeitas, podem ser totalmente responsáveis pelas associações de pequena magnitude observadas, configurando **viés por confundimento residual.**

Relato seletivo, viés de publicação e flexibilidade analítica

Quando pesquisadores analisam dados observacionais, existem normalmente centenas de métodos igualmente justificáveis. Cada análise pode produzir resultados diferentes – em magnitude, direção e/ou significância estatística. Embora também seja uma realidade em estudos randomizados, existem particularidades da epidemiologia nutricional que devem ser reconhecidas:

- Os resultados de estudos observacionais são mais dependentes de escolhas analíticas.[43-47]
- Estudos observacionais raramente seguem um protocolo pré-registrado com plano de análise estatística.
- É difícil discernir se efeitos de pequena magnitude (algo comum na nutrição) são reais ou meramente fruto de variações espúrias por diferentes decisões analíticas.

Frequentemente, pesquisadores contam com total liberdade para tomar decisões metodológicas após a coleta dos dados, e até mesmo após conhecer os resultados de análises preliminares. Na prática, é possível testar centenas de especificações analíticas diferentes e, intencionalmente ou não, seletivamente relatar os resultados mais "significativos".[47] Como consequência, a epidemiologia nutricional é uma disciplina que sofre com alto risco de **viés decorrente de relato seletivo** relacionado à flexibilidade analítica,[48] sobretudo na seleção de covariáveis em modelos multivariados, escolha do tipo de modelo (p. ex., regressão de Poisson, modelo de Cox), operacionalização de variáveis dietéticas (p. ex., dicotômicas *vs.* contínuas ou divisão em percentis) e métodos para lidar com dados faltantes, dentre outros.[49]

Análises que violam o princípio da substituição

Estimar o efeito de reduzir (ou aumentar) a ingestão de qualquer componente alimentar envolve, obrigatoriamente, substituí-lo por outro componente – caso contrário, diversos confundidores podem influenciar no resultado. Por exemplo, na comparação entre pessoas que consomem 5 *vs.* 2 ovos por semana há também diferenças no consumo de calorias, proteínas, gorduras e outros compostos presentes nos ovos – inclusive os que acompanham preparações culinárias, como sódio e óleo. Mesmo "ajustando para outros fatores" para saber se "consumir ovos é [*prejudicial/benéfico*] à saúde", será impossível atribuir qualquer efeito isoladamente aos ovos, uma vez que o consumo de diversos nutrientes será diferente entre participantes expostos e não expostos.[50] Assim, não é possível estimar o efeito isolado do consumo de ovos sem consideração do contexto em que aquele alimento faz parte e, sobretudo, sem um contrafactual específico – ou seja, um comparador. Uma alegação mais coerente seria: "consumir 1 porção de ovos por semana está associado a [*menor/maior*] risco cardiovascular comparado a consumir 1 porção de [*outro alimento*], no contexto de uma dieta pobre em colesterol dietético e gorduras saturadas". Para observar como o princípio da substituição pode ser devidamente levado em consideração, o leitor é direcionado ao artigo de Li et al. (2015).[51]

EVIDÊNCIAS JAMAIS SERÃO SUFICIENTES

Imagine uma mulher com dor crônica relacionada a um câncer terminal incurável. Ela já compreendeu e aceitou sua condição, e deseja receber apenas cuidados paliativos. Eventualmente, ela desenvolve intolerância à glicose e está em maior risco de diabetes tipo II. Há evidência de que um programa intensivo de modificação de estilo de vida seja eficaz para redução do risco de diabetes tipo II – o que levaria à decisão de prescrever esse programa para a maioria das pessoas. A evidência por si só, contudo, não determina que essa paciente deva receber essa recomendação. Nesse caso, os **valores** da paciente (relacionados a suas comorbidades, contexto social e crenças) podem não ser compatíveis com a ideia de se preocupar com suas escolhas alimentares ou seguir uma dieta mais restritiva.[52] Um elevado grau de influência dos valores e preferências na decisão final é frequente no cuidado em nutrição por três motivos principais:

1. A maioria das decisões é norteada por evidências de baixa qualidade.
2. Valores estão fortemente relacionados ao grau de aderência às recomendações, que por sua vez impactam na efetividade das intervenções em dietoterapia.
3. Um mesmo problema em nutrição pode apresentar diferentes graus de importância e relevância para diferentes pacientes.

Assim, parte fundamental do trabalho consistente com a filosofia da nutrição baseada em evidências envolve reconhecer que, ao mesmo tempo em que se deve levar em consideração as melhores evidências disponíveis, evidências são frequentemente insuficientes para determinar o melhor curso de ação.

REFERÊNCIAS

1. Mozaffarian D, Rosenberg I, Uauy R. History of modern nutrition science: implications for current research, dietary guidelines, and food policy. BMJ. 2018;361:k2392.
2. Hu FB. Dietary pattern analysis: a new direction in nutritional epidemiology. Curr Opin Lipidol. 2002;13(1):3.
3. Snetselaar LG, de Jesus JM, DeSilva DM, Stoody EE. Dietary guidelines for Americans, 2020-2025: understanding the scientific process, guidelines, and key recommendations. Nutr Today. 2021;56(6):287.
4. Tobias DK, Hall KD. Eliminate or reformulate ultra-processed foods? Biological mechanisms matter. Cell Metab. 2021;33(12):2314-5.
5. Hall KD. From dearth to excess: the rise of obesity in an ultra-processed food system. Philos Trans R Soc B Biol Sci. 2023;378(1885):20220214.
6. Hall KD, Ayuketah A, Brychta R, Cai H, Cassimatis T, Chen KY, et al. Ultra-processed diets cause excess calorie intake and weight gain: an inpatient randomized controlled trial of ad libitum food intake. Cell Metab. 201;30(1):67-77.e3.
7. Johnston BC, Seivenpiper JL, Vernooij RWM, de Souza RJ, Jenkins DJA, Zeraatkar D, et al. The philosophy of evidence-based principles and practice in nutrition. Mayo Clin Proc Innov Qual Outcomes. 2019;3(2):189-99.
8. Hammond MI, Myers EF, Trostler N. Nutrition care process and model: an academic and practice odyssey. J Acad Nutr Diet. 2014;114(12):1879-94.

9. Howick J, Koletsi D, Ioannidis JPA, Madigan C, Pandis N, Loef M, et al. Most healthcare interventions tested in Cochrane Reviews are not effective according to high quality evidence: a systematic review and meta-analysis. J Clin Epidemiol. 2022;148:160-9.

10. Christensen JJ, Arnesen EK, Rundblad A, Telle-Hansen VH, Narverud I, Blomhoff R, et al. Dietary fat quality, plasma atherogenic lipoproteins, and atherosclerotic cardiovascular disease: an overview of the rationale for dietary recommendations for fat intake. Atherosclerosis. 2024;389:117433.

11. Bazzano LA, Hu T, Reynolds K, Yao L, Bunol C, Liu Y, et al. Effects of Low-carbohydrate and low-fat diets. Ann Intern Med. 2014;161(5):309-18.

12. Johnston BC, Kanters S, Bandayrel K, Wu P, Naji F, Siemieniuk RA, et al. Comparison of weight loss among named diet programs in overweight and obese adults: a meta-analysis. JAMA. 2014;312(9):923-33.

13. Ye Z, Song H. Antioxidant vitamins intake and the risk of coronary heart disease: meta-analysis of cohort studies. Eur J Cardiovasc Prev Rehabil. 2008;15(1):26-34.

14. Lonn E, Bosch J, Yusuf S, Sheridan P, Pogue J, Arnold JM, et al.; HOPE and HOPE-TOO Trial Investigators. Effects of long-term vitamin E supplementation on cardiovascular events and cancer: a randomized controlled trial. JAMA. 2005;293(11):1338-47.

15. Miller ER, Pastor-Barriuso R, Dalal D, Riemersma RA, Appel LJ, Guallar E. Meta-analysis: high-dosage vitamin E supplementation may increase all-cause mortality. Ann Intern Med. 2005;142(1):37-46.

16. Bjelakovic G, Nikolova D, Gluud C. Meta-regression analyses, meta-analyses, and trial sequential analyses of the effects of supplementation with beta-carotene, vitamin A, and vitamin E singly or in different combinations on all-cause mortality: do we have evidence for lack of harm? PLoS One. 2013;8(9):e74558.

17. World Cancer Research Fund. CUP Global: judging the evidence. Disponível em: https://www.wcrf.org/research-policy/global-cancer-update-programme/cup-global-judging-the-evidence/. Acesso em: 2 jun. 2025.

18. Stern D, Ibsen DB, MacDonald CJ, Chiu YH, Lajous M, Tobias DK. Improving nutrition science begins with asking better questions. Am J Epidemiol. 2024;193(11):1507-10.

19. Jamshed H, Steger FL, Bryan DR, Richman JS, Warriner AH, Hanick CJ, et al. Effectiveness of early time-restricted eating for weight loss, fat loss, and cardiometabolic health in adults with obesity: a randomized clinical trial. JAMA Intern Med. 2022;182(9):953-62.

20. Maruthur NM, Pilla SJ, White K, Wu B, Maw MTT, Duan D, et al. Effect of isocaloric, time-restricted eating on body weight in adults with obesity. Ann Intern Med. 2024;177(5):549-58.

21. Appel LJ, Moore TJ, Obarzanek E, Vollmer WM, Svetkey LP, Sacks FM, et al. A clinical trial of the effects of dietary patterns on blood pressure. N Engl J Med. 1997;336(16):1117-24.

22. Appel LJ, Sacks FM, Carey VJ, Obarzanek E, Swain JF, Miller ER, et al. Effects of protein, monounsaturated fat, and carbohydrate intake on blood pressure and serum lipids: results of the OmniHeart randomized trial. JAMA. 2005;294(19):2455-64.

23. Sacks FM, Carey VJ, Anderson CAM, Miller ER III, Copeland T, Charleston J, et al. Effects of high vs low glycemic index of dietary carbohydrate on cardiovascular disease

risk factors and insulin sensitivity: the OmniCarb randomized clinical trial. JAMA. 2014;312(23):2531-41.

24. Estruch R, Ros E, Salas-Salvadó J, Covas MI, Corella D, Arós F, et al. Primary prevention of cardiovascular disease with a Mediterranean diet. N Engl J Med. 2013;368(14):1279-90.

25. Howard BV, Van Horn L, Hsia J, Manson JE, Stefanick ML, Wassertheil-Smoller S, et al. Low-fat dietary pattern and risk of cardiovascular disease: the Women's Health Initiative randomized controlled dietary modification trial. JAMA. 2006;295(6):655-66.

26. Writing Group of the Premier Collaborative Research Group. Effects of comprehensive lifestyle modification on blood pressure controlmain: results of the Premier clinical trial. JAMA. 2003;289(16):2083-93.

27. Look AHEAD Research Group; Wing RR, Bolin P, Brancati FL, Bray GA, Clark JM, Coday M, et al. Cardiovascular effects of intensive lifestyle intervention in type 2 diabetes. N Engl J Med. 2013;369(2):145-54.

28. Karam G, Agarwal A, Sadeghirad B, Jalink M, Hitchcock CL, Ge L, et al. Comparison of seven popular structured dietary programmes and risk of mortality and major cardiovascular events in patients at increased cardiovascular risk: systematic review and network meta-analysis. BMJ. 2023;380:e072003.

29. Ge L, Sadeghirad B, Ball GDC, Costa BR da, Hitchcock CL, Svendrovski A, et al. Comparison of dietary macronutrient patterns of 14 popular named dietary programmes for weight and cardiovascular risk factor reduction in adults: systematic review and network meta-analysis of randomised trials. BMJ. 2020;369:m696.

30. Moustgaard H, Clayton GL, Jones HE, Boutron I, Jørgensen L, Laursen DRT, et al. Impact of blinding on estimated treatment effects in randomised clinical trials: meta-epidemiological study. BMJ. 2020;368:l6802.

31. Sacks FM, Bray GA, Carey VJ, Smith SR, Ryan DH, Anton SD, Comparison of weight--loss diets with different compositions of fat, protein, and carbohydrates N Engl J Med. 2009;360:9.

32. Schwingshackl L, Knüppel S, Schwedhelm C, Hoffmann G, Missbach B, Stelmach-Mardas M, et al. Perspective: NutriGrade: a scoring system to assess and judge the meta-evidence of randomized controlled trials and cohort studies in nutrition research. Adv Nutr. 2016;7(6):994-1004.

33. Abdelhamid AS, Brown TJ, Brainard JS, Biswas P, Thorpe GC, Moore HJ, et al. Omega-3 fatty acids for the primary and secondary prevention of cardiovascular disease. Cochrane Database Syst Rev. 2020;3(3):CD003177.

34. O'Connor EA, Evans CV, Ivlev I, Rushkin MC, Thomas RG, Martin A, et al. Vitamin and mineral supplements for the primary prevention of cardiovascular disease and cancer: updated evidence report and systematic review for the US Preventive Services Task Force. JAMA. 2022;327(23):2334-47.

35. Zeraatkar D, Kohut A, Bhasin A, Morassut RE, Churchill I, Gupta A, et al. Assessments of risk of bias in systematic reviews of observational nutritional epidemiologic studies are often not appropriate or comprehensive: a methodological study. BMJ Nutr Prev Health. 2021;4(2):487-500.

36. Ioannidis JPA. Unreformed nutritional epidemiology: a lamp post in the dark forest. Eur J Epidemiol. 2019;34(4):327-31.

37. World Health Organization (WHO). Rios-Leyvraz M, Montez J. Health effects of the use of non-sugar sweeteners: a systematic review and meta-analysis. WHO; 2022. Disponível em: https://iris.who.int/handle/10665/353064. Acesso em: 10 jan. 2025.

38. Kirkpatrick SI, Baranowski T, Subar AF, Tooze JA, Frongillo EA. Best practices for conducting and interpreting studies to validate self-report dietary assessment methods. J Acad Nutr Diet. 2019;119(11):1801-16.

39. Archer E, Marlow ML, Lavie CJ. Controversy and debate: Memory-based methods paper 1: the fatal flaws of food frequency questionnaires and other memory-based dietary assessment methods. J Clin Epidemiol. 2018;104:113-24.

40. Mendez MA. Invited commentary: dietary misreporting as a potential source of bias in diet-disease associations: future directions in nutritional epidemiology research. Am J Epidemiol. 2015;181(4):234-6.

41. Chen G, Qian Z (Min), Zhang J, Zhang S, Zhang Z, Vaughn MG, et al. Regular use of fish oil supplements and course of cardiovascular diseases: prospective cohort study. BMJ Med. 2024;3(1):e000451.

42. Tierney BT, Anderson E, Tan Y, Claypool K, Tangirala S, Kostic AD, et al. Leveraging vibration of effects analysis for robust discovery in observational biomedical data science. Plos Biol. 2021;19(9):e3001398.

43. Patel CJ, Burford B, Ioannidis JPA. Assessment of vibration of effects due to model specification can demonstrate the instability of observational associations. J Clin Epidemiol. 2015;68(9):1046-58.

44. Chu L, Ioannidis JPA, Egilman AC, Vasiliou V, Ross JS, Wallach JD. Vibration of effects in epidemiologic studies of alcohol consumption and breast cancer risk. Int J Epidemiol. 2020;49(2):608-18.

45. Hoogeveen S, Sarafoglou A, Aczel B, Aditya Y, Alayan AJ, Allen PJ, et al. A many-analysts approach to the relation between religiosity and well-being. Relig Brain Behav. 2023;13(3):237-83.

46. Breznau N, Rinke EM, Wuttke A, Nguyen HHV, Adem M, Adriaans J, et al. Observing many researchers using the same data and hypothesis reveals a hidden universe of uncertainty. Proc Natl Acad Sci U S A. 2022;119(44):e2203150119.

47. Ruxton C. Interpretation of observational studies: the good, the bad and the sensational. Proc Nutr Soc. 2022;81(4):279-87.

48. Brown AW, Aslibekyan S, Bier D, Ferreira da Silva R, Hoover A, Klurfeld DM, et al. Toward more rigorous and informative nutritional epidemiology: the rational space between dismissal and defense of the status quo. Crit Rev Food Sci Nutr. 2023;63(18):3150-67.

49. Tobias DK. What eggsactly are we asking here? Unscrambling the epidemiology of eggs, cholesterol, and mortality. Circulation. 2022;145(20).

50. Li Y, Hruby A, Bernstein AM, Ley SH, Wang DD, Chiuve SE, et al. Saturated fats compared with unsaturated fats and sources of carbohydrates in relation to risk of coronary heart disease: a prospective cohort study. J Am Coll Cardiol. 2015;66(14):1538-48.

51. Johnston BC, Seivenpiper JL, Vernooij RWM, de Souza RJ, Jenkins DJA, Zeraatkar D, et al. The philosophy of evidence-based principles and practice in nutrition. Mayo Clin Proc Innov Qual Outcomes. 2019;3(2):189-99.

52. Swan WI, Vivanti A, Hakel-Smith NA, Hotson B, Orrevall Y, Trostler N, et al. Nutrition care process and model update: toward realizing people-centered care and outcomes management. J Acad Nutr Diet. 2017;117(12):2003-14.

Inteligência artificial e o futuro da medicina baseada em evidências

Diandro Marinho Mota

COM ESTE CAPÍTULO VOCÊ VAI...

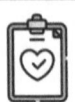

- Descobrir como a inteligência artificial (IA) transforma dados médicos em evidências práticas e dinâmicas.
- Entender os desafios éticos e técnicos da integração da IA na medicina baseada em evidências (MBE).
- Explorar tecnologias como *big data, machine learning* e *blockchain* no cenário da MBE.

INTRODUÇÃO

A medicina baseada em evidências (MBE) transformou a prática clínica ao introduzir uma abordagem sistemática que integra as melhores evidências científicas disponíveis à experiência clínica e às preferências dos pacientes. Essa integração tem sido essencial para melhorar a tomada de decisões clínicas e padronizar tratamentos, contribuindo para reduzir as variações na qualidade do cuidado.[1]

Apesar de seus avanços, a MBE enfrenta desafios significativos no cenário atual. O volume de dados gerados pela medicina moderna é avassalador. Desde registros eletrônicos de saúde (EHR) e exames por imagem até dados coletados por *wearables devices* e aplicativos, a quantidade de informações supera a capacidade de processamento e análise das ferramentas tradicionais de pesquisa.[2]

Nesse contexto, a inteligência artificial (IA) emerge como uma ferramenta revolucionária. Tecnologias como *big data*, redes neurais e *deep learning* possibilitam análises de grandes volumes de dados de maneira eficiente, identificando padrões complexos que escapam à observação humana.[3] Além disso, o *blockchain* tem-se mostrado uma solução promissora para aumentar a transparência e a rastreabilidade dos dados em pesquisas clínicas, promovendo maior confiança nos resultados.[4]

Este capítulo explora a maneira como essas tecnologias estão transformando a MBE, com um olhar sobre suas aplicações atuais e potenciais futuros. Também serão discutidos os desafios éticos e tecnológicos dessa transição, com o objetivo de destacar como essas inovações podem aprimorar a qualidade e a equidade no cuidado de saúde em escala global.

BIG DATA E MBE

O termo *big data* refere-se a conjuntos de dados caracterizados por seu grande volume, variedade e velocidade de geração (são os "3 Vs" que o definem). Na medicina, isso abrange desde registros eletrônicos de saúde e dados genômicos até informações coletadas por dispositivos vestíveis, como *smartwatches* e monitores de glicose. Esses dados têm o potencial de revolucionar a MBE, permitindo análises em larga escala que revelam padrões e relações antes desconhecidos.[5]

Uma das aplicações mais promissoras do *big data* é a realização de estudos observacionais em larga escala. Bancos de dados populacionais têm sido utilizados para identificar fatores de risco, avaliar a efetividade de intervenções em condições reais e prever desfechos clínicos. Estudos já demonstraram correlações robustas entre padrões de comportamento e desfechos cardiovasculares.[6]

Além disso, o *big data* está impulsionando a personalização do cuidado. Algoritmos avançados de *machine learning* possibilitam a estratificação de pacientes com base em riscos específicos, oferecendo tratamentos mais direcionados e eficazes. Por exemplo, análises combinando dados genômicos e históricos clínicos já preveem, com maior precisão, o risco de doenças cardiovasculares, permitindo intervenções profiláticas mais adequadas.[7] Isso representa um avanço significativo em direção à medicina de precisão, em que intervenções são moldadas às necessidades individuais com base em dados integrados.

No entanto, o uso de *big data* também apresenta desafios. A qualidade e a integridade dos dados podem variar consideravelmente, levando a resultados enviesados ou inconsistentes. Adicionalmente, questões relacionadas à privacidade e à segurança dos dados médicos permanecem críticas, demandando soluções robustas, como o uso de tecnologias baseadas em *blockchain*.[8]

Portanto, o *big data* é uma ferramenta indispensável para expandir os limites da MBE, promovendo uma compreensão mais profunda das evidências. Sua integração com tecnologias emergentes tem o potencial de transformar tanto a pesquisa médica quanto a prática clínica em relação aos moldes que classicamente conhecemos.

REDES NEURAIS E *DEEP LEARNING*

As redes neurais artificiais são modelos computacionais inspirados na estrutura do cérebro humano, compostos por camadas interconectadas de neurônios artificiais. Quando combinadas com algoritmos de *deep learning*, essas redes se destacam pela capacidade de aprender e identificar padrões complexos em dados não estruturados, como imagens, áudio e texto. Essa tecnologia tem revolucionado a medicina, particularmente em áreas como diagnóstico por imagem, patologia digital e análise genômica.[9]

No diagnóstico por imagem, por exemplo, redes neurais convolucionais (CNN) têm sido amplamente empregadas para detectar e classificar lesões em exames como tomografias e ressonâncias magnéticas. Estudos mostram que, em algumas situações, esses sistemas atingem uma acurácia comparável à de especialistas humanos, evidenciando seu potencial como ferramentas complementares na prática clínica.[10]

Outra área médica que vem sendo drasticamente impactada com os avanços em IA é patologia digital. Algoritmos de *deep learning* estão sendo utilizados para analisar lâminas histopatológicas, identificando alterações celulares com alta precisão. Essa abordagem não apenas acelera o processo de diagnóstico, mas também reduz a variabilidade interobservador, aumentando a confiabilidade dos resultados.[11]

Outro campo promissor é a análise genômica, no qual o *deep learning* tem facilitado a identificação de variantes genéticas associadas a doenças específicas. Essa abordagem representa um avanço na medicina personalizada, permitindo a previsão de riscos e a seleção de tratamentos mais eficazes de acordo com as características genéticas encontradas.[12]

Apesar do potencial significativo, existem desafios que não podem ser negligenciados. A necessidade de grandes volumes de dados rotulados para treinamento limita a aplicação de redes neurais em áreas nas quais esses dados são escassos. Além disso, preocupações com a interpretabilidade dos modelos e a segurança dos dados continuam sendo barreiras importantes para sua adoção em larga escala.[7]

As redes neurais e o *deep learning* são, sem dúvida, avanços cruciais na medicina moderna, com o potencial de transformar profundamente a MBE. À medida que essas tecnologias continuam a evoluir, espera-se que desempenhem um papel cada vez mais central na geração de evidências médicas robustas.

BLOCKCHAIN E A ÉTICA DOS DADOS

Originalmente desenvolvida para transações financeiras, a tecnologia *blockchain* tem ganhado espaço como solução viável para desafios relacionados à segurança e à ética no manejo de dados médicos. Com sua estrutura descentralizada e imutável, o *blockchain* permite o registro de informações em um sistema distribuído, garantindo transparência e rastreabilidade.[13]

Uma das principais aplicações do *blockchain* na medicina está na gestão de registros eletrônicos de saúde (EHR). Armazenar dados em blocos criptografados e conectados não só aumenta a segurança das informações como facilita o compartilhamento seguro entre diferentes provedores de saúde. Essa capacidade é particularmente relevante para a continuidade do cuidado, em que o acesso rápido e preciso a dados históricos pode salvar vidas.[14]

Outro campo de aplicação significativo está na ética das pesquisas clínicas. O *blockchain* pode registrar todas as etapas de um ensaio clínico, promovendo transparência e reduzindo o risco de manipulação de resultados. Isso fortalece a confiabilidade das evidências geradas e aumenta a confiança entre pacientes e pesquisadores.[4]

Apesar de suas vantagens, a adoção do *blockchain* na medicina enfrenta desafios. Entre eles estão os custos elevados de implementação, a necessidade de integração com sistemas já existentes e o consumo de energia associado a algumas redes de *blockchain*. Além disso, é fundamental garantir conformidade com regulamentações de privacidade e ética, como a GDPR (*General Data Protection Regulation*) na Europa e a LGPD (Lei Geral de Proteção de Dados Pessoais) no Brasil.[15-17]

Apesar dos desafios, fica evidente que o *blockchain* oferece uma oportunidade sem precedentes para resolver problemas de segurança e ética na gestão de dados médicos e na condução de pesquisas clínicas. Sua aplicação pode transformar a MBE ao criar um ambiente mais confiável e transparente para a geração e o uso de evidências.

A IA NA TRANSFORMAÇÃO DE PESQUISAS CLÍNICAS

A inteligência artificial (IA) está revolucionando o processo de pesquisa clínica, desde o planejamento de estudos até a análise e disseminação de resultados. Algoritmos avançados otimizam o desenho de ensaios clínicos, melhoram a seleção de participantes e aceleram a coleta de dados.[18]

Durante o planejamento de estudos, a IA permite simulações baseadas em dados reais, identificando abordagens metodológicas mais eficazes. Isso ajuda a maximizar a validade e a eficiência das pesquisas, com potencial de predizer resultados de eficácia a partir de dados multimodais (p. ex., molécula do medicamento, doença-alvo e critérios de elegibilidade do ensaio).[19]

Na seleção de participantes, a IA analisa grandes bases de dados para identificar candidatos que atendam aos critérios de inclusão e exclusão. Essa abordagem não só reduz o tempo de recrutamento, mas também aumenta a representatividade dos participantes em relação à população-alvo.[20]

Ao longo da condução dos ensaios clínicos, a IA monitora dados em tempo real, identificando tendências ou problemas, como eventos adversos ou inconsistências. Essa capacidade garante ajustes imediatos, promovendo maior segurança para os participantes e melhor qualidade dos dados.[21]

Após a conclusão dos estudos, ferramentas de IA aceleram a análise de resultados por meio de técnicas de mineração de dados e visualização. Adicionalmente, modelos de linguagem natural podem gerar relatórios automatizados, simplificando a disseminação de evidências.[22]

Embora o potencial da IA seja imenso, os desafios para sua incorporação à pesquisa clínica não são desprezíveis. A qualidade dos dados de entrada é fundamental para o desempenho dos algoritmos, e a falta de padronização nas bases de dados clínicas pode limitar sua aplicação. Além disso, questões éticas relacionadas ao uso de dados sensíveis e à transparência dos modelos de IA são pontos de atenção que devem ser debatidos com seriedade e respeito pela comunidade científica.[7]

Com a devida valorização dos alertas citados, a IA tem o potencial de transformar radicalmente as pesquisas clínicas, tornando-as mais eficientes, seguras e precisas. À medida que essas tecnologias evoluem, espera-se que desempenhem um papel cada vez mais central na geração de evidências para a MBE.

DESAFIOS E BARREIRAS

Embora as tecnologias apresentem grande potencial para transformar a MBE, vários desafios precisam ser superados para sua implementação ampla e eficaz:

- Qualidade e disponibilidade de dados: modelos de IA e *big data* dependem de grandes volumes de dados de alta qualidade, mas a coleta e o armazenamento enfrentam limitações, como falta de padronização, integração entre sistemas e erros humanos.[23]
- Viés e discriminação: algoritmos treinados com dados enviesados podem perpetuar desigualdades no sistema de saúde. A falta de diversidade nos dados pode levar a decisões clínicas imprecisas, afetando negativamente populações sub-representadas.[3]
- Interoperabilidade e integração de sistemas: a falta de compatibilidade entre plataformas dificulta o compartilhamento de dados e a análise integrada, reduzindo a eficácia das tecnologias emergentes.[8]
- Privacidade e segurança de dados: vazamentos de informações sensíveis comprometem a confiança dos pacientes e podem gerar consequências legais. Embora o *blockchain* ofereça soluções promissoras, barreiras como custo e implementação ainda estão presentes na atualidade.[17]
- Custo e acessibilidade: a implementação de tecnologias avançadas exige investimentos substanciais, o que pode aprofundar disparidades entre sistemas de saúde bem financiados e aqueles com recursos limitados.[7]
- Aceitação e treinamento de profissionais: muitos clínicos resistem à adoção de novas tecnologias por receio de substituição de competências ou aumento na carga de trabalho. Investir em educação é essencial para garantir uma adoção eficaz.[18]

A superação desses desafios pode abrir caminho para a medicina mais eficiente, equitativa e centrada no paciente.

PERSPECTIVAS FUTURAS

O futuro da MBE com IA promete avanços revolucionários na prática clínica e na pesquisa médica, moldando a medicina mais personalizada, preditiva e proativa. A seguir, estão listadas as principais expectativas em relação à incorporação dessa tecnologia na MBE:

- Atualização dinâmica de diretrizes: a IA analisa dados em tempo real, permitindo revisão contínua de diretrizes clínicas com base nas evidências mais recentes.[7]
- Expansão da medicina personalizada: a análise de dados genômicos e biomarcadores facilita intervenções sob medida para subgrupos específicos de pacientes.[24]
- Diagnóstico e predição aprimorados: ferramentas de IA antecipam riscos de doenças, permitindo intervenções precoces com alta precisão.[25]
- Colaboração global: a IA promove o compartilhamento de dados e a criação de modelos robustos, acelerando a descoberta de novas terapias.[21]
- Integração com a saúde digital: dados coletados por *wearable devices* e aplicativos oferecem *insights* em tempo real, facilitando a gestão de saúde.[7]
- Equidade em saúde: a IA identifica e propõe soluções para disparidades nos cuidados, promovendo maior acesso e justiça.[3]

O futuro da MBE com IA oferece horizonte promissor, mas exige atenção ética e regulatória para assegurar a implementação responsável.

CONCLUSÃO

A integração entre IA e MBE representa uma revolução na prática médica e na pesquisa em saúde. Tecnologias como *big data*, redes neurais e *blockchain* estão redefinindo a forma como dados são coletados, analisados e aplicados.

Embora os desafios sejam significativos, a superação dessas barreiras pode promover uma medicina mais eficiente, personalizada e centrada no paciente. A colaboração entre tecnologia, saúde e políticas públicas será essencial para maximizar o impacto positivo dessa integração.

REFERÊNCIAS

1. Guyatt G, et al. Evidence-based medicine: a new approach to teaching the practice of medicine. JAMA. 1992;268(17):2420-5.
2. Šuster S, Baldwin T, Lau JH, Jimeno Yepes A, Martinez Iraola D, Otmakhova Y, et al. Automating quality assessment of medical evidence in systematic reviews: model development and validation study. J Med Internet Res. 2023;25:e35568.
3. Obermeyer Z, Powers B, Vogeli C, Mullainathan S. Dissecting racial bias in an algorithm used to manage the health of populations. Science. 2019;366(6464):447–53.
4. Paranjape K, Parker M, Houlding D, Car J. Considerações sobre a implementação de Blockchain em instituições de saúde. Blockchain na Saúde Hoje. 2019. Disponível em:

https://blockchainhealthcaretoday.com/index.php/journal/article/view/114. Acesso em: 30 maio 2025.

5. Murdoch TB, Detsky AS. The inevitable application of big data to health care. JAMA. 2013;309(13):1351-2.

6. Krittanawong C, Zhang H, Wang Z, Aydar M, Kitai T. Artificial intelligence in precision cardiovascular medicine. J Am Coll Cardiol. 2017;69(21):2657-64.

7. Topol E. Deep medicine: how artificial intelligence can make healthcare human again. USA: Basic Books; 2019.

8. Raghupathi W, Raghupathi V. Big data analytics in healthcare: promise and potential. Health Inf Sci Syst. 2014;2:3.

9. LeCun Y, Bengio Y, Hinton G. Deep learning. Nature. 2015;521(7553):436-44.

10. Esteva A, Kuprel B, Novoa RA, Ko J, Swetter SM, Blau HM, et al. Dermatologist-level classification of skin cancer with deep neural networks. Nature. 2017;542(7639):115-8.

11. Wu Y, Cheng M, Huang S, Pei Z, Zuo Y, Liu J, et al. Recent advances of deep learning for computational histopathology: principles and applications. Cancers. 2022;14(5):1199.

12. Angermueller C, Pärnamaa T, Parts L, Stegle O. Deep learning for computational biology. Mol Syst Biol. 2016;12(7):878.

13. Zhang P, Schmidt DC, White J, Lenz G. Blockchain technology use cases in healthcare. In: Raj P, Deka GC (orgs.). Advances in computers. Elsevier; 2018. p.1-41 (Blockchain technology: platforms, tools and use cases; v.111). Disponível em: https://www.sciencedirect.com/science/article/pii/S0065245818300196. Acesso em: 30 maio 2025.

14. Azaria A, Ekblaw A, Vieira T, Lippman A. MedRec: using blockchain for medical data access and permission management. In: 2016 2nd International Conference on Open and Big Data (OBD). 2016. p.25-30. Disponível em: https://ieeexplore.ieee.org/document/7573685. Acesso em: 30 maio 2025.

15. Carmi L, Zohar M, Riva GM. The European General Data Protection Regulation (GDPR) in mHealth: theoretical and practical aspects for practitioners' use. Med Sci Law. 2023;63(1):61-8.

16. Dourado D de A, Aith FMA. The regulation of artificial intelligence for health in Brazil begins with the General Personal Data Protection Law. Rev Saude Publica. 2022;56:80.

17. Esmaeilzadeh P. Use of AI-based tools for healthcare purposes: a survey study from consumers' perspectives. BMC Med Inform Decis Mak. 2020;20(1):170.

18. Chen M, Decary M. Artificial intelligence in healthcare: an essential guide for health leaders. Healthc Manage Forum. 2020;33(1):10-8.

19. Fu T, Huang K, Xiao C, Glass LM, Sun J. HINT: Hierarchical interaction network for clinical-trial-outcome predictions. Patterns N Y N. 2022;3(4):100445.

20. Lu X, Yang C, Liang L, Hu G, Zhong Z, Jiang Z. Artificial intelligence for optimizing recruitment and retention in clinical trials: a scoping review. J Am Med Inform Assoc. 2024;31(11):2749-59.

21. Beam AL, Kohane IS. Big data and machine learning in health care. JAMA. 2018;319(13):1317-8.

22. Meng X, Yan X, Zhang K, Liu D, Cui X, Yang Y, et al. The application of large language models in medicine: a scoping review. iScience. 2024;27(5):109713.

23. Shickel B, Tighe PJ, Bihorac A, Rashidi P. Deep EHR: a survey of recent advances in deep learning techniques for electronic health record (EHR) analysis. IEEE J Biomed Health Inform. 2018;22(5):1589-604.

24. Ashley EA. Towards precision medicine. Nat Rev Genet. 2016;17(9):507-22.

25. Krittanawong C, Virk HUH, Bangalore S, Wang Z, Johnson KW, Pinotti R, et al. Machine learning prediction in cardiovascular diseases: a meta-analysis. Sci Rep. 2020;10(1):16057.

Índice remissivo